지역사회 보건간호학 Ⅱ

5판

Community Health Nursing

지역사회보건간호학II 5판

Community Health Nursing 5th Edition

2008년 3월 15일 1판 1쇄 발행
2009년 3월 15일 2판 1쇄 발행
2013년 3월 15일 3판 1쇄 발행
2016년 2월 15일 4판 1쇄 발행
2019년 1월 30일 5판 1쇄 발행

지은이 | 정운숙 · 최애숙 · 김현리 · 권문희 · 김미정 · 부윤정 · 이주영 · 임은실 · 전인경 · 정은숙 · 조의영 외

펴낸이 | 김진환
펴낸곳 | 학지사메디컬 HAKJISA MEDICAL
04031 서울특별시 마포구 양화로 15길 20 마인드월드빌딩
대표전화_ 02-330-5188 팩스_ 02-326-0338
등 록 | 2010년 2월 8일 제313-2010-36호
메 일 | hakjisamd@hakjisamd.co.kr
홈페이지 | http://www.hakjisamd.co.kr

ISBN 978-89-6069-755-3 94510(세트)
978-89-6069-756-0 94510(1권)
978-89-6069-757-7 94510(2권)

가 격 | 72,000원(세트) / 36,000원(1권) / 36,000(2권)

Community Health Nursing

5판

지역사회 보건간호학 Ⅱ

정운숙 · 최애숙 · 김현리 · 권문희 · 김미정 · 부윤정 · 이주영 · 임은실
전인경 · 정은숙 · 조의영 외 공저

학지사메디컬
HAKJISA MEDICAL

저자소개 Community Health Nursing

명예저자

유광수	前 전북대학교	강말순	前 진주보건대학교
곽오계	前 경운대학교	현인숙	前 제주한라대학교

편집위원

정운숙	경동대학교 명예교수	이주영	경북보건대학교
최애숙	백석문화대학교	임은실	대구보건대학교
김현리	충남대학교	전인경	김해대학교
권문희	경동대학교	정은숙	평택대학교
김미정	두원공과대학교	조의영	배재대학교
부윤정	제주한라대학교		

집필진

강향숙	경북과학대학교	이예지	경북보건대학교
권영채	가야대학교	이지선	제주한라대학교
김동옥	경북보건대학교	이지은	대경대학교
김성의	강원관광대학교	이지은	대구과학대학교
김윤영	구미대학교	이호진	대구과학대학교
김정회	순천제일대학교	임재란	대전보건대학교
김혜정	동아보건대학교	장현정	경운대학교
범은애	백석문화대학교	정경순	경남정보대학교
소은선	전북대학교	정명희	두원공과대학교
손유림	문경대학교	정미숙	충남대학교
오향옥	창원문성대학교	정인경	부산과학기술대학교
이영주	김천대학교	허 정	김천대학교

현재 우리나라가 겪고 있는 저출산, 고령화, 만성퇴행성환자 및 보건의료취약계층의 증가 등 보건의료계에 나타나고 있는 근본적인 문제를 극복하기 위해서 보건의료체계 또한 정책적 · 제도적 · 재정적 및 사회적 차원에서 다양하고 신속하게 변화하고 있다.

최근 변화하는 보건의료정책은 건강수명연장과 건강형평성을 제고하여 지역사회의 통합적인 건강증진사업을 강조하고 있다. 이에 따라 인구집단별로 예방중심의 건강생활 실천을 확산하고 있으며, 건강한 환경을 조성하기 위하여 브릿지 플랜, 청소년의 생식건강증진사업, 국민의 건강형평성 확보, 노인장기요양보험의 시행, 간호사 주관의 방문간호사업, 보건의료 관련 간호사 창업시대 등 간호사에게 보다 더 확대된 역할을 요구하고 있어 간호계는 핵심역량을 갖춘 전문간호인력을 양성하는 데 주력하고 있다.

이러한 시대적인 요구에 부응하여 간호사 국가시험의 방향은 사례중심의 종합적이고 포괄적인 임상추론과정을 거치는 문제해결형으로 바뀌어 학생들이 자료분석 및 종합능력, 의사결정능력, 창의력, 비판적 사고와 논리적 추론 능력 등을 키우고, 자기주도적 학습에 훈련이 되어야 하므로 이에 적합한 학습전략의 개발이 요구되고 있다. 이에 한국간호과학회는 새롭게 분야를 설정하여 영역별로 분류하였고, 분과 학회들은 세부적인 학습목표에 대해서 논의를 계속하고 있으며, 지역사회간호학회도 학습목표를 문제해결형으로 변화시켰다.

본 교재는 지역사회간호학회 학습목적인 "사회적 건강결정요인에 대한 이해와 국제보건의 추세를 배경으로 하여 지역사회와 인구집단의 건강수준을 향상시키고 비용효과적인 보건의료를 제공하며 지역사회의 역량을 강화하는 데 기여할 수 있도록 필수적인 실무능력을 갖춘다."에 근거하여 설정한 구체적인 학습목표 (1) 건강 형평성의 개념을 이해하고, 대상자의 건강권을 옹호한다. (2) 보건의료정책을 이해하고 간호활동 및 대상자에 미치는 영향을 해석한다. (3) 개인, 가족, 인구집단, 지역사회를 대상으로 효과적인 의사소통 전략을 활용한다. (4) 인구집단수준에서 건강상태를 파악하기 위해 역학지식과 통계기술을 활용한다. (5) 인구집단과 지역사회를 대상으로 보건사업을 기획한다. (6) 지역사회주민을 대상으로 보건교육, 상담, 일차간호, 의뢰를 제공한다. (7) 개인, 가족, 인구집단 및 지역사회를 대상으로 건강증진 프로그램을 개발한다. (8) 사회 문화적 다양성을 수용하고, 국제적 보건의료환경 속에서 간호를 수행한다. (9) 환경이 건강에 미치는 영향을 이해하고 환경보건을 위한 간호를 수행한다. (10) 지역사회의 재난안전대비체계를 파악하고 효과적으로 협력한다라는 10개의 학습목표를 통하여 결정된 학습내용에 따라 구성하였다. 또한 전반적 건강정책과 보건환경의 변화에 따라 개정된 국가보건정책 및 법적 내용을 반영하였으며, 각 영역별로 미비한 부분에 대해서는 최신 정보를 바탕으로 내용을 보완하였다.

이번 개정은 저자들의 공동노력으로 이루어질 수 있었습니다. 강의와 실습지도, 연구 등으로 시간이 부족 함에도 불구하고 개정에 참여해 주신 교수님들께 감사드립니다. 특히 편집위원들의 노고에 깊은 감사의 뜻을 전합니다. 부족한 점이 많으리라 생각하지만, 아낌없는 조언을 부탁드리며, 앞으로 지역사회간호학의 질 향상에 도움이 되도록 수정 보완해 나갈 예정입니다. 마지막으로 5판이 나올 수 있도록 지원해 주신 학지사메디컬 김진환 사장님과 임직원 여러분께 진심으로 감사의 마음을 전합니다.

2019년 1월
편집위원 일동

UNIT 1 지역사회간호요구 사정

차례

차례

UNIT 2 보건사업기획 및 자원활용

차례

차례

차례

Community
Health Nursing

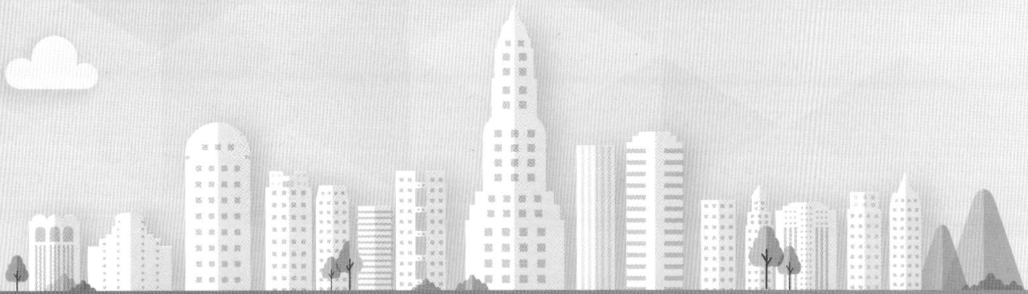

UNIT 3
인구집단별 건강증진 및 유지

Community Health Nursing

CHAPTER 08

일차보건의료 제공

학습목표

1. 일차보건의료를 설명한다.
2. 보건소의 업무를 설명한다.
3. 모자보건사업을 설명한다.
4. 노인보건사업을 설명한다.
5. 가족의 개념, 기능, 유형을 설명한다.
6. 가족 관련 이론을 설명한다.
7. 우리나라 가족의 발달과 가족정책을 설명한다.
8. 가족간호를 사정, 계획, 수행, 평가한다.
9. 학교보건의 개념을 설명한다.
10. 학교건강검사를 설명한다.
11. 학교보건조직운영에 대해 설명한다.
12. 산업보건 및 산업간호의 개념을 설명한다.
13. 근로자건강진단의 종류와 내용을 설명한다.

제1절 일차보건의료

1. 일차보건의료의 개념

일차보건의료는 보건의료에 대한 일차적 또는 가장 기초적인 부분으로 전세계 보건의료 전략의 핵심이라 할 수 있다. 세계보건기구(WHO)는 1977년 'health for all by the year 2000'이라는 인류건강 실현목표를 설정하고 1978년 알마아타회의에서 그 목표를 실현하는 접근방법으로 일차보건의료를 제시하였다. 여기서 정의하고 있는 일차보건의료란 '실용성 있고, 과학적으로 건전하며, 사회적으로 수용할 수 있는 방법과 기술에 바탕을 둔 사업으로서, 지역사회의 모든 개인과 가족들이 보편적으로 접근할 수 있는 필수적인 보건의료'이다. 일차보건의료의 접근에 대하여 WHO는 다음의 '4A'를 주요 필수요소로 제시하고 있다.

1) 접근성

접근성(accessible)이란 개개인이나 가족단위의 모든 주민이 쉽게 이용할 수 있어야 함을 의미하며, 지역적 · 지리적 · 경제적 · 사회적으로 주민들이 이용할 때 차별이 있어서는 안 된다.특히 국가의 보건의료활동은 소외된 지역 없이 전지역에 모두 전달될 수 있어야 하며, 이러한 지역이 일차보건의료 활동의 핵심이 되어야 한다.

2) 수용성

일차보건의료는 지역사회가 쉽게 받아들일 수 있는 방법으로 사업이 제공되어야 한다. 즉, 사업은 과학적인 방법으로 주민들이 수용할 수 있는(acceptable) 건강문제 해결방향으로 접근해야 한다.

3) 주민참여

일차보건의료는 보건의료체계의 핵심이자 지역사회개발정책의 일환이므로 이를 위해서는 지역사회주민의 적극적인 참여(available)가 필수적이다. 지방분권화된 보건의료체계 속에서는 일차보건의료를 도입하는 것이 바람직하다.

4) 지불부담능력

일차보건의료는 지역사회의 지불능력에 맞는(affordable) 수가로 제공되어야 한다. 이는 국가나 지역사회가 재정적 부담을 지는 방법으로 지역사회 내에서 이루어지도록 하는 것이 바람직하다.

2. 일차보건의료서비스

현재 인류가 가지고 있는 건강문제의 80% 이상은 일차보건의료로 해결할 수 있는 문제들이며 이를 해결한다면 우리가 추구하는 일차보건의료의 목표에 도달할 수 있을 것이다. WHO의 일차보건의료는 건강을 유지하기 위한 기본적인 내용으로 구성되어 있으며, 이는 지역사회주민의 건강에 문제가 발생하는 것을 예방하고 건강유지 및 증진을 위하여 지역사회개발에 직 · 간접으로 영향을 미칠 수 있는 내용이어야 한다.

일차보건의료서비스를 구분하면 다음과 같다.

- 지역사회가 가지고 있는 건강문제를 규명하고 이를 관리하는 방법 교육
- 식량의 공급과 영양의 증진
- 안전한 물의 공급
- 모자보건 및 가족계획
- 감염병관리를 위한 예방접종
- 질병예방과 관리
- 통상질환과 상해의 치료
- 정신보건의 증진
- 기본 의약품의 제공

3. 우리나라 일차보건의료

우리나라는 1978년 한국보건개발연구원을 설립하여 일차보건의료사업 정착을 위한 정책화 사업을 실시하였다. 1976~1980년까지 5년 간의 시범사업을 실시한 후 보건진료전담공무원과 공중보건의를 제도적으로 농어촌에 배치하는 기반을 마련하였으며, 이후 1981년부터 면 단위 이하 벽지와 오지에 보건진료전담공무원과 공중보건의를 배치하게 되었다.

1) 공중보건의

공중보건의사제도는 농어촌 등 보건의료 취약지역의 주민 등에게 보건의료를 제공하기 위해 1980년 12월 「국민보건의료를 위한 특별조치법」을 제정하여 시행한 것으로, 공중보건의사란 병역법에 의거 공중보건의사로 편입된 의사, 치과의사, 한의사로서 보건복지부장관의 공중보건업무 종사 명령을 받은 경우, 계약직 공무원으로 채용된 것으로 간주되며 3년간 의무복무기간을 마친 경우에는 공익근무요원으로 복무한 것으로 본다. 또한 2013년 12월 「국가 공무원법」의 개정 · 시행으로 계약직 공무원이 임기제 공무원으로 용어가 변경됨에 따라 공중보건의사의 신분이 임기제 공무원으로 변경되었다. 2017 보건복지백서(2018)에 따르면

2017년 12월 기준, 공중보건의사 배치 현황은 다음과 같다. 공중보건의사 3,612명 중 3,128명(86.6%)이 시 · 군 보건소 또는 읍 · 면의 보건지소에 배치되어 근무하고 있으며, 2017년 총 1,366명의 신규 공중보건의사가 편입되었다.

2) 보건진료전담공무원

보건진료전담공무원은 지역사회간호사의 역할을 확대한 제도로 전문간호사의 효시라 할 수 있다.

보건진료전담공무원제도는 공중보건의제도와 마찬가지로 의료 소외지역의 해소를 위해 시행되었다.

(1) 사업배경

농어촌 보건의료 취약지역에서 보건의료서비스 이용의 접근성을 높이고 포괄적인 일차 보건의료 서비스 제공을 통해 주민의 건강수준을 향상시키기 위하여 1980년 12월 「농어촌보건의료를 위한 특별조치법」을 제정 · 공포하고 농 · 어촌, 벽 · 오지 지역에 보건진료소를 설치하여 보건진료전담공무원이 근무하고 있다. 2017년 12월 말을 기준으로 보건진료소는 1,905개소가 있다.

(2) 보건진료소 설치 및 운영

보건진료소의 설치 및 운영에 관한 사항은 다음과 같다.

① **설치권자:** 군수(시장 · 구청장을 포함)

② **설치지역**

- 군 지역 내의 의료취약지역 및 시 · 구 관할지역 내의 도서지역
- 의료시설과의 거리가 통상의 교통수단에 의하여 30분 이상 소요되는 지역 중 인구 500인(도서지역 300인) 이상 5,000인 미만인 지역으로 군수가 필요하다고 인정하는 지역
- 설치 및 운영방법
  - 군수, 시장, 구청장이 운영
  - 보건진료소의 운영을 지원하기 위하여 보건진료소 운영협의회 설치

(3) 보건진료전담공무원 자격 및 임용

① **자격:** 간호사 또는 조산사의 자격을 가진 자로서 보건복지부장관이 실시하는 24주 이상의 직무교육을 받은 자

② 직무교육

- 목적: 보건진료소에 임용될 보건진료전담공무원에게 임용배치 전 직무교육을 실시함으로써 공중보건업무 수행능력을 향상시켜 국민건강증진을 도모하기 위함
- 근거: 「농어촌 등 보건의료를 위한 특별조치법」 제16조의 2항
- 교육기간: 24주
- 교육내용: 이론교육 8주, 임상실습 12주, 현지실습 4주
- 교육기관: 한국보건사회연구원 또는 보건복지부장관이 지정하는 대학병원이나 종합병원

(4) 임용

① **임용권자**: 군수

② **임용조건**: 보건진료전담공무원은 지방공무원으로 하며, 보건소장의 추천을 받아 시장 · 군수 또는 구청장이 근무지역을 지정하여 임용

(5) 보건진료전담공무원의 업무

보건진료전담공무원이 일차보건의료를 수행하기 위하여 주어진 업무는 다음과 같다.

① 의료행위의 범위

- 상병상태를 판별하기 위한 진찰, 검사행위
- 환자의 이송
- 외상 등 흔히 볼 수 있는 환자의 치료 및 응급을 요하는 환자에 대한 응급처치
- 상병의 악화방지를 위한 처치
- 만성병 환자의 요양지도 및 관리
- 정상분만 시의 분만개조
- 예방접종
- 위의 의료행위에 따르는 의약품 투여

② 그 밖의 업무

- 환경위생 및 영양개선에 관한 업무
- 질병예방에 관한 업무
- 가족계획을 포함한 여성보건에 관한 업무
- 지역사회주민의 건강에 관한 업무를 담당하는 자에 대한 교육 및 지도에 관한 업무
- 기타 지역사회주민의 건강증진에 관한 업무

(6) 시 · 도별 보건진료소 설치

시 · 도별 보건진료소 설치 상황은 표 8-1과 같다.

표 8-1 시 · 도별 보건진료소 설치 현황

(단위: 개소)

시 · 도별	보건진료소
서울특별시	0
부산광역시	5
대구광역시	8
인천광역시	27
광주광역시	10
대전광역시	8
울산광역시	11
세종특별자치시	7
경기도	160
강원도	129
충청북도	158
충청남도	233
전라북도	242
전라남도	327
경상북도	311
경상남도	222
제주도	47
총계	1,905

출처: 보건복지부(2018). 2017 보건복지백서.

제2절 | 보건소의 기능

1. 보건소

1) 보건소의 변천과정

보건소는 우리나라의 대표적인 지방보건행정조직으로 보건행정을 합리적으로 조직 · 운영하고 지역보건사업을 효율적으로 추진하여 국민보건향상에 기여함을 목적으로 한다(「지역보건법」 제1조).

2017년 기준 보건소는 254개소, 보건지소는 1,332개소, 건강생활지원센터는 40개소, 보건진료소는 1,905개소 등 총 3,531개소의 지역보건의료기관을 설치 · 운영하고 있다(표 8-2).

표 8-2 보건소 등 설치 현황

(단위: 개소)

시 · 도별	총 계	보건소	보건지소	건강생활지원센터	보건진료소
총계	3,531	254	1,332	40	1,905
서울특별시	43	25	18	0	0
부산광역시	33	16	10	2	5
대구광역시	28	8	10	2	8
인천광역시	69	10	27	5	27
광주광역시	22	5	4	3	10
대전광역시	20	5	7	0	8
울산광역시	24	5	8	0	11
세종특별자치시	18	1	10	0	7
경기도	335	44	122	9	160
강원도	249	18	98	4	129
충청북도	270	14	96	2	158
충청남도	403	16	150	4	233
전라북도	409	14	151	2	242
전라남도	567	22	214	4	327
경상북도	560	25	224	0	311
경상남도	417	20	173	2	222
제주특별자치도	64	6	10	1	47

출처: 보건복지부(2018). 2017 보건복지백서.

보건소는 그 나라의 정치, 경제, 사회, 문화 및 보건의료전달체계에 따라 변화하는데, 우리나라 보건소의 변천과정을 살펴보면 다음과 같다.

- 1945년: 미군정「군법」 제1조 보건행정 개혁 및 예방보건사업 적극 추진
- 1946년: 보건소 시초인 모범 보건소 설립(서울시립보건소)
- 1953년: 15개 보건소와 471개 보건지소 설치
- 1956년:「보건소법」제정–시 · 도립 보건소 직제 완성
- 1958년:「보건소법」시행령 공포
- 1962년:「보건소법」전면 개정–시 · 군 보건소로 이관, 보건소 업무 13개 규정
- 1976년:「보건소법」시행령 공포–보건소 설치기준 제정(시 · 군 · 구), 보건소장에 의사, 보건직 공무원 임용 가능
- 1980년:「농어촌 등 보건의료를 위한 특별조치법」제정으로 보건진료소 설치 근거 마련
- 1988년: 의료취약지역 군 보건소의 병원화 사업추진(15개 보건의료원 설립)
- 1991년:「보건소법」개정–보건지소 설치근거 마련 및 보건소 업무 보완, 서울시 5개 보건소에 지역보건과 설치
- 1995년:「보건소법」이「지역보건법」으로 전환,「국민건강증진법」제정 · 공포, 보건소장직에 보건/의무직군(간호직) 삽입
- 1999년: 전국 18개 보건소건강증진 프로그램 운영
- 2005년: 도시보건지소 시범사업 실시
- 2007년: 방문건강관리인력 2,000여 명을 확대 · 배치하여 맞춤형 방문건강관리사업 시행
- 2010년: 보건소 통합정보시스템 구축사업 실시
- 2011년: 전국 253개 보건소에서 표준화된 통합정보시스템 사용
- 2013년: 지역사회통합 건강증진사업 시작
- 2015년:「지역보건법」전면 개정을 통해 건강증진, 질병예방, 관리에 적합한 보건소의 기능으로 재정비
- 2016년:「지역보건법」에 근거하여 건강생활지원센터 설치
- 2018년:「치매관리법」제정으로 치매안심센터 및 치매안심병원 설치 및 운영의 법적 근거 명확화

2) 지역보건의료사업

보건소 사업은「지역보건법」 제3조 내지 제6조 및 동법 시행령 제3조 내지 제6조에 따라 지역보건의료기관의 설치, 운영 및 지역보건의료사업의 연계성 확보에 필요한 사항을 규정함

으로써 보건행정을 합리적으로 조직 · 운영하고 보건시책을 효율적으로 추진한다. 이에 따라 모든 보건소에서는 지역실정에 맞는 지역보건의료계획서를 작성하여 지역자치단체의 장 · 단기 목표에 맞는 보건행정을 펼친다. 1996년도 제1기(1997~1998) 지역보건의료계획의 시작으로 지금까지 상의하달 방식에서 하의상달 방식으로 사업이 전환되었으며, 지방자치 단체장을 비롯하여 각계각층의 주민들이 함께 계획수립에 참여함으로써 주민 건강증진 및 건강한 지역사회를 조성하게 되었다.

「지역보건법」 제4조에 의한 지역보건의료계획의 내용은 다음과 같다.

- 보건의료 수요 측정
- 보건의료에 관한 장 · 단기 공급대책
- 인력, 조직, 재정 등 보건의료자원의 조달 및 관리
- 보건의료전달체계
- 지역보건의료와 관련된 통계의 수집 및 정리

「지역보건법」 시행령 제3조에 의한 지역보건의료계획 내용은 다음과 같다.

- 지역보건의료계획의 달성목표
- 지역현황과 전망
- 지역보건의료기관과 민간의료기관과의 기능분담 및 발전방향
- 「지역보건법」 제9조에 의한 보건소 업무의 추진현황과 추진계획
- 지역보건의료기관의 확충 및 정비계획
- 지역보건의료와 복지사업 간의 연계성 확보계획

3) 보건소의 조직

(1) 설치기준

우리나라 보건소는 「지역보건법」 제7조에 의하여 시 · 군 · 구별로 1개소씩 설치한다. 다만 당해 지방자치단체의 장이 필요하다고 인정하는 경우에는 보건복지부장관의 승인을 받아서 필요한 지역에 보건소를 추가로 설치 · 운영할 수 있다.

(2) 조직체계

보건소는 중앙정부조직인 보건복지부로부터 보건행정과 보건의료사업의 기능을 지도 · 감독 받고, 행정안전부에서 인력과 예산을 지원받는 이원화된 지도 · 감독체계로 이루어져 있다. 보건소 조직은 당해 시 · 군 · 구의 인구규모, 지역특성 및 보건의료수요 등을 감안하고 다른 지방자치단체와 균형을 유지하여 합리적으로 정하여야 한다(「지역보건

법」 제11조, 동법 시행령 제9조). 지역적 특성과 보건소 기능을 고려한 우리나라 보건소 조직은 크게 일반시 · 군형(경기도 과천시), 통합시 · 군형(경주시 보건소), 광역시형(부산시 연제구 보건소), 특별시형(서울특별시 중랑구), 보건의료원형(경상북도 청송군)의 다섯 가지로 구분된다.

4) 보건소의 인력

(1) 보건소장

보건소장은 「지역보건법」 시행령 제11조에 의하여 시장 · 군수 · 구청장이 임용하며, 의사 면허를 가진 자와 면허소지자의 충원이 곤란한 경우에는 최근 5년 이상 근무한 경력이 있는 보건의무직군(보건, 의무, 약무, 간호, 식품위생, 의료기술직)의 공무원으로 임용할 수 있다.

보건소장은 당해 기초단체장의 지휘와 감독을 받아 보건소 업무를 관장하고, 소속 공무원을 지휘 · 감독하며, 보건지소와 보건진료소의 직원과 업무에 대하여 지도 · 감독한다.

(2) 보건간호사

보건간호사의 직무는 지역보건의 기획 및 평가, 여성보건사업, 영 · 유아보건사업, 가족계획사업, 보건교육사업, 구강보건사업, 학교보건사업, 영양상담과 영양조사, 일차진료사업, 약사 감시, 의료 감시, 급만성 감염병관리, 예방접종사업, 방역사업, 방문간호사업, 정신보건사업, 노인보건사업, 재활사업 등 매우 다양하고 광범위하여 보건소 업무의 많은 부분을 간호사가 수행한다.

2016년 보건소 전문인력 중 간호사는 29.5%를 차지하고 있으나, 대부분의 보건소는 간호사인력의 확보 면에서 미흡하다. 보건사업이 만성질환관리와 국민건강증진사업에 집중되고, 보건소가 지역사회의 건강증진중심센터로서의 역할을 다할 수 있도록 보다 많은 간호전문인력 확보가 필요하다(표 8-3).

(3) 보건소 전문인력

보건소는 「지역보건법」 제12조에 의하여 의무 · 치무 · 약무 · 보건 · 간호 · 의료기술 · 식품위생 · 영양 · 보건통계 및 전산 등 보건의료에 관한 업무를 전담할 인력을 두고 있다. 보건소의 전문인력은 「의료법」이 정하고 있는 인력(의사, 한의사, 치과의사, 간호사 등), 「의료기사법」이 정하는 인력 이외에 약사, 영양사, 간호조무사, 위생사, 통계 및 전산기사, 사회복지사 등이 있다.

표 8-3 보건소 인력 현황 추이

(단위: 명)

연도	계	의사					치과의사		한의사		약사	간호사	영양사	의료기사				간호조무사	행정직	보건직	기능직 등
		소계	소장	의무직	전문직	공중보건의	일반	공중보건의	일반	공중보건의				방사선사	임상병리사	치과위생사	물리치료사				
2005	12,165	874	113	106	195	460	48	320	41	351	175	2,894	134	501	800	544	322	1,330	852	1,446	1,533
2006	12,364	906	122	105	219	460	48	291	44	283	172	2,994	134	484	822	555	332	1,310	883	1,521	1,585
2007	12,516	894	119	119	207	449	48	270	50	274	165	3,121	170	539	818	596	362	1,201	886	1,635	1,487
2008	12,781	1,033	118	99	229	587	52	260	51	290	165	3,179	169	527	826	623	364	1,139	978	1,672	1,453
2009	12,972	1,085	115	109	213	648	53	257	48	335	164	3,127	171	531	838	658	372	1,060	1,045	1,771	1,457
2010	12,731	1,065	106	103	233	623	56	234	78	332	166	3,206	215	543	849	689	409	1,084	1,007	1,393	1,405
2011	12,819	1,004	112	90	254	548	50	220	55	313	169	3,205	192	559	807	752	399	1,033	987	1,682	1,392
2012	12,699	984	108	64	266	546	56	235	66	267	158	3,183	203	519	776	751	386	866	1,026	1,850	1,373
2013	12,586	988	101	70	282	535	56	183	58	223	168	3,305	313	578	857	816	438	933	1,030	1,309	1,331
2014	12,748	962	101	70	266	525	49	184	49	246	167	3,439	316	582	865	841	478	846	1,052	1,354	1,318
2015	13,012	896	103	68	261	464	53	186	54	251	151	3,701	329	589	839	860	520	835	1,075	1,339	1,334
2016	13,279	845	103	64	270	408	56	207	54	243	150	3,921	326	605	870	875	538	796	1,064	1,385	1,344

출처: 보건복지부(2017). 2017 보건복지통계연보.

「지역보건법」 시행령 제13조에 의하여 보건소 전문인력 임용은 해당 분야의 면허 또는 자격을 소지한 자로 하되, 당해 분야의 업무에 2년 이상 종사한 자를 우선으로 임용한다. 보건복지부장관 또는 시 · 도지사는 신규로 임용되는 전문인력에 대한 기본교육훈련과 직무분야별 전문교육훈련을 실시하고(「지역보건법」 시행령 제14조), 보건복지부장관은 전문인력 배치 및 운영실태조사를 2년마다 실시하며, 필요한 경우 시 · 도 또는 시 · 군 · 구에 대하여 수시로 그 실태조사를 실시한다(지역보건소 시행령 제15조) 또한 보건복지부장관은 전문인력의 자질향상을 위하여 필요한 교육훈련을 시행한다(지역보건법 제12조).

5) 보건소의 업무

「지역보건법」 제9조에 의하면 보건소의 업무는 다음과 같다.

- 국민건강증진 · 보건교육 · 구강건강 및 영양개선사업
- 감염병의 예방 · 관리 및 진료
- 모자보건 및 가족계획사업
- 노인보건사업
- 공중위생 및 식품위생
- 의료인 및 의료기관에 대한 지도 등에 관한 사항
- 의료기사 · 의무기록사 및 안경사에 대한 지도 등에 관한 사항
- 응급의료에 관한 사항
- 「농어촌 등 보건의료를 위한 특별조치법」에 의한 공중보건의사 · 보건진료전담공무원 및 보건진료소에 대한 지도 등에 관한 사항
- 약사에 관한 사항과 마약 · 향정신성 의약품의 관리에 관한 사항
- 정신보건에 관한 사항
- 가정 · 사회복지시설 등을 방문하여 행하는 보건의료사업
- 지역사회주민에 대한 진료 · 건강진단 및 만성퇴행성질환 등의 질병관리에 관한 사항
- 보건에 관한 실험 또는 검사에 관한 사항
- 장애인의 재활사업 및 기타 보건복지부령이 정하는 사회복지사업
- 기타 지역사회주민의 보건의료 향상 · 증진 및 이를 위한 연구 등에 관한 사업

보건소는 1960년부터 1980년대까지 주로 감염병관리사업, 결핵관리사업, 가족계획사업을 수행하였으며, 1995년 「보건소법」이 「지역보건법」으로 전환되고 「건강증진법」이 제정되면서 지역보건의료계획 수립, 국민건강증진사업, 정신보건사업, 구강건강사업, 만성질환관리사업 등을 수행하였다. 보건소는 2000년 이후부터 운동 · 영양 등 건강생활실천사업, 맞

춤형 방문건강관리사업, 지역사회통합 건강증진사업, 희귀난치성 질환 등에 대한 각종 의료비 지원사업 등 건강증진과 관련된 다양한 사업이 활발하게 개발되고 수행되고 있다.

「지역보건법」 제24조에 의하면 시 · 도지사 또는 시장 · 군수 · 구청장은 의료기관 및 기타 보건의료 관련 기관단체에 다음과 같은 업무를 위탁할 수 있다.

- 감염병의 진료
- 감염병의 예방업무 중 방역소독 업무
- 가정 · 사회복지시설 등을 방문하여 행하는 보건의료사업
- 특수한 전문지식 및 기술을 요하는 진료, 실험 또는 검사 업무
- 기타 지역사회주민의 보건의료 향상 · 증진을 위하여 특히 필요하다고 인정되는 업무
- 특수한 전문지식 및 기술을 요하는 진료업무 등

6) 보건소의 문제점

우리나라 보건소는 1960년 「보건소법」 개정 이후 전국적인 조직을 갖추고 공공보건서비스 제공의 중심 역할을 하고 꾸준히 발전해 왔다. 그러나 보건소의 조직, 기능 및 업무 등이 광범위하고 직접적인 건강문제를 야기하고 있는 환경에 역동적으로 대처하지 못하는 문제점을 갖고 있다. 구체적인 문제점을 살펴보면 다음과 같다.

- **행정단위별 보건소의 설치:** 보건소는 관할지역 내 사회 · 경제 · 지리적 요인과 의료자원의 분포 등을 고려하여 다양한 유형화가 이루어져야 하는데 현재 행정구역단위와 비슷한 유형으로 되어 있어 효과적인 보건사업 수행에 어려움이 있음
- **보건소 조직의 이원화:** 보건소의 조직은 보건복지부로부터 보건인력이 수행해야 할 업무의 지도와 감독을 받고 있고 행정자치부의 직접적인 지도와 감독을 받으므로 조직과 인력의 상위체계인 중앙정부에서 지방행정 단위에 이르기까지 이원화되어 보건사업에 장애를 초래함
- **국민건강요구 변화에 따른 대응력 미흡:** 사회구조가 복잡 · 다양하고 급격하게 생활환경이 변화됨에 따라 질병 양상이 신종질환, 감염병, 만성퇴행성 질병으로 변화되었으며, 정신질환자가 지속적으로 증가함에도 불구하고 보건소사업은 건강요구 변화에 미흡하게 대처함
- **환경위생문제에 따른 대응력 미흡:** 환경위생문제가 급증하고 있으나 환경위생업무는 행정안전부로 이관되어 있음
- **보건의료서비스 기능의 포괄성 미흡:** 우리나라 보건소는 대부분 진료서비스 기능을 수행하고 있으며 실적 위주의 예방서비스가 제공됨으로써 포괄적인 업무를 적절히 수행하지 못하고 있음

- **주민의 보건소 이용률 저조:** 보건소 진료 수준이 병 · 의원보다 못하다고 생각하여 이용률이 저조함
- **전문인력 확보 미흡:** 보건소의 전문인력 부족현상과 전문인력의 역할과 책임의 한계가 불분명함

7) 지역사회간호사

지역사회간호사(보건전문간호사)는 「지역보건법」에 의한 보건기관, 「농어촌 등 보건의료를 위한 특별조치법」에 의한 보건진료소 또는 시 · 도 및 보건복지부 보건업무 3년 이상 실무경력을 소지한 자가 전문간호과정을 이수하고 자격시험에 합격한 간호사이다.

지역사회간호사는 질병예방, 건강유지, 건강증진을 위한 보건사업의 계획, 수행, 평가와 관련하여 수준 높은 전문간호를 제공한다.

구체적인 역할은 다음과 같다.

- **간호실무 제공자:** 폭넓은 지식과 기술, 실무경험을 바탕으로 대상자에게 상급간호 실무를 제공함
- **교육자:** 지역사회 대상자의 건강증진 및 유지를 위한 교육을 실시하고 교육 프로그램을 개발함
- **연구자:** 근거기반실무 제공을 위한 연구에 참여함
- **협동자:** 대상자에게 질 높은 간호를 제공하기 위한 보건의료인력과의 협동 및 조정활동을 수행함
- **지도자:** 간호의 질 향상을 위해 지역사회 대상자에게 변화촉진자와 옹호자의 역할을 수행함
- **자문가:** 지역사회 대상자에게 간호의 질을 향상시키기 위해 환자와 가족, 일반간호사 및 타 보건의료인력을 대상으로 상급지식과 기술, 판단력을 사용하여 자문활동을 함

2. 보건지소

1) 보건지소의 설치기준

보건지소는 「지역보건법」 제10조에서 보건소 업무수행을 위해 읍면마다 1개소씩으로 하고, 특히 지역사회주민의 보건의료를 위하여 필요한 지역에 보건지소를 설치 · 운영하거나, 수개의 보건지소를 통합하여 1개의 통합보건 지소를 설치 · 운영할 수 있도록 규정되어 있다.

보건지소 사업운영은 관할 보건소가 정하여 운영할 수 있어 진료 외에도 건강증진사업을 수행할 수 있으며, 보건분소는 지자체 조례 등으로 설치하여 운영하고 있다.

2) 보건지소의 조직

보건지소는 보건지소장 1인을 두고 가족계획요원, 모자보건요원, 결핵관리요원 등을 둔다. 보건지소장은 지방의무직 또는 전문직공무원으로 임용하고 보건소장의 지휘 · 감독을 받아 보건지소의 업무를 관장하고 소속직원을 지휘 · 감독하며 보건진료소의 직원 및 업무에 대하여 지도 · 감독한다.

3) 보건지소의 업무와 역할

(1) 보건지소의 업무

보건지소는 원칙적으로 '보건소의 업무에 준하며, 주요 업무는 진료업무, 보건행정업무, 보건사업업무로 나눌 수 있다'라고 규정되어 있다. 진료업무는 일반진료업무와 치과진료업무, 보건행정업무는 재정관리, 인력관리, 시설 · 장비관리, 의약품관리, 문서관리, 보험청구 등이 있다. 보건사업업무는 지역사회진단, 모자보건사업, 가족계획사업, 예방접종, 구강보건교육, 학교보건, 노인보건, 감염병관리, 결핵, 한센병, 성병예방과 진료, 만성병 관리, 풍토병 관리, 방역사업, 보건통계의 자료수집이다.

(2) 보건지소의 역할

보건지소는 행정, 재정, 서비스 제공의 기능을 모두 갖추고 있지만, 서비스 제공은 대부분이 민간의료기관에 의해 이루어지고, 재정은 취약한 상태에다 의료보험단체가 상당 부분을 담당하고 있으며, 고유의 기능이라 할 수 있는 보건사업과 보건행정기능은 충분히 발휘되지 못하고 있다. 다원화되어 있는 보건의료 행정체계 사이의 부문간 협조와 조정이 잘 이루어지지 않고 있는 것도 문제점이라 할 수 있다. 의료의 형평성 제고, 보건의료의 성격변화에 대한 적절한 대응, 적절한 수준의 국민의료비 유지, 중앙 및 지방정부의 바람직한 보건의료정책 수립과 집행 등을 위해서는 공공의료강화가 반드시 필요하다. 지방자치제 실시 이후 보건소의 기능은 강화되어 가고 있으나, 보건지소의 경우에는 일부 보건지소를 제외하고는 공공의료 부분에서의 그 역할이 미미한 실정이다.

3. 보건진료소

1) 보건진료소의 설립배경

우리나라는 1980년 「농어촌 등 보건의료를 위한 특별조치법」에 의하여 벽 · 오지에 보건진료소를 설치하고 보건전담공무원을 배치하는 등 보건의료 취약지역의 주민들에게 보건의료를 효율적으로 제공하고 국민이 고르게 의료혜택을 받게 하여 국민의 보건을 향상시키고 있다. 보건진료소는 2017년 1,905개가 설치 · 운영되고 있으며, 건강한 지역사회 구현을 위한 질병예방 및 건강증진활동을 포함한 포괄적인 건강관리서비스를 제공하고 있다.

2) 보건진료소의 조직

(1) 설치기준

보건진료소 설치기준은 군 지역 내의 의료취약지역 및 시 · 구 관할지역 내의 도서지역으로 의료시설과의 거리가 통상의 교통수단에 의하여 30분 이상 걸리는 지역 중 인구 500명 이상(도서지역은 300명 이상), 5,000명 미만인 곳으로 군수가 필요하다고 인정하는 지역에 설치한다.

(2) 조직체계

보건진료소에 보건진료소장 1명과 필요한 직원을 두되, 보건진료소장은 보건진료 전담공무원으로 하며 보건진료소의 모든 업무와 시설을 책임진다. 또한 보건진료소의 운영을 원활히 하고 지역사회주민의 참여를 도모하기 위하여 보건진료소 운영협의회를 설치하여 보건진료소의 운영을 지원하고 있다. 보건진료소의 지도 · 감독은 시장 · 군수 또는 구청장이 한다.

3) 보건진료소의 인력

(1) 자격기준

보건진료소를 운영하기 위한 보건진료 전담공무원은 간호사 · 조산사 면허를 가진 사람으로서 보건복지부장관이 실시하는 24주 이상의 직무교육을 받은 사람이어야 한다(「농어촌 등 보건의료를 위한 특별조치법」 제16조). 보건진료 전담공무원이 24주 동안 받는 직무교육 내용은 질병관리업무 등의 이론교육 8주, 내과 · 외과 · 응급처치 등의 임상실습 12주, 보건소 등에서의 현지실습 4주이다. 보건진료 전담공무원은 2011년 이후 일반직 공무원으로 전환되었으며, 보건소장의 추천을 받아 시장 · 군수 또는 구청장이 근무지역을 지정한다.

보건진료 전담공무원은 매년 21시간 이상 보수교육을 이수해야 한다(「농특법」 시행규칙 제27조). 보수교육은 시 · 도지사가 실시하되, 관련 기관 또는 단체에 위탁할 수 있다.

(2) 보건진료 전담공무원의 업무

보건진료 전담공무원의 의료행위 범위는 다음과 같다(「농특법」 시행령 제14조).

- 상병(傷病)상태를 판별하기 위한 진찰 · 검사
- 환자의 이송
- 외상 등 흔히 볼 수 있는 환자의 치료 및 응급을 요하는 환자에 대한 응급처치
- 상병의 악화방지를 위한 처치
- 만성병 환자의 요양지도 및 관리
- 정상분만 시의 개조 및 가족계획을 위한 피임기구의 삽입
- 예방접종
- 제1호 내지 제7호의 의료행위에 따르는 의약품의 투여

보건진료 전담공무원의 의료행위 외의 업무는 다음과 같다(「농특법」 시행령 제14조).

- 환경위생 및 영양개선에 관한 업무
- 질병예방에 관한 업무
- 모자보건에 관한 업무
- 지역사회주민의 건강에 관한 업무를 담당하는 사람에 대한 교육 및 지도에 관한 업무
- 그 밖에 지역사회주민의 건강증진에 관한 업무

제3절 모자보건사업

1. 모자보건사업의 이해

1) 모자보건의 개념

모자보건은 생애주기별 건강에서 가장 기초가 되며, 한 나라의 국민건강과 국민의 삶의 질을 추구하는 근간이 된다. 모자보건은 국민의 자질을 향상시키고 복지사회를 이룩하기 위해 모성과 아동에게 제공되는 전문적인 의료서비스로서 신체적 · 심리적 · 사회적 건강을 유지하고 증진시킨다.

우리나라의 「모자보건법」은 모성 및 영 · 유아의 생명과 건강을 보호하고 건강한 자녀의 출산과 양육을 도모함으로써 국민보건 향상에 이바지함을 목적으로 하고 있다(「모자보건법」 제1조). 이를 위한 모자보건사업이란 모성과 영 · 유아에게 전문적인 보건의료서비스 및 그와 관련된 정보를 제공하고, 모성의 생식건강관리와 임신 · 출산 · 양육 지원을 통하여 이들이 신체적 · 정신적 · 사회적으로 건강을 유지하게 하는 사업을 말한다(「모자보건법」 제2조 제8항).

WHO의 모자보건위원회 규정에 의한 모자보건사업의 목적은 모성과 그 자녀의 긴급한 건강상의 문제를 보호 · 관리하여 모든 모성이 건강을 유지하고, 육아 기술을 습득하여 건강한 자녀를 잉태하고 정상적으로 출산하며, 자녀를 건강하게 키우도록 책임지고 관리하는 것이라고 하였다.

우리나라 모자보건사업의 목적은 모성의 생명과 건강을 보호하며 건강한 자녀를 출산하고 양육하여 모자의 삶의 질을 향상시켜 국민건강수준을 유지 · 증진하는 데 있다. 이를 달성하기 위한 구체적인 목적은 모자인구의 사망수준 및 위험요인 감소, 모자인구의 건강잠재력 배양을 통한 건강수준 및 건강한 삶 향상, 모자인구를 위한 건강한 물리적 · 사회적 환경조성 및 개선 등이다.

2) 모자보건사업의 중요성

모자보건사업이란 일반적으로 모성과 영 · 유아를 대상으로 한 공공보건사업(public health service)을 말하며, 미래의 건강한 사회를 위해서 최우선 과제로 삼아야 할 보건문제 중 하나이다. 모자보건사업은 적은 비용으로 큰 효과를 얻을 수 있으며, 아동의 경우에는 성장과 정부터 평생 동안 건강을 좌우하는 중요한 요인이 되며, 모성의 경우에는 생식보건에 많은 영향을 미친다. 생식보건은 모자보건, 가족계획, 불임예방과 치료, 인공임신중절 예방 및 부작용 치료, 성병과 AIDS 예방과 억제 등 생식과 관련된 홍보교육과 양질의 서비스를 통합한 고객중심적이고 비용절감적인 새로운 접근방법이다.

모자보건수준은 국가와 지역사회보건분야의 지표로 활용되는 만큼 모자보건사업의 시행은 중요하다. 모자보건사업이 중요한 이유를 정리하면 다음과 같다.

- 모자보건사업의 대상인인구가 많다. 일반적으로 선진국에서는 전체 인구의 40~45%가 모자보건 대상인구이고, 개발도상국은 약 60%, 우리나라의 경우에는 50%가 넘는다.
- 다른 인구집단과 비교하여 생애주기별 건강이 취약하다. 임산부와 영 · 유아는 질병에 이환되기 쉽다. 임산부는 임신에 수반될 수 있는 합병증이 많고 이러한 합병증은 태아에게도 부정적인 영향을 준다. 영 · 유아기의 건강문제는 치명률이 높거나 후유증으로 장애가 되기 쉽다.
- 가족에게 미치는 영향이 크다. 임신은 가정의 경제, 가족 간의 정서 및 신체적 변화를 가져온다.
- 생애주기별로 볼 때 국민건강 육성의 기초이다. 국민건강의 기반은 아동에 있다고 할 수 있으며, 아동의 건강은 가정의 건강, 특히 여성의 건강에 의하여 영향을 많이 받는다.
- 비용 · 효과 측면에서 효율적이다. 가임기 여성과 임신 중 소홀한 건강관리는 태아에게 영향을 미치므로, 적절한 사전관리로 예방을 하는 것이 비용면에서 경제적이다.
- 지역사회 및 국가에 미치는 영향력이 크다. 모자보건 대상자 수가 많아 전체 인구의 건강에 미치는 영향이 크다.

3) 모자보건사업 대상자

모자보건의 대상은 모성과 아동이다. 「모자보건법」에서 '임산부'란 임신 중이거나 분만 후 6개월 미만인 여성을 말하며, '영 · 유아'란 출생 후 6년 미만인 자를 말하고, '신생아'란 출생 후 28일 이내의 영 · 유아를 말한다(모자보건법 제2조).

모성이란 초경에서 폐경까지의 여성을 말하며 구체적으로는 임신 · 분만 · 출산 후 6개월 미만 또는 1년 미만의 여성을 말한다. 영 · 유아는 생후부터 15~18세까지의 미성년자를 말하며 구체적으로는 생후부터 미취학까지의 아동을 말한다.

우리나라의 「모자보건법」 상의 모자보건사업 대상은 다음과 같으나, 지역사회의 특성에 따라 확대하여 사업을 운영하는 추세이다.

- 임산부: 임신 중이거나 분만 후 6개월 미만의 여성
- 모성: 임산부와 가임기 여성
- 영 · 유아: 출생 후 6년 미만인 자
- 신생아: 출생 후 28일 이내의 영 · 유아

- 미숙아: 신체의 발육이 미숙한 채로 출생한 영 · 유아로서 임신 37주 미만의 출생아 또는 출생 시 체중이 2,500g 미만인 자로서 보건소장 또는 의료기관의 장이 임신 37주 이상의 출생아 등과는 다른 특별한 의료적 관리와 보호가 필요하다고 인정하는 영 · 유아
- 선천성 이상아: 선천성 기형 · 변형 및 염색체 이상을 지닌 영 · 유아로서 사망할 우려가 있는 영 · 유아, 기능적 장애가 현저한 영 · 유아, 기능의 회복이 어려운 영 · 유아

4) 모자보건의 목적

WHO 모자보건위원회에서 제시한 모자보건사업의 목적은 '모성과 그 자녀의 긴급한 건강상의 문제에 대한 보호관리를 함으로써 모든 모성이 건강을 유지하고 자녀교육의 기술을 습득하여 건강한 자녀를 잉태하고 정상적으로 출산할 수 있도록 보장하는 것'이라고 하였다. 이러한 모자보건사업을 통해 모자인구의 사망수준 및 위험요인을 감소시키며, 모성과 영 · 유아의 건강수준을 향상시키고, 모자인구를 위한 건강한 물리적 · 사회적 환경을 조성하며 개선시킬 수 있다.

구체적인 모자보건사업의 목적은 다음과 같다.

- 지역사회건강수준을 증진시키는 하나로서 모성건강을 유지해야 한다.
- 임신과 분만에 수반하는 모든 합병증의 발생위험을 줄인다.
- 다음 번 임신에 대한 준비를 하도록 한다.
- 신생아사망률을 줄인다.
- 불임증을 예방하고 치료한다.

5) 모자보건의 중요성

모자보건의 중요성을 정리하면 다음과 같다.

- 모자보건 대상인구가 전체 인구의 50~55% 범위로 광범위하다.
- 적은 비용으로 건강증진에 기여하는 바가 크다.
- 모성과 아동의 건강은 다음 세대의 인구자질에 영향을 미친다.
- 지속적인 건강관리와 질병예방에 관한 예방사업에 효과가 크다.
- 임산부와 영 · 유아는 질병에 이환되기 쉽고 영 · 유아기의 질병과 장애는 치명률이 높거나 후유증으로 장애가 되기 쉽다.
- 어린이는 중요한 인적 자원이다.
- 병에 걸리기 쉬운 인구집단이지만, 쉽게 예방이 가능하다.
- 사망률이 높고, 후유증 발생 시 평생 지속될 가능성이 높다.

■ 기혼여성의 취업증가현상으로 탁아소운영의 필요성, 가족불화에 대한 상담사업, 불량아의 문제해결을 위한 노력 등이 강조되고 있다.

6) 모자보건사업 주요지표

모자보건사업의 지표는 모자보건사업을 질적 · 양적으로 평가할 수 있는 자료이다. 모성보건지표로는 연령별 특수 출산율, 합계출산율, 모성사망비, 주산기 사망률 등이 있고, 영 · 유아보건지표로는 영아사망률, 신생아사망률, 저체중아 출생률 등이 있다.

특히 영아사망률과 모성사망비는 국가의 보건학적 · 경제적 · 사회적 상태를 알려주는 지수로 사용될 수 있다. 또한 영아사망과 신생아사망의 관련지표로서 α-index가 있는데, 이는 같은 해의 영아사망 수가 신생아사망 수보다 얼마나 큰가를 나타내는 것이다. 이것이 1에 가까우면 영아사망의 대부분이 신생아사망이므로 그 지역의 건강상태가 높은 것을 뜻하며, 1보다 커질수록 후기신생아사망이 크기 때문에 영아사망에 대한 예방대책이 필요하다.

(1) 연령별 특수 출산율

연령별 특수 출산율(age specific fertility rates, ASFR)은 특정 연도의 15~49세까지의 모성의 연령별 당해 연도 출생아 수를 당해 연령의 여자인구로 나눈 비율을 1,000분율로 나타낸 것이다. 출산력 수준을 파악하는 대표적인 지표로 한 사회에서 각 연령층에 따라 출산수준에 어떤 변화가 있는가를 파악하는 데 유용하다.

$$\text{연령별 특수 출산율} = \frac{\text{그 해의 특수 연령층 여자에 의한 출생아 수}}{\text{어떤 해 7월 1일 특수 연령층의 여자 수}} \times 1{,}000$$

(2) 합계출산율

합계출산율(total fertility rate)은 가임 여성(15~49세) 1명이 평생 동안 낳을 수 있는 자녀의 수를 나타내며 국가별 출산력 수준을 비교하기 위해 대표적으로 활용되는 지표로 연령별 출산율을 모두 더하면 합계출산율이 된다.

(3) 모성사망비

모성사망비(maternal mortality ratio, MMR)는 여성이 임신 또는 분만으로 사망하는 위험도를 나타내는 지표로서 한 해 동안에 임신 중, 분만 중, 산욕기(출산 후 42일 이내)에 임신 또는 분만의 합병증(출혈, 감염, 자간증 등)이나 임신 때문에 기존 질병(빈혈, 당뇨, 심장질환 등)의 악화로 사망한 산모 수와 같은 기간의 출생아 수의 비를 말한다.

$$\text{모성사망비} = \frac{\text{그해 임신, 분만, 산욕으로 인한 모성 사망 수}}{\text{출생 수}} \times 100{,}000$$

(4) 주산기 사망률

주산기 사망원인이 주로 염색체 이상 등 선천성 이상이므로 주산기 사망률(perinatal death rate)은 모자보건분야의 대표적인 보건지표이다. 주산 I기는 임신 28주에서 생후 1주까지, 주산 II기는 임신 20주에서 분만 4주까지를 말한다. 영아와 신생아사망률은 출생아 가운데 사망한 경우만을 고려하므로 태아의 건강상태가 불량하여 사산으로 분만결과가 마무리된 경우에는 고려되지 않아 임신 결과 또는 모성의 출산력, 태아의 건강상태를 평가하는 데 미흡한 부분을 보완할 수 있는 지표이다.

$$\text{주산기 사망률} = \frac{\text{임신 28주 이후 태아 사망 수 + 생후 7일 이내 신생아 사망 수}}{\text{연간 출생 수}} \times 1{,}000$$

(5) 총재생산율

재생산율(reproduction rate)은 한 명의 여자가 일생동안에 몇 명의 여자아이를 낳는가를 나타내는 지수를 말한다. 특히 한 명의 여자가 현재의 출산력이 계속된다는 가정 하에 15~49세(가임기간) 동안 몇 명의 여자 아이를 낳는가를 나타내는 지수를 총재생산율(gross reproduction rate)이라고 한다.

$$\text{총재생산율} = \text{합계출산율} \times \frac{\text{여아 출생 수}}{\text{총 출생 수}}$$

(6) 순재생산율

순재생산율(net reproduction rate)은 가임기간의 각 연령에서 여자아이를 낳는 연령별 여아 출산율에 태어난 여자 아이가 죽지 않고 가임연령에 도달할 때까지 생존하는 생산율을 곱해서 산출한 것이다. 다시 말하면, 여아의 연령별 사망률을 고려한 재생산율을 말한다.

$$\text{순재생산율} = \text{합계출산율} \times \frac{\text{여아 출생 수}}{\text{총 출생 수}} \times \frac{\text{가임연령 시 생존 수}}{\text{여아 출생 수}}$$

(7) 영아사망률

영아사망률(infant death rate, IDR)은 연간 출생아 1,000명당 출생 후 1년 이내에 사망한 영아사망 수를 말한다. 영아의 생존이 모체의 건강상태, 양육조건 등의 영향을 강하게 받으므로, 영아사망률은 그 지역의 위생상태의 좋고 나쁨, 더 나아가서는 생활수준을 반영하는 중요한 지표이다. 2017년 우리나라 영아사망 원인을 살펴보면, 출산전후기에 의한 특정 병태에 기원한 사망이 51.7%로 가장 많고, 선천적 기형, 변형 및 염색체 이상이 16.8%, 달리 분류되지 않는 증상, 징후와 임상 및 검사의 이상소견이 15.4%, 질병이환 및 사망의 외인(사고)에 의한 사망이 5.5%를 차지하였다.

$$\text{영아사망률} = \frac{\text{당해 연도 1세 미만 영아 사망 수}}{\text{당해 연도 연간 총 출생 수}} \times 1{,}000$$

(8) 신생아사망률

신생아사망률(neonatal death rate, NDR)은 생후 28일 이내에 발생하는 사망을 신생아사망이라고 한다. 신생아사망은 생애 최고 만 7일 동안에 일어나는 조기신생아사망과 7일 이후부터 만 28일 전에 일어나는 만기신생아사망으로 나눌 수 있다. 2017년 우리나라 신생아사망의 74.7%가 출산전후기에 의한 특정 병태에 기원한 사망이며 13.7%는 선천 기형, 변형 및 염색체 이상에 의한 사망이었다.

$$\text{신생아사망률} = \frac{\text{연간 생후 28일 이내 사망 수}}{\text{연간 당해 연도 총 출생 수}} \times 1{,}000$$

(9) 저체중아 출생률

출생체중은 신생아 건강상태를 나타내는 지표로서 신생아의 생존율과 높은 상관관계가 있으며, 산모의 임신 전과 임신 중의 건강한 상태와 밀접한 관계를 갖고 있다. 저체중아 출생률(incidence rate of low birth weight)은 총 출생아 가운데 출생체중이 2.5kg 미만의 출생아의 분율을 말한다. 출생률은 해마다 줄고 있는 반면, 미숙아와 저체중아 출생은 상당히 증가하고 있다. 결혼이 늦어지면서 아이를 늦게 낳는 고령산모가 증가한 것이 주요 원인이다.

7) 우리나라의 모자보건사업

(1) 모자보건사업 현황

모자보건사업과 관련된 여러 자료를 중심으로 우리나라의 모자보건 현황을 살펴보면 다음과 같다.

2017년 출생통계에 의하면, 우리나라 총 출생아 수는 35만7천8백 명으로 2016년 보다 4만8천5백 명(11.9%) 감소하였다.

우리나라 여성의 합계출산율은 2012년 1.297명으로 나타나다가 이후 지속적으로 감소하여 2017년에는 1.05명으로 나타나고 있다. 2007년을 기준으로 가장 높은 출산율을 보이는 연령층이 20대 후반에서 30대 초반으로 바뀌었으며, 두 연령층의 출산율 차이는 더 커지는 추세이다. 결국 가임여성들의 고령임신과 고령출산은 합계출산율에 영향을 미쳤고, 2017년 우리나라의 합계출산율은 OECD 35개 주요국과 비교하여 가장 낮은 것으로 나타났다.

고위험임신군(high risk pregnancy)으로 분류되는 고령임신은 임신 중의 합병증, 산후의 모성합병증, 태아와 신생아의 합병증을 포함함으로써 우리나라의 인구의 질을 지속적으로 하락시키는 주요 요인으로 작용할 것이다. 특히 자연유산, 임신중독증, 전치태반, 양막조기파수 등 중증 임신합병증과 제왕절개술, 산후출혈, 자궁경부 열상 및 폐부종 등의 산후합병증, 자궁 내 발육제한으로 인한 저체중아, 선천성 기형과 태아사망 등의 태아 및 신생아 합병증을 초래할 수 있다.

우리나라의 영아사망률은 선진국 수준을 유지하고 있어 2008년에는 출생아 1천 명당 3.4명에서 2016년은 2.8명으로 감소추세를 보이고 있다.

(2) 모자보건정책

우리나라는 영아사망률 등 국가보건지표는 선진국 수준이지만 저체중출생아, 다태아 등의 증가가 새로운 건강문제로 대두되고 있으며, 안전분만율 등 의료서비스 이용률은 높으나, 임신 · 출산 · 양육에 대한 국민인식도 및 실천율은 낮은 수준이다. 특히 저체중아는 2006년에 4.4%에서 2010년 4.9%로, 2017년에는 6.2%로 매년 증가 추세를 보이고 있다. 저체중으로 태어난 경우는 2.5kg 이상의 정상체중으로 태어난 경우에 비하여 신생아사망률이 20배 이상 더 높고, 생존하여도 각종 신경학적 후유증이 생기는 경우가 많으며, 고혈압, 심장질환, 당뇨, 유방암 등 각종 만성질환 발병의 위험이 높아 많은 의료자원을 소모하게 된다. 또한 임산부 및 영 · 유아의 건강이 차세대 건강을 좌우하는데 신생아 집중치료실, 산부인과 의료기관 등의 관련 인프라와 통합적 관리가 미흡하고, 모자보건 계층을 빈곤계층에서 중산층까지 포함하는 보편적 정책으로의 전환이 요구되나 이에 대한 사회적 지원 및 사전예방적 투자가 부족한 것이 현실이다.

2018년 우리나라의 모자보건사업 정책추진 방향은 난임부부 지원 등 임신 · 출산에 대한 사회적 지원 강화, 영 · 유아 사전예방적 건강관리를 통한 차세대 인적 자원 확보, 산후조리원 관리 강화 등이다.

'난임부부 지원 등 임신 · 출산에 대한 사회적 지원 강화'의 사업내용으로는 난임부부 체외수정 시술비 지원(6회차까지), 청소년 산모 임신 · 출산 의료비 지원, 임산부의 날(10월 10일), 임산부배려 캠페인을 통한 임신 · 출산에 대한 사회적 지원 강화 등이 있다.

'영 · 유아 사전예방적 건강관리를 통한 차세대 인적 자원 확보'의 사업내용으로는 미숙아 및 선천성이상아 의료비 지원, 전 신생아 대상 선천성대사이상검사 및 18세 미만 확진환아에 대한 특수 조제분유 등 지원, 신생아청각선별검사비 지원, 취학 전 아동 실명예방 등이 있다.

'산후조리원 관리 강화'의 사업내용으로는 산후조리원 감염 · 안전관리지침 개정, 자체 감염관리 가이드라인 제시 등을 통해 최선의 감염 · 위생관리 유도, 산후조리원 이용요금 공개, 산후조리원 종사자 건강검진 항목 추가, 감염관리교육 대상자를 건강관리책임자를 제외한 산후조리업자로 한정하는 등 「모자보건법」 개정을 추진하여 신생아 감염사고에 대한 '분쟁해결기준'을 마련하였다. 또한 이용자 피해 및 분쟁소지 최소화를 위한 '표준약관'을 제정하여 산후조리원 의존도를 낮추며, 산모 · 신생아의 적절한 건강관리를 위하여 모자동실, 모유수유 권장 등을 강화하고, 임산부의 산후 건강관리 인식 개선을 유도하는 정책 추진 등이 있다. 임산부 배려 캠페인을 통한 임신과 출산에 대한 사회적 지원 강화와 난임 시술비를 건강보험에서 지원(17년 10월)하여, 저소득층에 대한 경제적 부담차원에서 추가적인 지원을 실시하고 있다.

8) 지역사회 모자보건서비스

(1) 모성건강

① 표준모자보건수첩 제공

표준모자보건수첩 제공의 목적은 임신부터 영 · 유아기까지의 각종 검사 및 건강관리 안내, 예방접종, 검진(검사) 등 의무기록을 유지하고, 양육에 대한 필수적이고 객관적인 정보를 제공하여 모성과 영 · 유아의 건강증진을 도모하기 위한 것이다. 기존에는 민간 병 · 의원 및 분유회사 등에서 모자보건수첩을 자체 제작 · 보급하고 있었으나 임신 · 출산 · 건강검진 등과 관련한 정보의 객관성 확보가 부족하고 건강기록 단절로 임산부 및 영 · 유아의 체계적인 건강관리가 미흡하였다. 따라서 기존의 보건소에서는 임산부가 등록한 경우에만 수첩을 제공해 왔으나, 보급률이 저조하여 모자건강관리의 실효성 제고를 위해 표준모자보건수첩을 제공하게 되었다.

표준모자보건수첩에는 건강검진 일정표 및 성장발육곡선 등을 수록하여 적기 검진의 실시 및 정보를 제공하여, 보험급여 진찰 항목을 수록하여 임산부의 적기 검진을 유도하고 있다. 또한 예방접종 일정표 및 접종 후 주의사항 등을 기록하여 적기 접종을 유도할 수 있다. 그리고 소아과학회 및 산부인과학회 등 관련 전문기관의 의견을 수렴하여 내용의 전문성 및 객관성을 제고하고 수첩의 활용성을 증진하고 있다.

표준모자보건수첩의 지원은 보건소 등록 임산부로 임신 또는 출생사실 확인된 임산부나 영 · 유아를 대상으로 하고 있으며, 보건소 또는 의료기관에서 발급받을 수 있다.

수첩의 구성내용은 다음과 같다.

표준모자보건수첩(임산부용)

- 태아의 발육과 모체의 변화
- 임신 주수별 산전검사 시행 시기
- 임신초기 기본검사 및 임신기간 중 검사 안내
- 임신 중 응급상황 및 영양관리
- 분만이 임박했음을 알려주는 출산 징후들
- 분만과정 및 산욕기의 관리
- 출산 후 임산부의 건강상태 및 퇴원 시 아기의 건강상태 기록 등

표준모자보건수첩(영 · 유아용)

- 성장기록
- 생아 선별검사 및 성장별 맞춤형 건강검진
- 영 · 유아 건강검진 검사기록
- 진료기록, 검사기록 및 입원기록
- 표준예방접종일정표 및 기록표
- 안전한 예방접종 바로알기 및 B형 간염 수직감염 예방사업
- 치아발달 그림 및 개월별 영 · 유아 구강설명
- 영 · 유아 응급처치 및 안전한 우리집 만들기
- 영 · 유아 건강관리 및 월령별 이유식 식품군

② 임신 · 출산 · 육아 종합정보제공 홈페이지 운영(아이사랑 사이트)

임신 · 출산 · 육아 종합정보제공 홈페이지 운영은 임신 · 출산 · 육아 관련 종합정보 및 신뢰성 있는 상담서비스를 제공하여 가임기 여성의 건강한 출산과 양육을 위해 필요한 정보를 제공하고, 출산친화적 사회분위기 조성으로 출산율 안정에 기여하기 위함이다.

구체적인 사업내용은 다음과 같다.

- 가임기 여성의 특성에 맞는 정보콘텐츠 개발 · 제공
- 여성장애인을 위한 전담 상담프로그램 운영 등 임신 · 출산 관련 특성화 정보 개발 및 보급
- 언어문제로 어려움을 겪고 있는 국제결혼이주여성을 위한 다국적어 온라인 서비스 프로그램 제작 · 지원
- 보건소 등 각 지자체에서 시행하는 출산지원시책에 대한 정보 제공을 통한 지자체 간 전국 단위 정책공유 활성화
- 산부인과, 소아과전문의 등 전문가에 의한 24시간 온라인 상담 및 상담원 상담전화 활성화를 통한 가임기 여성의 정보 접근성 제고
- 온라인상 올바른 정보제공을 위하여 민간사이트의 임신 · 출산 · 육아 정보 모니터링 및 정확한 정보 제공

③ 모성건강 지원환경조성

임산부의 날 제정의 배경은 '임산부의 날'을 통해 전국민이 임신과 출산의 중요성을 재인식하고 모성 및 출산친화적 사회분위기를 조성하여 저출산 극복에 기여하기 위함으로, 10월 10일을 임산부의 날로 제정하였다. 2017년 우리나라의 합계출산율이 1.05명으로 OECD 회원국 중 최저 수준이며, 특히 외환위기 이후 초저출산 사회로 진입하였고, 범정부적인 저출산 대책 등으로 2010년 출생아 수가 다소 증가하였으나 여전히 출산율 증가 추세로 전환되었다고 판단하기에는 어려움이 있다.

이와 더불어 임산부 배려 캠페인을 추진하고 있다. 초기 임산부들은 유산의 위험, 입덧과 구토, 과다한 피로감 등 신체적 · 정신적 어려움을 겪는다. 그러나 외견상 표시가 나지 않고 사회적 인식도 부족하여 공공장소나 교통수단을 이용할 때 충분한 배려를 받지 못하고 있기 때문에, 임산부임을 나타내는 상징 디자인을 소지물품이나 공공장소 안내문 등으로 다양하게 제작 · 보급하여 초기 임산부들이 배려 받는 사회분위기를 조성 및 확산하기 위함이다.

구체적인 사업내용은 다음과 같다.

- 임산부배려 엠블럼 제작 · 배포
- 사회공헌 차원에서 민간기업의 협찬을 통해 제작
- 대중교통시설, 대형유통시설, 지자체 등 배부 · 홍보
- 아이사랑(www.childcare.go.kr) 홈페이지를 통한 홍보 운영
- 임신, 출산, 육아 전반에 걸친 신뢰성 높은 정보를 제공하는 공식 사이트를 활용하여 임산부배려 관련 의견수렴 및 홍보전략 수립
- 홍보 포스터 및 임산부 배려 CF(동영상) 통한 홍보
- 임산부 배려를 위한 행동수칙 홍보
- 홍보 포스터를 제작하여 전국 보건소 및 산부인과에 배포
- 정책홍보 포털(맘 더하기, 아가사랑 등) 외 민간 사이트 연계 CF 송출 확대
- 지방자치단체는 지방특성 및 실정에 맞게 자체계획 수립 · 시행
- 임산부배려 엠블럼(가방고리 등)을 관내 임산부들에게 적극 배부
- 임산부배려 엠블럼 홍보 및 활용확대를 포함한 임산부배려 의식 제고를 위한 다양한 자체 추진방안을 적극 마련하여 추진

④ 인공임신중절 예방

인공임신중절 예방의 목적은 건전한 성 가치관 정립 및 민관 연대 활동으로 생명존중의 사회분위기 정착을 통해 인공임신중절을 예방하고, 원치 않는 임신을 방지하며, 계획임신을 통해 모성건강 및 건강한 출산을 도모하기 위함이다. 이를 위해 2009년 7월에 「모자보건법」 시행령이 개정되어 인공임신중절 허용주수를 24주로 단축하고 유전성 · 감염성 질환을 대폭 삭제하였다. 또한 2010년 3월부터 제50차 국가정책조정회의를 거쳐 '불법 인공임신중절 예방 종합계획'을 수립하고 추진 중이다.

구체적인 내용은 다음과 같다.

- 한국마더세이프 전문상담센터(Korean Mothersafe Professional Counselig Center, KMC)
  - 임신 중 감기약, 피임약 등 약물복용 시 부작용 여부 및 안전한 약물사용에 대한 온 · 오프라인 무료 전문상담 제공(www.mothersafe.or.kr)
  - 한국형 임신 · 수유부 대상 다빈도 노출 위험약물 및 상담사례에 대한 DB 구축(상담사계 6천 건, 약물정보 2천5백 건 구축)
  - 의료인, 일반국민 대상 교육 및 상담센터 홍보
- 위기임신 상담 · 신고센터 운영
  - 24시간 위기임신, 인공임신중절 상담제공 및 전문 상담기관 연계

- 불법 인공임신중절 시술 · 광고 의료기관 신고접수 및 처리

■ 인공임신중절 예방 사회협의체 구성

- 인공임신중절 예방, 생명존중에 대한 국민인식 개선과 사회적 책임을 위해 민관 연대 활동 강화 및 기관별 유기적 교류 · 협력
- 의료계, 종교계, 시민단체 등 26개 기관으로 구성되어 분기별 정례회의 및 공동 캠페인 추진

⑤ 산후조리원 감염 및 안전사고 예방

산후조리원에서의 신생아 감염 · 사망사건 등으로 보건의료적 규제 강화를 위한 제도화 요구가 커졌다. 그리하여 산후조리원의 신고제 도입 및 산후조리원에서의 감염 · 안전사고 발생 시 의료기관으로의 즉시 이송 등의 조치사항을 보건소장에게 보고해야 하는 의무조항 신설 및 미보고 시, 과태료(100만 원 이하) 조항이 신설되었고, 건강진단을 받아야 할 자의 범위 명확화 및 건강진단 미필의 경우 산후조리업자에게 과태료(200만 원 이하) 부과, 산후조리업에 직접 종사하지 아니하거나 둘 이상의 산후조리업을 하려는 자는 건강관리 책임자로 하여금 교육을 받게 할 수 있도록 하는 「모자보건법」 개정을 시행하였다.

(2) 청소년산모 임신 · 출산 의료비 지원사업

청소년산모 임신 · 출산 의료비 지원사업의 목적은 산전관리가 취약한 청소년산모를 대상으로 임신 · 출산 의료비를 지원함으로써 청소년산모와 태아의 건강증진을 도모하기 위함이다. 청소년산모는 특성상 사회적 노출기피, 부모와의 관계단절 등으로 산전관리가 미흡한 편이다. 산전검사항목, 출산에 소요되는 의료비 대부분이 비급여 항목이므로 산모의 본인부담금이 높은 실정이다. 이에 2010년 12월에 청소년산모 임신 · 출산 의료비 지원 사업 도입을 확정하고, 2011년 9월에는 청소년산모 임신 · 출산 의료비 지원 전용카드 도입을 추진하였다. 또한 2012년 1월부터는 청소년산모 임신 · 출산 의료비 지원대상 확대 및 지원방식을 개선하여, 기존에는 미혼모자시설에 입소한 만 18세 이하 청소년산모를 만 18세 이하의 모든 청소년 확대하고, 직접청구 방식의 지원을 전용카드(보건소에서 발급되는 개인 지정형 정부기관 법인체크카드) 방식으로 변경하였다.

지원대상은 만 18세 이하 청소년 산모 중 임신 · 출산 의료비 지원 신청자로, 지원범위는 임신부가 산부인과 병 · 의원에서 임신 및 출산과 관련하여 진료 받은 급여 또는 비급여 의료비(초음파 검사 등) 중 본인부담 의료비이다. 지원금액은 임신 1회 당 120만 원 범위 내로, 분만의 경우 예외적으로 잔액의 범위 내에서 필요한 의료비의 사용이 가능하다. 지원기간은 카드 수령일로부터 분만예정일 이후 60일까지이다.

(3) 난임부부 시술비 지원사업

난임부부 시술비 지원사업은 체외수정시술 및 인공수정시술 등 특정치료를 요하는 일정 소득계층 이하의 난임부부에게 시술비 일부를 지원하여 경제적 부담을 경감시킴으로써 임신 · 출산의 사회적 · 의료적 장애를 제거하고, 난임부부가 희망하는 자녀를 갖게 하여 행복한 가정을 영위하게 하고 저출산문제를 완화하기 위한 목적으로 시행하고 있다. 이는 난임에 대한 사회 · 국가의 책임 요구가 증대하고 있으며, 현재 체외수정시술 등 난임치료시술비는 건강보험이 적용되지 않는 고액으로 시술비 중 일부를 지원함으로써 난임부부의 경제적 부담을 경감할 필요가 있다. 또한 아이를 원하는 가정에 대하여 적극적 출산지원정책이 필요하기 때문에 시행되고 있다. 국민건강보험공단의 자료에 따르면 2016년 난임진료를 받은 건수는 21만 8천 건에서 해마다 10만쌍의 부부가 난임으로 진단을 받고 있어 지속적으로 증가추세에 있다.

난임부부 시술비 지원사업의 기본방향은 다음과 같다.

- 아이를 원하는 난임부부의 경제적 부담을 완화하기 위해 보조생식술 중 체외수정시술과 인공수정시술 소요 비용 지원
  - 체외수정시술과 인공수정시술을 요하는 경우에 지원하며, 한정된 예산을 고려하여 지원횟수와 지원액을 제한
  - 중산층을 포함하는 보편적 저출산 대책으로 추진
  - 난임치료시술비가 고액이고 수회에 걸쳐 시술해야 하는 등 중산층에도 경제적 부담이 가중되므로 중산층을 포함하여 지원
- 시술기관의 질 관리 및 평가시스템 강화
  - 불필요한 시술사례가 과잉 유입되지 않도록 기 배부된 시술확인서 및 난임진단서 분석을 통해 정도관리 및 시술기관의 질적 수준 향상
  - 지원대상자의 정서적 지지체계 및 난임예방사업 활성화 병행
  - 난임부부의 온라인 커뮤니티 활성화 및 민간단체와의 연계 · 협조를 통한 난임 예방 사업 효과성 제고

① 난임부부 시술비 지원사업 지원신청 대상자

- 난임시술을 요하는 의사의 '난임진단서' 제출자
- 법적 혼인상태에 있는 난임부부로서 접수일 현재 부인의 연령이 만 44세 이하인 자
- 소득기준이 전국가구 월평균소득 150% 이하

② 지원횟수 및 금액

- 지원횟수: 체외수정시술 최대 6회(신선배아 3회, 동결배아 3회), 인공수정시술 3회까지 지원 가능

■ 지원금액

- 체외수정: 신선배아 1회당 180만 원 범위 내(기초생활수급자 300만 원), 동결배아 1회당 60만원 범위 내
- 인공수정: 1회당 50만 원 범위 내

(4) 영유아건강 지원사업

① 미숙아 · 선천성이상아 등록관리 및 의료비 등 지원

미숙아 · 선천성이상아 등록관리 및 의료비 등을 지원하는 목적은 지역사회에서 미숙아 및 선천성이상아에 대한 지속적인 보건 · 의료 · 재활서비스 등의 연계실시를 통하여 고위험 신생아의 건강한 성장발달을 도모하고, 미숙아 및 선천성 이상아 출산으로 입원 및 수술 등 치료에 소요되는 비용의 부담으로 치료의 포기 및 지연 등으로 발생하는 사망 및 장애예방을 위함이다.

미숙아 · 선천성이상아 등록관리 내용으로는 미숙아 및 선천성이상아 보고와 등록률 제고를 위한 교육 및 홍보실시, 등록카드 작성관리, 의료지원 및 관리방안계획 수립 · 시행, 의료기관 및 방문건강관리사업과의 연계를 통한 가정방문 서비스제공, 미숙아 어머니 자조그룹 구성 및 운영, 정기적인 전화상담을 통한 적극적인 추구관리 활동 전개, 미숙아관리 담당자의 정기적인 교육 · 훈련 실시 등이 있다.

미숙아 · 선천성이상아 의료비 지원대상은 전국가구 월평균소득 150% 이하 가구에서 출생한 미숙아 및 선천성이상으로, 다자녀(3명 이상) 가구에서 출생한 미숙아 및 선천성이상아인 경우에는 소득수준에 관계없이 지원한다.

② 선천성대사이상 검사 및 환아관리

선천성대사이상 검사 및 환아관리는 선천성대사이상의 유무를 조기에 발견 · 치료함으로써 정신지체아 발생을 사전에 예방하여 인구자질 향상과 모자보건 향상에 기여함을 목적으로 한다. 검사항목 6종(페닐케톤뇨증, 갑상선기능저하증, 호모시스틴뇨증, 단풍당뇨증, 갈락토스혈증, 선천성부신과형성증)의 무료검사 실시 및 2차 정밀검사결과 환아로 확정된 경우 검사비 지원 등을 포함한다.

③ 난청조기진단사업

난청조기진단사업의 목적은 선천성 난청을 조기에 발견하여 재활치료 및 인공와우수술 등을 연계함으로써 언어장애, 사회부적응 등의 후유증을 최소화하는 등 난청으로 인한 사회적 부담을 경감하기 위함이다.

선천성 난청은 선천성 질환 중 발생률이 높은 질환 중 하나이며, 언어 및 학습장애를 초래할 수 있다. 신생아 1,000명당 1~3명에서 선천성 난청(양측 고도난청)

이 발생한다. 난청의 위험요인으로는 가족력, 풍진 등 태아감염, 저체중 출생 등이 있으나, 원인불명의 선천성 난청이 약 50%를 차지하고 있어 선진국에서는 전 신생아를 대상으로 청각선별검사를 실시하고 있다. 출생 후부터 소리에 노출되어 언어를 배우는 영 · 유아가 청력 손실이 있을 경우, 소리자극의 감소 및 부재로 인해 언어장애 및 지능발달 지체도 발생할 수 있다. 선천성 난청 여부는 출생 직후부터 기기를 활용한 선별검사로 확인이 가능하다. 태아는 27주경에 이미 뇌간청각반응을 할 수 있으며, 출생 시 말초 청각기관이 발달되어 있고 이후 청각 자극 경험에 따라 신경계와의 연결이 계속적으로 발달한다. 청각선별검사 기기인 자동청성뇌간반응검사(Automated Auditory Brainstem Response, AABR), 자동이음향방사검사(Automated Otoacoustic Emission, AOAE) 등으로 경도 이상(대개 35dB)의 난청 여부를 선별한다.

사업의 추진방향으로는 청각 선별검사 및 확진 프로토콜을 도입하고, 모자보건수첩 활용과 연계하여 난청환아를 등록 · 관리한다. 또한 관할 지역 저소득층 신생아 수검률을 높이기 위해, 수검자의 검사기관 접근용이성 및 수검 동기 유발을 고려하여 검사기기 2종을 모두 인정하고 비용도 각각 산정하여 지원한다.

지원 대상은 시 · 군 · 구 관할지역에 주소지를 둔 저소득층 가구의 신생아로 국민기초생활보장 및 의료급여 보장 가구, 최저생계비 200% 이하 가구로 상기 기준을 원칙으로 하되, 예산의 범위 내에서 시장 · 군수 · 구청장 또는 보건소장이 지원이 필요하다고 인정한 경우이다. 출생 후 2~3일 이내(분만 후 퇴원 전)에 실시하도록 권장하고 있으며, 늦어도 1개월 이내 실시한다. 최근에는 주로 분만 의료기관에서 검사가 이루어지고 있다. 관할 지역 의료기관에서 분만 예정인 저소득층 임산부를 대상으로 대상자 파악 및 홍보, 대상자가 신생아 출생 전후 보건소를 통해 등록 · 신청하고 출생 후 1개월 이내에 검사기관을 방문하여 청각선별검사를 받도록 안내한다.

지원내용으로는 신생아 청각선별검사비 지원(AOAE: 10,000원, AABR: 27,000원) 및 청각선별검사 결과 재검(refer)으로 판정된 경우의 난청 확진 검사비 지원(AABR: 본인부담금) 등이 있다.

④ 취학 전 아동 실명예방사업

취학 전 아동 실명예방사업의 목적은 눈 건강을 위한 생활습관교육 및 자가시력검진을 통한 시력증진, 약시의 조기발견과 치료를 통한 시각장애예방으로 국민 안보건향상이다. 사업내용으로는 취학 전 만 3~6세 아동에 대한 자가시력검진 기회 제공, 시각장애 예방을 위한 무의촌 지역 정밀검진, 저소득층 개안수술비 지원, 저시력 아동 시각재활, 안질환(약시) 아동 추후관리, 어린이 눈건강 교육 등이다. 세부사업으로 시력검진사업, 교육 · 홍보사업, 안질환 추후관리사업, 수술비 지원사업, 저시력 재활사업 등을 추진하고 있다.

2. 영 · 유아 보건

영 · 유아 건강관리는 성장단계별로 적정한 시기에 보건지도 및 서비스를 제공하여 국민기초건강을 확보하는 데 그 목적을 두고 있다.

어린이는 한 가정, 나아가 국가의 장래를 좌우하는 내일의 주인공으로서, 어린이를 신체적 · 정신적으로 건강하게 키우는 것은 부모와 지역사회의 역할이며 책임이라 할 수 있다. 영 · 유아 건강관리사업의 목적은 영 · 유아의 건강을 유지 · 증진, 질병을 조기발견 · 치료함으로써 건강한 사회생활을 영위할 수 있도록 도와주며, 육아와 건강문제 발견에서 부모를 돕고 상담에 응하는 것이라 할 수 있다.

1) 영 · 유아 건강진단

영 · 유아의 건강관리를 위해 보건소에 내소, 등록한 영 · 유아에 대하여 건강기록부를 작성하여 주기적으로 영 · 유아 건강관리를 해야 하는데, 이는 생후 아기의 발육상태가 순조로운지 또는 질병이 있는지 확인하기 위함이다. 따라서 정기적인 건강진단으로 질병을 사전에 예방하고 조기에 치료하여야 한다.

일반적으로 이상이 없더라도 출생 후 6개월까지 월 1회, 그 후 첫돌까지 격월, 출생 후 2년째까지 3개월 간격, 그 후 초등학교 입학 전까지는 연 2회 정도로 건강상태를 평가하는 것이 바람직하다. 1차 건강진단 후 정밀진단이 필요한 영 · 유아는 2차 건강진단을 실시하며 일반적인 건강진단 항목은 다음과 같다(표 8–4).

표 8–4 영 · 유아 건강진단 내용

분류	항목
혈액검사	혈액형(ABO Type, RH Type)
선천성 대사이상 검사	페닐케톤뇨증, 갑상선기능저하증, 단풍당뇨증
시력검진	3세, 6세에 달한 취학 전 아동의 시력
영 · 유아 성장발달 스크리닝	3세 미만의 영 · 유아를 대상으로 영 · 유아 성장발달상태
영 · 유아 치아관리	18개월, 3세, 6세에 달한 영 · 유아 구강상태

(1) 성장발달사정

영 · 유아의 성장 및 사회성 · 언어 · 운동발달 등 전반적 발달영역의 조기진단 및 치료 확대를 위하여 보건소에 등록 · 관리 중인 영 · 유아와 미숙아 등 고위험 출생아를 대상으로 출생 이후 성장과 발달에 대한 스크리닝 검사를 실시하고 있다. 2006년에는 145개소로 실시 보건소를 확대하고 이를 내실화하기 위하여 보건소 담당자가 효율적으로 사용할 수 있는 매뉴얼을 개발 · 보급하고 담당자에 대한 교육을 실시하였다.

성장발달을 사정하기 위해서는 발달사정도구를 선정해야 한다. 사정도구는 특이성과 민감성이 높을수록 바람직한 도구이며, 현실적용 가능성, 보건소의 역량, 사업대상자의 수와 관련이 있다. 복잡하고 시간이 많이 걸리는 도구를 사용할수록 이상발견의 가능성은 높은 반면, 많은 대상자에게 실시하기 어렵고 사정하는 데 시간이 많이 걸리며, 전문적 기술을 요한다. 성장발달 사정도구로는 DDST I, DDST II, SDST 등이 있다.

DDST(Denver Developmental Screening Test)

- 검사항목(105개): 사회발달영역(23), 미세운동(30), 언어발달영역(21), 운동발달영역(31)
- 검사횟수: 한 항목당 3번까지 반복검사
- 비정상적인 발달
  - 두 영역에 2개 이상의 지연발달 항목
  - 한 영역에 2개 이상의 지연발달 항목이 있고 또 다른 한 영역에 1개의 지연발달 항목이 있으며 2영역의 연령선에 걸쳐진 항목 중 통과된 항목이 하나도 없는 경우
- 의심스러운 발달
  - 한 영역에 2개 이상의 지연발달 항목
  - 1개 이상의 영역에 1개의 지연발달 항목이 있고 2영역의 연령선에 걸친 항목 중에 통과된 항목이 없는 경우
  - 첫 검사에서 비정상적이거나 의심스러운 부분이 있으면 2~3주 후 다시 검사의뢰

(2) 신체검진

- 영아: 키, 몸무게, 가슴둘레, 머리둘레, 팔둘레
- 유아: 키, 몸무게, 가슴둘레, 팔둘레, 시력, 청력, 운동기능, 언어, 수면, 대 · 소변 가리기, 영 · 유아 심리검사

(3) 임상병리검사

소변검사(당, 단백, 잠혈), 혈액검사(헤모글로빈, 헤마토크릿), B형 간염 등

2) 예방접종

영 · 유아기에 발생률이 높은 감염성 질병에 대하여 방역사업과 모자보건사업의 일환으로 실시되고 있으며, 도시지역 보건소를 방문한 사람들이 보건소에서 받은 의료서비스의 종류에서 가장 많이 이용한 서비스가 영 · 유아 예방접종이었다. 민간 의료기간이 대폭 증가한 현재에도 예방접종은 공공기관을 이용하는 사람이 많다.

예방접종을 받을 어린이와 보호자가 주의하도록 지도할 사항은 다음과 같다.

(1) 접종 전 주의사항

- 접종 전날 목욕시킨다.
- 집에서 체온을 측정하고 고열일 경우 예방접종 일정을 연기한다.
- 청결한 의복을 입혀서 데리고 온다.
- 어린이의 건강상태를 잘 아는 보호자와 함께 온다.
- 모자보건수첩을 지참한다.
- 예방접종을 하지 않는 어린이는 동반하지 않는다.

(2) 접종 후 주의사항

- 접종 후 20~30분간 접종기관에 머물러 관찰한다.
- 귀가 후 적어도 3시간 이상 주의 깊게 관찰한다.
- 접종 당일과 다음날은 과격한 운동을 삼간다.
- 접종 당일은 목욕을 시키지 않는다.
- 접종부위를 청결하게 한다.
- 접종 후 최소 3일 간은 특별한 관심을 가지고 관찰하며, 심하게 보채고 울거나 구토, 고열 증상이 있을 때는 의사의 진찰을 받는다.

(3) 예방접종 금기사항

예방접종의 부작용으로는 백신을 통한 외래성 요인과 면역반응으로 인한 내재성 요인이 있다. 부작용으로 나타나는 반응은 발열, 발적, 가려움증, 자반증 등 국소적 또는 전신적 반응이 있으며, 대개의 경우 가볍게 경과하지만 심각한 부작용을 초래할 수도 있다.

예방접종의 금기대상자는 다음과 같다.

- 열이 있는 자
- 최근 질병을 앓았던 일이 있거나 현재 질환을 앓고 있는 자
- 현재 설사를 하고 있는 자
- 습진 등 피부병이 있는 자
- 약 또는 달걀을 먹고 피부에 두드러기가 생기거나 설사한 적이 있는 자
- 예방접종 후 이상반응이 있던 자
- 기타 접종자가 부적당하다고 인정하는 자

(4) 예방접종약품의 보관

예방접종약품은 생물학적 제제이므로 저장, 수송, 접종에 이르기까지 냉장상태가 유지되어야 한다. 보건소에서 예방접종을 할 때 간호사가 주의해야 할 사항은 예방접종약의 보관과 관리로서 다음과 같다.

- 예방접종약은 항상 2~8℃에 보관하도록 한다.
- 얼지 않도록 하고 얼었던 약은 사용하지 않는다.
- 방문접종 시에는 얼음 박스 내에 얼음과 접종약이 직접 접촉되지 않도록 주의한다.
- 약을 사용하기 전에 흔들어 보아 육안으로 이상한 것이 발견될 경우에는 절대로 사용하지 않는다.
- 유효기간을 잘 확인하여 유효기간이 경과한 약품은 규정에 의하여 용도변경 또는 폐기처분한다.

(5) 정기예방접종과 추가접종

영 · 유아 예방접종은 기초 및 추가접종으로, 현재 보건소에서 실시하는 표준예방접종은 다음과 같다(표 8-5).

(6) 예방접종의 합병증

예방접종의 합병증을 일으키는 원인 백신과 주요 합병증은 다음과 같다(표 8-6).

3) 선천성 대사이상환아 및 미숙아 관리

선천성 대사이상질환은 단백질 등 영양분의 소화와 흡수과정인 물질대사(metabolism)과정이 완전하게 이루어지지 않아 인체에 유독한 물질의 축적으로 신생아 사망 및 심각한 정신지체 등 장애를 유발하는 질환이다. 이와 같은 질환의 조기발견 및 치료를 통해 영 · 유아의 장애를 예방하기 위해 1991년부터 선천성대사이상 검사 및 환아지원사업을 추진하여 왔다.

표 8-5 영 · 유아 표준예방접종일정표(2018)

감염병	백신	접종시기													
		출생~1개월	1개월	2개월	4개월	6개월	12개월	15개월	18개월	19~23개월	24~35개월	만4세	만6세	만11세	만12세
결핵	BCG	1차													
B형 간염	HepB	1차	2차			3차									
디프테리아 파상풍 백일해	DTaP			1차	2차	3차		4차				5차			
	Tdap													6차	
폴리오	IPV			1차	2차	3차						4차			
b형헤모필루스 인플루엔자	Hib			1차	2차	3차	4차								
폐렴구균	PCV			1차	2차	3차	4차								
	PPSV										고위험군에 한하여 접종				
홍역 유행성이하선염 풍진	MMR						1차					2차			
수두	VAR						1차								
A형 감염	HepA						1, 2차								
일본뇌염	IJEV						1, 2차				3차		4차		5차
	LJEV						1차				2차				
사람유두종 바이러스 감염증	HPV														1, 2차
인플루엔자	IIV					매년 접종									

출처: 질병관리본부(2018).

표 8-6 예방접종의 합병증

구분	시기별 검진 유효기간의 범위
D.T.P	발열, 주사 부위의 발적, 통증 때로는 부종 및 경련, 보챔, 열성, 경련성 발작, 뇌염
홍역	접종 후 7~10일에 발열, 발진, 관절통, 뇌증
B.C.G	국소에 장기간 계속되는 궤양 형성, 임파선 종창 및 화농
장티푸스, 콜레라	발작, 경련, 미열, 임파선 통증
풍진	관절염(사춘기 이후 여자들에게 더 흔함)
이하선염	뇌막염
B형 간염	홍반, 통증, 종창, 미열, 근육통, 고열
일본뇌염	미열, 열성경련, 뇌증

특히 한국인에게 발생 빈도가 높은 6종의 선천성 대사이상질환(페닐케톤뇨증, 갑상선기능저하증, 호모시스틴뇨증, 단풍당뇨증, 갈락토스혈증, 선천성 부신과형성증)의 검사 비용을 모든 신생아에게 지원하고 대사이상으로 확진된 환아에게 특수조제분유, 특수식이(저단백식품) 및 의료비를 지원하고 있다.

미숙아 및 선천성이상아의 집중치료에 따른 과다한 의료비 지출로 인한 치료포기, 치료시기 지연 등으로 발생하는 장애 및 영아사망을 예방하고자 2000년부터 미숙아나 선천성이상아로 출생하는 신생아에게 의료비를 지원해 왔다. 전국가구 월평균가구소득 150% 이하 가정 미숙아의 경우 체중별로 500~1,000만 원까지, 선천성이상아의 경우 최대 500만 원까지 의료비를 지원하고 있다.

4) 영양관리

유아기는 신체적 · 정신적 발육이 왕성한 시기로 장래의 체격 및 체질, 식생활의 기초가 형성되는 시기이다. 유아기 때의 식습관은 평생의 건강을 좌우하며, 영 · 유아기의 영양관리가 성인기 건강으로 이어진다. 성인은 이미 모든 면에서 성숙되어 있으므로 성숙된 신체를 정상적인 형상으로 유지시키고 근육운동에 의해 소비된 에너지를 보충하면서 필요 이상의 영양을 섭취하지 않도록 강조하고 있지만, 유아에게는 성장에 필요한 영양소의 섭취를 강력하게 권하고 있다. 유아는 소화능력이 미숙하지만, 식습관의 기초를 형성하는 시기임을 고려해야 한다.

(1) 이유식

이유식은 모유나 분유 같은 액체형 식사에서 고형식사로 바뀌어 가는 시기에 주는 영양 보충식이다. 이유식은 다음과 같은 필요에 의해 실시된다.

- 모유나 우유만으로는 신체발육에 필요한 영양이 부족하게 된다. 특히 태내에서 저장되었던 무기질(철분, 칼슘) 등의 영양성분이 부족하여 영·유아 빈혈이 생기거나 질병에 대한 저항력과 면역력이 약해진다.
- 모유나 우유 이외의 음식에 흥미가 생긴다.
- 7~8개월부터는 치아가 생기고, 장내의 기능이 발달하여 소화흡수율이 높아진다.
- 숟가락을 사용하여 씹고 삼키는 능력을 발달시켜 준다.

(2) 이유식 시작

백일 이후 체중이 약 6~7kg(출생 시의 2배) 정도 되었을 때 시작하는 것이 좋다. 이유식 시작 전 생후 2~3개월부터 과즙이나 채소즙 등을 떠먹이면서 새로운 맛과 향기, 감촉을 경험하도록 하며, 한 가지 곡류로 하여 변이나 건강상태를 살펴보면서 시작한다.

(3) 이유 시 주의점

- 이유를 시작하기 전에 수유시간을 규칙적(4시간 간격)으로 습관화하도록 한다.
- 같은 시각, 같은 장소에서 규칙적으로 먹인다.
- 새로운 식품을 줄 때에는 일주일의 간격을 두고 처음에는 1~2숟갈(5~10cc)로 시작하며, 조금씩 몇 번에 나누어서 먹인다.
- 이유식은 소화기능이 활발한 오전 중(10시경)이나 수유와 수유 사이에 기분 좋을 때 준다.
- 다양하게 식품을 선택하지만 1일 2종류 이상 새로운 음식을 먹이지 않도록 한다.
- 설탕이나 소금을 과다하게 첨가하지 않고 조리는 단순하고 자극성이 없는 부드러운 방법을 이용한다.
- 먹기 싫어할 때는 강제로 먹이지 말고 기다린다.
- 스푼이나 컵을 이용하여 삼키는 능력을 개발시킨다.

(4) 유아기의 영양공급

이유식이 성공적으로 완료되었다 해도 바로 성인과 같은 식사를 할 수 있는 것이 아니므로 어린이의 소화성과 기호를 고려한 음식을 먹이도록 한다. 유아에게 재미있는 식사시간이 되도록 음식을 보기 좋게 만들고, 알맞은 양을 먹이며, 음식을 같이 만들거나, 야단치지 말고 격려해 준다. 편식하는 어린이들은 또래친구들과 함께 먹도록 하는 것이 좋은 방법이다.

유아기 영양공급 시 알아야 할 사항은 다음과 같다.

- 영양의 균형이 중요하다.
- 식사의 횟수를 늘린다.
- 음식은 먹기 쉬워야 한다.
- 수분이 충분해야 한다.
- 식습관을 교육하는 시기이다.

5) 구강관리

생후 6개월까지는 치아가 없지만, 생후 6~10개월까지는 보통 첫니가 나기 시작하는 시기로서 이 치아를 유치라고 한다. 6개월을 전후하여 유치의 탈락 및 영구치에 대한 관리내용은 다음과 같다.

(1) 구강의 기형과 질환 조기발견

- 치아 수의 이상
- 치아형태의 이상
- 치아의 위치 이상
- 유치와 영구치 교환 시에 나타나는 이상
- 구개파열, 토순

(2) 건강한 치아유지를 위한 지도

- 치아가 나면서부터 충치 균에 노출되므로 수유 후에는 보리차를 마시게 하거나 젖은 거즈를 손가락에 감아 부드럽게 치아를 닦아주어야 한다.
- 생후 2년부터는 올바른 칫솔사용법을 교육한다.
- 건강한 치아유지를 위한 식이 등을 교육한다.
- 정기적으로 치과의사의 진찰을 받도록 하여 구강질환의 조기발견 및 치료가 이루어지도록 한다.

(3) 치과적 사고에 대한 예방

- 활동이 심한 어린이의 부모에게 주의사항을 교육한다.
- 사고 시 조기치료를 받도록 한다.

6) 장애아관리

장애아란 선천적 및 후천적 요인에 의한 신체적 · 정신적 및 사회적 결함을 가진 아동을 말한다. 장애아에 관한 관리내용은 다음과 같다.

- 지역사회 내 장애아에 대한 정확한 실태파악과 의료 및 사회시설에 대한 사용을 지도한다.
- 장애 정도가 그 이상 진행되거나 악화되지 않도록 육체적 건강을 도모하고 정신적 건강을 유지하며 정서적으로 원만한 성장발육을 하도록 돕는다.
- 장애아의 잠재능력을 최대한으로 개발시켜 건강한 생활인이 되도록 돕는다.
- 장애아를 가진 가족 간에 많은 접촉기회를 만들어주어 서로 이해하고 도울 수 있도록 교육과 기술을 제공한다.
- 장애아의 주변 환경개선을 통해 생활개선을 도모한다.
- 장애아 출산빈도를 최대한 줄일 수 있는 예방사업에 적극 참여한다.

3. 모성보건

1) 모성보건의 개념

모성보건의 목적은 임신 전 관리에서 시작하여 임산부의 산전, 분만, 산후관리, 고위험 임부관리 등을 철저하게 함으로써 건강한 출산과 더불어 임산부의 합병증을 예방하여 모성의 생명과 건강을 보호하기 위함이다. 보건소에 등록한 임산부는 모자보건수첩을 발급받아 정기적으로 임신기, 출산기 및 영 · 유아기의 필수적인 건강관리 및 교육정보를 제공받을 수 있다.

2) 임신 전 관리

가임기 여성의 건강증진사업의 일환으로 올바른 성문화를 정립하기 위하여 성교육 및 성상담 사업을 실시하고 있으며, 여성생식보건 증진프로그램을 개발 및 보급하고, 임신 · 출산 · 육아 등의 종합정보를 제공하는 아이사랑 홈페이지(www.childcare.go.kr, 전화상담 1566-3232)를 운영하고 있다. 아이사랑 홈페이지 운영의 사업내용은 가임기 여성의 특성에 맞는 정보 콘텐츠의 개발 및 제공, 여성장애인을 위한 전담 상담 프로그램 운영 등 임신 출산관련 특성화 정보 개발 및 보급, 언어문제로 어려움을 겪고 있는 국제결혼이주여성을 위한 다국적어 온라인 서비스 프로그램 제작 및 지원, 보건소 등 각 지자체에서 시행하는 출산지원시책에 대한 정보 제공을 통한 지자체 간 전국 단위 정책공유 활성화 등이 있다.

임신 전 건강진단을 받아야 할 항목은 다음과 같다.

- 흉부 X선 촬영(결핵)
- 혈액검사(혈액형 검사, 혈색소 측정, 기본 혈액검사, B형 간염 항원검사)
- 성병검사(임질, 매독, AIDS)
- 심전도
- 소변검사(단백뇨, 당뇨)
- 신체계측과 전신소견
- 월경력과 기초체온 측정
- 구강, 시력 · 색맹, 기타 안과질환
- 유전질환

3) 산전관리

모성 및 태아와 신생아의 건강과 복지를 보호하고 건강을 유지 · 증진하며 임산부에 대한 완전한 건강관리를 목적으로 산전관리를 실시한다. 정부에서는 모성 및 영 · 유아에 대한 체계적인 건강관리를 위하여 표준모자보건수첩을 제공하고 있다. 표준모자보건수첩 제공의 목적은 임신부터 영 · 유아기까지의 각종 검사 및 건강관리 안내, 예방접종, 검진(검사) 등 의무기록 유지, 양육에 대한 필수적 · 객관적 정보 제공으로 모성과 영 · 유아의 건강증진을 도모하기 위함이다.

(1) 산전관리의 목적

산전관리의 목적은 다음과 같다.

- 임부와 태아의 건강상태를 주기적으로 진단하여 위험요인을 조기에 발견하고 적절한 조치를 취하게 된다.
- 보건교육을 통해 임부 스스로 건강관리를 잘 할 수 있도록 하여 건강한 아기를 안전하게 분만하도록 한다.
- 지속적인 산전관리를 통해 사산율, 주산기 사망률, 저체중아 · 미숙아 출산, 기형아 출산을 감소시킨다.

(2) 산전관리의 내용

산전관리에는 의학적 측면만이 아니라 임산부의 일상생활과 영양, 사회적 측면의 고려도 필수적이다. 무엇보다도 중요한 산전관리의 내용은 임산부를 교육하는 것이다. 정상임신은 정상임신대로 임신의 경과를 정확히 알고 건강한 임신을 유지해야 하고, 고위험요인을 수반한 고위험임신은 그 내용을 자세히 파악하여 계획적으로 관리와 치료를 병행해야만 한다. 생활행태에 속하는 음식, 흡연, 음주 등에 대한 주의가 필요하고 위험한 증상의 인지를 강조한다.

산전관리의 구체적인 내용은 다음과 같다.

① 임산부 등록관리

임산부의 건강을 관리하기 위해 보건소에 등록한 임산부에게 모자보건수첩을 발급하고 건강기록부를 작성하여 분만 전까지 주기적으로 전화 상담을 하거나 보건소에 방문하여 산전관리를 받도록 한다. 특히 임산부가 산전진찰 바우처 신청 시에는 표준모자보건수첩을 발급하고 있으며, 모자보건수첩은 임신기, 출산기 및 영 · 유아기에 필수적인 건강관리를 교육하고 정보를 제공한다. 모자보건수첩의 내용 가운데 산모와 관련된 내용으로는 태아의 발육과 모체의 변화, 임신 주수별 산전검사 시행시기, 임신초기 기본검사 및 임신기간 중 검사 안내, 임신 중 응급상황 및 영양관리, 분만이 임박했음을 알려주는 출산징후들, 분만과정 및 산욕기의 관리, 출산 후 임산부의 건강상태 및 퇴원 시 아기의 건강상태 기록 등이 있다.

② 임산부의 정기적 건강검진 실시

임신 초기부터 분만에 이르기까지 규칙적으로 건강검진을 받아야 위험요인이나 임신합병증을 조기에 발견할 수 있다. 임신 중의 정기적 산전관리는 「모자보건법」 시행규칙 별표1에 의하면 임신 7개월까지 2개월에 1회, 8~9개월에는 1개월에 1회, 그리고 10개월에는 2주에 1회 받도록 되어 있다. 그러나 합병증이 있을 때는 더 자주 산전관리를 받는 것이 좋다.

초진 시에 실시하는 검사는 다음과 같다.

- 소변검사: 단백뇨, 당뇨, 임산부의 이상을 예지하는 임신반응
- 혈압 측정: 2회 이상 측정하며 수축기 혈압 130~140mmHg, 이완기 혈압 90mmHg 이상이면 주의가 필요
- 체중 측정: 20주 이전의 과중한 체중 증가는 주의가 필요
- 흉부 X선 촬영과 심전도: 결핵과 심장질환 유무 확인
- 기타 혈액검사 등

③ 고위험 임산부 특별관리

고위험 임신 대상자는 다음과 같다.

- 20세 미만 및 35세 이상의 임산부
- 조산, 사산, 거대아를 출산한 경력이 있는 임산부

- 유전질환 등 가족력이 있는 임산부
- 고혈압, 당뇨병, 갑상선질환, 심장병, 신장질환, 자가면역질환 등의 질환이 있는 임산부
- 저체중이거나 비만한 임산부
- 산전검사 이상 소견이 있는 임산부

고위험 임산부는 우선순위를 정하여 보다 철저하고 집중적인 건강관리를 해야 하며, 필요한 경우에는 전문가에게 의뢰한다. 특히 35세 이상의 고령임산부에 대해서는 다양한 문제가 발생할 수 있다는 것을 숙지하고 있어야 한다. 따라서 35세 이상의 여성 및 고혈압 등의 질환이 있는 여성은 임신 전에 해당 질환의 치료 등 관리에 철저히 신경써야 한다.

고령임신에 따른 문제점은 다음과 같다.

- 산모의 연령이 증가할수록 출산경험과 관계없이 임신성 고혈압 · 당뇨 등의 합병증의 위험률이 증가한다.
- 유산, 기형아 출산, 조산으로 인한 태아 사망이나 손상의 확률이 증가한다.
- 제왕절개분만이 증가하고 산모의 사망률이 증가한다.

④ 임산부 건강관리교육

임산부 건강관리교육에는 출산준비교육, 일일 필요 영양소 교육, 임신 기간의 위험증후군에 대한 지도 등을 포함한다.

임산부 유의사항에 대해 다음과 같이 설명한다.

- 의사를 통하여 정확한 임신 여부를 확인한다.
- 보건소, 보건지소에 임산부 신고한다.
- 각종 질환에 대한 검사와 치료한다.
- 과도한 운동과 약물복용을 금지한다.
- 정기적인 검진과 균형 있고 충분한 영양을 섭취한다.
- 신생아에게 필요한 물품을 준비한다.

⑤ 철분제 지원

임신 5개월부터는 태아로 유입되는 혈류량의 상승으로 전체 혈액의 45% 정도가 증가되어 철분 보충이 필요하나, 정상적인 식사로는 필요량을 보충할 수 없으므로 임신 기간에 지속적으로 일정량의 철분제제 복용이 필요하다. 또한 임산부의 철분 결핍성 빈혈은 조산, 유산, 태아 사망, 산모 사망을 발생시킬 수 있어 이에 대한 예방이 중요

하다. 따라서 지방자치단체에서 자체 예산으로 추진해 온 철분제 지원사업과 연계하여 2008년 하반기부터 전국 시 · 군 · 구 보건소에서 임신 5개월 이상 보건소 등록 임산부에게 분만 전까지 철분제를 지원하고 있으며, 빈혈, 다태아 임신 등으로 추가복용이 필요한 경우에는 본인이 부담하도록 하고 있다.

⑥ 엽산제 지원

수정 후 4주 이내에 중추신경계가 형성되나 모체가 엽산이 부족하면 신경관 결손으로 유산 및 사산 또는 선천성 기형아를 출산할 가능성이 있으므로, 엽산 섭취를 통하여 이러한 문제를 효과적으로 예방해야 한다. 특히 고령임산부에 대한 지원을 강화하기 위해 35세 이상 보건소에 등록된 임산부에게 전국 시 · 군 · 구 보건소에서 임신일로부터 3개월까지 엽산제를 지원하고 있다.

4) 분만관리

분만이란 자궁 내 태아와 그 부속물이 만출기전에 따라 산조를 지나 모체 밖으로 배출되는 정상적인 생리현상이다. 하지만 분만은 산모나 태아에게 위험이 따르는 과정이므로 분만 전에 철저하게 준비하여 위생적인 환경에서 훈련된 전문가의 도움을 받아야 한다. 특히 비위생적인 환경에서의 분만은 세균감염 등의 원인으로 임산부의 골반 염증 등을 유발하여 후천성 불임이나 출생아의 감염성 질환의 원인이 될 수 있으므로, 가능하면 시설분만이 이루어지도록 해야만 한다.

병원분만을 권장해야 하는 대상자는 다음과 같다.

- 초산부
- 30세 이상의 고령 임산부
- 4회 이상 분만한 경험이 있는 경산부
- 내과적 합병증이 있는 임산부
- 산과적 합병증의 경험이 있는 임산부
- 사산이나 신생아 사망을 경험한 임산부
- 임신합병증이나 임신후유증 발병이 예상되는 임산부

5) 산후관리

(1) 산후의 일상적 관리

산욕기는 산모가 회복하는 데에 필요한 분만 후 6~8주 정도의 기간을 의미하며, 임신과 분만으로 인한 신체의 이상상태가 정상으로 돌아가는 회복기이다. 이 시기에는 다량의 출혈, 세균 감염으로 인한 산욕열 등 치사율이 높은 질환에 걸리기 쉬워 각별한 주의가 요구된다.

지역사회간호사는 임산부와 영 · 유아를 위한 교육 프로그램 등 보건소 사업을 안내하고, 분만 후 1주 안으로 연락하여 건강 이상 유무를 확인한다. 또한 분만 4주 이내 유선 또는 방문상담을 실시하여 산모와 영 · 유아의 건강관리를 실시한다.

① 식사와 영양

출혈이나 오로로 인해 단백질이나 철분의 손실분이 크므로 생선, 육류, 간, 우유, 달걀, 콩, 녹황색 채소 등을 섭취하도록 한다. 충분한 수분 공급과 모유 분비에 도움이 되는 양질의 식품을 섭취하여 균형 잡힌 식사로 산후 비만을 방지한다.

② 목욕과 산후위생

산후의 목욕은 세균에 감염될 위험이 있어 주의해야 한다. 보통 3~4주가 지나서 오로가 없어지면 목욕이 가능하나, 탕 속에 오래 있거나 너무 뜨거운 물을 사용하는 것은 피해야 한다. 가벼운 샤워나 따뜻한 물에 적신 수건으로 몸을 깨끗이 닦는 것은 퇴원 후부터 가능하다.

③ 산후운동

산후운동은 신체적 회복을 촉진하고, 식욕을 회복하는 데 도움을 준다. 심호흡 동작으로 혈액순환을 원활하게 해주며, 자궁수축과 젖 분비도 좋아지고, 근육도 빨리 회복된다. 산욕 초기에는 체조를 하지 않는 것이 좋으며, 1주일 후 심호흡 동작부터 권장한다.

④ 산후진찰

분만 후 임부에 대해 건강이상 검진 등을 실시하여 산후 발생빈도가 높은 출혈, 감염 등의 산과적 문제와 정신적 장애 등을 조기에 발견 · 치료하기 위해 출산 후 6~8주에 의료기관을 방문하여 정기적 검진을 받도록 한다.

(2) 모유수유

모유수유는 영양학적 · 면역학적 · 심리적 이익뿐 아니라 영아의 질병이환율을 감소시키고 모아 애착형성과 긍정적인 모아관계 증진의 가장 중요한 요소이다. 따라서 모유수유 교육은 모유수유율 증진에 큰 영향을 주므로 산전교육 및 홍보를 강화하고, 산후 방문 시 모유수유의 필요성, 권장시기, 수유법 등을 지도 · 관리한다.

① 모유수유의 장점

아기와 엄마의 연대감이 강해진다. 아기에게 누구도 대신할 수 없는 일을 했다는 자신감을 갖게 되며 유대감 형성에 도움을 준다.

- 아기가 안정감을 느낀다.
- 시간적 · 경제적으로 절약이 된다.
- 출산 후 회복이 빨라진다. 혈중 옥시토신 농도가 높아지고 자궁수축을 촉진하여 산후출혈을 줄여주고 자궁의 크기가 임신 전 크기로 줄어드는 시기도 빨라진다. 임신 전의 몸무게로 빨리 회복되어 출산 후 비만의 발생률을 줄여준다.
- 영아의 지능발달에 도움을 준다.
- 영아 돌연사의 발생빈도가 낮아진다.
- 알레르기 질환, 위장관 질환, 호흡기 질환, 중이염, 요로감염증에 잘 걸리지 않는다.
- 전적인 모유수유를 할 경우에는 피임 효과도 나타난다. 월경이 시작되지 않았고 아기에게 조제유 등 보충식을 주지 않고 자주 수유하며, 6개월 미만일 때 98% 이상의 피임 효과를 가져 올 수 있으며 임신 터울도 조절할 수 있다.

② 모유수유 금기사항

- 산모가 폐결핵, 급성 감염성 질환, 심장병, 신장병, 성병 등을 앓고 있을 때
- 정신건강이 원만하지 못할 때
- 심한 산욕기 패혈증이나 간질에 의한 발작을 할 때
- 신생아가 미숙아여서 보육기에 들어가 있을 때
- 신생아가 토순이나 구개파열 등이 있어서 유두를 물 수 없을 때
- 산모가 약물중독이나 알코올중독자일 때

③ 우리나라의 모유수유 실태

미국에서는 1955년~1970년에는 모유수유율이 감소하다가 그 이후 증가세로 돌아섰다. 1970년 24.9%에서 1984년 61.0%로 증가하였으며, 유럽 선진국에서도 모유수유를 하는 여성의 비율이 증가하는 추세이다. 우리나라는 모유수유율이 2006년 26.8%에서 2009년 36.2%로 상승한 후 2012년에 32.3%로 감소하였다. 2016년 완전모유수유율은 18.3%로, 국제 평균수준인 38%에 비해 매우 낮았다.

1920년부터 유엔아동기금(UNICEF)의 협력기구인 세계모유수유연맹(WABA)은 WHO와 함께 세계적인 모유수유권장운동을 실시하면서 성공적인 모유수유를 위한 10단계를 제시하고 이를 성실히 준수하고 산모들의 모유수유를 적극적으로 도와주는 의료기관은 '아기에게 친근한 병원(baby friendly hospital initiative, BFHI)'으로 지정하고 이를 확산하기 위해 노력하고 있다. 한편, 모유수유 방법을 전국 병원 산부인과, 소아과의 간호사와 보건소 가족건강 관계자들을 대상으로 매년 3회(3월, 6월, 11월) 모유수유 전문인력을 양성하는 교육훈련사업을 실시하고 있으며 이외에도 모유

수유 홍보대사를 임명하고, 모유수유 홍보 소책자와 DVD 등 각종 홍보물을 제작 배포하고 있다.

UNICEF와 WHO의 성공적인 엄마젖 먹이기 10단계
(산모와 신생아관리를 하는 모든 시설)

- 병원은 의료요원을 위한 모유수유정책을 문서화 한다.
- 이 방침을 실행하기 위하여 모든 의료요원에게 모유수유 기술을 훈련시킨다.
- 엄마젖의 장점과 젖먹이는 방법을 임산부에게 교육시킨다.
- 태어난지 30분 내 엄마젖을 물린다.
- 임산부에게 엄마젖을 먹이는 방법과 아기와 떨어져 있을 때 젖분비를 유지하는 방법을 자세히 가르친다.
- 갓 출생한 아기에게 엄마젖 이외의 다른 음식물을 주지 않는다.
- 엄마와 아기는 한방을 쓴다.
- 엄마젖은 아기가 원할 때마다 먹인다.
- 아기에게 엄마젖 외에 다른 것을 물리지 않는다.
- 엄마젖 먹이는 모임을 만들도록 도와주고 퇴원 후 모임에 참여하도록 한다.

6) 산후조리원 관리

산후조리원에서의 신생아 감염 · 사망사건 등으로 보건의료적 규제 강화를 위한 제도화 요구가 커졌다. 이에 따라 2005년 12월 7일 「모자보건법」이 개정 · 공포되고 2006년 6월 8일 시행에 들어갔다. 「모자보건법」 개정으로 기존에 자유업으로 운영되던 산후조리업이 신고업으로 전환되었고, 임산부와 영 · 유아의 감염예방과 안전에 필요한 산후조리원의 인력 · 시설기준 등 제도적 장치가 마련되었다.

이후, 개정 「모자보건법」에 의하면, 산후조리업자는 간호사 · 간호조무사 등의 인력과 시설을 갖추고 시장 · 군수 · 구청장에게 신고할 의무가 있으며, 미신고 영업 시 1년 이하의 징역 또는 1천만 원 이하의 벌금에 처하게 된다. 또한 산후조리업자는 감염 또는 질병을 예방하기 위해 소독 등의 필요한 조치를 취해야 하며, 감염예방 등에 관한 교육의무를 준수해야 한다. 이와 같은 의무를 다하지 않을 경우 시정명령, 폐쇄명령, 과징금 등 행정제재를 부과할 수 있도록 규정되었다. 한편, 산후조리원의 안전 강화를 위하여 향후 산후조리원의 감염 및 안전사고 발생 시 보건소에 보고토록 행정지도 및 신고의무 조항의 법적 보완이 계속 이루어지고 있다.

제4절 | 노인보건

1. 노인인구의 이해

인간은 출생하여 성장과 발달을 하는 상승의 시기가 있고 이어 일정한 안정기를 유지하다가 다시 쇠퇴 · 감소하는 노년기가 있다. 우리나라의 노인인구는 사망력과 출산력의 계속적인 저하와 더불어 평균수명의 연장 등으로 인해 점차 증가하는 추세이다.

1) 노화와 노인의 개념

넓은 의미에서 노화란 출생 후 기간의 경과에 따라 정상적으로 일어나는 모든 변화의 총체로 출생과 동시에 시작되지만, 주로 노년기에 일어나는 변화를 지칭한다. 노화는 시간의 경과에 따라 정상적인 환경 하에서 일어나는 신체적 · 심리적 · 사회적 · 경제적 차원의 정상적인 변화이다. 노화는 인간이 태어나면서부터 시작되는데 성숙기까지는 신체기관과 기능이 발달하는 방향으로 진행되다가 그 이후에는 기능이 점차 감퇴되어 노년기에 접어들게 되고 생애 마지막 시점을 향하여 지속된다. 노화는 신체적 · 심리적 · 정신적 · 사회적 기능저하 같은 부정적인 측면과 동시에 경험과 지혜의 축적, 숙련도의 향상, 활동능력의 확대 등 긍정적인 측면도 있다.

노인학자들은 노인에 대한 정의를 개인의 자각, 사회적 역할의 변화, 역연령, 기능적 연령 등, 네 가지 측면에서 규명하고 있다.

첫째, 개인의 자각 측면에서 노인이란 노인 스스로가 주관적인 판단으로 자신을 노인으로 자각한다는 의미이다. 스스로 노인임을 깨닫게 하는 상황으로는 흰머리, 주름살, 기억력 감퇴, 자녀의 결혼 및 손자녀의 출생 같은 신체적 징후와 사회적 경험 등이다. 하지만 자신을 노인으로 쉽게 인정하지 않고 부정하려는 심리적 저항도 내재되어 있다. 이러한 견해는 실제적으로 사회적 경험, 학력, 성별 등에 따라 달라질 수 있기 때문에 객관성이 떨어진다.

둘째, 사회적 역할 변화 측면에서 노인이란 퇴직이나 살림 주도권의 이양 등 사회적인 역할 변화로 노인임을 인정하게 되는 경우를 의미하기 때문에 만일 자신의 역할이 분명하지 않거나 없을 경우 적용하기 어렵다.

셋째, 역연령 관점에서 노인은 노화의 개인차를 고려하지 않고 노인에 대한 고정관념과 편견을 갖게 되므로 객관적인 판단이 용이치 않으나, 가장 보편적으로 적용되고 있는 견해이다.

넷째, 기능적 연령에서 노인은 전체 노인집단의 평균을 기준으로 각종 기능적 수행능력에 따라 노인 여부를 판단하는 것인데, 개인차에 따른 노화를 인정하고 있지만 판단기준이 복잡하여 불편하다는 단점이 있다.

오늘날 평균수명의 연장으로 인해 노년기가 길어짐에 따라 노인을 다음과 같이 구분하기도 한다.

- 연소노인: 65~69세
- 중고령노인: 70~74세
- 고령노인: 75~84세
- 초고령노인: 85세 이상

2017 노인실태조사에 의하면 노인이 생각하는 노인의 연령기준은 70~74세가 가장 많은 59.4%, 80세 이상이 12.1%, 69세 이하가 13.8%, 75~79세가 14.8%로, 평균 71.4세로 나타났다.

한편 오늘날 노인학자들은 성공적인 노화에 관심을 기울이고 있는데, 성공적인 노화란 신체적 건강뿐만 아니라 개인의 심리 · 사회적 건강 및 기능수준을 고려한 용어로서, 생활만족, 좋은 건강상태, 행복감, 장수 등의 의미를 갖고 있다.

2) 노인의 인구사회학적 특성

(1) 노인의 증가

인구의 고령화는 현대사회에서 가장 심각한 문제 중의 하나로 국가의 총인구 중에서 65세 이상의 노인이 7%를 넘게 되면 고령화사회, 14%를 넘으면 고령사회, 20% 이상이 되면 초고령사회라고 한다.

우리나라는 경제발전, 의학기술의 발전 및 공중위생의 발달, 생활양식의 변화로 2000년에 7.3%가 되어 고령화사회가 되었고, 2018년에는 14.3%로 고령사회, 2030(24.6%)년에는 초고령사회가 될 것으로 예측하고 있다(표 8-7, 표 8-8).

표 8-7 노인인구 및 구성비 추이

(단위: 천 명)

구분	2000	2005	2010	2017	2018	2020	2030	2040
총인구	46,136	47,279	48,580	51,423	51,635	51,974	52,941	52,198
65세 이상	3,375	4,372	5,434	7,171	7,381	8,134	12,955	17,120
구성비(%)	7.3	9.2	11.2	13.9	14.3	15.6	24.6	32.8

출처: 통계청(2018). 2018 고령자 통계.

다른 나라의 경우를 보면 고령화사회에서 고령사회로 가는 데 프랑스가 115년, 일본이 24년이 소요되었으나 우리나라는 17년이 소요될 것으로 보고 있다. 그리고 고령사회에서 초고령사회에 도달하는 데 프랑스가 39년, 미국이 21년, 일본이 12년이 소요되었으나 우리나라는 9년이 소요될 것으로 전망하고 있어, 앞으로 우리나라의 고령화 속도가 매우 빠르게 진행될 것으로 예상되어 선진국에 비하여 그 사회적 영향이 상당히 클 것으로 보인다(표 8-8).

표 8-8 주요 국가들의 인구고령화 속도

구분	도달 연도			소요연수	
	고령화사회(7%)	고령사회(14%)	초고령사회(20%)	고령사회 도달	초고령사회 도달
한국	2000	2017	2026	17	9
일본	1970	1994	2006	24	12
독일	1932	1972	2009	40	37
미국	1942	2015	2036	73	21
프랑스	1864	1979	2018	115	39

출처: 보건복지부(2018). 2017 보건복지백서.

이런 인구구조의 고령화는 출생률이 1990년 1.60, 2005년 1.08, 2008년 1.19, 2014년 1.21로 부분 반등하였으나 지속적으로 감소하여 생산인구 감소로 경제적 부담이 가중될 뿐 아니라 경제, 사회, 복지와 고용 등 사회전반에 걸쳐 커다란 변화를 가져올 것으로 예측되고 있다. 노인 자신들에게는 신체적 건강과 정신적 문제를 돌보는 문제, 사회적 지위와 역할, 기능 등과 관련해서 나타나는 사회 · 문화적 문제 등 다양한 노인문제들이 사회 전반에 걸쳐 영향을 미치게 될 것이다. 우리나라는 노인문제를 해결할 수 있는 연금, 의료보장 등 물질적 자원이나 인적 자원, 그리고 사회복지 환경에 대한 정책적 대비를 할 수 있는 시간이 부족하기 때문에 문제가 더욱 심각하다.

이에 정부는 2004년 '저출산 및 고령사회 대응을 위한 국가 실천전략'을 수립하여 미래사회 문제에 대비하기 위한 기초를 마련하였다. 2011년 제2차 기본계획인 새로마지플랜으로 수립되었고, 2016년 '제3차 저출산 · 고령사회 기본계획(브릿지 플랜 2020)'이 수립되어 추진되고 있다.

(2) 평균수명

평균수명은 한 나라의 국민들이 평균적으로 어느 정도 오래 살 수 있는가를 보여주는 지표이다. 통계청에 따르면 국가별로 2015년 기대수명은 일본 83세 이상, 스위스 · 스페인 · 호주 · 이탈리아가 82세 이상, 한국 · 프랑스 · 캐나다 등이 81세 이상, 미국 78세 이상으로 나타났다.

우수한 의약품의 개발, 의학기술의 발달, 첨단의료장비의 개발, 진단방법의 발전, 경제발전, 국민건강에 대한 의식변화, 정부의 건강사업개발 등에 의한 평균수명연장으로 2016년 우리나라 국민의 평균수명은 남성 79.3세, 여성은 85.4세, 전체평균 82.4세로 보고되고 있으며, 앞으로 계속 신장되어 가까운 시일 내 최장수 국가 대열에 들어갈 것으로 전망된다(표 8-9).

표 8-9 우리나라 기대수명(출생 시 기대여명) 추이

(단위: 년)

성별	1970년	1980년	1990년	2000년	2005년	2010년	2015년	2016년	2017년
전체	62.3	66.1	71.7	76.0	78.2	80.2	82.1	82.4	82.7
남자	58.7	61.9	67.5	72.3	74.9	76.8	79.0	79.3	79.7
여자	65.8	70.4	75.9	79.7	81.6	83.6	85.2	85.4	85.7

출처: 통계청(2018). 2017년 생명표.

(3) 노인인구의 성비 및 결혼상태

우리나라 65세 이상 노인의 성비는 1970년 70.0에서 2000년 61.8%로 감소하였다. 특히 여성의 수명이 남성보다 5~6년 정도 길어서 70세 이상 노인의 성비가 급격히 떨어지는 경향을 보이고 있기 때문에 연령이 높아질수록 성비가 낮아져 여성노인의 수가 많은 것이 특징이었다. 그러나 2017년에는 꾸준히 증가하여 74.1%로 증가하였는데 이는 의료기술의 발달 및 건강에 대한 관심 고조 등으로 남자 고령자의 사망률이 점차 낮아지고 있기 때문이다(표 8-10).

표 8-10 노인인구의 성비 추이

(단위: 천 명/여자 100명당 명)

성별	2000	2005	2010	2017	2018	2020	2030	2040
남자	1,289	1,740	2,202	3,052	3,152	3,515	5,876	7,892
여자	2,086	2,632	3,232	4,119	4,228	4,619	7,079	9,228
성비(%)	61.8	66.1	68.2	74.1	74.6	76.1	83.0	85.5

출처: 통계청(2018). 2018년 고령자 통계.

노인인구의 유배우자율은 2000년에 52.0%에서 2008년 65%로 증가하였고, 2017년은 63.4%였다. 재혼 건수를 살펴보면 2011년 남자는 2,234건이지만 여자는 799건으로 여전히 남성에 비해 여성노인의 재혼율이 낮아 여성노인의 유배우자율이 현저히 낮은 것을 볼 수 있다. 여성노인들은 남성노인보다 경제상태가 나쁜 상황으로 오랫동안 혼자 사는 경우가 많으므로 기능장애, 만성질환 등 건강문제도 더 많이 나타난다. 그러므로 사회적 · 경제적 지원 및 의료체계의 도움이 절실히 요구되므로 노인정책 수립 시 혼자 사는 여성노인들을 고려해야 한다.

(4) 노령화지수와 노년부양비

산업화에 따른 핵가족화, 출생률의 감소, 여성의 사회참여 증가 같은 사회 변화는 노인 부양에 대한 가치관을 변화시켰고 노인인구의 증가는 이들에 대한 부양 및 보호 부담을 개인적, 사회적으로 증가시키는 결과를 초래한다.

노인부양 부담률을 파악하기 위한 지표로 노령화지수를 들 수 있는데 이는 65세 이상 인구수를 0~14세 인구수에 대한 백분율로 산출한 것으로 우리나라 노령화지수 추이는 1980년에 11.2%, 1990년에는 20%, 2000년에 34.3%이며 2010년에는 67.2%로 해가 갈수록 증가폭이 커지고 있다. 노년부양비란 생산력이 있는 인구(15~64세)에 대하여 부양받아야 하는 노인인구의 비율이며 1980년 6.1%, 1990년에는 7.4%, 2000년에 10.1%이며 2010년에는 14.8%, 2030년에 38.2%로 증가할 것이다(**표 8-11**).

노인부양부담은 2000년에 생산인구 12명이 노인 1명을, 2030년에는 생산인구 3명이 노인 1명을, 2060년에는 생산가능인구 10명이 10명(노인 8명과 어린이 2명)을 부양해야 하는 것으로 드러났다. 노인증가가 사회 전반에 미치는 영향은 다음과 같다(**그림 8-1, 표 8-11**).

- 노인의 정신 · 신체적 건강문제를 돌보아야 하는 것
- 노동력의 감소
- 가구 저축의 감소
- 연금과 보건의료 관련 정부 지출의 증가
- 생산인구의 경제적 부담

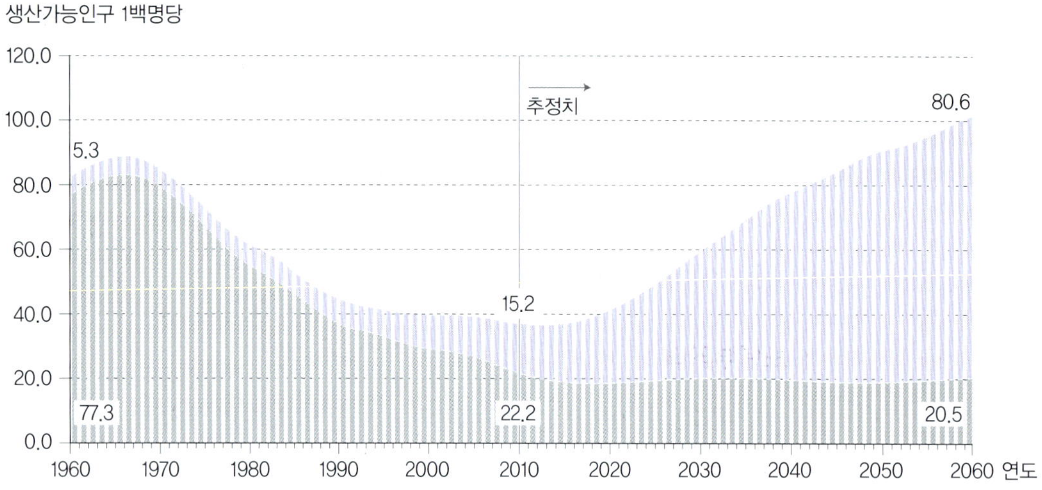

그림 8-1 유소년부양비 및 노년부양비(1960~2060)

출처: 통계청(2016). 2015 장래인구추계.

표 8-11 가정별 부양비 및 노령화지수, 1960~2060

(단위: 생산인구 1백명당, 유소년인구 1백명당)

중위가정	1960년	1970년	1980년	1990년	2000년	2010년	2020년	2030년	2040년	2050년	2060년
총부양비[1)]	82.6	83.8	60.7	44.3	39.5	36.9	39.5	56.3	77.4	90.8	101.6
유소년부양비[2)]	77.3	78.2	54.6	36.9	29.4	22.0	17.6	18.0	19.2	18.2	19.0
노년부양비[3)]	5.3	5.7	6.1	7.4	10.1	14.8	21.8	38.2	58.2	72.6	82.6
노령화지수[4)]	6.9	7.2	11.2	20.0	34.3	67.2	123.7	212.1	303.2	399.0	434.6

고위가정	1960년	1970년	1980년	1990년	2000년	2015년	2020년	2030년	2040년	2050년	2060년
총부양비	–	–	–	–	–	36.2	39.7	58.5	79.7	90.2	98.3
유소년부양비	–	–	–	–	–	18.8	17.9	20.3	22.3	21.0	22.7
노년부양비	–	–	–	–	–	17.5	21.8	38.3	57.3	69.2	75.7
노령화지수	–	–	–	–	–	93.1	121.8	188.9	256.7	330.0	333.7

저위가정	1960년	1970년	1980년	1990년	2000년	2015년	2020년	2030년	2040년	2050년	2060년
총부양비	–	–	–	–	–	36.2	39.2	54.0	74.9	91.5	106.2
유소년부양비	–	–	–	–	–	18.8	17.4	15.9	16.0	15.3	15.5
노년부양비	–	–	–	–	–	17.5	21.8	38.2	58.9	76.2	90.7
노령화지수	–	–	–	–	–	93.1	125.7	240.3	368.8	497.3	584.2

※유소년인구: 0~14세, 생산가능인구: 15~64세, 고령인구: 65세 이상

1) 유소년부양비+노년부양비
2) 유소년인구/생산가능인구×100
3) 고령인구/생산가능인구×100
4) 고령인구/유소년인구×100

출처: 통계청(2016). 2015 장래인구추계.

3) 노인의 특성

노화로 인해 나타나는 노인의 특성에는 신체적 특성, 심리적 특성, 사회경제적 특성 및 주거환경적 특성이 있으며, 노인은 이에 따른 다양한 문제를 갖는다.

(1) 노인의 신체적 특성

노화에 따른 신체적 특징은 일상적인 보통 활동에서는 나타나지 않지만 과도한 활동이나 상황에서 예비력이 저하되며, 위험에 직면했을 때 피하는 동작과 면역 활동이 저하되고, 원래의 상태로 되돌아가는 자연 회복력 저하와 주위 환경에 적응하여 활동해 나가는 적응력도 저하된다. 노인의 신체 기관별 특징은 다음과 같다.

① 소화기계

식도와 위장관 운동이 감소되고 점막수축과 분비기능의 감퇴로 소화액의 분비가 저하되어 음식물 소화 및 영양소 흡수가 더디며 변비가 생길 수 있다. 신경계에서는 신경세포의 상실과 신경세포 사이의 전달 감소 등으로 반응시간의 지연과 상황 대처 및 정보통합이 늦어지며 복잡한 운동 감각 · 기술을 요하는 작업수행에 시간이 걸린다. 또한 학습에 더 많은 시간이 소요된다.

② 근골격계

골격의 무게가 감소하여 골절 위험성이 커지며 척추 추간판이 얇아지고 인대가 강직되어 키가 작아지며 허리와 목이 굽어진다. 골밀도 감소는 골다공증을 초래할 수 있다. 근육이 위축되고 근섬유의 크기와 수가 줄어들어 근력이 감소한다.

③ 비뇨기계

경화성 사구체 비율의 증가로 체액량 조절 능력에 변화가 생기고 신장 혈류 감소로 사구체 여과율이 감소한다. 방광근육비대, 요도괄약근력 저하로 방광용적이 감소한다. 대부분의 내분비선은 위축되고 분비속도도 느려진다. 이에 따라 당대사 변화와 체온조절문제 등이 발생하기 쉽다. 면역계의 변화로 인해 자가항체가 증가하고, 항체는 감소하며 감염에 약해진다.

④ 호흡기계

섬모의 수와 유연성 감소 등으로 기도를 깨끗하게 하는 능력이 저하되며 횡격막과 흉곽벽, 근육 강도 및 탄력성 감소로 호흡 능력과 기침 효율이 떨어지며 기도청소율도 감소한다. 호흡조절에 대한 민첩성이 감소하여 산소요구가 증가되는 상황에 적응이 어렵다.

⑤ 순환기계

심근의 강도와 효율성 감소로 심박출량이 감소하며 관상동맥 혈류량이 감소되고 관상동맥벽 탄력성 감소와 말초혈관 저항력 증가로 수축기 혈압이 상승한다. 혈관 탄력성이 감소되고 혈관이 늘어져 정맥류 발생 빈도가 증가한다.

⑥ 피부

표피의 세포층이 얇아지고 재생 속도가 느려지며 혈관이 약해져 자반증이 생기기도 한다. 진피와 피하 조직의 혈관 분포가 감소되어 피하조직을 통한 약물의 흡수 속도가 느리고 약의 반감기가 길어진다. 피하지방량의 감소는 체온유지와 욕창 발생에 영향을 준다. 땀샘의 수와 크기, 기능이 감소하며 피지선의 분비기능이 줄어들어 피부가 건조해지며 일정 체온유지가 어렵다. 또한 모낭의 멜라닌세포가 감소하여 은발이 증가한다. 멜라닌의 국소적 증식으로 노인성 반점이 생긴다. 탄력소의 변화로 탄력성이 감소되어 피부에 주름이 생기고 늘어지게 된다. 피하지방의 전체 양은 감소하나 분포가 달라져서 복부와 허리부분에는 피하지방량이 증가하고 얼굴과 상 · 하지에서는 감소한다.

⑦ 감각계

시각, 청각, 미각, 촉각, 후각 모두 저하된다. 시각의 경우 홍채의 경화로 동공이 축소되고 외부에서 들어오는 빛의 양이 줄어들어 명암 순응 시간이 길어진다. 시야 범위가 줄어들 뿐만 아니라 수정체의 굴절력이 감퇴되어 원시가 생긴다. 수정체, 각막, 초자체의 빛 투과력이 감소되어 밤에 운전이 어렵다. 청각의 경우 청신경이 퇴행하여 청각장애가 생기고 연령에 관련된 점진적 청력 손실로 노인성 난청이 생기는데 고음지각장애가 먼저 생기고 시간 경과에 따라 저음도 잘 들리지 않게 된다. 미각은 미뢰수의 감소와 민감도 감소로 인해 특히 단맛과 짠맛의 역치가 올라간다. 코의 감각기관 위축으로 후각이 감퇴되어 음식 냄새 등을 잘 맡을 수 없게 된다. 촉감도 어느 정도 감소되고 온도 식별 감각이 저하된다.

(2) 노인의 심리적 특성

노인은 60여 년 이상 다양한 개인적인 경험과 사건, 문화적 · 사회적인 변화 속에서 생활해 왔기 때문에 심리적 특성 또한 다양한 개인차를 보이기도 한다. 노인의 심리적 변화는 일반적 건강상태, 유전요소, 교육수준, 활동 등의 영향을 받기도 하며, 연령과 연관된 변화, 자율적 자아 기능의 변화, 정신력의 변화, 환경과의 상호관계로 인한 변화 등이 있다.

- **연령과 연관된 변화**: 노화로 인해 신체적 기능이 저하되면서 기억력과 판단력이 약해져 시간적 변화에 따라 적응능력이 감소되는 것을 볼 수 있다.
- **자율적 자아기능의 변화**: 느긋함이 감소되어 사소한 욕망이 좌절되어도 화를 내고 흥분하거나 혹은 슬퍼하는 경향이 있으며, 또 반대로 정서적인 둔감상태로 인해 자극에 대한 반응이 느려져 활동에 의욕도 없어지는 경향이 있다.
- **정신력의 변화**: 노인은 참고 견디는 힘이 약화되기 때문에 대인관계가 좋지 못하고 여가를 활용하는 능력도 저하되어 있음을 볼 수 있다. 또 내적 갈등을 억제하는 힘이 약하기 때문에 반동현상이나 과잉 보상적 행동이나 강박적 행동을 하는 경향이 나타날 수도 있다.
- **환경과의 상호관계로 인한 변화**: 환경에 대한 적응이 잘 안 되고 자신의 과오를 타인의 탓으로 책임을 전가하려는 경향이 많아져 젊었을 때보다 의심이 많아지고 심한 경우에는 편집증적인 행동을 하는 예도 있다.

(3) 노인의 사회 · 경제적 특성

역할을 통해 개인이 사회에 참여하게 되면, 자아정체감이 유지된다고 하지만 산업사회에서 성인기가 지나 노년기에 이르면서 사회화 기회의 부족으로 새로운 지식과 기술을 습득하는 것이 어려우며 노인들이 가지고 있는 지식이나 기술 등은 계속 발전하는 사회에서 유용하지 못한 것이 되어 버린다.

노인인구의 인구사회학적 특성에 따른 2017년 노인실태조사의 주요 결과는 다음과 같다.

- 일반특성
  - 도시 거주 노인: 2014년 76.6% → 2017년 68.6%
  - 80세 이상 노인: 2014년 20.6% → 2017년 21.7%(표 8–12)

표 8–12 노인(65세 이상)의 연령구성 추이

(단위: %)

구분	2008년	2011년	2014년	2017년
65~69세	38.0	29.8	31.7	32.4
70~74세	28.4	30.4	27.1	24.9
75~79세	17.6	22.6	20.6	21.1
80세 이상	16.0	17.3	20.6	21.7

출처: 보건복지부(2018). 2017년 노인실태조사.

- 중 · 고등학교 졸업 이상자: 2014년 37.6% → 2017년 41.7%(표 8-13)

표 8-13 노인(65세 이상)의 교육수준 변화 추이

(단위: %)

구분	2008년	2011년	2014년	2017년
글자모름	15.3	10.9	9.6	6.6
글자해독	17.7	20.7	20.9	17.7
초등학교	38.0	35.4	32.0	34.1
중학교	11.8	13.4	13.2	16.9
고등학교	10.5	12.5	16.6	17.3
전문대 이상	6.7	7	7.8	7.5

출처: 보건복지부(2018). 2017년 노인실태조사.

- 가구형태
  - 독거노인: 2014년 23.0% → 2017년 23.6%(표 8-14)

표 8-14 노인(65세 이상)의 가구형태 변화 추이

(단위: %)

구분	2008년	2011년	2014년	2017년
독거노인	19.7	19.6	23	23.6
노인부부	47.1	48.5	44.5	48.4
자녀동거	27.6	27.3	28.4	23.7
기타	5.6	4.6	4	4.4

출처: 보건복지부(2018). 2017년 노인실태조사.

- 경제상태 및 경제활동참여(소득): 노인 개인 소득의 구성 비율 중, 공적연금소득 비율이 대폭 확대되었는데, 이는 기초(노령)연금 지급 및 국민연금 등이 성숙된 결과로 판단된다(표 8-15).
- 경제상태 및 경제활동참여(소비)

  소비관련 항목 중 주거 관련 비용(30.4%)을 가장 부담스러워 하며, 다음으로는 보건의료비(23.1%), 식비(18.7%), 경조사비(4.4%) 순서였다.

표 8-15 노인의 소득변화 추이

(단위: %)

구분	2008년	2011년	2014년	2017년
근로소득	28.0	13.6	14.3	17.1
사업소득	19.1	16.8	13.8	14.8
재산소득	15.8	27.5	27.6	23.5
사적이전소득	79.0	95.3	92.9	93.4
공적연금소득	21.0	25.3	31.9	34.6

출처: 보건복지부(2018). 2017년 노인실태조사.

- 노인의 73.0%가 생활비 보충을 위해, 11.5%가 용돈마련을 위해 일을 한다고 하였으며, 65세 이상 노인이 가장 오래 일했던 직종으로는 농림어업종사가 25.2%, 단순 노무직이 21%의 비중을 차지하였다.

2. 노인보건 의료요구

1) 노인보건의 정의

노인보건은 노인을 대상으로 한 제반 보건의료정책과 서비스 등을 말한다. 다시 말해, 노인의 신체적 건강뿐 아니라, 사회 · 심리적 건강, 영적 건강과 생애 전 발달과정을 통하여 건강과 관련된 건강증진, 질병예방, 노인병의 진단 · 치료, 재활과 장기요양사업 및 호스피스 간호가 포함된 포괄적인 보건의료서비스가 지역사회의 모든 노인에게 제공되는 것이다.

2) 노인보건의 필요성

(1) 노인의 유병률 증가

노인의 5대 사망원인을 살펴보면 ① 암 ② 뇌혈관질환 ③ 심장질환 ④ 당뇨병 ⑤ 만성하기도 질환의 순서로 만성질환이 대부분이다. 한국 노인의 건강과 관련된 특성을 살펴보면 다음과 같다.

- 65세 노인의 주요 사망원인은 암, 뇌혈관질환, 심장질환 순으로 나타났는데, 이들 질환은 대부분 생활양식에 영향을 받는 질환이다.
- 당뇨병과 고혈압이 가장 높은 유병률을 차지하고 있어 노년기 주요 건강문제로 인식된다.

(2) 노인의 기능상태 감소

- 우리나라 노인들이 일상생활에 지장을 가장 많이 받는 것이 관절염과 요통이다. 이 질환은 사망과 직접적인 관련은 없으나 개인의 삶의 질에 지속적으로 영향을 미친다.
- 노인의 성별 건강에 대한 지각은, 남성노인에 비해 여성노인이 건강상태가 좋지 않다고 지각하는 사람이 더 많다.
- 2017년 노인실태조사에 따르면 ADL, LDL로 평가한 65세 이상 노인의 기능수준 중 우리나라 노인 중 독립적이고 건강한 생활이 가능한 노인이 74.7%이었고 25.3%는 한 가지 이상의 만성질환을 앓고 있다.

(3) 노인의 진료비 증가

노인인구의 증가는 전체 진료비를 급격히 증가시키고 있다. 우리나라 전체 진료비 중 65세 이상 노인 진료비는 2016년 25조 2,692억 원에서 2017년 28조 3,247억 원으로 전년대비 12.1%가 증가하였다(표 8-16).

표 8-16 노인 진료비 추이

구분	2010년	2011년	2012년	2013년	2014년	2015년	2016년	2017년
전체 진료비(억 원)	436,283	462,379	478,392	509,552	544,272	579,546	645,768	693,352
전체 1인당 연평균 진료비(천 원)	895	941	967	1,022	1,085	1,149	1,275	1,391
65세 이상 진료비(억 원)	141,350	153,893	164,494	180,852	199,687	222,361	252,692	283,247
65세 이상 진료비 증가율(%)	13.8	8.9	6.9	9.9	10.4	11.4	13.6	12.1
노인 1인당 연평균 진료비(천 원)	2,839	2,968	3,076	3,219	3,394	3,620	3,983	4,255

출처: 국민건강보험 · 건강보험심사평가원(2018). 2017 건강보험통계연보.

노인의 보건의료서비스 이용을 평가하는 다른 지표로서 의료보험에서 지급된 65세 이상 노인 진료비 지출을 살펴보면 2017년 65세 이상 노인인구는 6,806천 명으로, 전체 대상자의 13.4%를 차지하고 있다.

3. 노인복지

우리나라 노인복지사업의 법적 근거인 노인복지법은 1981년에 제정되었으며 이후 여러 차례 개정되어 오고 있는 바, 노인의 보건복지증진에 기여함을 목적으로 한다.

이 법의 기본이념은 노인이 후손의 양육과 국가 및 사회의 발전에 기여해 온 사람으로서 존경을 받으며, 건전하고 안정된 생활을 보장받고, 적당한 일에 종사하고, 사회적 활동에의 참여기회를 보장받고, 심신의 건강유지와 사회발전에 기여하는 것을 골자로 한다(표 8-17).

표 8-17 주요 노인보건복지사업

구분	지원서비스
노후 소득보장	• 국민연금 개선 • 기초노령연금 지급 • 맞춤형 노인일자리 제공 등
건강보장	• 노인장기요양보험 대상자 확대 • 치매 검진 및 치료 · 관리 • 노인 안검진 및 개안수술 등
사회참여 확대	• 노인자원봉사 활성화 • 노인여가활동 지원 등
사회서비스 제공 등	노인돌봄서비스 • 노인학대 상담서비스 • 노인자살 · 성 · 사기 · 범죄 문제 대응 • 장사 인프라 확충 및 품위있는 장사문화 창출 등

1) 노인복지정책

(1) 노인복지정책의 변화

우리나라 노인복지 주요 정책의 흐름은 표 8-18과 같다.

(2) 노인복지정책의 추진방향

급속하게 고령화가 진행되고 있는 우리나라는 2017년 고령사회로 진입하였으며, 2018년 65세 이상 인구는 738만 1천명으로 전체 인구의 14.3%를 차지하고 있다. 향후 노인복지정책은 노인의 삶의 질 향상을 위한 복지정책개발 및 향후 고령사회 대응정책을 개발하기 위해 지속적으로 달성 가능한 목표를 설정하고 추진해 나갈 계획이다.

표 8-18 노인복지 주요정책의 흐름

분야	국민의 정부 (1998~2002)	참여정부(2003~2007)	이명박정부(2008~2012)	박근혜정부(2013~2016)
소득 보장	• 경로연금 도입(1998) – 65세 이상 생활보호 대상 노인과 저소득 노인으로 확대 – 월 35,000~50,000원 지급 – 55만 1천 명(1998) → 61만 6천 명(2002)	• 경로연금 지속지급 – 월 35,000~50,000원 지급 – 61만 9천 명(2003) → 61만 명(2007) • 「기초노령연금법」 제정(2007.4) • 정부지원 노인일자리 마련 – 3만 5천 개(2004) → 11만 개(2007) – 대한노인회 지부별 취업지원센터 설치 지원 – 시·도별 노인일자리 박람회 지원 – 한국노인인력개발원 설립	• 기초노령연금 지급 개시 – 소득 하위 60%, 290만 명(2008) – 소득 하위 70%, 363만 명(2009), 393만 명(2012) • 노인일자리 확대 – 11만 7천 개(2008) → 19만 6천 개(2009) → 18만 9천 개(2010) → 19만 7천 개(2011) → 22만 개(2012) – 인프라 확대 한국노인인력개발원 지역본부: 3개소(2008) → 5개소(2009) → 6개소(2011) 지역사회 시니어클럽: 70개소(2008) → 88개소(2009) → 93개소(2010) → 114개소(2012)	• 노인일자리 확대 – 24만 개(2013) → 31만 개(2014) → 37만 개(2015) → 41만 9천 개(2016) • 재능나눔활동 마련·확대 – 3만 개(2014 시범 운영) → 4만 개(2015) → 4만 개(2016)
요양·건강 보장	• 공립요양병원 지원 – 9개소(1998) → 27개(2002)	• 공립요양병원 지원 확대 – 매년 5~6개씩 신축 지원 ※ 44개(2003) → 74개(2007) • 치매조기검진사업 실시(2007) • 「노인장기요양보험법」 제정(2007.4) • 노인장기요양보험 시범사업 실시 – 제1차: 2005.7~2006.3 – 제2차: 2006.4~2007.4 – 제3차: 2007.5~2008.6	• 노인장기요양보험제도 시행(2008.7) – 인정자 29만 명, 이용자 23만 명(2009) – 인정자 32만 명, 이용자 28만 명(2010) – 인정자 32만 명, 이용자 29만 명(2011) – 인정자 34만 명, 이용자 30만 명(2012) • 제1차 치매종합관리대책 수립(2008.9) • 제2차 국가치매관리종합계획 수립(2012.9) – 치매극복의 날(2008~2012) – 치매 유병률 조사(2008/2012) – 치매조기검진 보건소 전국 확대 – 70, 74세 건강검진 항목에 치매 포함(2009) – 공립치매병원 지원: 신축 7개소, 증축 7개소(2008), 2개소(2009), 5개소(2010), 4개소(2011), 6개소(2012), 25개소(2013)	• 제3차 치매관리종합계획 수립(2015.12) – 치매극복의 날(2013~2016) – 치매역학조사(2016) – 치매상담콜센터 설치(2013) – 17개 시·도 광역치매센터 설치 – 공립요양병원 지원: 25개소(2013), 24개소(2014), 2개소(2015), 2개소(2016)

출처: 보건복지부(2018). 2017 보건복지백서.

2) 노인복지시설

1997년 개정된 노인복지법상 노인복지시설은 노인 주거복지시설, 노인 의료복지시설, 노인 여가복지시설, 재가노인 복지시설, 노인보호 전문기관, 노인일자리 지원기관으로 크게 구분하고 각각 시설을 세분류하여 규정하고 있다(표 8-19).

표 8-19 노인복지시설의 종류(노인복지법 제31조)

<table>
<tr><th>종류</th><th>시설</th><th>설치목적</th><th>입소(이용) 대상자</th><th>설치</th></tr>
<tr><td rowspan="3">노인주거
복지시설</td><td>양로시설</td><td>노인을 입소시켜 급식과 그 밖에 일상생활에 필요한 편의를 제공</td><td rowspan="2">다음 각 호의 어느 하나에 해당하는 자로서 일상생활에 지장이 없는 자
가.「국민기초생활보장법」 제2조에 따른 수급권자(이하 "기초수급권자"라 한다)로서 65세 이상의 자
나. 부양의무자로부터 적절한 부양을 받지 못하는 65세이상의 자
다. 본인 및 본인과 생계를 같이 하고 있는 부양의무자의 월소득을 합산한 금액을 가구원 수로 나누어 얻은 1인당 월평균 소득액이 통계청장이 통계법 제17조제3항에 따라 고시하는 전년도의 도시근로자가구 월평균 소득을 전년도의 평균 가구원수로 나누어 얻은 1인당 월평균 소득액 이하인 자(이하 "실비보호대상자"라 한다)로서 65세 이상의 자
라. 입소자로부터 입소비용의 전부를 수납하여 운영하는 양로시설 또는 노인공동생활가정의 경우는 60세이상의 자</td><td rowspan="3">시장·군수·
구청장에
신고</td></tr>
<tr><td>노인공동
생활가정</td><td>노인들에게 가정과 같은 주거여건과 급식, 그 밖에 일상생활에 필요한 편의를 제공</td></tr>
<tr><td>노인복지
주택</td><td>노인에게 주거시설을 분양 또는 임대하여 주거의 편의·생활지도·상담 및 안전관리등 일상생활에 필요한 편의를 제공</td><td>단독취사등 독립된 주거생활을 하는데 지장이 없는 60세 이상의 자</td></tr>
<tr><td rowspan="2">노인의료
복지시설</td><td>노인요양
시설</td><td>치매·중풍 등 노인성 질환 등으로 심신에 상당한 장애가 발생하여 도움을 필요로 하는 노인을 입소시켜 급식·요양과 그 밖에 일상생활에 필요한 편의를 제공</td><td rowspan="2">노인성질환 등으로 다음 각 호의 어느 하나에 해당하는 자
가.「노인장기요양보험법」 제15조에 따른 장기요양급여수급자
나. 기초수급권자로서 65세 이상의 자
다. 부양의무자로부터 적절한 부양을 받지 못하는 65세 이상의 자
라. 입소자로부터 입소비용의 전부를 수납하여 운영하는 노인요양시설 또는 노인요양공동생활가정의 경우는 60세 이상의 자</td><td rowspan="2">시장·군수·
구청장에
신고</td></tr>
<tr><td>노인요양
공동생활
가정</td><td>치매·중풍 등 노인성 질환 등으로 심신에 상당한 장애가 발생하여 도움을 필요로 하는 노인에게 가정과 같은 주거여건과 급식·요양, 그 밖에 일상생활에 필요한 편의를 제공</td></tr>
</table>

표 8-19 노인복지시설의 종류(노인복지법 제31조)(계속)

종류	시설	설치목적	입소(이용) 대상자	설치
노인여가 복지시설	노인 복지관	노인의 교약 · 취미생활 및 사회참여활동 등에 대한 각종 정보와 서비스를 제공하고, 건강증진 및 질병예방과 소득보장 · 재가복지, 그 밖에 노인의 복지증진에 필요한 서비스를 제공	60세 이상의 자	시장 · 군수 구청장에 신고
	경로당	지역노인들이 자율적으로 친목도모 · 취미활동 · 공동작업장 운영 및 각종 정보교환과 기타 여가활동을 할 수 있도록 하는 장소를 제공	65세 이상의 자	
	노인교실	노인들에 대하여 사회활동 참여욕구를 충족시키기 위하여 건전한 취미생활 · 노인건강유지 · 소득보장 기타 일상생활과 관련한 학습프로그램을 제공	60세 이상의 자	
재가노인 복지시설	방문요양 서비스	가정에서 일상생활을 영위하고 있는 노인으로서 신체적 · 정신적 장애로 어려움을 겪고 있는 노인에게 필요한 각종 편의를 제공하여 지역사회안에서 건전하고 안정된 노후를 영위하도록 하는 서비스	장기요양수급자나 심신이 허약하거나 장애가 있는 65세 이상의 자(이용자로부터 이용비용의 전부를 수납받아 운영하는 시설의 경우에는 60세 이상의 자로 한다)로서 다음 각 호에 해당하는 자 가. 방문요양서비스 : 가정에서 보호가 필요한 자 나. 주 · 야간보호서비스 : 주간 또는 야간 동안의 보호가 필요한 자 다. 단기보호서비스 : 단기간의 보호가 필요한 자 라. 방문 목욕서비스 : 가정에서의 목욕이 필요한 자 마. 방문간호서비스 : 가정에서 간호가 필요한 자 바. 재가노인지원서비스 : 가목부터 라목까지의 서비스이외의 서비스로서 상담 · 교육 및 각종서비스가 필요한 자	시장 · 군수 구청장에 신고
	주 · 야간 보호서비스	부득이한 사유로 가족의 보호를 받을 수 없는 심신이 허약한 노인과 장애노인을 주간 또는 야간 동안 보호시설에 입소시켜 필요한 각종 편의를 제공하여 이들의 생활안정과 심신기능의 유지 · 향상을 도모하고, 그 가족의 신체적 · 정신적 부담을 덜어주기 위한 서비스		
	단기보호 서비스	부득이한 사유로 가족의 보호를 받을 수 없어 일시적으로 보호가 필요한 심신이 허약한 노인과 장애노인을 보호시설에 단기간 입소시켜 보호함으로써 노인 및 노인가정의 복지증진을 도모하기 위한 서비스		
	방문목욕 서비스	목욕장비를 갖추고 재가노인을 방문하여 목욕을 제공하는 서비스		
	방문간호 서비스	간호사 등이 의사, 한의사 또는 치과의사의 지시서(이하 "방문간호지시서"라 한다)에 따라 수급자의 가정 등을 방문하여 간호, 진료의 보조, 요양에 관한 상담 또는 구강위생 등을 제공하는 서비스목		
	재가노인 지원서비스	그 밖에 재가노인에게 제공하는 서비스로서 상담 · 교육 및 각종 서비스		

표 8-19 노인복지시설의 종류(노인복지법 제31조)(계속)

종류	시설	설치목적	입소(이용) 대상자	설치
노인보호 전문기관	노인보호 전문기관	시 · 도지사가 노인보호전문기관을 지정 · 운영, 노인학대 신고, 상담, 보호, 예방 및 홍보, 24시간 신고 · 상담용 긴급전화(1577-1389) 운영	노인학대행위자에 대한 상담 및 교육 학대받은 노인의 발견 · 상담 · 보호 등 노인학대 예방 및 방지를 위한 홍보	시 · 도지사 지정
노인일자리 지원기관	노인일자리 지원기관	지역사회 등에서 노인일자리의 개발 · 지원, 창업 · 육성 및 노인에 의한 재화의 생산 · 판매 등을 직접 담당하는 노인일자리 전담기관 운영	60세 이상	시 · 도 및 시 · 군 · 구 신고

출처: 보건복지부(2018). 2018 노인복지시설 현황.

(1) 노인주거복지시설

도시화, 핵가족화, 여성의 사회참여 증가로 전통적으로 부양해오던 가정의 노인부양 기능이 약화되고 있다. 따라서 노인문제는 전통적으로 견지해 온 가족에 의한 노인부양에만 맡겨둘 수 없으며, 지역사회와 국가가 적극적으로 이를 보호 · 지원해야 한다. 노인주거복지시설은 양로시설, 노인공동생활가정, 노인복지주택으로 구분되고 있으며 2017년 404개소의 노인주거복지시설이 운영되고 있고, 이용하고 있는 노인들은 19,652명에 이르고 있다(표 8-20).

① 노인주거복지시설 입소대상

양로시설 및 노인공동생활가정에 입소할 수 있는 대상은 다음과 같다.

- 기초수급권자로서 65세 이상의 자
- 부양의무자로부터 적절한 부양을 받지 못하는 65세 이상의 자
- 본인 및 본인과 생계를 같이 하고 있는 부양의무자의 1명당 월평균 소득액이 도시근로자가구 1명당 월평균 소득액 이하인 자로서 65세 이상의 자(배우자는 65세 미만인 경우에도 입소대상자와 함께 입소할 수 있음)
- 입소자로부터 입소비용의 전부를 수납하여 운영하는 양로시설 또는 노인공동생활가정의 경우는 60세 이상의 자

② 노인주거 개선사업

2018 고령자 통계에 따르면 2018년 65세 이상 인구는 738만 1천명으로, 전체인구의 14.3%를 차지하고 있다. 2017년 65세 이상 고령자 가구 중 1인 가구는 33.7%, 노인부부만 사는 가구는 33.4%로 노인단독 가구가 과반수를 넘었다.

표 8-20 노인 복지시설 현황 추이

(단위: 개소, 명)

종류	시설	2013년		2014년		2015년		2016년		2017년	
		시설수	입소정원	시설수	입소정원	시설수	입소정원	시설수	입소정원	시설수	입소정원
합계		72,860	174,592	73,774	190,162	75,029	201,648	75,708	212,601	76,371	219,476
노인주거 복지시설	**소계**	**435**	**18,592**	**443**	**20,110**	**427**	**19,909**	**425**	**19,993**	**404**	**19,652**
	양로시설	285	12,782	272	13,903	265	13,446	265	13,283	252	12,562
	노인공동생활가정	125	1,049	142	1,173	131	1,087	128	1,062	119	1,092
	노인복지주택	25	4,761	29	5,034	31	5,376	32	5,648	33	5,998
노인의료 복지시설	**소계**	**4,585**	**139,939**	**4,841**	**151,200**	**5,063**	**160,115**	**5,163**	**167,899**	**5,242**	**170,926**
	노인요양시설	2,497	121,774	2,707	132,387	2,933	141,479	3,136	150,025	3,261	153,785
	노인요양 공동생활가정	2,088	18,165	2,134	18,813	2,130	18,636	2,027	17,874	1,981	17,141
노인여가 복지시설	**소계**	**64,983**	**0**	**65,665**	**0**	**66,292**	**0**	**66,787**	**0**	**67,324**	**0**
	노인복지관	319	0	344	0	347	0	350	0	364	0
	경로당	63,251	0	63,960	0	64,568	0	65,044	0	65,604	0
	노인교실	1,413	0	1,361	0	1,377	0	1,393	0	1,356	0
재가노인 복지시설	**소계**	**2,832**	**16,061**	**2,797**	**18,852**	**3,089**	**21,624**	**3,168**	**24,709**	**3,216**	**28,898**
	방문요양서비스	1,042	0	992	0	1,021	0	1,009	0	1,001	0
	주야간보호서비스	848	14,996	913	18,008	1,007	20,467	1,086	23,767	1,174	27,934
	단기보호서비스	110	1,065	96	844	112	1,157	95	942	80	964
	방문목욕서비스	603	0	588	0	617	0	588	0	609	0
	방문간호서비스	0	0	0	0	0	0	0	0	10	0
	재가지원서비스	229	0	208	0	332	0	390	0	342	0
노인보호 전문기관	노인보호 전문기관	25	0	28	0	29	0	29	0	32	0
노인일자리 지원기관	노인일자리 지원기관	0	0	0	0	129	0	136	0	153	0

※ 유료노인복지주택 입소정원: 2008년 및 2007년에는 시 · 군 · 구 조사 자료에 의거 입소정원을 표기하였으나, 현실적으로 주택은 1세대에 1명 또는 여러 명이 거주 가능하므로 입소정원이 없음. 따라서 2009년부터는 노인복지주택의 입소정원을 세대수로 표기함(2008년 노인복지주택 세대수는 2,596세대, 2007년 2,012세대임) ※재가노인복지시설 현황은 노인복지법에 의거 설치신고 된 시설 현황자료임.

※ 노인복지관 현황은 노인복지법에 제37조에 따른 노인 복지관임.

출처: 보건복지부(2018). 2018 노인복지시설 현황.

종전에는 어른을 공경하고 이웃 간에 상부상조하는 아름다운 미풍양속으로 홀로 사는 노인이 집에서의 생활상 불편사항은 이웃들의 도움으로 간단히 해결할 수 있었다. 그러나 이러한 미풍양속이 점차 쇠퇴해가는 관계로 불편을 감수하고 살아가는 노인들이 많아지고 있다. 정부는 이러한 노인들에게 간단한 집수리 지원으로 생활의 불편을 해소해 줌으로써 삶의 만족도를 높일 수 있다는 취지 하에 노인주거 개선사업을 추진하고 있다.

(2) 노인의료복지시설

2008년부터 도입된 장기양보험제도 시행 후, 노인요양시설은 꾸준히 증가하여 3,261개소이고, 노인요양공동생활가정은 2013년에 2,088개소로 감소되고 있는 추세이다.

노인요양시설의 필요성은 고령화시대의 진행이 가속화되는 점, 노인의 만성질환 유병율의 지속적인 증가, 재가요양서비스와 함께 시설 서비스 확충도 필요하고, 저소득층 위주의 노인복지정책이 노인을 포함하여야 하는 보편주의 제도로 변화하고 있는 추세이므로 시대적 요구의 변화에 맞추어 규모와 서비스 내용의 다양화를 추구하는 확충이 이루어 져야 한다.

(3) 재가노인복지서비스

이제 우리나라는 여성의 경제활동이 증가하여 혼자서 일상생활을 수행하기 어려운 노인을 가정에서 가족이 보살피기 어려운 환경이 되었다. 이러한 노인부양가정에 필요한 각종 서비스를 제공하여 노인이 가정 내에서 가족 및 친지와 더불어 건강하고 안정된 노후생활을 영위할 수 있도록 함으로써 동시에 가족에게는 노인부양으로 인한 부담을 덜어주는 재가노인복지사업을 지속적으로 확대해 나가야 한다.

2006년에는 가정봉사원파견사업 및 주 · 단기사업을 종합적으로 할 수 있는 농어촌재가노인복지시설 16개소의 신축을 지원하였다. 2007년에는 농어촌재가노인복지시설 14개소 외에 재가시설이 부족한 도시 지역에 치매 · 중풍 등 노인성 질환으로 장기요양이 필요한 자에게 지역사회 내에서 가정봉사원파견사업, 주간보호, 단기보호서비스를 종합적으로 제공하는 재가노인지원센터 49개소의 신축을 지원하였다. 2008년에는 농어촌재가노인복지시설 12개소와 재가노인지원센터 42개소의 신축을 지원함으로써 점차 늘어가는 재가노인복지 수요에 대비토록 하였다. 그러나 2008년 7월 노인장기요양보험제도의 시행 이후 민간이 참여하여 재가시설 인프라가 대폭 확충됨으로써, 양적 팽창보다는 방문요양 설치기준 강화, 단기보호제도 개선, 요양보호사 처우개선 등 서비스의 질 제고를 위한 노력을 지속해왔다.

2013년 2,832개소의 서비스가 2017년에는 3,216개소로 증가하였다. 그러나 주 · 야간보호서비스와 재가지원서비스가 증가하고, 다른 서비스는 감소 추세를 보이며, 방문간호서비스는 매우 적은 것으로 나타났다.

① 방문요양서비스

가정에서 신체적 · 정신적 장애로 일상생활에 어려움을 겪고 있는 노인들에게 필요한 신체활동 및 가사활동 등 각종 편의를 제공하여 지역사회 내에서 건전하고 안정된 노후를 영위하도록 하는 서비스이다. 구체적인 서비스의 내용은 다음과 같다.

- 신체적 수발에 관한 사항
  - 세면도움, 구강관리, 머리 감기기, 몸단장, 옷 갈아입히기, 목욕도움, 식사도움, 체위변경, 이동도움, 신체기능의 유지 · 증진, 화장실 이용하기 등
- 일상생활 지원에 관한 사항
  - 가사지원서비스: 취사, 생활필수품 구매, 청소 · 세탁 · 주변정돈 등의 서비스
  - 개인활동서비스: 외출 시 동행 · 부축 등 개인활동에 관한 서비스
  - 우애서비스: 안부전화 및 방문, 말벗, 편지 전달, 생활상담 등

② 주 · 야간보호서비스

부득이한 사유로 가족의 보호를 받을 수 없는 심신이 허약한 노인과 장애 노인들에게 주간 또는 야간 동안 필요한 각종 편의를 제공하여 시설에서 보호하도록 하여 노인의 생활안정과 심신기능의 회복을 도모하는 서비스이다. 구체적인 서비스의 내용은 다음과 같다.

- 생활지도 및 일상동작훈련 등 심신의 기능회복 및 강화를 위한 서비스
- 급식 및 목욕서비스
- 취미, 오락, 운동 등 여가생활서비스
- 이용노인가족에 대한 상담 및 교육 등

③ 단기보호서비스

부득이한 사유로 가족의 보호를 받을 수 없어 일시적으로 보호가 필요한 심신이 허약한 노인과 장애노인을 시설에 단기간 입소시켜 보호하고 필요한 각종 서비스를 제공하는 서비스이다. 1개월에 15일 동안 이용할 수 있으며, 구체적인 서비스의 내용은 다음과 같다.

- 급식, 치료, 그 밖의 일상생활에 필요한 편의를 제공하는 서비스
- 그 밖에 노인요양시설 또는 노인요양공동생활가정의 사업에 준하는 서비스

④ 방문목욕서비스

목욕장비를 갖추어 심신이 허약하고 장애가 있는 재가노인을 방문하여 목욕서비스를

제공하는 서비스로서, 구체적으로 목욕준비, 입욕 시 이동보조, 몸 씻기, 머리말리기, 옷 갈아입히기 등이 있다.

⑤ 재가노인지원서비스

가정에서 신체적 · 정신적 장애로 일상생활에 어려움을 겪고 있는 노인들에게 노인생활 및 신상에 관한 상담, 재가노인과 가족 등 보호자 교육, 각종 편의를 제공하여 지역사회 내에서 건전하고 안정된 노후를 보낼 수 있도록 하는 서비스이다. 일상생활지원, 정서지원, 주거환경개선지원, 여가활동지원, 지역사회 복지자원연계 등의 서비스이다.

⑥ 노인돌봄기본서비스

2016년 65세 이상 1인 가구는 약 129만 명으로 꾸준히 증가하고 있으며, 이 중 보호가 필요한 독거노인은 약 24만명으로 추정되고 있다(표 8-21).

표 8-21 1인 가구 연도별 추이

(단위: 천 가구)

구분	1990년	1995년	2000년	2005년	2010년	2015년	2016년
전체 노인 수	963	1,251	1,734	2,448	3,111	3,720	3,867
65세 이상 1인 가구	193	349	543	783	1,066	1,223	1,294
1인 가구 비중(%)	20.0	27.9	31.3	32.0	34.3	32.9	33.5

출처: 통계청(2017). 2017 고령자 통계.

독거노인의 안전과 생활지원에 대한 요구가 증가함에 따라 2007년부터 독거노인 생활관리사 파견사업(노인돌봄기본서비스)이 실시되고 있다. 대상자는 주민등록상 동거자 유무에 상관없이 실제 혼자 살고 있는 독거노인으로 소득, 건강상태, 주거, 사회적 접촉 등의 수준을 평가하여 서비스욕구가 높은 노인을 선정한다.

2017년에는 노인돌보미(9,600명)를 파견하여 독거노인(약 24만 명)에 대한 생활실태 및 복지욕구 파악, 안전확인 및 생활교육 실시, 노인 관련 보건복지서비스 연계활동을 통해 독거노인에 대한 맞춤형 복지서비스를 제공하고 있다.

(4) 노인여가복지시설

급속한 산업화로 인한 사회가치와 사회구조의 변화는 노인의 사회 적응력을 떨어뜨리고 경제활동의 기회를 박탈하여 노인을 사회적으로 소외시켰다. 노인의 문제는 어느 계층 일부의 문제가 아니고 사회문제가 되었다. 얼마 전까지만 해도 노인복지는 저소득층 노인과 건강하지 않은 노인에 대한 복지가 전부인 것처럼 생각돼 왔었다.

그러나 산업구조의 변화, 사회가치와 사회구조의 변화 속에서 노인인구의 급속한 증가는 이전의 선별적이고 일방적인 사회복지시스템으로는 더 이상 노인이 가지고 있는 다양한 욕구를 해결하는 데 한계를 가질 수밖에 없게 되었다. 따라서 건강한 노인과 건강하지 않은 노인, 저소득층 노인과 중산층 이상의 노인들의 서로 다른 복지욕구에 대해 다양하고 전문적이며 개별적인 정책적 접근이 필요하게 되었다.

이러한 관점에서 노인복지서비스의 방향도 저소득층 노인에서 일반노인을 대상으로 하는 보편적 복지로의 체계 및 인식 전환을 가져오고 있다. 이런 의미에서 노인 여가문화를 활성화시키는 지원이 필요한 것이다.

정부는 노인들이 활기찬 노후생활을 보낼 수 있도록 다양한 여가활동을 지원하여 노인들의 사회활동 참여욕구를 충족시켜 보람있는 노후생활을 보내도록 하고 있다.

대표적인 지역사회 노인여가복지시설인 경로당은 2017년 기준 65,604개소가 운영되고 있다. 2006년부터 시행되고 있는 경로당의 다양한 프로그램 및 서비스들은 가능한 모든 경로당에서 누락 없이 지원될 수 있도록 경로당 순회프로그램 관리자를 배치하여 지역사회 내의 프로그램과 서비스를 연계, 조정, 지원하고 있다.

노인복지관은 2017년 기준 364개소가 설치 · 운영되고 있으나 아직 미설치 지역이 많아 계속적인 시설 신축이 필요하다. 2005년부터는 노인복지관지원사업이 지방이양 사업으로 분류되어 행정자치부에서 13개 지역에 노인복지관 신축에 필요한 예산의 일부를 분권교부세 형태로 지원하고 있다. 노인복지관은 다양한 계층의 노인들이 이용하는 만큼 각각의 특성에 적합한 프로그램을 마련하여 운영하여야 하고 앞으로 더욱 많은 노인들이 이용할 것으로 기대된다.

'노인교실'은 일반적으로 '노인대학', '노인교실', '노인학교' 등의 다양한 명칭으로 통용되고 있으며, 2017년 말 현재 전국적으로 1,356개소가 설치 · 운영되고 있다(표 8-22).

표 8-22 노인여가복지시설 현황(2018)

(단위: 개소)

구분	경로당	노인교실	노인복지관
시설수	65,604	1,356	364

출처: 보건복지부(2018), 2018 노인복지시설 현황.

노인복지관, 경로당, 노인교실 등의 노인여가복지시설이 전국적으로 운영되고 있으나 외국에 비해 우리나라의 노인들은 주로 집안 내에서 소극적으로 여가활동을 하고 있는 실정이다.

정부는 노인들이 창조적이고 적극적인 여가를 보낼 수 있도록 다양한 프로그램을 개발 · 보급하고, 노인복지관을 확충하고, 경로당 운영을 활성화할 수 있는 다각적인 방안을 마련하고자 노력하고 있다.

(5) 요양보험 전문인력양성 제도화 추진

질높은 요양서비스를 제공하기 위하여 정부는 노인장기요양보험제도를 구축하여 충분한 경험과 교육을 받은 노인요양 전문인력(장기요양요원, 장기요양관리요원)의 양성 · 제도화를 추진하였다. 장기요양요원은 장기요양기관에 소속되어 노인 등의 신체활동 또는 가사활동 지원 등의 업무를 수행하는 자로서 노인복지법상 요양 · 간병인력 등을 활용한다. 이에 따라 정부는 노인복지법을 개정하여 기존의 생활지도원, 가정봉사원을 '요양보호사' 제도로 확대 개편하여 요양서비스 인력의 전문성을 강화하였다.

요양보호사는 시 · 도지사에게 신고된 교육기관(요양보호사교육기관)에서 소정의 교육과정을 이수한 자로 요양보호사의 자격(등급 및 등급별 교육과정 등), 요양보호사교육기관의 신고절차, 설치기준 등 필요한 사항은 노인복지법 하위법령에 규정한다.

장기요양관리요원은 장기요양인정 신청인에 대한 방문조사(1차 등급판정 및 욕구조사), 장기요양이용계획서 작성 및 제공, 장기요양급여의 질 관리 등의 업무를 수행하는 자로서 별도의 국가자격제를 두지 않고 간호사, 사회복지사 등을 채용하여 소정의 교육 후 활용한다.

정부는 노인요양 전문인력 양성체계를 구축하고 노인장기요양보험제도가 원활히게 정착하여 요양이 필요한 노인에게 질 높은 서비스를 제공하고자 하였다.

① 노인복지시설에 요양보호사 배치

요양보호사란 노인 등의 신체활동 또는 가사활동 지원 등의 업무를 전문적으로 수행하는 인력을 말한다.

■ 요양보호사 1급

- 장기요양급여수급자에게 신체활동 또는 가사활동 지원서비스를 제공한다.
- 장기요양급여수급자가 아닌 복지대상자에게 신체활동 또는 가사활동 지원서비스를 제공한다.

■ 요양보호사 2급

- 장기요양급여수급자에게 신체활동을 제외한 가사활동 지원서비스를 제공한다.
- 장기요양급여수급자가 아닌 복지대상자에게 신체활동 또는 가사활동 지원서비스를 제공한다.

4. 노인의 질병예방 및 건강증진

우리나라의 2017년도 노인인구는 708만 명으로 전체 인구의 13.8%에 이른다. 2000년 노인인구가 전체 인구의 7.2%(339만 명)로 고령화사회에 도달하였다. 이후 고령인구가 급속하게 증가하여 2018년에는 전체 인구의 14.3%(738만 명)에 이르는 고령사회에 진입하고, 2025년에는 20%(1,051만 명)에 이르는 초고령사회로 진입할 것으로 예측되고 있다. 고령사회에 이르는 속도가 다른 선진국들에 비해 훨씬 빠르며, 노년부양비와 노령화지수의 급격한 증가로 노인복지문제가 사회적 중요 이슈로 대두되고 있다.

노인들은 자연적 노화 이외에 관절염, 중풍(뇌졸중), 당뇨병 등 각종 만성질환과 치매, 정신질환에 의한 생활장애를 겪고 있다. 이러한 장기요양보호가 필요한 노인보건의 문제는 비단 노인뿐만 아니라 가족과 사회구성원 모두에게 중요한 문제가 되고 있다.

노인보건은 기본적으로 질병관리보다는 질병예방 및 건강증진 또는 생활기능의 장애예방에 목표를 두고 노인의 건강을 체계적으로 보장하여야 할 것이나 아직 부족한 점이 많은 것이 현실이다.

노인의 질병예방 및 건강증진을 위하여 노인 건강검진, 노인 안검진, 무료치매 정밀검사 지원 및 전국노인건강축제 등을 실시하고 있다.

1) 노인건강검진 및 안검진사업

노인질환을 조기에 발견하고 건강지도 및 보건교육을 실시하여 노인건강증진을 도모하고자 1983년부터 국민기초생활보장 수급노인을 대상으로 무료 노인건강진단을 실시하였고 매년 검진대상과 건강진단 항목을 확대해 왔다.

2005년부터는 정부의 지방이양 방침에 따라 국고지원 예산을 분권교부세에 포함하여 지원하게 되었으며, 건강진단사업의 세부실시계획은 지자체에서 자체 계획을 수립하여 자율적으로 실시토록 하였다. 노인건강진단은 1차와 2차로 구분 · 실시하여 1차 건강진단은 12개 항목의 기본검사를 하고, 검사 결과 질환 의심자에 대해서는 30개 항목의 정밀검사인 2차 건강진단을 받도록 하고 있으며 지역 특성에 따라 검진항목을 조정할 수 있도록 하였다.

검사 후 유질환자는 보건소의 등록관리 및 공공의료기관과의 연계에 의한 방문보건 또는 의료서비스를 체계적으로 제공하여 노인병 예방과 치료에 힘쓰고 있다. 또한 치매 조기검진사업, 노인 안검진사업 등과도 연계하여 내실 있는 노인건강진단이 되도록 노력하고 있다.

2003년부터는 저소득층 노인에 대한 정밀 안검진을 실시하여 안질환을 조기 발견하고 적기에 치료함으로써 노인들의 실명을 예방하고 일상생활이 가능한 시력을 유지하도록 지원하고 있다. 검사결과 안경이나 돋보기가 필요한 노인에게는 안경을 기증하고, 백내장 등 개안수술이 필요한 노인에게는 수술비 지원을 통해 노인 및 가족의 의료비 부담을 경감하고, 대상자의 단계적 확대로 노인건강을 체계적으로 보장하고자 노력하고 있다(표 8-23, 표 8-24).

표 8-23 2017년 노인 주요 안질환 분포

(단위: %)

백내장	건성안	결막, 공막질환	굴절이상	망막질환	기타
39.4	28.5	3.9	5.4	4.3	18.5

출처: 보건복지부(2018). 2017 보건복지백서.

표 8-24 2017년 노인 안검진 및 개안수술 실적

검진인원(명)	진단 결과(명)		개안 수술(안)	
	안질환자	정상	백내장	망막질환 등 기타
11,311	10,942	369	4,940	641

출처: 보건복지부(2018). 2017 보건복지백서.

특히, 안질환 및 노안으로 인하여 시력이 약화된 노인들을 대상으로 일상생활 적응을 지원하기 위한 재활프로그램을 시범적으로 실시하고 있으며, 실명 또는 시각장애의 심화를 예방하려는 노력을 하고 있다.

2) 치매노인관리사업

2017년 65세 이상 노인인구의 약 10.2%가 치매노인으로, 72만 명에 이르고 있다. 이 비율은 노인인구 증가에 따라 지속적으로 늘어날 것으로 예상된다. 치매의 위험이 높은 경도인지장애는 65세 이상 노인 중 25%에 이르는 것으로 추정된다. 치매는 치매노인의 고통은 물론, 가족의 정신적 · 육체적 · 경제적 부담이 매우 심각한 것이 그 특징이라 할 수 있다(표 8-25).

이러한 치매노인문제에 대응한 종합적인 관리체계가 미비하고 전문요양시설 및 전문진료기관이 부족하다. 더구나 전문인력 양성체계 및 종합적인 연구기능도 미흡한 상태이다.

정부는 2002년도에 '노인보건복지 종합대책' 및 '실행계획'을 수립하여 치매노인문제에 대한 대책을 마련 · 추진하였으며, 계속해서 치매예방 및 극복을 위한 대책을 수립하여 적극적으로 추진해 나아가고 있다.

표 8-25 치매노인 현황 및 전망(추계)

(단위: 천 명)

구분	2012년	2013년	2014년	2015년	2016년	2017년	2020년	2030년
65세 이상 인구 수	5,193	6,138	6,386	6,624	6,864	7,119	8,084	12,691
65세 이상 치매노인 수	445	576	612	648	686	725	840	1,272
치매 유병률(%)	8.6	9.4	9.6	9.8	10.0	10.2	10.4	10.0

자료: 보건복지부. 2012 치매 유병률 조사(분당 서울대병원).
출처: 보건복지부(2018). 2017 보건복지백서.

전국 보건소에 치매상담센터를 설치하고 치매상담 전문요원을 배치하여 치매 환자의 등록, 상담, 간병지도, 치료에 대한 각종 정보를 제공하고 있다. 아울러 치매의 예방과 함께, 환자의 조기발견을 통한 치료효과를 도모하고 있으며 지역사회의 종합적인 치매관리사업을 수행하는 데 필요한 종합적인 매뉴얼을 보급하고 있다.

또한 치매노인 배회구조를 위한 신원확인 팔찌를 연간 4천여 개씩 보급하고 있는데, 이는 집을 나가 배회할 우려가 있는 치매노인을 쉽게 찾아 줄 수 있도록 하여 치매가족의 고통과 부담을 경감해 주는 등 치매노인의 안전한 생활을 원조하기 위해서이다.

그리고 2006년도에는 민간단체를 활용하여 16개 치매 거점병원을 선정하고 인근 보건소와 연계한 치매 무료 정밀검진사업을 시범 실시하였으며 2007년부터 사업주체를 보건소로 변경하여 확대해 나가고, 치매전문인력 양성교육 체계도 구축해 나가고 있다.

중증 치매노인을 위해 노인전문요양시설 건립과 시설운영비를 지원하고 있다. 2006년 말 현재 총 815개소 시설에 국민기초생활보장 수급대상자 및 저소득층의 치매 등 중증질환 노인들이 보호를 받았다. 2008년 7월 노인장기요양보험제도 시행에 대비하여 2008년까지 1,543개소로 확충함으로써 가정 등에서 보호하기 어려운 중증 치매노인을 보호하여 치매노인 가정안정을 도모하고 있으며 치매요양병원도 2006년도에 5개소를 신축하는 등 총 31개소를 설치하였다.

그리고 치매 관련 전문적 연구 및 정보수집을 효율적으로 관리해 나가기 위하여 질병관리본부에 뇌의약학 연구센터를 설치하여 운영하였다.

또한 「치매관리법」이 2011년 8월 제정됨에 따라, 중앙-권역-지역단위로 구성된 국가치매관리체계를 구축하고 치매종합관리계획을 수립 · 추진하여 치매조기검진, 치매치료관리비 지원, 치매사례관리 등 치매예방관리사업을 확대 실시하여 왔다.

2014년부터 치매검사 제공, 장기요양보험 치매등급 신설, 치매가족 자조모임 운영을 지원하고 있다.

2017년 12월부터 전국 252개 보건소에 치매안심센터가 설치되어 치매노인과 가족이 1:1

맞춤형 상담, 검진, 관리, 서비스 연결까지 통합적인 지원을 받을 수 있게 되었다.

3) 전국노인건강축제 실시

노인복지관, 노인교실, 구민회관, 지역사회 생활체육시설 등에서 수행하고 있는 노인운동 프로그램에 노인들의 참여를 유도하고, 지역사회 내에 노인들이 운동을 실천하는 분위기를 확산하기 위해 제1회 전국 노인건강 대축제를 2006년 전라북도 전주에서 개최하였다. 노인이 쉽게 참여할 수 있는 건강체조, 에어로빅, 스포츠댄스, 장수춤, 배드민턴, 게이트볼 등의 종목을 중심으로 추진하고, 종목별로 노인 관련 단체가 주관하고 지자체가 지원하는 방향으로 추진하여 노인들의 자발적인 참여를 도모한다.

5. 노인소득보장제도

1) 연금

(1) 경로연금

경로연금제도는 전 국민연금제도 시행을 앞두고 연령상의 이유로 전 국민연금이 시행되어도 연금에 가입할 수 없었던 저소득 노인의 소득보장을 위하여 1998년 「노인복지법」을 개정 시행함으로써 도입되었다. 이 제도는 저소득 노인의 경제적 지원을 통해 노후에

표 8-26 주요 노인복지사업 중 노후 소득 보장

구분	장기요양인정점수
노후 소득 보장	• 국민연금 개선 • 기초연금 지급 • 맞춤형 노인일자리 제공
건강 보장	• 노인장기요양보험 보장성 확대 및 서비스 품질 제고 • 치매 검진 및 치료 · 관리 • 노인 건강 운동 • 노인 안검진 및 개안 수술 • 노인 무릎관절수술 지원
사회 참여 확대	• 노인 자원봉사 활성화 • 노인 여가 활동 지원 등
사회서비스 제공 등	• 노인돌봄서비스 • 노인 안전 · 안부 확인 서비스 • 노인학대 상담 서비스 • 장사 인프라 확충 및 품위 있는 장사문화 창출 등

출처: 보건복지부(2018). 2017 보건복지백서.

조금이나마 편안한 삶을 지원하고자 1991년부터 70세 이상 생활보호대상 노인에게 지급하던 노령수당을 65세 이상으로 확대하여 발전시킨 것으로, 공공부조 부가급여와 공적연금 보완의 성격을 갖는다.

(2) 기초연금

2007년 4월, 생활이 어려운 노인의 생활안정을 지원하여 복지를 증진하기 위한 기초노령 연금제도 도입을 내용으로 하는 「기초노령연금법」이 2007년 4월에 통과되었다. 기초노령 연금제도는 2008년 1월부터 70세 이상 노인 중 소득인정액 하위 60%에 해당하는 노인을 대상으로 시행되었으며, 2008년 7월부터는 65세 이상으로, 2009년 1월부터는 65세 이상 노인 중 소득인정액 하위 70%로 지급대상을 지속적으로 확대해왔다.

이에 따라 수급대상자는 2008년에는 12월 말 기준 약 290만 명에 이르렀으며, 공적 노후소득보장률은 2007년 35.2%에서 2009년 82.5%로 증가하여 노인들의 빈곤율 개선에 기여하였다. 2011년도에는 382만 명의 노인이 기초노령연금을 수급하였다(표 8-27).

표 8-27 확대시행 단계별 기초노령연금 지급현황

단계	기간	대상	지급인원
1단계	2008. 1~6월	70세 이상 노인의 60%	2008년 6월 194만 명
2단계	2008. 7~12월	65세 이상 노인의 60%	2008년 12월 290만 명
3단계	2009. 1월~	65세 이상 노인의 70%	2011년 12월 382만 명

출처: 보건복지부(2011). 보건복지백서

2014년 7월부터 기초노령 연금제도가 폐지되고, 기초연금제도가 새롭게 시작되었다. 만 65세 이상 노인 중에서 상대적으로 형편이 어려운 70%의 노인에게 지급된다.

2) 노인 일자리 및 사회활동 지원

노인이 활기차고 건강한 노후생활을 영위할 수 있도록 다양한 일자리 · 사회활동을 지원하는 취지에서 2004년 노인일자리 사업을 시작하였으며, 2016년부터는 '봉사' 성격의 노인사회 활동과 '근로' 성격의 노인일자리를 구분하여 운영하고 있다(2017 보건복지백서).

(1) 노인일자리사업

노인들에게 제공되는 일자리는 주로 국가발전이나 국민의 삶의 질 향상을 위해 반드시 필요하나 수익성이 낮아 민간시장에서 배제된 일자리이며, 국가경제가 발전하고 노인

역량이 증대되는 것에 발맞춰 민간시장 내에서도 경쟁력을 가질 수 있는 일자리도 점차 늘려가고 있다(표 8-28).

표 8-28 노인 일자리 및 사회활동 지원사업 실적 현황(2017)

구분		목표		성과	
		사업량(개)	비율(%)	사업량(개)	목표대비 달성률(%)
합계		466,232	100	496,200	106
노인사회활동	공익 활동	336,672	100	359,932	107
	재능나눔 활동	44,900	72.2	44,714	100
노인 일자리	인력파견형	18,950	9.6	17,039	90
	시니어 인턴십	6,900	4.1	5,268	76
	시장형 사업단	54,560	1.5	64,573	118
	고령자친화기업	1,250	11.7	1,332	107
	기업연계형	3,000	0.3	3,342	111

출처: 보건복지부(2018). 2017 보건복지백서.

대표적인 일자리로는 초등학교 급식도우미사업, 친환경 EM활용사업, 도서관 관리지원사업 등 공공성이 높은 공익형 일자리, 전문지식을 가진 특정분야의 유경험자가 교육기관 등에서 한자, 서예, 예절, 숲생태, 문화재를 강의 및 해설하는 교육형 일자리, 사회소외계층을 직접 방문하여 보호서비스를 제공하는 노노(老-老)케어 등 복지형 일자리, 소규모 사업을 공동으로 운영하여 자체수익을 창출하는 시장형 일자리, 수요처의 요구에 의해 일정기간 동안 연속적인 활동의 대가로 보수를 지급받는 인력파견형 일자리 등이 있다(표 8-29).

2013년 수립된 노인일자리 종합계획에 이어, 제2차 노인일자리 및 사회활동 종합계획을 마련하였다. 이번 계획은 그간 양적 확대 중심의 노인일자리를 질적 중심으로 개편하는 노인일자리 패러다임 전환에 큰 의미를 두고 있다. 주요 내용으로는 2022년까지 80만개 노인일자리를 확대하고 동시에 참여자 역량 및 보호강화, 인프라 강화, 안정된 민간일자리 확대, 사회공헌 일자리 도입을 목표로 하고 있다.

2017년 추진된 노인일자리를 살펴보면 공익활동 336천개, 재능나눔 45천개, 시장형 사업단 55천개, 인력파견형 19천개, 고령자친화기업 · 시니어인턴십 · 기업연계형 등 민간일자리 12천개로, 총 46만 7천개의 일자리를 제공하였다.

표 8-29 노인 일자리 및 사회활동 지원사업 유형 및 내용

유형		내용	지원	대상
사회 활동	공익활동	지역사회 공익 증진을 위한 프로그램(23개, 老老케어 · 보육시설 봉사 · 청소년 선도 등)	월27만/9(12)개월 활동비	기초연금 수급자
	재능나눔	노인의 재능(자격, 경력)을 활용한 상담안내, 학습지도 등	월10만/6개월 활동비	만 65세 이상
민간 노인 일자리	인력 파견형	교육수료자 또는 업무능력보유자를 수요처로 연계(가사 · 간병인, 경비원, 지역일손 도우미 등)	연15만원 사업비	만 60세 이상
	시니어 인턴십	기업인턴(3개월) 후 계속고용 유도 목적 인건비 지원	월 최대 55만원/6개월(3+3개월) 인건비 보조	
	시장형 사업단	소규모 매장 · 전문 직종 사업단 등 공동 운영하여 수익창출(실버카페, 반찬가게, 지역영농 사업 등)	연210만원 사업비	
	고령자 친화기업	노인다수고용기업 설립 또는 우수고용기업 지원(기업인증형 · 모기업 연계형 · 시장형 사업단 발전형 · 브릿지형 등)	최대 3억원 사업비	
	기업 연계형	기업에 노인고용확대를 위한 간접비 지원(노인일자리 창출 모델 개발 및 설비 · 서비스 지원 등)	최대 250만원 내외 사업비(설비 등)	

시장형사업단은 2016년 공익활동에서 시장형사업단으로 재편한 사업 중 근로자성이 약하고 수익 창출이 어려운 지역사회 환경개선, 노인일자리 모니터링, 주정차 질서계도 사업을 다시 공익활동으로 편성하였고, 사업비도 1인당 200만원으로 일원화 하여 운영하였다. 시장형사업단 중 전문서비스형은 2016년 공익활동에서 전환된 사업임을 감안하여 저소득층 참여를 확대하고자 기초연금수급자에 대해 가점을 부여하였다.

수요처로 노인을 파견하는 인력파견형 사업은 그간 사업자 등록이 없는 수요처를 인정하지 않았으나, 지역일손도우미, 가사육아도우미, 예식 혼례 및 장례종사자 등 사업자 등록이 없는 수요처에 대해서도 일부 인정하였다.

노인의 경륜과 능력을 활용하여 민간에서 경쟁력을 갖추고 양질의 노인일자리를 창출할 수 있는 기업의 설립과 운영을 지원하는 고령자친화기업은 최소 고용인원 기준 설정에 따른 진입장벽으로 인한 참여유인 약화 및 지정년도 보조금 집행 · 정산 지침에 따라 무리한 설비투자 및 생산라인 증설 · 자산구입 등 비효율적 투자가 빈번하다는 문제가 제기 되어 제도개선을 추진하였다. 이에 따라 지원방식을 단년도에서 성과연계 다년도 지원으로 전환하고, 최소 고용 인원을 기존 30명에서 업종별 10~20명으로 차등하였다.

아울러, 2017년 3월 성장지원센터를 설치하여 고령자친화기업 및 시장형사업단의

수익 제고를 위해 기술인증, 제품디자인, 판로수출지원등 총 140건의 컨설팅을 실시하였다.

또한 2017년 기업연계형 사업이 새롭게 추진되었다. 기업이 적합한 노인일자리를 창출하고 유지하는데 필요한 간접비용 등을 지원하여 노인 고용 확대를 도모하고자 하였다(2017 보건복지백서).

(2) 대한노인회 취업지원센터 운영

정부는 노동시장 내에서 경쟁력을 확보하고 있는 노인들의 욕구에 부합하여 민간취업인력파견형 일자리 프로그램을 활성화하기 위해 대한노인회 일부 지회(70개소)에서 운영되고 있던 취업알선 업무를 2004년부터 대한노인회 16개 연합회와 237개 지회의 취업지원센터로 확대 설치 · 운영하고 있으며, 중앙회에 취업지원본부를 두어 사업을 총괄하게 하고 있다.

취업지원센터는 구직희망 노인의 상담, 알선, 취업, 연계조정, 사후관리 서비스를 통해 행정사무원, 경비원, 안내원, 청소원, 판매원 등의 민간취업 인력파견형 일자리를 제공하고 있다. 2017년 12월 31일 기준 27,025명의 일자리를 창출하였으며, 앞으로도 구직자와 구인처 모두에게 맞춤형 일자리를 제공하기 위한 노력을 지속해 나갈 계획이다.

주요 사업내용은 다음과 같다.

- 취업희망 노인에 대한 취업상담 및 알선, 취업, 사후관리, 취업지원 관련기관과의 연계 및 조정
- 지역사회업체 및 기관(단체) 대상으로 노인 구인처 개발
- 취업희망 노인의 능력과 적성에 맞는 교육프로그램 개발 및 시행
- 경로당 공동작업장 운영 활성화 지원
- 취업 희망 노인을 자원봉사 등 사회참여 활동과 연계
- 노인취업 지원사업에 대한 지속적인 홍보활동 추진
- 지역사회 내 노인취업 정보네트워크 구축

(3) 노인일자리 박람회개최

일자리를 찾는 노인에게 공공분야 또는 민간분야의 일자리를 연계해주고 '노인도 일할 수 있다'라는 사회적 분위기를 환기시키는 계기를 마련한다. 노인인력활용 우수업체 발굴 및 홍보의 장을 마련하고 일자리를 찾는 노인의 DB를 구축하여 구인-구직 시스템 활용을 지원한다.

(4) 노인자원봉사 활성화

노령전문인의 지식과 경험, 재능 등을 활용하기 위해 2007년부터 전문노인자원봉사 프로그램을 운영 · 지원하고 있으며, 2011년부터 대한노인회 노인자원봉사지원센터를 통해 경로당을 중심으로 하는 노인자원봉사클럽을 조직 · 운영하여 노인의 적극적인 사회참여기회를 제공하고 있다.

노인자원봉사는 시설봉사, 환경보호, 교통정리 등 단순 노력봉사 활동으로 집중화하고 있으며, 2017년에는 3,560의 클럽이 활동하였다.

6. 노인장기요양보험제도

장기요양보장제도는 노화 등에 따라 거동이 불편한 사람에 대하여 신체활동이나 일상가사활동을 지속적으로 지원해주는 문제가 사회적 이슈로 부각되는 상황 등 사회변화에 따른 새로운 복지수요를 충족하기 위해서 만들어진 제도이다. 특히, 고령화의 진전과 함께 핵가족화, 여성의 경제활동참여가 증가하면서 종래 가족의 부담으로 인식되던 장기요양문제가 이제 더 이상 개인이나 가계의 부담으로 머물지 않고 이에 대한 사회적 · 국가적 책무가 강조되고 있으며 이와 같은 사회 환경의 변화에 대처하기 위하여 사회보험방식 및 조세방식으로 그 재원을 마련하여 장기요양보장제도를 도입하여 운영하고 있다.

1) 노인장기요양보험제도의 목적

노인장기요양보험제도는 고령이나 노인성 질병 등의 사유로 일상생활을 혼자서 수행하기 어려운 노인에게 신체활동 또는 가사활동 지원 등의 장기요양급여를 제공하여 노후의 건강증진 및 생활안정을 도모하고 그 가족의 부담을 덜어줌으로써 국민의 삶의 질을 향상시키는 것을 목적으로 시행하는 사회보험제도이다.

2) 노인장기요양보험제도의 추진과정

노인장기요양보험제도의 추진과정은 다음과 같다.

- 2001. 08 8 · 15 경축사에서 「노인요양보장제도 도입」 제시
- 2005. 09 「 노인수발보장법」 제정을 위한 공청회 개최
- 2006. 02 정부입법안 「노인수발보험법」 국회제출, 국무회의 통과
- 2007. 03 「노인장기요양보험법」으로 법안심사 및 의결
- 2007. 04 「노인장기요양보험법」 제정
- 2008. 07 「노인장기요양보험법」 시행

3) 노인장기요양보험제도 내용

(1) 노인장기요양보험 신청대상

노인장기요양보험의 신청대상은 65세 이상의 노인 및 65세 미만으로 노인성 질환(치매, 뇌혈관성 질환, 파킨슨병 등)을 가진 국민으로 6개월 이상 혼자 일상 생활이 어려운 자이다.

(2) 등급판정기준

등급판정은 '건강이 매우 안 좋다', '큰 병에 걸렸다.' 등과 같은 주관적인 개념이 아닌 '심신의 기능상태에 따라 일상생활에서 도움(장기요양)이 얼마나 필요한가?'를 지표화한 장기요양인정점수를 기준으로 한다. 장기요양인정점수를 기준으로 표 8-30과 같은 5개 등급으로 등급판정을 한다.

표 8-30 등급판정 기준

등급	심신의 기능상태	장기요양인정점수
1등급	일상생활에서 전적으로 다른 사람의 도움이 필요한 상태	95점 이상
2등급	일상생활에서 상당부분 다른 사람의 도움이 필요한 상태	75점 이상 95점 미만
3등급	일상생활에서 부분적으로 다른 사람의 도움이 필요한 상태	60점 이상 75점 미만
4등급	심신의 기능상태 장애로 일상생활에서 일정부분 다른 사람의 도움이 필요한 상태	51점 이상 60점 미만
5등급	치매(제2조에 따른 노인성 질병으로 한정한다) 환자	45점 이상 51점 미만

(3) 재원조달

노인장기요양보험에 소요되는 재원은 장기요양보험료와 국가 및 지방자치단체의 부담 및 장기요양급여 이용자가 부담하는 본인일부부담금으로 운영된다.

노인장기요양보험 재정 운용 현황과 노인장기요양보험료(율) 현황을 살표보면 표 8-31, 표 8-32와 같다.

① 장기요양보험료 징수

장기요양보험 가입자는 건강보험 가입자와 동일하며, 장기요양보험료는 건강보험료액에 장기요양보험료율을 곱하여(2017년도 보험료율: 6.55%) 부과 징수한다. 공단은 건강보험료와 장기요양보험료를 통합 징수하되 이를 구분하여 고지한다.

장기요양보험 가입자가 지역가입자인 경우 100% 본인이 부담하지만, 직장가입자인 경우 그 사용자와 국가, 지방자치단체, 사립학교가 아래와 같이 부담한다.

표 8-31 노인장기요양보험 재정 운용 현황

(단위: 억 원)

구분		2015년	2016년	2017년
총재정	수입	43,253	46,635	50,846
	– 요양보험료	28,479	30,506	32,328
	– 국고지원금	5,166	5,525	5,822
	– 의료급여부담금	8,812	9,773	12,069
	– 기타수입	796	831	627
	지출	42,344	47,067	54,139

출처: 보건복지부(2018). 2017 보건복지백서.

표 8-32 노인장기요양보험료(율) 현황

(단위: 원)

구분	2011년	2012년	2013년	2014년	2015년	2016년	2017년
보험료율(%)	6.55	6.55	6.55	6.55	6.55	6.55	6.55
세대별 월평균 보험료	5,132	5,476	5,696	5,909	6,120	6,375	6,581

출처: 보건복지부(2018). 2017 보건복지백서.

- 근로자인 직장가입자와 그 사용자: 각각 50% 분담
- 공무원 · 교직원인 직장가입자와 소속 국가 · 지방자치단체 · 사립학교: 각각 50% 분담 (사립학교의 경우 당해 학교가 30%, 국가가 20% 분담)

② 국가의 부담

- 국국고 지원금: 국가는 매년 예산의 범위 안에서 당해 연도 장기요양보험료 예상 수입액의 100분의 20에 상당하는 금액을 공단에 지원
- 국가 및 지방자치단체 부담: 국가와 지방자치단체는 의료급여수급권자에 대한 장기요양급여비용, 의사소견서 발급비용, 방문간호지시서 발급비용 중 공단이 부담해야 할 비용 및 관리운영비의 전액을 부담

③ 본인일부부담금

수급대상자가 실제 요양서비스를 받은 시점에서 장기요양기관에 본인일부부담금을 납부한다.

- 재가급여: 당해 장기요양급여비용의 100분의 15
- 시설급여: 당해 장기요양급여비용의 100분의 20
- 국민기초생활보장법에 의한 수급자는 전액 면제
- 의료급여수급권자, 소득 · 재산 등 보건복지부장관이 정하여 고시하는 일정금액 이하인 자는 본인일부부담금을 50% 경감

(4) 장기요양등급판정위원회

시 · 군 · 구 단위로 위원장 1인, 시장 · 군수 · 구청장이 추천한 위원 7인과 의사 또는 한의사 1인을 포함한 위원 15인을 구성한다. 위원은 의료법에 따른 의료인, 사회복지사업법에 따른 사회복지사, 시 · 군 · 구 소속공무원 및 법학 또는 장기요양에 관한 학식과 경험이 풍부한 자로 임명한다.

(5) 등급판정절차

등급판정절차는 **그림 8-2**와 같다.

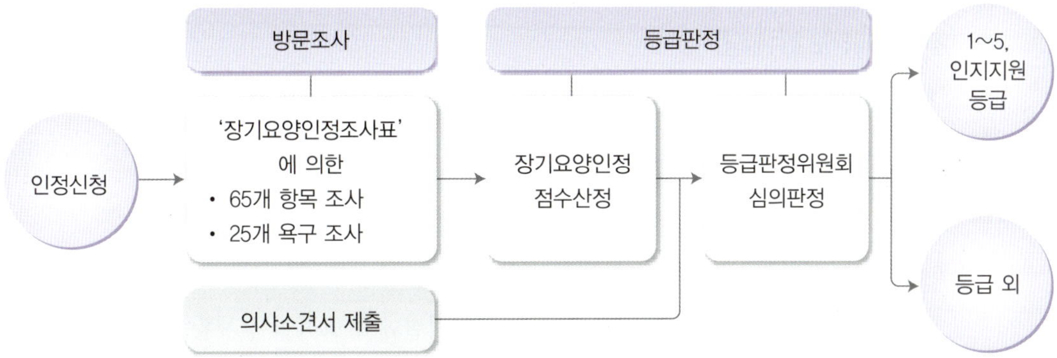

그림 8-2 등급판정절차

(6) 장기요양등급 판정항목

신체기능에 12항목, 인지기능에 7항목, 행동변화에 14항목, 간호처치에 9항목 및 재활에 10항목으로 구성되었다.

4) 요양보험급여의 종류

(1) 재가급여

① 방문요양(방문당)

장기요양요원이 수급자의 가정 등을 방문하여 신체 활동 및 가사활동 등을 지원하는 장기요양급여이다.

② 인지활동형 방문요양(방문당)

장기요양 5등급 수급자에게 인지자극활동 및 잔존기능 유지 · 향상을 위한 사회훈련을 제공하는 급여이다. 기존의 방문요양과는 달리 빨래, 식사준비 등의 가사지원은 제공할 수 없으나, 잔존기능 유지 · 향상을 위한 사회활동 훈련을 제공하는 방법으로 수급자와 함께 옷 개기, 요리하기 등은 가능하다.

③ 방문간호(방문당)

의사, 한의사 또는 치과의사의 지시에 따라 간호사, 간호조무사 또는 치위생사가 수급자의 가정 등을 방문하여 간호, 진료 보조, 요양에 관한 상담 또는 구강위생 등을 제공하는 급여이다.

④ 주 · 야간보호(1일당)

수급자를 하루 중 일정한 시간 동안 장기요양기관에 보호하여 목욕, 식사, 기본간호, 치매관리, 응급서비스 등 심신기능의 유지 · 향상을 위한 교육과 훈련 등을 제공하는 급여이다.

⑤ 단기호보(1일당)

수급자를 월 15일 이내 기간 동안 장기요양기관에 보호하여 신체활동 지원 및 심신기능의 유지 · 향상을 위한 교육과 훈련 등을 제공하는 장기요양급여이다.

⑥ 방문목욕(방문당)

장기요양요원이 목욕설비를 갖춘 차량을 이용하여 수급자의 가정을 방문하여 목욕을 제공하는 급여이다.

⑦ 기타 재가급여

수급자의 일상생활 또는 신체활동 지원에 필요한 용구로서 보건복지부 장관이 정하여 고시하는 것을 제공하거나 대여하여 노인장기요양보험 대상자의 편의를 도모하고자 지원하는 장기요양급여이다(예: 휠체어, 전동 · 수동침대, 욕창방지 매트리스 · 방석, 욕조용 리프트, 이동욕조, 보행기 등).

(2) 시설급여

① 노인요양시설(구. 노인전문요양시설)

치매 · 중풍 등의 노인성질환 등으로 심신에 상당한 장애가 발생하여 도움을 필요로 하는 자를 입소시켜 급식 · 요양과 그 밖에 일상생활에 필요한 편의를 제공하는 시설이다.

② (구) 노인요양시설

장기요양기관으로 2008년 4월 4일 이전 기존규정에 따라 설치 신고된 법에서 정한 5년 유예 기준에 따라 노인전문요양 시설, 유료 노인전문요양시설로서 장기요양급여를 제공하는 시설이다.

③ 노인 요양공동생활가정

치매, 중풍 등의 노인성질환 등으로 심신에 상당한 장애가 발생하여 도움을 필요로 하는 자에게 가정과 같은 주거 여건과 급식 · 요양 및 그 밖에 일상생활에 필요한 편의를 제공하는 시설이다.

④ 노인요양시설(단기보호에서 전환)

보건복지가족부령 제161호「노인복지법」시행규칙 일부 개정령에 따라, 단기보호를 제공하는 장기요양기관에서 노인요양시설로 전환한 시설이다.

(3) 특별현금급여

도서벽지 지역 등 요양시설이 없어 불가피하게 가족 등으로부터 요양을 받는 경우에 지원되는 현금급여를 말한다. 가족요양비, 특례요양비, 요양병원간병비가 있다.

가족요양비는 장기요양기관이 현저히 부족한 지역(도서 · 벽지)에 거주하는 자, 천재지변 등으로 장기요양기관이 실시하는 장기요양급여 이용이 어렵다고 인정된 자, 신체, 정신, 성격 등의 사유로 가족 등이 장기요양을 받아야 하는 자에게 지급하는 것이고, 특례요양비는 수급자가 장기요양기관으로 지정되지 않은 장기요양시설 등의 기관과 재가 또는 시설급여에 상당한 장기요양급여를 받은 경우 장기요양급여 비용의 일부를 지급하는 것이다. 요양병원간병비는 수급자가 노인복지법상의 노인전문병원 또는 의료법상의 요양병원에 입원한 때에 장기요양에 사용되는 비용의 일부를 지급하는 것이다. 2013년 현재 특례요양비와 요양병원 간병비는 시행을 유보하고 있다.

5) 요양보호사

(1) 개념 및 법적 근거

요양보호사란 치매 · 중풍 등 노인성 질환으로 독립적인 일상생활을 수행하기 어려운 노인들을 위해 노인요양 및 재가시설에서 신체 및 가사지원 서비스를 제공하는 인력을 말한다. 노인장기요양보험제도 시행('08.7월)에 맞춰 종전 노인복지법상 인력인 가정봉사원과 생활지도원보다 기능 및 지식수준이 강화된 요양보호사 국가자격제도(시 · 도지사 발급)가 신설되었다.

「노인복지법」 제39조의2(요양보호사의 직무 · 자격증의 교부 등)의 내용을 살펴보면 다음과 같다.

① 노인복지시설의 설치 · 운영자는 보건복지부령으로 정하는 바에 따라 노인 등의 신체활동 또는 가사활동 지원 등의 업무를 전문적으로 수행하는 요양보호사를 두어야 한다.

② 요양보호사가 되려는 사람은 제39조의3에 따라 요양보호사를 교육하는 기관(이하 '요양보호사교육기관'이라 한다)에서 교육과정을 마치고 시 · 도지사가 실시하는 요양보호사 자격시험에 합격하여야 한다.

③ 시 · 도지사는 제2항에 따라 요양보호사 자격시험에 합격한 사람에게 요양보호사 자격증을 교부하여야 한다.

④ 시 · 도지사는 제2항에 따라 요양보호사 자격시험에 응시하고자 하는 사람과 제3항에 따라 자격증을 교부 또는 재교부 받고자 하는 사람에게 보건복지부령으로 정하는 바에 따라 수수료를 납부하게 할 수 있다.

⑤ 요양보호사의 교육과정, 요양보호사 자격시험 실시 및 자격증 교부 등에 관하여 필요한 사항은 보건복지부령으로 정한다.

(2) 자격취득방법

요양보호사의 자격취득절차는 **그림 8-3**과 같다.

(3) 요양보호사의 업무

요양보호사는 장기요양기관 등에서 노인들에게 신체활동 및 일상생활활동 서비스를 제공하는 것이 주 업무이며, 「노인복지법」상 노인주거복지시설, 노인의료복지시설(노인전문병원 제외), 재가노인복지시설과 「노인장기요양보험법」상 장기요양기관(요양/재가), 재가장기요양기관(방문간호 제외)에 주로 배치된다.

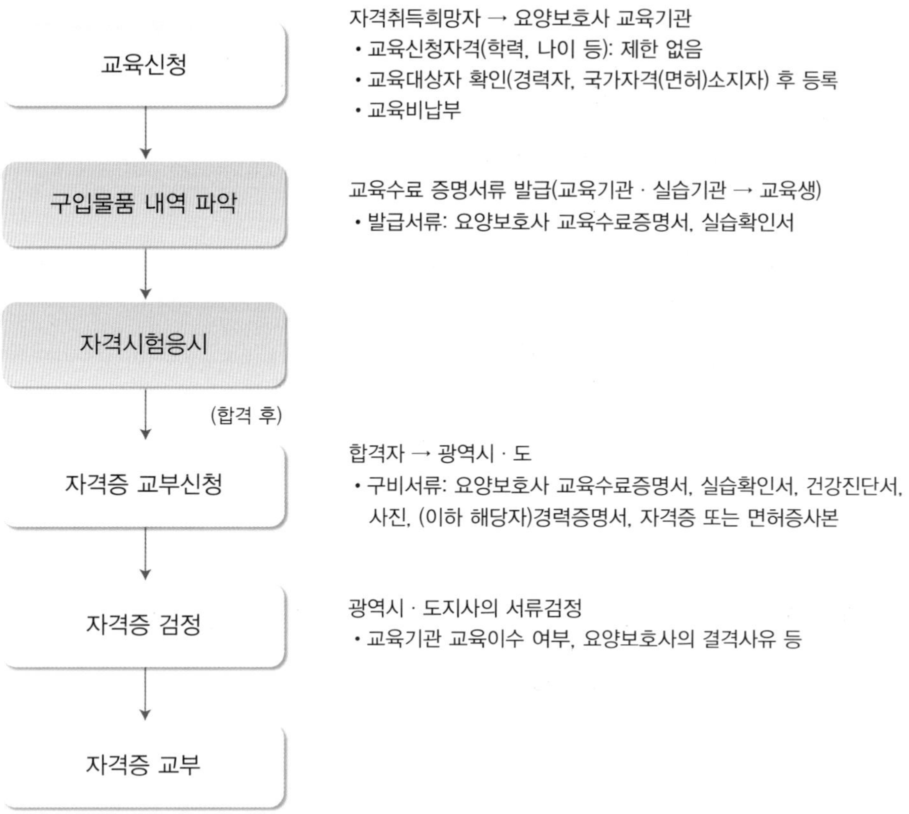

■ 자격취득희망자 → 요양보호사 교육기관
- 교육신청자격(학력, 나이 등): 제한 없음
- 교육대상자 확인(경력자, 국가자격(면허)소지자) 후 등록
- 교육비납부

교육이수

■ 교육수료 증명서류 발급(교육기관 → 실습기관 → 교육생)
- 발급서류: 요양보호사 교육수료증명서, 실습확인서

자격시험응시

(합격 후)

자격증 교부신청

■ 합격자 → 광역시 · 도
- 구비서류: 요양보호사 교육수료증명서, 실습확인서, 건강진단서, 사진, (이하 해당자)경력증명서, 자격증 또는 면허증사본

자격증 검정

■ 광역시 도지사의 서류검정
- 교육기관 교육이수 여부, 요양보호사의 결격사유 등

그림 8-3 요양보호사 자격취득절차

구 노인복지법에 의한 요양보호사의 업무

- 요양보호사 1급
  장기요양급여수급자나 장기요양급여수급자가 아닌 복지대상자에게 신체활동 및 일상생활활동 서비스 제공
  - 시설서비스, 재가서비스(방문요양, 방문목욕, 주 · 야간보호, 단기보호) 제공
- 요양보호사 2급
  장기요양급여수급자에게는 일상생활활동 서비스만을 제공, 장기요양급여수급자가 아닌 복지대상자에게 신체활동 및 일상생활활동 서비스 제공
  - 시설서비스 및 장기요양급여수급자에 대한 신체활동서비스 제외(노인주거복지, 재가노인복지 서비스를 제공하는 기관에만 취업 가능
- 요양병원 등 병원은 요양보호사를 배치할 법적인 의무가 없음
- 간병인, 자원봉사자의 업무에 있어서 요양보호사 자격증을 법적으로 요하지 않음

(4) 교육시간

요양보호사의 교육시간은 표 8-33과 같이 구분되며 이미 요양보호사 2급 자격증을 취득한 자는 보건복지부장관이 정하는 교육과정을 마쳐야 자격증이 인정된다(표 8-34).

표 8-33 요양보호사의 교육시간 구분

(단위: 시간)

구분		총시간	이론	실기	실습
신규자		240	80	80	80
경력자	기타일반	160	80	40	40
	요양/재가	140	80	40	20
	요양+재가	120	80	40	0
국가자격 (면허) 소지자	간호사	40	26	6	8
	사회복지사	50	30	10	8
	물리치료사, 작업치료사, 간호조무사	50	31	11	8

표 8-34 노인복지법에 따른 승급을 위한 교육과정

(단위: 시간)

구분	총시간	이론	실기	실습
경력자	60	40	20	–
무경력자	120	40	40	40

(5) 교육시간 감면대상

① 국가자격(소지자)

사회복지사, 간호사, 물리치료사, 작업치료사, 간호조무사는 국가자격(면허)소지자로서 노인요양시설 또는 재가노인복지시설에서 1년(1,200시간) 이상의 경력이 인정되는 경우 현장실습시간 전체가 면제된다.

② 경력자

경력증명발급기관에서 생활지도원, 유급가정봉사원, 간병인 등 간병요양관련 종사자로서의 경력이 1년 이상(1,200시간 이상) 인정되는 자는 일반인의 경우 실기 및 실습시간이 각각 50% 감면되고, 노인요양시설에서 1년 이상(1,200시간 이상) 근무한 자는 시설실습의 전체를 면제받는다. 또한 재가노인복지시설에서 1년 이상(1,200시간 이상) 근무한 자는 재가실습 전체를 면제받으며, 만일 노인요양시설 및 재가노인복지시설에 각각 1년 이상(1,200시간 이상) 근무한 경력자는 실습 전체가 면제된다.

(6) 시험

요양보호사시험은 필기(요양보호론: 요양보호개론, 요양보호관련 기초지식, 기본요양보호각론, 특수요양보호각론) 40문항 및 실기(요양보호에 관한 것) 40문항이 객관식 5지선다 필기형으로 출제된다.

합격은 필기 및 실기시험을 각각 만점의 60% 이상 득점해야 하고 응시자격은 시험시행일 이전까지 요양보호사 교육과정을 정상 이수한 자에게 주어진다.

6) 방문간호

- 간호사 등이 수급자의 가정을 방문하여 간호, 진료의 보조, 요양에 관한 상담 등을 제공하는 장기요양급여이다.
- 방문간호사업의 경우, 의료기관(보건진료소는 제외한다)이 방문간호를 하는 경우의 관리책임자는 의사, 한의사 또는 치과의사 중에서 상근하는 자로 하고, 보건진료소 및 의료기관이 아닌 재가 장기요양기관이 방문간호를 하는 경우의 그 방문간호사업의 관리책임자는 최근 10년 이내에 간호업무경력이 2년 이상인 간호사로서 상근하는 자로 한다.
- 방문간호급여를 제공할 수 있는 간호사나 간호조무사는 최근 10년 이내에 간호업무 경력이 2년 이상인 간호사 또는 최근 10년 이내에 간호보조업무경력이 3년 이상인 간호조무사로서 보건복지부장관이 정하는 교육을 이수한 자 및 치위생사로 한다. 다만, 의료기관을 개설·운영하고 있는 자가 해당 의료기관과 병설하여 방문간호사업을 실시하기 위하여 재가 장기요양기관을 개설하는 경우에는 그 의료기관에 소속된 간호사, 간호조무

사 및 치위생사 중에서 방문간호사업을 제공할 수 있는 자격기준을 갖춘 자가 겸직할 수 있다.

- 방문요양, 방문목욕 또는 방문간호사업의 관리책임자가 어느 하나 이상의 재가급여(주 · 야간보호, 단기보호 포함)를 동시에 관리하는 경우 사업에 지장이 없는 범위에서 그 사업의 관리책임자를 겸직하여 운영할 수 있으며, 사회복지시설에 병설하여 운영하는 경우에도 관리책임자(시설장)를 겸직하여 운영할 수 있다. 다만, 의료기관이 아닌 재가 장기요양기관이 방문간호를 하는 경우에는 그 방문간호사업의 관리책임자는 최근 10년 이내에 2년 이상의 간호업무경력이 있는 간호사로서 상근하는 자로 한다.
- 보건소 맞춤형 방문건강관리사업은 국민기초생활수급가구 및 차상위계층을 중점 관리대상으로 하여 간호사가 서비스를 제공하고, 의료기관 가정간호는 입원진료 후 조기 퇴원환자 및 재입원이 요구되는 환자 중 전문간호서비스가 필요한 환자를 대상으로 대학원 과정을 거친 가정전문간호사에 의해 서비스가 제공된다.
- 노인장기요양보험의 방문간호는 6개월 이상 동안 혼자서 일상생활이 어려운 노인 등에게 제공되며, 서비스 제공인력도 간호사뿐만 아니라 간호대학에서 700시간 교육을 받은 간호조무사까지 확대하여 방문간호 서비스 분야가 활성화될 것으로 기대된다.

7. 고령친화간호

고령사회가 우리에게 하나의 커다란 과제으로 다가오고 있다. 고령사회의 노인문제 중에서 가장 큰 이슈는 건강한 노인들이 사회적 역할을 유지하며 경제적으로 자립생활을 할 수 있도록 하는 것과 만성적 질환 등으로 장기적 요양보호가 필요한 노인들이 인간의 존엄성을 유지하면서 살아갈 수 있도록 하는 것이다.
이 중에서 누군가의 도움이 필요한 노인에 대한 장기요양보호 문제는 모든 고령사회에서 가장 큰 문제가 되고 있다. 세계 선진국은 모두 이 문제에 대응하여 대책을 강구하고 있으며, 각종 사회적 보호제도를 실시하고 있다.

장기적 요양보호가 필요한 노인과 그 가족이 가지고 있는 욕구와 문제는 '다양성'과 '무한정성'의 특성을 지니고 있으며, 이들에 대한 서비스는 '지역성'의 특성을 지니고 있다. 따라서 노인수발보장제도를 도입할 때에도 이러한 특성에 맞게 지역사회중심의 관리운영체계를 만드는 것이 중요하다.

1) 노인간호의 접근방법

노인간호는 개인에 따라 개별적으로 접근하며, 예방적 관점에서 접근하여 질병의 악화를 막고 다양한 보건의료 전문분야와 팀으로 접근하는 것이 바람직하다.

(1) 개별적 접근의 필요성

노인은 개인에 따라 건강상태가 다양하며, 각 노인이 처해 있는 생활환경도 각기 다르므로 노인의 생활적응에 관한 문제는 각기 다르다 할 수 있다. 따라서 노인간호에서는 노인의 신체적인 면과 사회 · 심리적인 면에 관한 정보파악이 필수적이다.

노인의 간호대책은 직접적인 돌봄이 대부분이겠으나, 이외에도 노인 자신의 생활적응을 돕는 간호와 노인의 생활환경을 조정하는 지원이 포함되어야 한다. 이와 같은 간호대책은 간호대상으로 하는 노인과 노인의 가족에 의해 받아들여지지 않으면 의미가 없다.

따라서 노인간호에서는 대상노인의 능력과 경험을 잘 파악하여 노인 개인에게 알맞는 간호를 제공하는 개별적 접근방법이 중시되어야 한다.

(2) 예방적 관점의 중요성

노인은 사소한 스트레스에 의해서도 건강상의 문제를 일으킨다. 이 건강장애는 활동성의 저하라는 문제를 낳고, 생활적응에 관한 자립성 상실로 이어진다. 노인의 건강문제는 생활에 대한 자립적 활동성의 저하와 건강장애가 상호 악영향을 미치게 되기도 하여, 이것이 건강을 악화시키는 관계에 있다고 할 수 있다.

노인에게서 일단 건강장애가 발생하면 회복이 대단히 어려워진다. 또한 일상생활에서의 자립성 · 활동성을 상실한 경우, 와상상태에 쉽게 빠지게 되며 와상상태에서 일어나 다시 자립성을 회복하는 데에는 더욱 장애가 많아 어려움이 뒤따른다. 그러므로 노인간호에서는 건강장애와 일상생활의 자립성과 활동성의 저하를 최대한 예방하는 것이 중요하다.

(3) 팀워크의 중요성

노인의 신체 기능 상실은 신체의 거의 모든 기능에 영향을 미치기 때문에 노인을 위한 지원은 다방면에 걸친 지원이어야 한다. 노인의 건강과 생활의 자립성을 도와주기 위해서는 많은 보건 · 의료 · 복지 관계자와 간호 관계자의 참여가 요구된다. 이들 관계자들이 참여할 때에도 이들이 각각 따로 관여하여 활동하게 되면 노인과 그 가족들은 혼돈을 겪을 수 있으므로 팀워크가 필요하다.

2) 노인간호 프로그램의 개발

노인보건의 중요성과 노인생활 실태를 토대로 하여 노인을 대상으로 한 보건간호 프로그램을 개발하기 위한 원칙은 다음과 같다(표 8-35).

표 8-35 지역사회노인간호서비스 내용

구분	보건간호서비스	복지서비스
1차 예방	• 건강증진 프로그램 • 보건교육/상담 • 예방접종	• 정보제공, 상담서비스 • 취업알선서비스 • 교통제공서비스 • 여가, 교육프로그램
2차 예방	• 건강진단, 구강검진	• 의뢰서비스, 교통제공서비스
3차 예방	• 방문간호(방문진료) • 내과진료, 치과진료, 물리치료	• 이동목욕서비스 • 우호방문서비스 • 집안일보조서비스 • 식사서비스 • 의뢰서비스, 의료기 · 보조기대여서비스 • 주간보호서비스

- 건강증진 및 질병예방에 초점을 두는 1차 예방, 질병의 조기발견을 위한 2차 예방, 질병의 조기치료 및 재활을 중심으로 한 3차 예방의 세 수준으로 목표를 구분하여 설정하고 이에 따른 간호활동의 내용을 선정한다.
- 보건소의 각 부서에서 노인을 대상으로 제공되는 모든 서비스를 통합할 수 있는 포괄적인 계획을 수립하고 그 안에서 간호 인력의 역할을 선정한다.
- 복지서비스와 함께 제공될 수 있도록 지역사회 내 관련기관, 시설, 인력 등과의 관계를 설정하고 이를 최대한 활용할 수 있도록 네트워크를 형성한다.
- 다양한 프로그램을 실시하기에 앞서 담당인력들이 능력을 갖출 수 있도록 노인을 대상으로 서비스를 제공하는 것과 관련된 내용의 재교육 기회를 갖는다.
- 프로그램에 대한 홍보가 충분히 그리고 효과적으로 이루어져 노인들이 누구나 알기 쉽게 이용할 수 있어야 하며 지속적으로 실시되어야 한다.

3) 노인전문간호사의 활동분야

미국에서 노인간호의 주 활동무대는 양로원이지만, 최근에는 지역사회 노인 건강관리의 중요성이 확대되면서 지역사회를 중심으로 한 노인간호활동이 활성화되고 있다. 우리나라는 대부분의 노인이 가정에 있기 때문에 지역사회 중심의 노인간호를 발전시킬 필요가 있다. 노인은 질병발생의 가능성이 높은 집단이기 때문에 예방적이거나 건강증진을 위한 간호활동이 노인의 삶의 질 증진 측면에서나 의료비 효율성의 측면에서도 중요하다.

한편, 노인건강문제의 특수성과 지역사회에서 노인을 돌보는 간호사의 독자적 역할 요구의 증가 때문에 미국에서는 노인간호 훈련을 시킨 후 노인전문간호사(gerontological nurse practitioner, nurse specialist) 자격증을 부여하고 있다. 미국의 경우 이들은 일반간호사보다 높은 수준의 자율성을 가지고 많은 분야에서 독자적으로 노인건강을 위한 업무를 하고 있다.

(1) 가정간호

가정간호란 간호사가 가정을 방문하여 간호활동을 수행하는 것이다. 우리나라에서는 1990년대 초에 1년 과정의 가정간호사 교육이 시작되었으며, 2001년부터 병원중심가정간호를 전국의 개인병원 단위까지 확대하여 시행하고 있고, 주 2회까지 가정간호사 방문에 대해 의료보험에서 지원할 수 있도록 하였다. 가정간호사는 가족의 요구에도 적절히 반응하며 가족에게 직접 간호를 제공할 수 있다.

가정간호는 노인들에게 다음과 같은 측면으로 많은 도움이 될 수 있다. 첫째, 노인들이 익숙한 환경에서 양질의 의료서비스를 배울 수 있다. 둘째, 노인의 가족들이 가정간호사에게서 노인환자를 돌보는 방법을 배울 수 있다. 셋째, 질병 후 회복기라면 노인이 생활하는 환경에서 직접 자신을 간호하는 방법을 배울 수 있다. 넷째, 노인이 생활하는 환경을 가정간호사가 직접 사정하고, 적절한 환경조정을 통하여 사고를 예방하며, 최상의 기능을 유지할 수 있도록 도울 수 있다.

(2) 노인주간보호소

노인주간보호소는 기능적으로 장애가 있는 노인에게 개인별로 필요한 간호요구에 따라 집단 주간간호프로그램을 운영하는 것이다. 이 시설은 정신과 환자를 대상으로 운영되던 낮병원이 노인에게 적절한 서비스를 제공하는 시설로 발전하면서 생겨났다. 가정에서 노인을 부양하는 가족들이 낮 동안에 직장이나 기타 다른 일로 노인을 돌볼 사람이 필요할 때 몇 시간 혹은 하루 종일 노인을 돌보아주는 기관이다. 노인의 신체 · 정신 · 사회적 요구에 따른 적절한 프로그램이 운영된다.

(3) 노인복지관

최근 우리나라도 많은 노인복지관들이 설립되고 있다. 외국의 노인복지관은 노인건강진료소, 노인 운동 프로그램, 노인식사제공, 사회복지사업 연결 등의 프로그램을 가진 다목적 복지시설이며, 이곳에서 일하는 간호사는 건강증진을 목적으로 노인 건강교육, 운동프로그램의 지도, 예방적 처치 등을 할 수 있다. 복지관에 오는 노인은 비교적 건강한 노인들이기 때문에 건강증진이나 예방적 차원의 간호서비스가 더욱 중요하다. 그러나 우리나라의 노인복지관은 간헐적인 무료진료 외에는 거의 의료서비스 없이 운영되는 곳이 대부분이다.

(4) 보건소

보건소간호사의 주요업무는 과거에는 주로 보건소를 방문하는 영세민을 대상으로 의료서비스를 제공하는 것이었다면, 최근에는 지역주민을 방문하여 간호하는 방문보건사업이 강조되고 있는데, 이 사업의 가장 중요한 대상자는 노인이다. 방문간호활동의 내용은 가정간호사의 활동내용과 비슷하나 주로 가정간호 비용을 지불하기 어려운 영세민에게 무상으로 간호를 제공한다는 점이 다르다.

제5절 | 가족의 이해

인간은 태어나 가족이라는 집단 내에서 욕구를 충족하고 주어진 역할을 수행하면서 성장하게 된다. 가족은 독립적인 남녀 두 사람이 계약관계에 의하여 성립된 부부관계를 갖게 되며, 그들 사이에 자녀가 태어나면 부모-자녀관계가 생기게 되고 부모로서의 역할을 하게 된다. 가족구성원 개개인은 가족이라는 울타리 안에서 상호작용하면서 성장과 발달이 이뤄진다.

1. 가족의 정의

가족간호는 이론을 기반으로 하는 전문영역이다. 따라서 가족에 대한 폭넓은 이해가 필요하며, 변화하고 있는 가족과 이상적 가족에 대한 개념을 이해해야 한다.

전통적으로 가족은 생물학적 · 유전적 혈통, 입양, 결혼 등 법적 관계의 개념을 통해 정의되었다. 그러나 1980년대 이후 전통적 가족의 정의에 포함되었던 혈연, 결혼 등 관계의 필수조건이 매우 넓게 확장되었다. 듀발(Duvall, 1977)은 '가족은 공통의 문화를 가지며, 가족 구성원들의 개발을 촉진할 목적으로 결혼, 출생 또는 입양과 같은 법적인 결속에 의해 연결되어 상호작용하는 사람들'로 정의하였다. 덴햄(Denham, 1986)은 '가족이란 정서적으로 또는 혈연으로 연결되고, 상호작용이 형성되어 작용양상을 정상화하고 설명할 만큼의 세월을 함께한 사람들의 집단'이라고 정의하였다. 이는 혈연관계, 정서적 · 상호작용적인 가족의 기능을 중시하고 있음을 알 수 있다. 라이트와 리헤이(Wright와 Leahey, 1984)는 '가족은 스스로를 가족이라고 말하는 사람들로, 같이 거주하는 것보다 스스로를 가족이라고 믿는 신념이 더 중요하다.'라고 하였다. 이와 같이 시대의 흐름이나 사회적 또는 문화적 배경에 따라 가족에 대한 정의는 더욱 다양해지고 있으며, 여러가지 가족의 형태가 나타나고 있다. 가족의 범위는 전통적인 핵가족과 확대가족에서부터 한부모가족, 양부모가족, 동성가족, 친구로 된 가족 등 다양한 형태의 가족을 모두 포함한다.

버지스(Burgess, 1963)는 가족의 정의를 다음과 같이 네 가지의 공통적인 특성으로 설명하였다.

- 가족은 결혼, 혈연 또는 양자결연 등으로 맺어진 사람들의 구성체이다.
- 한 가족의 구성원은 한 가구 내에서 같이 거주하고 있으며, 동거하지 않더라도 한 가족으로 간주한다.

- 가족구성원은 남편과 부인, 어머니와 아버지, 아들과 딸, 오빠와 여동생과 같은 사회적 역할을 가지고 상호작용하면서 의사소통을 한다.
- 가족은 그 사회의 독특한 사회적 문화로부터 유출된 공동문화를 공유한다.

이는 프리드먼(Friedman, 1986)에 의해 확대된 가족의 형태를 포함할 수 있는 정의로 제시되었는데, '가족이란 두 사람 이상의 사람들로 구성된 단위로서, 이 사람들은 정서적으로 서로 연관을 갖고 있으며 지리적으로 근접하게 살고 있는 경우를 말한다.'라는 정의와 같은 맥락이다.

이와 같이 가족은 혈연을 중심으로 한 하나의 사회단위로 가족구성원의 관계 형성에 대해 의미를 부여하고 있다.

가족의 이해를 돕기 위해 가족의 신념에 대한 이해가 필요하다. 가족에 대한 다음과 같은 신념은 가족문제를 다루는 데 하나의 지침이 될 수 있다.

- 모든 가족은 건강하기를 원한다.
- 모든 가족은 함께 있으면서 자신들의 문제를 해결해 나가기를 원한다.
- 모든 부모는 기본적인 자신의 욕구를 충족시키고 난 후에 자녀의 욕구에 효과적으로 반응할 수 있다.
- 모든 사람들은 가족이 필요하고 그들로부터의 보살핌이 필요하다.
- 가족 내의 대부분의 문제는 현재의 문제보다 과거에서부터 점차 전재되어 온 것이다.

2. 가족의 특성

가족은 사회를 구성하고 있는 가장 기본단위이자 하나의 특수한 조직인데, 다른 사회조직과는 구별되는 매우 독특한 특성을 가지고 있다.

1) 1차적 집단

가족은 감정적인 유대가 깊은 사람들이 모여 있는 집단으로, 이들 집단은 구성원 간의 상호작용이 여느 집단보다 빈번하고 긴밀하며, 집단에 대한 일체감과 소속감이 강하게 나타난다. 가족이라는 것은 선택보다 운명적인 만남으로, 한 가족의 일원으로 출생하여 가족공동체에 소속된다. 개인은 소속된 가족이 가지고 있는 고유한 문화 속에서 하나의 인격체로 성장하며, 가족 구성원 개인의 행복과 불행을 함께 한다.

2) 공동사회집단

사회는 공동사회와 이익사회로 대별되는데, 공동사회란 구성원이 서로 애정과 상호작용으로 긴밀하게 연결되어 있어서 어떠한 자극이나 장애에도 분리되지 않는 강력한 결합관계를 가지는 것을 말한다. 대표적인 예로 가족, 민족, 국가 등이 있다. 이와 반대로 특정한 공통 목적과 이익을 위해 연합된 것을 이익사회라 하며, 대표적인 예로 사회, 조합, 정당 등이 있다.

3) 폐쇄집단

가족은 폐쇄집단으로서 가족구성원 개인의 의사에 따라 집단구성원의 자격을 획득하거나 포기될 수 없는 집단을 뜻한다. 집단에 소속을 원하거나 원하지 않는 것이 개인의 의지나 선택으로 이뤄질 수 없는 운명공동체와 같은 특징이 있다.

4) 형식집단

가족은 결혼이라는 법적 절차를 통한 부부관계에 의해서 형성되므로 제도적이고 형식적인 집단이다. 그러나 가족 간의 관계에서는 어느 사회보다도 솔직하고 순수하며 자유롭기 때문에 어떠한 형식이나 예의에 구속되지 않는 비형식적이고 자유로운 사회집단이다. 가족은 매우 형식적인 제도적 집단이지만 가족관계는 어떤 조직보다 비형식적이고 비제도적이다.

5) 혈연집단

가족은 결혼이라는 법적 절차를 통한 부부관계에서 그들의 자녀들로 구성되는 혈연집단의 특성을 가지고 있다. 가족 외에는 혈연을 기반으로 하는 사회집단이 없다.

6) 기타

가족은 크기가 변화하면서 가족 내 가족구성원 각자의 역할도 끊임없이 변화하며 성장하고 발달한다. 또한 가족은 가족 특유의 생활방식 및 가치관을 가지고 있으며 독특한 고유의 문화를 창조한다.

3. 가족의 유형과 기능

오늘날의 가족은 사회의 흐름에 따라 기능과 특성이 급속하게 변화하고 있다. 특히 가족의 규모가 축소되는 핵가족이 증대되고 있다. 또한 가족의 유형은 매우 다양해지고 있는데, 혈연을 기반으로 한 전통적 가족 유형에서 혈연이 아닌 법적인 절차를 거친 유형으로부터 거주지가 다르거나 많은 가족이 함께 거주하는 공동거주 유형 또는 동성파트너와 가족을 이루는 등의 다양한 형태로 변화하고 있다. 다양한 가족의 유형은 전형적인 부부 중심인 혈연

중심 가족의 생성과 기원을 기본틀로 한 가족의 이해가 필요하다고 생각한다. 또한 가족세대가 단순화되고 있으며 비정형 가족유형의 출현으로 가족 기능의 변화가 크다. 가족의 유형과 기능에 대한 전반적인 이해를 바탕으로 가족유형과 기능의 변화에 대한 대처방법을 살펴볼 필요가 있다.

1) 가족의 유형

(1) 핵가족

부부와 자녀로 이루어진 가족을 의미하며, 현대사회에서 보편적인 가족의 구조이다. 핵가족은 경제적인 면과 정서적인 면에서 친족의 영향을 받지 않고 독립적으로 생활하며, 의사결정에서도 자율성이 보장된다.

- 2인 핵가족 : 부부만으로 구성된 가족, 자녀를 가지지 않음
- 한부모가족 : 18세 미만의 미성년 자녀를 둔 가정에서 부모의 한쪽 또는 양쪽이 사망 · 이혼 · 별거 등의 이유로 혼자서 자녀를 키우며 부모 역할을 담당하는 한부모와 자녀로 구성된 가족
- 혼합가족 : 분리된 가족이 결혼이나 다른 상황으로 결합됨으로써 형성되는 가족

(2) 확대가족

결혼한 자녀가 부모와 함께 사는 경우로 전통적인 가족의 구조이다. 확대가족은 자녀 중 특정한 한 사람(보통 장남)이 결혼 후 부모와 동거하는 직계가족과, 부모가 결혼한 자녀 모두와 동거하여 횡적으로 확대되는 방계가족으로 구성된다.

(3) 조손가족

부모가 별거 · 이혼 · 사망 등으로 각각 흩어지고, 남겨진 자녀를 조부모가 돌보게 된 경우를 말한다.

(4) 새싹가족

부모의 별거 · 이혼 · 가출 등으로 가족이 해체되어, 소년소녀가 가장이 되는 가족을 말한다.

(5) 기타

동성애자가 가족을 이루고 사는 동성애가족, 남녀가 공동 거주하는 동거가족, 성인 혼자 사는 독거가족, 한 장소에 다양한 사람들이 필요에 따라 모여 사는 공동체가족 등 다양한 가족의 유형이 있다.

2) 가족의 기능과 변화

(1) 가족의 기능

가족의 기능이란 가족이 수행하는 역할 · 행위로서의 가족행동을 의미하며, 그 행동의 결과가 사회의 유지 · 존속이나 가족구성원의 욕구충족에 어떤 영향을 주는지의 문제와 관련된다. 따라서 가족의 기능은 가족행동을 의미하는 대내적 기능과 그 행동의 결과가 사회의 유지 · 존속과 가족구성원의 욕구충족에 영향을 미치는 대외적 기능으로 나눠진다(표 8-36).

표 8-36 가족의 기능

기능	대내적 기능	대외적 기능
성 · 애정의 기능	성적 욕구 충족	성적 욕구 통제
생식기능	자녀의 출산	종족보존(사회구성원 제공)
경제적 기능	생산과 소비, 경제적 협동	노동력 제공, 경제질서 유지
사회화 기능	자녀의 교육과 사회화	문화 전달, 사회적 역할과 지위창출
휴식 제공 · 정서적 안정 기능	지지 및 건강관리	사회의 안정화

① 성 · 애정의 기능

가족은 애정을 기반으로 하는 집단으로, 가족의 사랑은 가족구성원이 존엄성 있고 가치 있는 삶을 살 수 있도록 도와준다. 또한 가족구성원의 중심이 되는 부부가 성생활을 영위함으로써 대내적으로 성적 욕구가 충족되며, 대외적으로는 사회 내에서 성적 통제라는 기능을 가진다.

② 생식기능

생식기능은 국가사회의 인구를 형성하고 사회구성원을 충족시켜 기본기능으로 변화되는 사회의 한 가운데에서, 가족의 여러 기능이 축소되고 약화되더라도 절대 위임이 불가한 기능이다. 자녀를 출산하는 기능은 가족이 갖는 중요한 기능이다.

③ 경제적 기능

가족은 소비와 생산의 기능을 가지고 있다. 과거에는 생산의 기능이 중요했으나, 현대에는 생산의 기능이 축소되고 소비의 기능이 강화되고 있다. 우리나라는 전통적으로 가족이 생산에서부터 소비에 이르기까지 자급자족하는 경제 단위였다. 그러나 현대사회에서는 가족 구성원이 그들의 노동력을 제공하고 그 대가로 임금을 받으며, 임금으로 필요한 물품을 구입하고 있다. 생산과 소비가 분리된 현대사회에서 가족은 소비의 기초단위가 되고 있다.

④ 사회화 기능

가족구성원은 가족이라는 울타리 안에서 사회생활에 필요한 규범, 권리, 의무 및 책임감을 배우며 성장한다. 개인이 평생 지니는 행동, 가치관, 목표의식 등은 부모의 자녀 양육법과 가족의 가치관 및 문화와 아주 밀접한 연관이 있다. 가정에서 이루어지는 교육은 사회가 요구하는 문화유형과 사회생활을 하는 데 필요한 기본적인 지식, 기술, 태도 등이다. 그러나 현대사회에서는 맞벌이 부부가 늘어나면서 자녀교육 및 사회화 기능이 상당 부분 가정에서 사회집단으로 이전되고 있다.

⑤ 휴식 제공 · 정서적 안정 기능

가족은 현대사회에서 겪는 복잡한 업무와 인간관계로부터 오는 스트레스나 긴장을 해소할 수 있는 안식처로서의 기능을 제공함으로써 가족구성원에게 정서적 안정을 제공해 준다. 가족의 휴식 제공 및 정서적 안정 기능은 일터와 가정의 연결, 인적 자원의 재충족, 노동력의 질적 향상, 나아가 개인과 가족의 삶의 질 향상에 절대적인 역할을 한다.

(2) 가족기능의 변화

가족기능에 대한 사회의 변화로 첫째, 의식주를 포함한 경제적 기능이 간편해지고, 주부의 부담이 사회 전체의 책임으로 변화함에 따라 감소되었다. 둘째, 기계화 · 정보화로 사회변화의 속도가 급격해지고 개인 위주의 업무 중심이 되면서 가족에게 심리적 안정을 취하기 위한 기능이 강조되었다. 셋째, 가족과 가정에서 휴식의 기능이 요구된다.

그러나 전통가족에서는 남녀의 역할이 분명하고 자동적으로 조화를 이루는 것에 반해, 현대가족에서는 부부가 서로에게 일어나는 일을 알지 못하면 가족의 주요 기능인 정서적 안정을 추구하는 심리적 기능이 원만히 이루어질 수 없게 되어 부부 간의 이해가 중요한 가족기능의 한 요소로 부각되고 있음을 알 수 있다. 또한 전통적인 가족 기능의 관점에서 한국가족의 기능 변화를 살펴보면, 대부분의 기능이 가족 밖의 기관과 제도로 옮겨가고 있으며, 주요기능은 가족구성원에게 '정서적인 지지'를 제공하는 것에 국한되는 양상을 보이고 있다고 학자들은 분석하고 있다.

4. 가족생활주기와 발달과업

1) 가족생활주기(가족발달단계)

가족은 남녀가 결혼을 통해 부부가 되어 한 가족이 형성되고 자녀의 출산으로 확대되며, 자녀의 출가 및 배우자의 사망 등으로 축소 · 해체되어가는 형성–확대–축소–해체의 특정한 발달단계를 가지는데, 이를 가족생활주기라고 한다.

WHO(1976)는 핵가족의 생활주기를 다음과 같이 여섯 단계로 제시하였다.

- 1단계: 가족형성기 – 결혼, 신혼부부
- 2단계: 가족확대기 – 첫 자녀의 출산
- 3단계: 가족확대완료기 – 막녀 자녀 출산
- 4단계: 가족축소기 – 자녀의 결혼
- 5단계: 가족축소 완료기 – 배우자 사망
- 6단계: 가족해체기 – 부부사망에 이를 때까지의 가족

듀발(Duvall, 1977)은 핵가족을 중심으로 한 가족발달주기를 여덟 단계로 제시하였다.

- 1단계: 신혼기 가족 – 결혼한 부부가족
- 2단계: 양육기 가족 – 첫 자녀 출산~30개월인 가족
- 3단계: 학령전기 가족 – 첫 자녀가 30개월~6세인 가족
- 4단계: 학령기 아동가족 – 첫 자녀가 6~13세인 가족
- 5단계: 청소년기 가족 – 첫 자녀가 13~19세인 가족
- 6단계: 진수기 가족 – 첫 자녀부터 마지막 자녀까지 독립한 가족
- 7단계: 중년기 가족 – 부부만 남았을 때부터 은퇴 시기까지의 가족
- 8단계: 노년기 가족 – 은퇴 시기부터 부부 사망에 이를 때까지의 가족

유영주(1990)는 오랜 기간 우리나라의 가족 실태를 검토하여 가족생활주기를 여섯 단계로 제시하고 있다.

- 1단계: 형성기 – 결혼으로부터 첫 자녀 출산 전까지
- 2단계: 자녀출산 및 양육기 – 첫 자녀의 출산에서 초등학교에 입학할 때까지
- 3단계: 자녀 교육기 – 첫 자녀의 초등학교, 중학교, 고등학교 교육시기
- 4단계: 자녀 성년기 – 첫 자녀가 대학에 다니거나 취업, 군복무, 가사에 협조하는 시기
- 5단계: 자녀 결혼기 – 첫 자녀의 결혼에서 막내 자녀의 결혼까지
- 6단계: 막내 자녀 결혼에서 배우자가 사망하고 본인이 사망할 때까지

2) 가족발달과업

가족발달과업이란 가족생활주기의 발달단계에서 구체적으로 주어진 기본적인 가족의 과업

을 말한다. 가족생활주기에 건강과 관련지어 이행해야 할 과업을 듀발의 가족생활주기 기준에 따라 정리하면 다음과 같다.

(1) 신혼기 가족

신혼기 가족은 결혼한 부부가족으로서, 이 시기의 발달과업은 결혼에 적응하고 가족계획을 수립하며 독립성과 의존성의 조화를 이루는 것을 말한다. 이러한 발달과업에 대한 상의는 결혼 전부터 시작되는 것이 좋다.

(2) 양육기 가족

양육기 가족은 첫 자녀 출산에서 첫 자녀의 월령이 30개월까지의 기간이다. 산아 제한, 임신, 자녀 양육 문제에 대한 배우자 간의 동의가 필요한 시기로, 발달과업은 부모의 역할과 기능을 정립하고 가족구성원 간의 역할갈등의 조정이다. 또한 산모교육, 예방접종, 육아의 신체건강문제의 조기발견 및 처치 등의 모자보건서비스의 요구가 증가하는 시기이다.

(3) 학령전기 가족

학령전기 가족은 첫 자녀가 30개월에서 6세까지의 기간이다. 이 시기의 발달과업은 안정된 부부관계를 유지하고, 자녀들의 경쟁 및 불균형적인 관계에 대한 대처이다. 주요 건강문제로 행동장애, 시력문제, 언어장애, 사고 및 중독 등이 있다.

(4) 학령기 아동가족

학령기아동 가족은 첫 자녀가 6~13세까지의 기간이다. 이 시기의 발달과업은 자녀들의 사회화, 가족의 전통과 관습 형성, 학업성취의 증진이다. 또한 만족스러운 부부관계의 유지, 가족 내 규칙과 규범의 확립이 필요한 시기이며, 특히 자녀의 학업 성취와 부모의 성인병 예방에 주의를 기울여야 한다.

(5) 청소년기 가족

청소년기 가족은 첫 자녀가 13~19세까지의 기간이다. 이 시기의 발달과업은 안정된 결혼관계 유지, 10대의 자유와 책임의 균형, 자녀들의 성문제 대처, 수입의 안정화이다. 또한 자녀들과의 세대 간 충돌에 대처해야 하며, 자녀의 출가에 대한 준비가 필요하다. 건강증진을 위한 구체적인 방안뿐 아니라 건강상담 및 의뢰가 필요한 시기이다.

(6) 진수기 가족

진수기 가족은 첫 자녀의 독립에서 막내 자녀 독립까지의 기간이다. 이 시기의 발달과업은 부부관계에 대한 재조명, 남편과 아내의 역할전이, 자녀의 독립에 따른 부모의 역할 적응이다. 만성질환에 대처해야 하며 건전한 생활양식에 따라 생활하는 것이 필요한 시기이다.

(7) 중년기 가족

중년기 가족은 부부만 남았을 때부터 은퇴 시기까지의 기간이다. 이 시기의 발달과업은 경제적 풍요, 독립한 자녀의 가족과의 관계유지, 부부관계의 재확립, 만성질환의 예방이다. 노후생활에 대한 대책을 마련해야 하는 시기이다.

(8) 노년기 가족

은퇴 시기부터 부부 사망에 이를 때까지의 기간이다. 이 시기의 발달과업은 만족스러운 생활 유지, 건강문제에 대한 대처, 배우자 상실에 대한 대처, 권위의 이양, 의존과 독립의 전환이다. 퇴행성 질환으로 인한 건강 악화는 피할 수 없지만, 예방 가능한 질환은 사전에 예방해야 한다. 적극적인 만성질환의 관리 및 대처가 필요한 시기이며, 주요 건강문제로 치매, 우울, 사회적 고립, 인지장애, 심리적 · 신체적 허약감, 죽음에 대한 불안 등이 있다.

제6절 가족 관련 이론

1. 가족체계이론

가족을 하나의 체계로 인식하는 것은 생물학자 버틀란피(Bertalanffy, 1950)가 개발한 일반체계이론에서 도출된 이론이다. 체계이론에서의 체계는 일련의 구성요소로 이루어지고, 각각의 체계는 그 체계가 존재하는 환경과 명확히 구별되며, 이들 체계와 환경을 분리하는 경계는 체계 내에 있는 단위들 스스로 고도의 상호작용을 하도록 되어 있다.

1) 개념

- 가족을 개방체계로 정의함
- 가족체계에는 여러 위계가 존재함
- 가족은 가족구성원의 상호작용이 이뤄짐
- 가족은 외부환경뿐 아니라 내부의 스트레스에 반응하며 계속적으로 변화함
- 가족체계 일부분이 받은 영향은 다른 부분과 전체체계에 영향을 미침
- 경계성, 전체성, 변화성, 항상성, 순환성의 특징을 가짐
    - **경계성**: 가족을 환경으로부터 구분하고 환경과 상호작용하는 정도에 따라 체계적이거나 개방적인 가족으로 구분함
    - **전체성**: 가족역할, 가족권력, 가족의사소통 등 역동성을 강조함
    - **변화성**: 가족 구성원 한 사람에게 일어난 중요한 사건이나 변화는 가족 모두에게 영향을 미침
    - **항상성**: 가족은 안정된 형태를 유지하기 위하여 항상성을 추구한다.
    - **순환성**: 가족 구성원의 행동은 원인과 직선관계가 아닌 순환적 관점임
- **사정도구** : 외부체계도

2) 장점

- 다른 체계와 가족, 가족 내 개인의 상호의존성과 상호작용을 이해하는 데 적합함
- 가족 구성원들 간의 상호작용, 가족 내 하부체계 간의 관계, 외부 환경체계와의 교류에 의한 균형을 파악하는데 적합함

2. 상징적 상호주의 이론

가족 내부의 가족구성원 행위는 상호작용을 통해 형성된다. 상징적 상호주의 이론의 가족 건강은 가족의 역할, 역할갈등, 위치, 의사소통, 스트레스에 대한 반응, 의사결정, 사회화 등 가족의 내적인 과정, 즉 내적인 가족역동에 영향을 받는다. 가족의 변화는 가족 외부의 힘보다는 가족구성원의 행동의 산물이라고 보는 관점이다.

1) 개념

- 가족분석에서 가장 많이 사용함
- 가족구성원 개인 간의 관계를 고찰하고 가족을 상호작용하는 인격체로 봄
- 가족의 역할, 갈등, 의사소통, 의사결정 등 가족 내적인 과정에 초점을 둠
- 사정도구: 가족밀착도

2) 장점

- 가족의 역할 및 역할 갈등, 역할 기대에 대한 이해에 적합함
- 가족의 스트레스에 대한 반응, 의사결정, 사회화와 같은 가족의 내적 역동을 이해하기에 적합함

3) 단점

- 가족 내 역동에 외부세계가 작은 영향을 미치는 것으로 봄
- 가족 상황을 고려하지 않고 일반적으로 가족을 비교적 폐쇄단위로 봄

3. 구조-기능주의 이론

구조-기능주의 이론은 가족이 사회구조의 하나로서 사회 전체의 요구에 가족의 기능이 어느 정도 적합한지를 평가하는 데 초점을 두고 있다. 가족은 사회체계의 단위로, 지위-역할의 복합체이며, 부여되는 지위에 따른 역할을 수행한다. 가족은 사회체계와 상호작용하는 체계로 보며 사회체계와 사회구조가 가족구성원 개인의 행동을 결정한다고 보는 관점이다.

1) 개념

- 사회의 요구에 가족구조와 기능이 어느 정도 적합한지 평가함
- 가족의 상호작용 과정보다 구조 자체와 상호작용의 결과에 중점을 둠

- 가족건강은 가족의 기능을 제대로 수행하도록 조직되었는지에 초점을 둠
- 사정도구: 가계도, 사회지지도

2) 장점

- 결혼과 가족에 대한 초기 연구에 가장 많이 이용됨
- 가계도와 사회지지도가 개발되어 있어 가족사정에 큰 이점이 있음

4. 가족발달이론

가족의 각 발달단계에 발달과업을 어느 정도 성취하였는가에 중점을 두는 이론이다. 가족 형태에 따라 발달단계를 먼저 사정한 후 그 시기의 발달과업을 어느 정도 수행하고 있는가를 사정하게 된다. 이 이론은 핵가족을 중심으로 가족의 발달단계를 분류하고 있기 때문에 확대가족에 적용하기 어렵다. 하지만 짧은 시간에 가족사정을 요구하는 경우나 많은 가족을 관리해야 하는 지역사회간호사에게 유용한 이론이다.

1) 개념

- 가족의 발달단계에 따른 발달과업성취 정도를 중심으로 가족건강을 평가
- 가족의 성장 발달기에 요구되는 역할과 목표가 각각 다르므로 각 발달기의 과업을 어느 정도 성취하였는지를 중심으로 가족건강을 평가
- 사정도구: 가족발달단계

2) 장점

- 짧은 시간에 가족사정이 가능함
- 단순하고 간결함, 성장발달 단계에 따라 가족에 대한 예측이 가능함

3) 단점

- 핵가족을 중심으로 하여 확대가족에 적용하기 어려움

5. 위기이론

위기는 인간이 자신의 대처능력을 사용하여 탈출하지 못하거나 해결될 수 없는 상황에 처해 있는 것으로, 일시적인 심한 불균형 상태이다. 위기의 유형과 단계를 파악하는 것은 가

족을 이해하는 데 필수적이다.

1) 유형

- 성숙위기: 성장발달 과정 중에 경험하고 예견할 수 있는 위기, 발달에 따른 신체변화, 결혼, 출산 등과 관련된 위기를 말하며, 위기의 출현은 점진적임
- 상황위기: 우발적으로 발생을 예견할 수 없는 위기, 기형아 출생, 이혼, 실직, 질병, 사고 등과 관련된 위기를 말하며, 흔히 사고라 말함

2) 단계

- 충격 단계: 최고의 스트레스를 느끼는 단계(불안, 무력감, 혼돈 등)
- 현실화 단계: 충격에서 벗어서 현실감을 느끼는 단계
- 방어적 후퇴: 현실감에 의해 다시 손상, 현실부정, 도피하는 단계
- 승인 단계: 현실인식, 문제해결 시도 및 위기 해결을 위한 계획 수립단계
- 적응과 변화의 단계: 재조정 및 안정의 시기

제7절 우리나라의 가족

1. 한국가족의 특성

우리나라는 유교의 문화를 지니며, 전통적 가족가치는 '효' 사상과 '가부장제'라고 할 수 있다. 효는 우리나라 가족문화의 중심이며, 모든 인간관계에서 우선시되는 절대적인 가치로 부모의 절대적인 사랑 안에서 행복을 실현할 수 있다. 그러므로 원만한 대인관계를 유지하고 부모의 은혜에 보답하기 위한 삶이 근본원리이다. 최근에는 산업화, 도시화, 서구화 등의 영향으로 급격한 사회변동을 경험하였으며, 이는 전통적 가족관, 가족생활주기의 변화, 가족문제의 유형과 대처방안 등에 변화를 초래하였다. 현재 한국가족의 급격한 변화는 전반적으로 가족이 담당하여 온 전통적 가족기능의 약화로 이어져 많은 가족문제를 발생하는 주요 요인이 되고 있다.

특히 서양에서 유입된 가치관은 뿌리 깊은 유교적 가치관과 부딪쳐 가족 간이나 가족구성원 간의 가치관 차이로 인한 갈등이 증가되고 있다.

2. 한국가족의 변화

1) 제도적 요인

우리나라에서는 20세기 후반부터 가족 관련 정책과 법을 개정하거나 제정 및 시행하여 가족복지정책을 확대 실시하고 있다. 예를 들어 남녀고용평등법(육아휴직제도), 근로기준법(출산휴가제), 영유아보육법(탁아 관련), 민법(이혼제도, 호주제) 등의 개정과 저소득가정을 위한 국민기초생활보장법의 제정 등이다.

출산휴가제, 육아휴직제, 보육시설 확충 등은 여성의 사회적 진출과 활동을 뒷받침하는데, 이는 자녀양육을 가정과 국가가 함께 책임지는 것으로 여성의 사회활동 참여에 대한 욕구를 만족시키고, 출산저하와 고령화 사회에서 여성의 노동력과 출산율을 제고하기 위함이다. 또한 이혼제도의 변화에 따른 사회적 차별이나 편견문제, 그 외에 혼인양식 또는 조상제사의례 등의 변화에 따라 남성 중심의 가족제도는 점점 사라질 것으로 예상된다.

2) 인구학적 요인

(1) 가족변화의 원인

가족변화에 영향을 주는 원인은 다양하다. 그중 인구학적 측면, 가치관적 측면, 사회적 요인 측면 등의 세 가지 측면에서 살펴보면 다음과 같다(김승권 외, 2000; 최연실, 2001).

- 인구학적 측면
  초혼연령 상승, 저출산 현상, 평균수명 연장 및 고령화, 중년세대 조기사망
- 가치관적 측면
  혼인가치관의 변화, 자녀가치관의 변화, 부부관계 가치관의 변화, 가족부양 가치관의 변화
- 사회적 요인 측면
  산업화 및 도시화, 여성의 사회적 지위 상승

(2) 가족구조의 변화

가족세대는 단순화되고 핵가족은 증가하고 있다. 가족구조의 변화를 살펴보면 부부와 자녀로 구성된 일반적인 핵가족은 2000년에 전체 가구에 48.2%이었으나, 2011년에 41.1%까지 감소하였다. 또한, 2020년에는 38.0%, 2030년에는 33.8%까지 감소할 것으로 전망하고 있다. 한편 1인 가구는 큰 폭으로 증가하고 있는데, 2000년 전체 가구에

표 8-37 전국 가구 구성별 변화 추이(2000~2030)

(단위: 가구, %)

연도	부부	부부 + 자녀	한부모 + 자녀	1인 가구	계
2000	1,786,087 (12.3)	6,987,478 (48.2)	1,136,366 (7.8)	2,261,550 (15.6)	14,507,010 (100.0)
2005	2,267,915 (14.2)	6,743,687 (42.2)	1,376,021 (8.6)	3,187,151 (20.0)	15,971,010 (100.0)
2009	2,530,730 (15.0)	7,032,014 (41.6)	1,471,961 (8.7)	3,415,121 (20.2)	16,616,966 (100.0)
2010	2,602,624 (15.2)	7,091,857 (41.3)	1,495,223 (8.7)	3,473,415 (20.3)	17,152,277 (100.0)
2011	2,673,492 (15.4)	7,417,076 (41.1)	1,517,201 (8.7)	3,531,424 (20.3)	17,379,667 (100.0)
2020	3,360,429 (17.7)	7,215,406 (38.0)	1,636,839 (8.6)	4,109,276 (21.6)	19,011,815 (100.0)
2030	4,112,353 (20.7)	6,709,402 (33.8)	1,618,055 (8.1)	4,713,083 (23.7)	19,871,144 (100.0)

15.6%이었으나 2011년 이후에 20.3%까지 증가하여 계속적으로 증가추세에 있다.

3) 가족기능의 변화

경제적 기능변화는 서구와 동일하다. 생산직 · 사무직의 증가는 가정과 일터의 분리를 촉진시켰으며, 주요 가족구성원이 가정 밖에서 보내는 시간을 증가시켜 가족의 유대감을 약화시키는 한 요인이 되고 있다.

성적 · 재생산 기능은 정상적인 규범 내에서 성적 욕구를 해결하고 종족유지를 가능케 하는 영역으로서 여전히 중요한 가족의 기능 중 하나이다. 그러나 사회는 성에 대한 규범 및 가치관을 변화시켜 가족 약화 및 해체로 이어지고 있다. 가족의 재생산 기능 역시 급격히 약화되고 있어 저출산이 사회문제가 되고 있다. 가족의 재생산 기능은 자녀가치관 및 출산형태에 많은 영향을 받는다. 특히 고용과 소득불안정, 일과 가정 양립의 어려움, 경제적 부담과 양육 인프라 미흡 등 다양한 사회 · 경제적 요인은 가족의 재생산 기능의 장애요인으로 작용한다.

연도별로 자녀필요도를 살펴보면 '반드시 자녀를 가져야 한다'는 비율은 2000년 58.1%로 과반수를 유지하다가, 2009년 일시적으로 증가한 것을 제외하고는 2012년까지 지속적으로 감소하였다. 하지만 최근 2015년에는 '반드시 자녀를 가져야 한다'는 비율이 60.2%까지 증가하였다. 또한, 자녀가 없어도 무관하다는 비율은 2000년 10%, 2009년 11.4%, 2015년 10.6%로 가장 낮게 나타났으며, 2012년에는 16%로 높게 나타났다. 자녀의 가치는 사회 변화에 따라 매우 상이한데, 일반적으로 산업화 이전에는 가계 계승, 노동력 창출 등으로 자녀가 중요시되었지만, 산업사회에서는 많은 수의 자녀가 부부의 부양 부담을 가중시키고, 부부 중심의 가족생활에 장애물로 간주되어 자녀의 가치가 상대적으로 약화되고 있음을 알 수 있다(그림 8-4).

자녀의 양육 및 사회화 기능은 과거에는 자녀의 지적 및 정서적 측면, 진로, 결혼, 성격 등 자녀의 성장과 인격형성에 관련된 제반 문제를 가족이 지도하였다. 그러나 근래 산업화와 함께 사회가 다원화, 이질화, 전문화되면서 자녀의 양육 및 사회화 기능은 전문인 또는 전문기관으로 이전되고 부모는 자녀양육에서 제3자의 입장에 처하게 되었다. 이는 가족 내 부모-자녀 간의 소통 및 유대 약화, 세대 간 갈등과 세대차이의 문제를 야기하고 있다.

정서적 기능에서도 한국가족의 취약성을 알 수 있다. 현대인은 사회 · 경제적 활동시간 및 직장생활과 학교생활에서 받는 스트레스가 증가함에 따라 그 긴장과 갈등을 완화시켜 주는 공간으로서의 가족이 더욱 중요시된다. 그러나 가족구성원 간 생활의 개인화 및 이질화, 그리고 사회경제 활동시간의 증가로 인한 가족공유 시간의 감소 등이 가족 간 대화부족을 초래해 다양한 문제를 야기하고 있다. 이러한 정서적 기능강화를 위해서는 가족문화 관련 프로그램 개발 및 보급 등 대처방안이 필요하다.

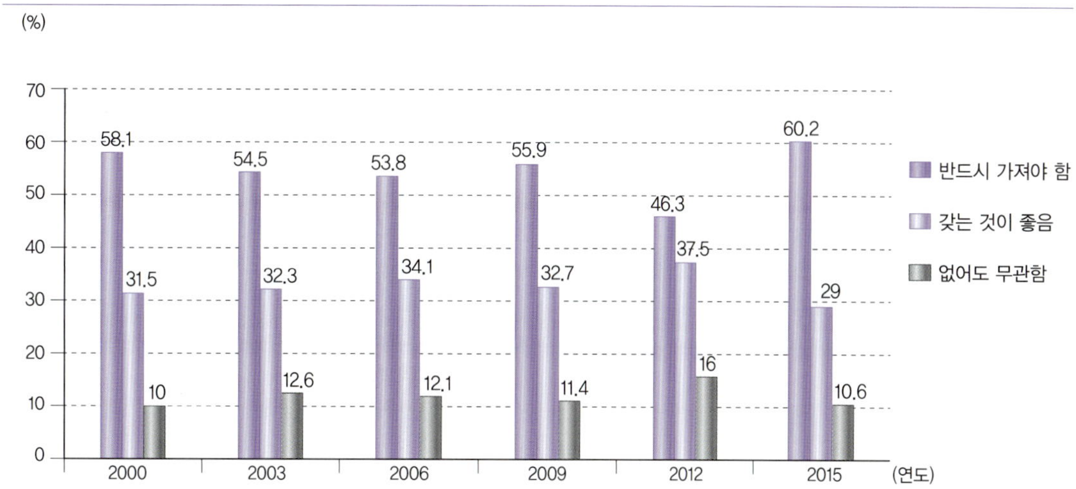

그림 8-4 연도별 자녀필요도 변화(2000~2015)

출처: 1) 김승권 외(2000, 2003, 2006, 2009, 2012). 전국 출산력 및 가족보건 · 실태조사. 한국보건사회연구원;
2) 이삼식 외(2015). 2015년 전국 출산력 및 가족보건 · 복지실태조사. 한국보건사회연구원.

가족의 부양기능도 약화되고 있다. 공적인 부조제도가 미약한 한국 등 유교문화권 국가에서 가족이 수행하는 사회보장 기능은 매우 중요하다. 그러나 사회변화 및 그에 따른 가족변화로 우리나라 가족의 사회보장 기능은 위기를 맞고 있고, 특히 중요한 사회문제가 되고 있는 노인 부양문제를 초래하고 있다.

한국가정의 변화와 그 영향을 살펴보면 다음과 같다(표 8-38, 그림 8-5).

표 8-38 가족의 기능과 한국가족의 기능변화 양상

가족의 기능	개인에 기여한 점	사회에 기여한 점	가족에 영향을 준 결과	한국가족 기능변화 양상
성 · 애정의 기능/ 생식 기능	• 소속감 제공 • 정체성 제공 (개인적, 사회적) • 삶의 의미와 방향 제공	• 성적 통제 • 사회구성원 재생산(종족 보존)	• 긍정적 측면: – 가족에의 헌신 및 유지 – 계획된 출산 • 부정적 측면: – 동거, 이혼, 혼외출산, 혼전출산, 무자녀 부부	• 약화 예: 동거, 이혼, 혼외출산, 혼전출산, 무자녀부부
경제적 기능	• 의식주 등 기본자원 제공	• 건강한 사회구성원 발달 지원	• 긍정적 측면: – 적절한 의식주 제공 • 부정적 측면: – 아동유기 및 방임	• 약화 및 대체 예: 상업화, 단독가구

표 8-38 가족의 기능과 한국가족의 기능변화 양상(계속)

가족의 기능	개인에 기여한 점	사회에 기여한 점	가족에 영향을 준 결과	한국가족 기능변화 양상
사회화 기능	• 신체적 · 정신적 · 사회적 · 심리적 발달 도움 • 사회적 가치와 규범 주입	• 생산적 사회구성원 역할 교육 • 성인이 생산자 역할을 하도록 지원	• 긍정적 측면: – 가족 간의 사랑 및 상호지원 – 부부 간의 헌신 및 만족 – 자녀와의 유착 • 부정적 측면: – 가정폭력, 자녀학대	• 약화 및 대체 예: 학교, 보육시설
휴식 제공 · 정서적 안정 기능	• 노약자 보호 및 지원	• 노약자에 대한 사회적 부담 경감	• 긍정적 측면: –자녀보호 • 부정적 측면: –노인학대 –장애가족 시설보호	• 약화 및 대체 예: 노약자 보호시설, 부양의식 약화

출처: Patterson, Joan M., "Intergrating Family Resilience and Family Stress Theory," Journal of Marriage and the Family, Vol.64, 2002, pp.353; 김두섭 · 김정석 · 송유진 · 최양숙, 『가족구조와 관계의 변화 및 전망』, 정보통 신정책연구원, 2005, p18.(한국가족 기능변화 양상)

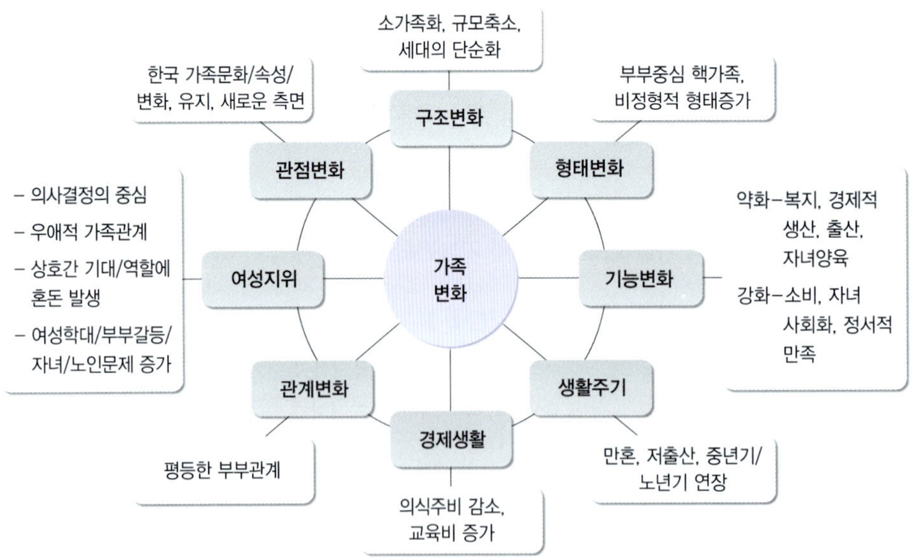

그림 8-5 한국가족의 변화

4) 우리나라 가족정책

가족을 둘러싼 사회 환경의 변화와 가족구성원의 가치관 변화는 가족의 구조, 기능, 주기, 경제생활, 관계 등 여러 분야의 가족영역에 많은 영향을 주었다. 이에 대한 구성원의 부적응은 다양한 가족문제를 야기시켰고, 사회문제화되기도 하였다.

오늘날 우리나라 가족은 '가족의 위기'라는 평가가 내려질 만큼 위험한 상황이다. 특히 산업화의 영향으로 여러 기능이 약화되고 있을 뿐만 아니라, 서구가족과는 또 다른 문제점이 내재되어 있다. 즉, 고부 간의 갈등이나 권위주의적 가부장제 같은 한국사회의 전통적 요소와 서구적 요소의 충돌, 사회변화에 적응하지 못하는 가족과 사회 간의 괴리, 그리고 가족기능의 보완 및 지원을 위한 사회적 복지제도 미흡 등은 가족의 위기 · 와해 · 해체 가능성을 증대시키고 있다.

가족변화에 대응하기 위한 우리나라의 정책은 다음과 같다.

(1) 가족의 소득보장 강화

가족의 사회보장적 기능은 노인 단독가구, 한부모가족, 새싹가정 등에 가장 필요하므로, 이들 취약가족의 소득보장을 위한 다양한 정책방안이 강구되어야 할 것이다.

(2) 가족의 보호기능 강화

인구변천과 사회변동으로 한부모가족, 여성가구주 가족, 20대 독신가구, 노인 단독가구 및 비혈연가구, 1인 가구, 새싹가정 등이 증가하고 있어 이들을 위한 보호가 체계화되어야 한다. 특히 재가노인을 위한 서비스 확충 및 저소득 취업여성 가정, 한부모가정, 그리고 새싹가정의 자녀보호를 위한 가정도우미의 지원이 절실하다. 또한 가족간호 휴직제도의 도입 및 활성화도 고려해야 한다.

(3) 가족의 정서적 기능지수 강화

약화된 가족의 정서적 유대관계는 사회부적응문제 등과 결부될 때 가족의 여러 기능을 발휘하기 어렵게 되고, 이에 적절한 사회적 보호서비스가 요구된다. 따라서 체계적이고 종합적인 부부관계, 부모-자녀관계에 대한 상담 및 치료서비스나 공동참여를 촉진할 수 있는 관계강화 프로그램이 필요하다.

(4) 취업여성을 위한 가족지원 강화

취업여성을 위한 가정 및 직장생활의 양립을 위한 지원정책이 확대되어야 한다. 기혼여성 취업의 가장 큰 장애요인인 자녀양육을 지원하기 위한 보육시설의 확충, 기혼여성의 요구에 따른 다양한 형태의 보육서비스 제공, 직장에서 육아휴직제도 활성화, 탄력적인 근무시간제도 등의 도입 등이 요구된다. 또한 기혼여성이 담당해야 하는 노인이나 와상 등 의존적인 가족구성원에 대한 부양부담을 경감시키기 위한 가족휴직제도의 활성화 등이 이루어져야 할 것이다.

제8절 | 가족간호과정

가족을 대상으로 한 간호과정은 일련의 체계적이고 과학적인 접근 방법이다. 가족간호과정의 최종 목적은 가족의 건강과 기능을 향상시키고자 하는 것으로, 적절한 자료수집과 분석, 가족건강문제의 확인 및 진단, 간호계획, 평가단계가 체계적으로 이루어진다.

1. 가족간호

1) 가족간호의 정의 및 목적

가족간호는 간호가 실시된 이후 전통적으로 행해져 왔는데, 가족을 개인이 성장하고 발달하거나 질병회복에 영향을 주는 중요한 요인으로 인식하여 가족 내 구성원에 대한 간호를 실시해 왔다. 가족간호는 간호실무 영역 내에서 가족의 건강요구를 제공하기 위한 과정이다. 가족간호의 목적은 적정한 가족의 기능화와 가족건강을 유지 · 증진하는 데 있다. 즉, 가족간호는 가족과 함께 행해지며, 가족의 장점이나 자원을 개발하고 활용하여 스스로 문제해결을 할 수 있도록 가족의 힘을 키우는 것이다(Freely & Korchek, 2000).

2) 가족간호의 중요성

가족을 한 단위로서, 대상자로서 인식하는 가족간호는 간호의 새로운 영역이다. 가족간호가 중요한 이유는 다음과 같다.

- 개인의 건강관리에 가족 전원의 상호협조가 필요하다.
- 질병양상이 과거 급성 질환에서 만성 질환의 증가로 변화한다.
- 가족 생활양식은 개인의 습관, 가치 등에 영향을 주어 집단적 질병발생의 원인이 된다.
- 개인의 건강문제 결정권은 개인에게 있기보다 가족에게 있으므로 가족이 건강문제 결정에 큰 영향을 미친다.

3) 가족간호의 대상

초기 가족간호에서 가족은 개개인의 성장과 발전 혹은 질병 회복에 중요한 영향을 미치는 환경요인으로 파악하는 정도였다. 가족을 하나의 대상자로 인식하는 가족간호는 간호의 새로운 영역으로서 웰(Whall, 1986)은 간호와 관련된 가족의 개념을 다음과 같은 네 가지로 정리하였다.

- 개인을 둘러싼 환경으로서의 가족
- 둘이나 셋 또는 그 이상의 구성원이 상호작용하는 집단으로서의 가족
- 경계를 가지는 단위조직으로서의 가족
- 환경과 상호작용하는 하나의 단위조직으로서의 가족

일반적으로 가족에 접근하는 세가지 접근법은 다음과 같다.

(1) 개인 환경으로서의 가족간호

가족을 가족구성원에 대한 배경 또는 구조로 보는 관점이다. 가족구성원 개인이 중요하고 가족은 단지 배경으로서, 개인이 건강과 질병에 대해 스트레스원으로 작용하거나 건강 자원을 제공한다는 관점이다.

(2) 대인관계체계로서의 가족간호

주어진 시간에 서로 상호작용하는 가족의 수에 근거하여 둘이나 그 이상의 개인체계를 가족간호의 대상으로 하는 관점이다. 가족간호는 가족의 상호작용에 개입함으로써 중재자로서의 역할을 수행한다. 대인적 수준에서 가족간호사는 가족구성원의 상호이해와 지지를 주된 목표로 한다.

(3) 전체체계로서의 가족간호

전체체계 가족간호는 가족을 환경체계 및 하위체계와 상호작용하는 구조-기능적 요소를 갖춘 체계로 보는 관점이다. 가족을 전체로 이해하려는 노력이 필요하며 이러한 관점에서는 가족 내 상호관계나 가족역동 또는 가족기능이 중심이 된다. 또한 가족과 다른 사회조직과의 관계를 파악하는 것을 중점으로 둔다. 체계 수준에서 간호의 목표는 하나의 체계로서의 가족체계 내의 변화, 체계와 환경, 체계와 하위체계 사이의 조화를 증진함으로써 이루어진다.

2. 가족간호과정

1) 가족간호사정

가족간호사정단계는 가족의 건강문제를 파악하기 위해 기초자료를 수집하는 단계이다. 가족을 전체로 보며, 체계로서의 가족을 사정하는 것이 중요하다. 김모임 등(2002)의 가족사정의 기본 원칙은 다음과 같다.

- 가족구성원보다 가족 전체에 초점을 맞춘다.
- 가족의 다양함과 변화성에 대한 인식을 가지고 접근한다.

- 가족이 함께 간호과정에 참여한다.
- 가족의 문제뿐만 아니라 강점도 사정한다.
- 단면적인 정보에 의존하기보다는 다양한 곳에서 정보를 수집한다.
- 한 번의 면담에서 너무 무리하게 많은 양의 자료를 얻으려고 하지 않는다.
- 대부분의 가족사정 자료들은 질적으로 높은 자료가 필요하므로 충분한 시간을 할애해야 한다.
- 1회 면담시간은 되도록 30분을 넘지 않도록 한다.
- 수집된 자료 중 의미 있는 자료를 선택하며 범주화한다.
- 사정된 자료는 문제가 아니며 원인도 아니다.

(1) 가족사정 전략

가족사정 전략은 가족문제를 정확하게 파악해야 하기 때문에 중요하다. 주된 전략은 대상가족과 파트너십을 형성하고, 가족관계와 가족강점에 초점을 맞추는 것이다.

① 파트너십 형성

무엇보다도 가족과의 파트너십을 형성하는 것이 중요하다. 파트너십은 자원과 책임을 함께 나누는 것으로, 문제해결과정에서 가족이 파트너십을 형성하면 책임감을 갖고 적극적으로 개입하며, 가족은 가족 스스로 문제를 파악하고 인식한다.

② 가족관계에 초점

사정은 가족구성원 모두를 포함시키되 가족구성원 간의 관계에 초점을 맞추고, 과거보다는 현재와 미래에 초점을 둔다. 가족문제는 외면적인 문제보다는 내면적인 문제가 되어 가족의 비밀이 될 수 있고, 한 사람의 문제이기보다는 가족구성원 간의 상호작용에 의한 것이다. 그러므로 개인 한 사람만 사정하면 가족문제를 판단할 때 오류를 범할 수 있다. 또한 문제 자체에 초점을 맞추기보다는 현재 가족구성원이 그 문제를 어떻게 느끼고 있는가, 앞으로 무엇을 기대하고 있는가에 초점을 맞춘다.

③ 가족강점에 초점

가족문제는 가족강점에 초점을 맞추어서 해결해야 하므로 가족이 이미 겪었던 문제를 지금 발생한 문제와 직접 관련시켜서 필요할 경우 참고사항으로 한다. 그리고 가족이 소유한 자원, 성공적으로 대처했거나 처리했던 점 등을 파악하여 사정단계에서부터 자연스럽게 가족이 모두 개입될 수 있도록 한다. 이와 동시에 강점을 통하여 가족에게 스스로 문제가족이 아니라 힘이 있는 가족임을 인식하도록 한다. 강점은 관찰하거나 면담하는 과정에서 발견하거나 확인한다(표 8-39).

표 8-39 가족간호영역별 문제와 강점

영역	하부영역	문제(예시)	강점(예시)
가족구조	가족구성	독거가족 한부모가족 조손가족	양부모의 생존
	성	남아선호 여아무시	양성 평등
	사회경제적 수준	빈곤 낮은 교육수준 무직	중류 이상의 사회경제적 수준
	가족규칙	엄격한 규칙 규칙부재	규칙의 유연성
	가족신념	건강관리와 관련된 잘못된 신념	올바른 건강 신념
	종교	지나친 종교 활동 종교적 갈등	종교적 믿음이 강함
	민족성	결혼이민자 가족 외국인근로자 가족	배우자의 민족문화를 이해하려는 노력
	환경	부적절한 생활공간 부적절한 주거환경	적절한 생활공간 쾌적한 주거환경
가족발달	가족생활주기 및 발달과업	생활주기별 발달과업이행에 대한 인식부족	발달과업의 이행
	가족 애착	가족결속력 부족 지나친 결속력	적절한 가족결속력
가족기능	가족의사소통	의사소통단절 적합한 의사소통방법	완전통로형 의사소통
	가족역할	역할편중 역할과중 역할갈등	역할공유
	가족권력	의사결정자 부재 비민주적 의사결정	민주적 의사결정
	사회적 지지	지지자원 부족 가족외부체계와 교류 부족/단절	지지자원이 많음 가족외부체계와 활발한 교류
	대처/문제해결	가족대처능력 부족 미숙한 문제해결방법	문제해결을 위해 자원 활용
가족건강 관리	가족질병력	유전적 질병력 가족질병력 인지부족	가족질병력 없음
	가족건강상태	환자발생 잠재적 건강문제 보유	가족 모두 건강함
	생활습관	부적절한 생활습관	가족이 함께 하는 운동
	질병관리/건강추구행위	부적절한 질병관리 부적절한 건강추구행위	질병에 대한 올바른 지식이 있음
	가족 자가건강관리	부적절한 자가건강관리	자가건강관리능력 있음

(2) 자료수집방법

사정단계에서 가족간호를 위한 자료는 다양한 방법으로 수집될 수 있으며, 구체적인 수집방법은 다음과 같다.

① 1차 자료

간호사가 직접 관찰하고, 면담을 수행하며 정보를 수집하는 방법이다. 간호하는 가족이 구두로 제공한 정보뿐만 아니라 직접 관찰한 내용도 주의 깊게 기록한다. 1차 자료 수집방법에는 면담, 관찰, 신체사정, 환경조사 등이 있다.

② 2차 자료

가족과 관련있는 중요한 타인, 보건 및 사회기관의 직원, 가족의 주치의, 성직자로부터 가족에 대한 정보를 수집하는 방법이다. 또한 가족이 이용하는 보건의료기관의 자료나 이미 수집되어 있는 기존자료를 활용하는 방법도 포함된다. 2차 자료를 이용할 때에는 가족의 구두 또는 서면 동의를 받아야 한다.

(3) 가족사정도구

가족사정도구는 가족 이론을 근거로 다양하게 개발되어 활용되고 있다. 가족을 사정하는 데 공통적으로 사용할 수 있는 도구로는 가족구조도(가계도), 가족밀착도, 생태도(외부체계도), 사회지지도 및 가족연대기 등을 활용할 수 있다.

① 가족구조도(가계도)

가족구조도란 3세대 이상에 걸친 가족구성원에 관한 정보와 그들 간의 관계를 도표로 기록하는 방법이다. 가족구조도는 가족에 관한 정보가 도식화되어 있기 때문에 가족유형의 형태를 한눈에 볼 수 있다는 장점이 있다. 또한, 가족구조도는 체계적인 질문을 하기에 용이하므로 간호사에게 좋은 정보를 제공함과 동시에 가족 자신도 문제를 체계적으로 볼 수 있다(그림 8-6). 가족구조도를 그리는 순서와 방법은 다음과 같다.

- 가족구조를 도식화한다. 부부, 자녀, 부부의 부모와 형제 순으로 그린다.
- 가족에 대한 정보를 기록한다. 사망한 사람, 생존자에 대해서는 사망 연령과 질병력, 현재 연령과 질병명을 기입한다.
- 현재 동거 중인 가족원을 점선으로 표시한다.

② 가족밀착도

가족밀착도는 현재 동거하고 있는 가족구성원들 간의 밀착관계와 상호관계를 이해하는 데 도움이 되는 사정도구이다. 가족들이 평소 알지 못하던 관계를 새롭게 조명

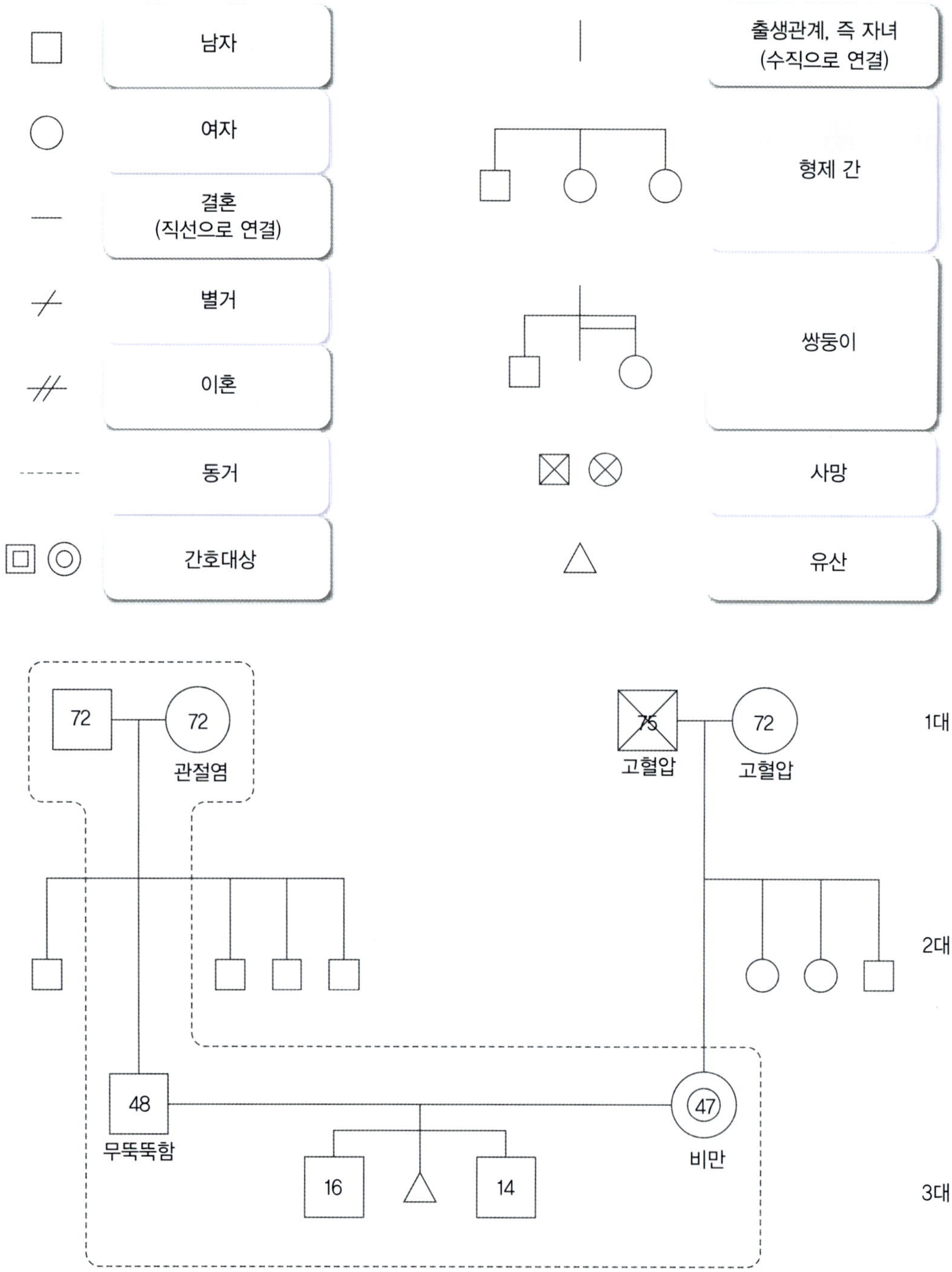

그림 8-6 가족구조도 예시

해 볼 수 있고, 가족의 전체적인 상호작용 및 정서적 지지 정도를 확인할 수 있다(그림 8-7). 가족밀착도를 그리는 방법은 다음과 같다.

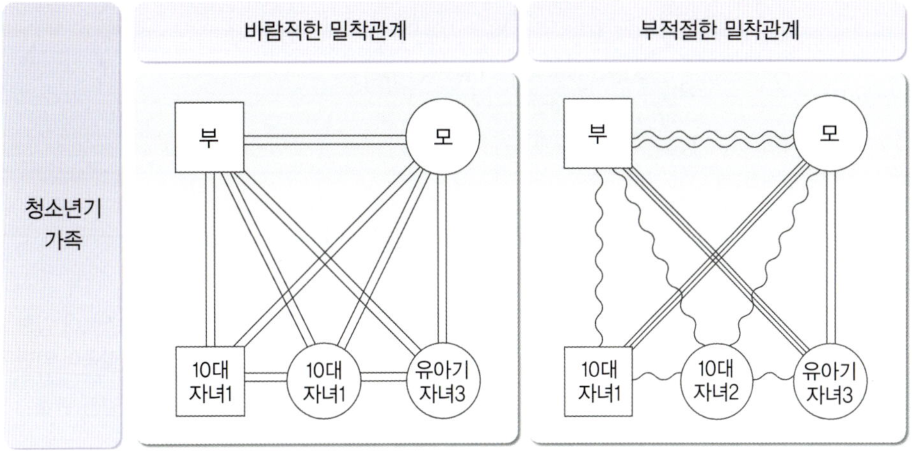

그림 8-7 가족밀착도 예시

- 가족구성원들을 둥글게 배열한다. 남자는 네모, 여자는 원을 이용하여 일반적으로 부모나 연장자는 위에, 어린 자녀는 아래쪽으로 배열한다.
- '네모', '원'의 기호 안에 간단하게 가족구성원의 가족 내 위치와 나이를 기록한다.
- 가족구성원들 간의 관계를 한 개 또는 여러 개의 직선과 톱니선을 이용하여 표현한다.

③ 생태도(외부체계도)

생태도(외부체계도)는 가족관계와 외부체계의 관계를 그림으로 나타내는 도구를 말한다. 외부환경과 가족의 상호작용을 분석하기 위한 시각적인 방법으로 전문보건의료인들이 이용한다. 체계론적 관점으로 도식화하면 에너지의 유출, 유입을 관찰할 수 있다. 보건의료기관이나 사회복지기관과 접촉하는 구성원이 누구인지, 지지체계가 어떠한지와 가족체계를 유지하는 데 필요한 교환 등을 파악할 수 있다. 또한 가족구성원에게 영향을 미치는 스트레스원을 찾는 데 도움이 된다(그림 8-8).

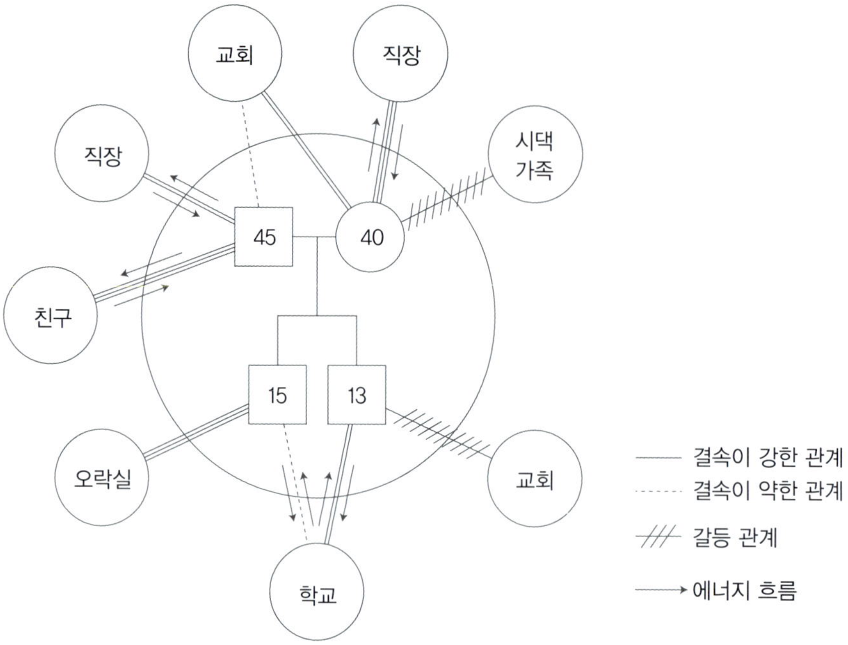

그림 8-8 생태도(외부체계도) 예시

④ 사회지지도

사회지지도는 가족 중 가장 취약한 구성원을 중심으로 가족 내 부모형제, 친척, 친구, 직장 동료와 이웃 및 지역사회의지지 정도와 상호작용을 파악할 수 있는 도구이다. 구체적인 작성방법은 다음과 같다.

- 우선적으로 가족 중 취약한 가족구성원을 파악한다.
- 다섯 개의 원을 그리고, 가장 안쪽 원에 취약한 가족구성원을 기재한다.
- 두 번째 원에는 동거가족, 세 번째 원에는 친척, 네 번째 원에는 이웃 또는 직장 동료, 다섯 번째 원에는 선정된 가족구성원과 관련 있는 지역사회자원(공공기관, 사회기관 등)을 기재한다.
- 가장 안쪽 원의 취약한 가족구성원을 중심으로 선을 이용하여 지지 정도를 표시한다.

⑤ 가족연대기

가족연대기는 가족의 역사 중에서 개인에게 영향을 주었다고 생각되는 중요한 사건을 순서대로 열거한 것이다. 이 도구는 개인질환과 중요한 사건의 관련성을 살펴볼 때 유용하다. 또한 개인연대표를 만들어 두면 특정 가족구성원의 증상, 역할 등을 가족이라는 맥락 안에서 추적하는 데 유용하다(표 8-40).

표 8-40 가족연대기 예시

발생일	주요사건	가족생활의 변화
1995년 12월 5일	할아버지: 알코올 중독으로 사망	• 할아버지의 알코올 중독을 가족 대대로 내려오는 유전적인 것으로 생각하고, 아버지는 폭음을 지속함. 이에 대해 어머니와 심한 갈등관계를 보임 • 어머니는 중3 아들에게 금주를 요구하나 아들은 반항적 태도를 보임
1998년 11월 16일	아들: 대입 수능실패로 재수 결정	• 아버지의 폭음은 더욱 심화됨
2000년 6월 13일	아버지: 알코올 중독으로 병원 입원	• 아버지의 병원입원으로 어머니의 아들에 대한 간섭이 심해지고 아들과 갈등관계가 심화됨
2005년 2월 4일	아들: 대학 졸업 및 군대 입대	• 부부가 가족관계에 대해 다시 생각하는 기회가 됨
2008년 5월 7일	아버지: 금주 성공, 아들: 대기업 취업	• 아버지, 어머니의 부부관계가 좋아짐 • 아들이 금주 선언을 함

⑥ 가족사정점검표

이 도구는 가족문제와 강점을 확인하기 위한 점검표로서 제9절에서 설명한 가족사정틀에 의한 것으로 간단하고 쉽게 활용할 수 있다.

(4) 자료 분석 및 요약

수집된 자료를 영역별로 분류하고 문제가 있는 하부영역별로 근거자료를 제시한다. 이러한 분석 및 요약을 통해 가족의 문제점을 확인하고, 수집된 영역별 자료의 관계를 분석하며 가족의 행위를 파악할 수 있도록 자료를 조직화한다. 자료 분석 단계는 다음과 같은 과정으로 진행한다.

- 1단계: 수집된 자료 중에 의미 있는 자료를 선택한다.
- 2단계: 의미 있는 자료를 통하여 2차로 요구되는 자료를 확인한다.
- 3단계: 의미 있는 자료를 하부영역별로 분류하고 한 곳에 모은다.
- 4단계: 통합된 자료를 종합해서 결론을 도출한다(표 8-41).

표 8-41 자료 분석 예시

영역	자료	2차 요구 자료	하부영역	결론
가족구조	부인 사별	• 사별시기 • 사별로 인한 어려움	부모역할	부모역할장애
가족발달	막내딸 고교 중퇴	• 막내딸의 고교 중퇴에 의한 어려움 • 학업중단에 의한 가족관계의 변화	발달과업	발달과업의 미완
가족기능	세대주가 무직	• 실직기간 • 실직으로 인한 어려움	사회경제적 수준	경제적 문제 가능성
	가족 내 대화가 없음	• 가족의사소통 유형 • 의사소통의 단절	의사소통	비효율적 가족 대응 가능성

2) 가족간호진단

가족에 대한 자료수집 후에 수집된 자료를 가지고 간호진단을 내린다. 간호진단은 현존하거나 잠재적인 가족건강문제를 찾아내고 그 문제를 발생시킨 원인 또는 유발요인을 규명하여 간호중재가 가능하도록 한다. 가족간호진단은 개인간호진단과는 달리 NANDA, 오마하 등의 표준화된 진단명을 요구하지 않는다. 왜냐하면 가족현상은 다차원적이고 복잡하며 각 가족마다 독특한 문화에 의해 서로 다른 양상을 보이기 때문이다. 가족간호의 진단은 가족의 문제, 문제의 원인 및 위험요인으로 기술할 수 있다(표 8-42).

표 8-42 가족간호진단 예시

문제 + 원인/위험요인	
문제	결론
역할편중	가족 간의 유대감 부족
부적절한 문제해결방법	가족 간의 유대감 부족 지지체계 활용 부족
부적절한 생활양식	건강관리에 대한 지식 부족 지도자 역할 부족

가족마다 문제와 관련된 요인이 다르게 나타나며 관련된 요인은 한 가지 또는 여러 가지일 수 있다. 그리고 문제는 요인과 상호관련성이 있기 때문에 요인이 문제로 표현될 수도

있고, 이와 반대로 문제가 요인이 될 수도 있다. 문제 간의 관련성을 파악하여 가족의 도미노 현상을 활용할 수 있도록 전문적인 의사결정 판단을 한다.

(1) 간호진단분류체계

간호진단분류체계에는 북미간호진단협회의 간호진단체계(NANDA), 오마하(Omaha) 문제분류체계, 국제간호실무 분류체계(ICNP), 가정간호분류체계(HHCC) 등이 있다.

① NANDA의 간호진단체계

북미간호진단협회에서 개발한 NANDA 분류체계 I은 가장 추상적인 개념의 제1단계부터 가장 구체적인 개념의 제5단계까지 있다. 제1단계는 9가지 인간 반응 양상으로 교환, 의사소통, 관계형성, 가치, 선택, 기동, 지각, 지식, 감정이다. 제2단계부터 5단계는 148개의 진단 분류를 포함한다. NANDA 분류체계 II는 고든(Gordon)의 기능적 건강양상 틀에 기초하였으며, 총 7개의 축과 최상위에 13개의 영역이 있다. 그리고 하부에 47개의 분류가 있고, 총 194개의 간호진단으로 구성되어 있다.

NANDA 분류체계에 가족 진단을 통합시키려는 시도가 이뤄지고 있으며, 다음과 같은 진단명을 활용할 수 있다.

- 가족대처불능(disabled family coping)
- 비효과적 가족 대처(ineffective family coping)
- 가족대응 향상을 위한 준비(readiness for enhanced family coping)
- 가족과정기능장애(dysfunctional family processes)
- 가족과정 향상을 위한 준비(readiness for enhanced family processes)
- 부모역할장애(impaired parenting)
- 부모역할 향상을 위한 준비(readiness for enhanced parenting)
- 부모역할갈등(parental role conflict)
- 사회적 상호작용장애(impaired social interaction)

② 오마하 문제분류체계

오마하 문제분류체계는 간호과정에 기초를 두고 지역사회보건간호 실무영역에 적용하기 위한 개발된 간호진단체계이다. 공중보건, 학교보건, 가정간호 등의 다양한 지역사회 간호실무에 가장 효율적으로 적용이 가능하다. 포괄적이고 간단하며 융통성이 있어 다양한 환경에서 여러 분야의 실무자들과 간호사가 유용하게 활용할 수 있다. 오마하 문제분류체계는 4개의 영역, 42개의 문제로 구성되어 있다. 4개의 영역은 환경 영역, 심리사회 영역, 생리적 영역, 건강관련행위 영역이다.

③ 국제간호실무 분류체계(ICNP)

국제간호협회(International Council of Nurses, ICN)는 국제적으로 통용될 수 있는 공통의 진단체계를 위해 국제간호실무 분류체계(international classification for nursing practice, ICNP)를 개발하였다. ICNP는 간호현상, 간호중재, 간호결과로 구성되어 있다. 간호현상은 간호사가 진단하는 환자 및 환자 주변의 상태라고 정의되며 간호진단에 해당된다. 간호현상 분류는 8개의 다축 구조로 구성되어 있는데, 이는 간호실무의 초점, 판단, 빈도, 기간, 범위, 신체 부위, 가능성, 분포이다.

④ 가정간호 분류체계(HHCC)

가정간호 분류체계는 가정간호제공 시 필요한 자원을 결정하기 위하여 대상자를 사정 · 분류하는 방법으로 개발되어 NANDA와 동일하게 간호진단을 정의하고 있다.

(2) 우선순위 결정

간호진단이 도출되면 간호사는 문제의 중요도에 따라 우선순위를 결정해야 한다. 가족간호진단에 대한 우선순위는 다음과 같은 요인을 고려해서 결정한다.

- 가족들의 실제 행동을 통하여 변화된 결과를 보고 측정할 수 있는 것
- 가족에게 도미노 현상을 일으킬 수 있는 것
- 가족의 관심도가 높은 것
- 가족이 쉽게 수행할 수 있는 것
- 응급 또는 긴급을 요하는 것

3) 가족간호계획

가족간호진단에 따른 간호계획은 목표설정, 수행계획, 평가계획을 포함한다. 가족간호를 계획하는 데 명확한 목표설정은 간호수행의 지침이 될 뿐만 아니라 사업평가기준으로 제시할 수 있으므로 중요하다. 일반적인 목표를 설정하는 기준을 근거로 한 가족간호목표는 첫째, 가족이 해결해야 할 문제와 관련이 있어야 하며, 둘째, 필요한 자원을 활용할 수 있는 가능성과 문제해결의 가능성이 있어야 한다. 셋째, 사업이 성취된 결과를 볼 수 있어야 하고, 넷째 성취된 결과를 측정할 수 있어야 한다.

(1) 방법 및 수단의 선택

가족간호의 목표를 달성하기 위한 방법으로는 직접간호제공, 보건교육, 상담 등이 있으며, 이 방법을 수행하기 위한 수단으로 가정방문, 클리닉 활동, 집단교육 등이 있다.

(2) 목표설정

목표설정은 목표설정 원리에 따르며, 구성요소를 포함한다. 목표설정에 관한 구체적인 설명은 다음과 같다.

- 목표설정 원리는 첫째, 문제와 관련이 있어야 하며, 둘째, 실현가능성이 있어야 하고, 셋째, 관찰이 가능해야 하며, 넷째, 측정이 가능해야 한다.
- 목표기술 구성요소에는 반드시 목표량, 대상, 기간을 포함하며, 경우에 따라 수단 및 방법을 포함할 수 있다. 즉 목표량을 표현함으로써 평가가 가능하도록 한다.

(3) 수행계획/평가계획

가족이 스스로 간호목적을 달성할 수 있도록 업무분담, 시간계획, 예산 및 자원 활용 등을 계획하며, 수행된 활동에 대하여 언제 · 어떻게(방법) · 어느 범위에서 평가할 것인가를 계획한다.

4) 가족간호수행

가족간호수행에서 고려할 점은 가족들 스스로가 자기건강관리 능력을 갖도록 한다. 무엇보다 간호사의 활동이 시간과 공간적으로 제한을 받기 때문에 가족들의 자발적 참여를 유도하여 자기 가족의 건강요구를 인식하여 스스로 행동할 수 있도록 동기를 부여하는 것이 중요하다. 가족 안에서 중심적인 역할을 할 수 있는 가족구성원을 찾아내어 구심적인 역할을 수행하도록 조력하여야 한다. 또한, 가족의 건강문제를 찾아내어 효율적인 관리가 이루어질 수 있도록 해야 한다.

(1) 가족간호수행의 분류 및 지침

가족간호활동은 가정방문간호의 주요 활동방법이 될 수 있으며, 보건소에서 근무하는 지역사회간호사의 간호활동을 분류하면 다음과 같다.

- 사정 및 진단
- 방문계획
- 기록 및 보고
- 질병관리, 처치, 간호
- 주거환경 관리
- 정서적 지지
- 상담 및 정보제공
- 약품, 기구, 자료 등의 물적 자원 제공

- 교육 의뢰, 협력 및 조정
- 의료행정적 지원, 일반행정적 지원, 사회복지적 지원 등의 각종 지원
- 추후관리
- 대상자 발견 및 접촉
- 자원의 발굴과 개발

성공적인 가족간호수행을 위한 지침은 다음과 같다.

- 가족을 배려하여 접근한다.
- 가족에게 자신 있고 당당하게 접근한다.
- 건강관리는 개인보다 가족에 역점을 둘 때 더 효과가 있다.
- 가족의 강점을 활용한다.
- 간호활동이 간호의 지침이나 표준에 부합되고, 법적 · 윤리적 지침을 고려하여 선택되었는지 확인한다.
- 가능한 한 가장 효율적인 간호중재를 선택하였는지 끊임없이 질문한다.
- 중재된 간호활동과 간호에 대한 가족의 반응을 간호기록지에 기록하며, 간호계획 내용 중 수행하지 못한 것도 간략하게 내용과 이유를 기록한다.
- 수집된 사생활과 가족에게 제공된 간호서비스에 대한 비밀을 보장한다.

(2) 가족간호수행의 유형

① 건강상담

건강상담은 개인은 물론 가족이 스스로 돌보는 능력과 의료자원의 효과적인 이용을 증진하는 데 매우 유용하다. 해결방안의 선택은 상담자가 제시하기도 하지만 대개는 상담의뢰자가 스스로 결정한다. 가족건강과 관련된 상담은 가정에서 하는 것이 더욱 효과적인데, 이는 가족들의 건강과 행위에 영향을 미칠 수 있는 환경과 집안 분위기를 직접 관찰할 수 있을 뿐 아니라 상담과 더불어 가족에게 필요한 정보 제공과 교육을 현장에서 바로 실시할 수 있기 때문이다. 또한 가족구성원은 집 안에 있으면 안락함을 느껴서 이야기를 터놓고 하는 경우가 많고, 집 안에서 더욱 안전하다고 느낀다.

② 보건교육

가족을 위한 보건교육의 형태로는 시범, 사례연구, 가족집담회, 역할극이 있다.

- 시범: 눈앞에서 이뤄지는 상황을 직접 볼 수 있으므로 명백하며, 가족의 요구나 문제에 따라 다양하게 적용할 수 있다. 시범하고자 하는 방법은 명확하고 이해하기 쉬워야 한다.

- 사례연구: 실제적 사실과 사건에 근거하여 문제를 해결할 수 있는 능력을 키우는 데 도움이 된다. 다른 가족이 직면한 문제를 통해 대상가족의 문제를 스스로 어떻게 해결해갈 것인가를 생각하게 할 수 있다.
- 가족집담회: 한 가족이나 여러 가족의 구성원으로 이뤄질 수 있으며, 집단이 작을 때 가장 효과가 있다. 토의에 참여하는 가족구성원의 개인적 견해와 반응보다는 주어진 논제를 토의하도록 격려한다.
- 역할극: 강의와 토의에 보충적으로 사용할 수 있는 효과적인 교육방법이다. 흉내내기, 사회극, 극화를 통해 행해질 수 있으며, 가족들이 참여할 수 있는 경험적 학습이다.

③ 직접 간호제공

직접적이고 기술적인 간호행위는 가족의 건강증진을 촉진하는 간호활동으로써, 만성질환자 가족의 가정간호에서 더욱 요구가 많다.

④ 의뢰

의뢰는 간호사의 중요한 역할로 가족의 복합적인 건강문제나 위기 시에 여러 전문인의 도움이 필요할 때 행하는 행위이다. 기관이나 시설의 설립목적, 이용절차, 수혜대상자, 의뢰 시의 구비서류, 담당자이름, 주소, 전화번호 등의 정보와 목록을 구비하여야 한다.

⑤ 가족 자원 강화

가족의 자원은 경제적 · 물리적인 것과 인력을 포함한다. 경제적인 자원의 적절성 여부는 가족구성원 소득의 총액과 지출, 질병의 종류, 이용 가능한 의료기관의 접근도, 의료비용, 의료보험에서의 지원이나 충당범위에 따라 달라진다. 물리적인 자원은 건강한 가정환경을 유지하며, 특히 환자가 있는 가족의 경우에는 적절한 기구나 물품의 조달이 필수적이다.

5) 가족간호평가

간호평가는 간호를 실시한 후 평가계획에서 세워 두었던 항목대로 실제 업무의 목표달성 정도를 살펴보는 작업으로 간호수행내용이나 방법이 적절했는지 평가한다. 또한 평가결과에 대한 회환은 간호과정 전 과정에 중요한 영향을 미치며 바람직한 가족관계를 유지 · 증진시키는 데 중요한 지침이 되는 요소이다. 평가는 시기에 따라 진단평가, 형성평가, 총괄평가로 구분한다. 또한 체계적이고 거시적인 관점에서 구조적 평가, 과정적 평가, 결과적 평가로 구분할 수 있다. 그리고 가족의 특성, 간호사의 특성, 간호제공기관의 특성이 반영된 간호제공에 투입된 예산, 인력, 물품 및 기구, 장소 등에 대한 적합성을 평가한다.

김의숙(2000)은 가족간호평가 시 주의할 점으로 다음의 내용을 제시하였다.

- 가족의 현재 간호요구를 파악하는 데 기초자료는 충분한가?
- 목표설정이 광범위하고 일반적이었는가?
- 목표설정 시 가족이 참여하거나 결정하였는가?
- 목적에 따라 간호의 우선순위가 명확하였는가?
- 여러 가지 가족의 문제를 한꺼번에 다루었는가?
- 상황적인 위기로 인해 가족의 에너지가 고갈되었는가?
- 가족의 상황변화에 따라 간호목표 및 계획이 융통성 있게 변화되었는가?
- 목표를 달성하기 위한 간호는 적절하였는가?
- 가족이 변화과정에서 생긴 불안이나 염려를 감소시키는 데 필요한 지지는 제공되었는가?
- 간호수행 시 다른 보건 전문인과의 관계는 유기적이며 협력적이었는가?
- 다른 보건인력들이 가족에게 제공한 사업은 일관성이 있는가?
- 목적과 목표와 관련하여 우선순위가 확실하였는가?
- 가족이 한 번에 너무 많은 문제를 다루려고 하였는가?
- 가족의 에너지 상태는 어떠한가?
- 간호에서의 장애요인은 무엇이었는가?
- 가족의 변화에 따라 간호계획이 수정되었는가?
- 중재방법은 적절하였는가?
- 변화과정에서 불안을 감소시키며 지지하였는가?
- 다른 보건 의료인과의 협력은 어떠하였는가?

3. 가족간호과정 적용 사례

권씨(48)는 어렸을 적 소아마비를 앓아 거동이 원활하지 않다. 아내 김씨(43)와 결혼하여 큰딸(23), 아들(22), 막내딸(14), 이렇게 3명의 자녀를 두고 있다. 큰딸은 대학 입학부터 집을 떠나 자취생활을 하고 있으며, 아들은 군 제대 후에 전공에 대한 고민을 하며 휴학을 한 상태이다. 아들은 이후 취업을 하겠다고 하지만 매번 취업에 실패한다. 큰딸은 그런 남동생을 한심하게 생각하며 무시한다. 최근 들어 큰딸과 남동생은 서로 부정적인 말을 하면서 다투는 경우가 많아졌다. 큰딸은 남동생과 사이가 좋은 엄마와도 갈등관계에 있다. 요즘 큰딸은 엄마를 피해서 주말에 집으로 내려오지 않고 자취방에 머무르는 상태이며, 대화도 단절되었다. 부부는 자녀들의 문제를 서로 의논하며 해결하려고 노력 중이다. 막내딸은 중학교에 입학해 사춘기를 겪고 있으며 집에 귀가하는 시간이 늦어지고 있다. 권씨는 사업을 시작했는데 매번 일이 잘 되지 않아 들어오는 수입 없이 집에 있는 시간이 늘었다. 경제적으로 어려워지자 작년부터 김씨가 생계유지를 위해 음식점에 나가 아르바이트를 하며 돈을 벌고 있다. 부부는 경제적인 문제와 자녀들의 문제로 최근 부부싸움이 잦아졌다. 또한 김씨의 귀가 시간이 종종 늦어지는 것과 성생활이 원활하지 않아 권씨의 불만이 크다. 이웃들과도 교류가 없으며 권씨의 친척들도 경제적인 문제로 교류가 끊겼고, 김씨의 가족은 모두 타지에 있어 자주 만나지 못하고 김씨는 전화 통화로만 지지를 받는다. 가족의 사랑을 받지 못한 막내딸은 친구들과 어울려 놀기만 좋아하며, 가족에게는 관심이 없다.

현재 권씨의 가족은 기초생활수급자로 동사무소에서 지원을 받고 있으며 막내딸을 제외한 가족구성원 모두의 스트레스 해소 방법은 음주이다. 대체적으로 짜고 매운 음식을 선호하며 식사는 주말 이외에는 거의 함께 하지 않는다. 건강검진은 잘 받고 있는 상태이며, 감기 같은 상병치료는 바로 이뤄지고 있다. 거주하고 있는 집은 주택가에 있으나, 가로등이 거의 없는 골목 안 구석진 곳이기 때문에 밤길이 어두워 위험하다.

1) 간호사정

(1) 가족구조도

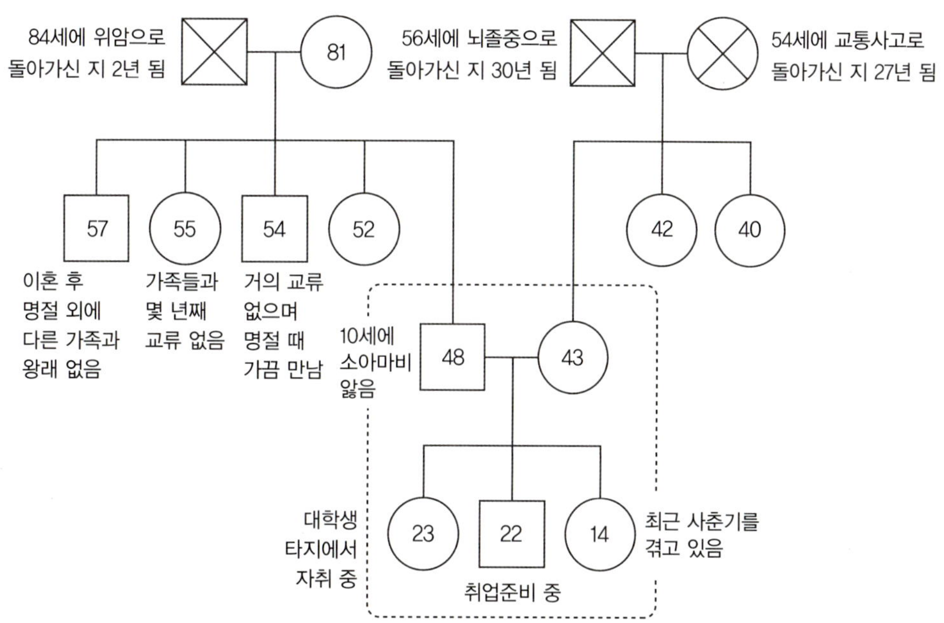

그림 8-9 가족구조도

(2) 가족밀착도

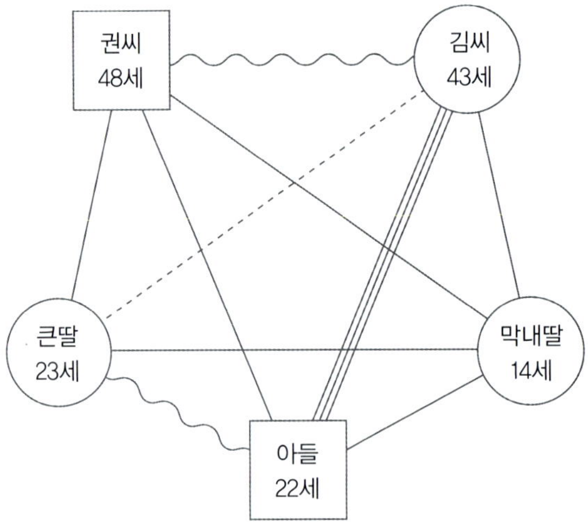

그림 8-10 가족밀착도

(3) 사회지지도

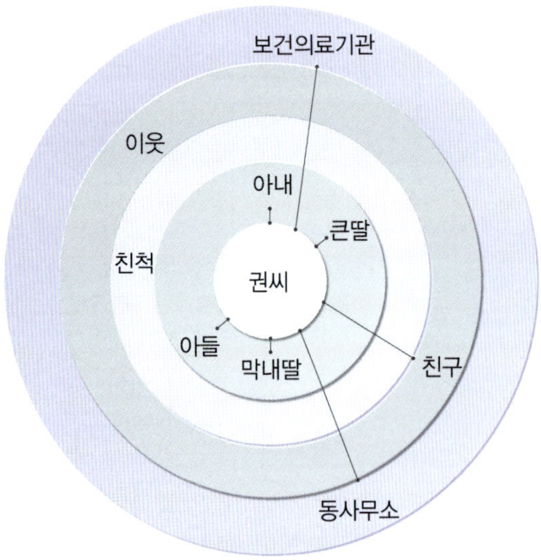

그림 8-11 사회지지도

(4) 생태도(외부체계도)

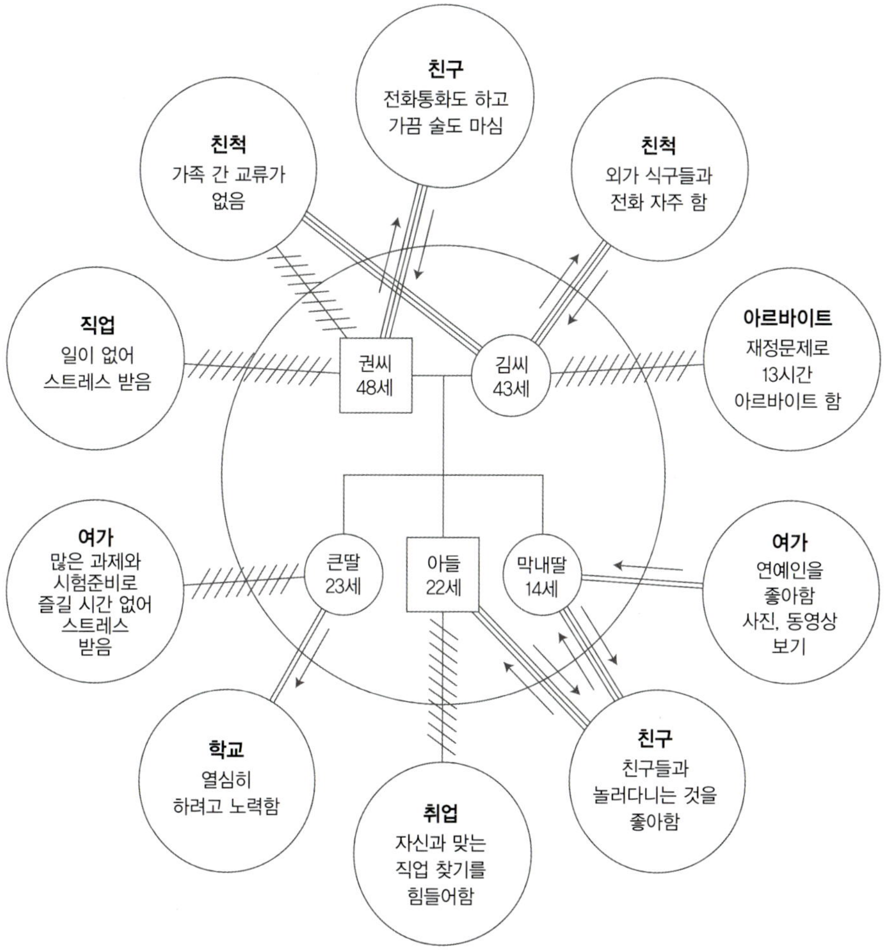

그림 8-12 생태도(외부체계도)

(5) 가족의 강점 파악

- 상의할 일이 있으면 부부는 함께 의논하며, 같이 해결해 가려고 노력한다.
- 건강검진은 잘 챙겨 받고 있는 상태이며, 감기 같은 상병치료는 바로 이뤄지고 있다.

2) 가족간호 자료 분석

표 8-43 가족간호 사례의 영역별 문제사정

영역	문제분류	내용
가족구조/발달주기	가족형태	• 큰딸은 학교 근처에서 자취하며, 집에 거의 오지 않음 • 막내딸은 사춘기로 집에서 가족과의 대화가 단절됨 • 김씨는 생계유지를 위해 아르바이트를 하면서 가사일을 하지 못함 • 권씨는 고정적인 일자리가 없음 • 부부는 자녀교육에 관심이 없음
가족체계 유지	재정	• 권씨는 최근 고정적인 일자리가 없어 경제적 부담을 크게 느끼고 있음 • 수입에 비해 지출이 늘어나 부부는 경제적 부담을 느끼고 있음 • 아들은 제대 후 취직을 못하고 있음 • 가계부를 쓰지 않기 때문에 수입과 지출에 대해 모름
	자존감	• 부부는 자신들의 낮은 학력에 대해 항상 한탄하며, 대학을 다니는 큰딸에게 기대가 큼 • 큰딸은 학업에 대한 열의가 큼 • 아들은 하고 싶은 일을 찾아 취업하려고 준비 중임
상호작용 및 교류	의사소통	• 각자의 생활로 얼굴 마주치기가 어렵고, 대화가 단절되어 있음 • 큰딸은 부모님과 통화하면 싸우게 되어 대화를 피함 • 큰딸과 남동생의 다툼이 잦아짐, 대화가 단절됨
	역할	• 김씨는 가족의 생계유지를 위해 아르바이트를 다님 • 김씨가 일하는 시간이 길어 가사일을 할 사람이 없음 • 아들과 막내딸은 가사일에 관심이 없고 김씨를 돕지 않음 • 김씨의 아르바이트로 인한 늦은 귀가, 피로로 부부의 성생활이 원활하지 못함
	사회화와 양육	• 부부는 생계유지가 바빠서 자녀들에게 무관심하며 교육을 시행하지 못함 • 막내딸은 가족들의 무관심으로 거의 방치되어 지냄
지지	정서적 지지	• 돌봄이 없는 막내딸은 집에 잘 들어오려 하지 않음 • 재정문제로 부부싸움이 잦음 • 큰딸과 아들은 서로 싫어함 • 김씨는 전화나 문자로 친정 식구들과 자주 안부를 물음
	지지자원	• 기초생활수급자로 동사무소에서 지원을 받음 • 이웃이나 종교 등 가족을 특별히 지지해주는 자원은 없음 • 친인척 간의 교류 없음
대처/적응	문제해결	• 문제 발생 시 모여서 이야기하거나, 전화를 걸어 상의하고 서로 의논함

표 8-43 가족간호 사례의 영역별 문제사정(계속)

영역	문제분류	내용
건강관리	생활방식	• 막내딸을 제외한 나머지 가족구성원은 스트레스를 음주로 해 소함 • 가족은 짜고 매운 음식을 좋아하며 식사가 불규칙함
	건강관리행위	• 고혈압, 당뇨 등 병력이 없고 대체적으로 건강함 • 상병치료는 바로 이뤄짐
주거환경	주거지역	• 골목길 안에 있어 밤길이 어두워 위험함 • 화장실 바닥이 미끄러움 • 지저분하고 냄새나는 환경

3) 가족간호진단

표 8-44 가족간호 사례 관련 진단

문제	관련 요인
가족발달과업의 미완성	• 막내딸은 청소년기에 받아야 하는 학습 환경이나 가족적 분위기를 갖지 못한다. • 부부는 자녀들과 친밀한 관계를 맺지 못한다. • 권씨는 경제적 어려움으로 아버지의 역할을 수행하지 못하고, 김씨는 어머니의 역할을 온전히 수행하지 못해 자녀들의 학교 및 가정 외의 생활을 도와주지 못한다.
비효율적 재정관리	• 돈을 벌던 큰딸이 학교에 입학하게 되어 수입원이 줄었다. • 학교생활을 하는 큰딸의 지출, 중학교에 입학한 작은 딸의 지출과 취업준비생인 아들의 용돈으로 지출이 많다. • 권씨의 수입이 일정하지 않다. • 수입과 지출에 대한 관리를 하지 않는다. • 저축을 하지 않는다.
부적절한 성생활	• 김씨는 피곤함과 생계유지로 인한 압박으로 성욕구가 저하되어 있다. • 김씨는 성관계 시 통증을 느낀다.
부적절한 생활양식	• 가족구성원들은 스트레스를 음주로 해결하려 한다. • 가족구성원들은 짜고 매운 음식을 좋아하며 식사가 불규칙하다.
부적절한 주거환경	• 쓰레기 분리수거가 되지 않고, 냄새가 심하게 난다. • 화장실 바닥이 물때가 끼어 미끄럽다. • 세탁기 주변에 물이 고여 있어 미끄럽다. • 가스밸브 장치를 항상 열어놓는다.

4) 간호계획 · 수행 · 평가

표 8-45 가족간호 사례의 계획, 수행, 평가

간호진단	간호목표	간호계획 및 중재	평가
가족발달 과업의 미완성	〈일반적 목표〉 • 대상가족은 가족발달 단계에 따른 적절한 발달과업을 이룬다. 〈구체적 목표〉 • 대상부부는 막내딸이 청소년기 발달과업을 이룰 수 있도록 조력한다.	1. 막내딸의 여가선용을 부모와 함께 계획한다. 2. 부모가 막내딸의 학교생활에 대해 관심을 가지고, 관심을 표현하도록 격려한다. 3. 세대 간 충돌이 일어나지 않도록 대화하는 시간을 충분히 가진다. 4. 대상가족이 막내딸의 정서상태를 이해하도록 격려한다.	• 막내딸은 부모와의 친밀한 대화를 통해 자신의 문제를 솔직하게 표현함 • 막내딸은 외박하지 않고 귀가시간이 적절하게 유지됨
비효율적 재정관리	〈일반적 목표〉 • 대상가족은 재정관리의 방법을 알고 시행한다. 〈구체적 목표〉 • 대상가족은 수입과 지출을 관리하기 위한 적절한 자원을 한가지 이상 찾는다. • 대상가족의 자녀들의 지출이 전월보다 10~20% 감소한다. • 아들이 경제활동을 한다.	1. 평소 대상자가 수입과 지출을 어떻게 하고 있는지 가계부를 작성한다. 2. 불필요한 지출은 하지 않도록 하며, 줄일 수 있는 방법에 대해 교육한다. 3. 매달 수입의 몇 %를 저축한다. 4. 지출의 감소로 인해 생길 수 있는 이득에 대해 토의한다. 5. 대상가족이 함께 저녁 식사하는 시간을 가지도록 하여 외식 횟수를 줄인다. 6. 아들이 아르바이트를 할 수 있다면 스스로 용돈을 벌 수 있도록 한다.	• 가계부 작성으로 수입과 지출에 대해 파악함 • 일정금액을 저축함 • 아들의 경제활동이 여전히 이뤄지지 않음
부적절한 성생활	〈일반적 목표〉 • 대상가족은 적절한 성생활을 한다. 〈구체적 목표〉 • 대상부부는 서로에게 만족감을 줄 수 있는 성생활을 시도한다.	1. 성생활의 양상에 대해 사정한다. ① 성생활의 횟수, 방법, 만족도를 사정한다. ② 성생활에 부정적 영향을 주는 요인을 사정한다. 2. 서로에게 만족을 줄 수 있는 성생활을 할 수 있도록 지지한다. ① 성관계 시 김씨가 느끼는 감정에 대해 말로 표현하도록 한다. ② 성관계 시 김씨가 통증을 느끼지 않도록 남편에게 최대한 배려하도록 하고 만족스런 성생활을 위해 부부가 노력할 것을 격려한다.	• 성생활에 대한 부부의 배려가 전혀 없고, 성생활에 대한 상담을 하기 꺼려함

표 8-45 가족간호 사례의 계획, 수행, 평가(계속)

간호진단	간호목표	간호계획 및 중재	평가
부적절한 생활양식	〈일반적 목표〉 • 대상가족은 올바른 식생활을 할 수 있다. 〈구체적 목표〉 • 대상가족은 염분을 줄인 식단을 시도할 수 있다. • 대상가족은 스트레스 해소방법으로 음주를 줄이고 신체활동을 계획할 수 있다.	1. 고염식 행동에 대해 사정한다. 2. 대상가족에게 알맞은 식단표를 제공하여 염분을 줄인 식단을 계획하도록 한다. ① 젓갈류, 김치의 섭취를 줄인다. ② 음식에 간장소스의 사용을 줄인다. ③ 라면, 통조림류, 햄 등의 가공식품 섭취를 줄인다. ④ 외식을 할 때 되도록 염분을 낮춘 음식이 있는 식당을 이용할 것을 교육한다. ⑤ 실천 체크리스트를 만들어 염분을 줄이는 식사를 하도록 한다. 3. 운동관리 및 스트레스 관리에 대해 사정한다. 4. 대상가족이 생활 속에서 실천할 수 있는 운동에 관해 교육한다. ① 대상가족이 어떤 운동에 흥미를 가지는지, 함께 할 수 있는 운동이 있는지 조사한다. ② 낮은 층은 계단으로 걸어올라가도록 교육한다. ③ 평소 가정에서 할 수 있는 스트레칭 자료를 만들어 교육한다. ④ 무조건 차로 이동해야 하는 거리가 아니면 걸어서 이동하도록 한다. ⑤ 운동일지를 이용하여 하루 운동량을 기록한다.	• 가공식품 섭취가 줄어들지 않음 • 실천 체크리스트를 만들어 활용하고 있으나 지속적인 격려와 지지가 필요함 • 함께 모일 시간이 없고 운동을 통한 스트레스관리가 전혀 이뤄지지 않음 • 운동일지를 활용하지 않음
부적절한 주거관리	〈일반적 목표〉 • 대상가족은 청결하고 안전한 주거환경을 유지할 수 있다. 〈구체적 목표〉 • 대상가족은 냄새가 나지 않도록 쓰레기 처리를 할 수 있다. • 대상가족은 가정 내 위험요소를 제거한다.	1. 쓰레기 분리수거에 대해 교육한다. ① 음식물 쓰레기는 물기 제거 후 버린다. ② 재활용 쓰레기와 일반 쓰레기를 분리하게 한다. ③ 쓰레기통의 뚜껑을 항상 닫도록 한다.	• 쓰레기 처리는 양호했으며 제거 가능한 위험 요소는 제거됨 • 가스밸브 관리는 교육했음에도 잘 되지 않고 있어 지속적인 교육이 필요함 • 가사일의 역할분담으로 청결한 환경이 유지됨

표 8-45 가족간호 사례의 계획, 수행, 평가(계속)

간호진단	간호목표	간호계획 및 중재	평가
부적절한 주거관리		2. 화장실 및 주방을 청결하게 유지하며 위험요소를 제거한다. ① 화장실 바닥의 물때를 솔을 이용하여 제거한다. ② 화장실을 이용한 후 문을 열어 바닥을 건조시킨다. ③ 슬리퍼 사용 후 슬리퍼를 세워 물기를 제거한다. ④ 세탁기 주변 출입 시 물기가 있는지 확인하고 항상 수건을 깔아 두도록 한다. ⑤ 미끄러지게 하는 화장실 안 위험요소를 제거하도록 자원봉사자들에게 요청한다. 3. 가스밸브 미점검으로 인한 안전사고를 예방한다. ① 조리 후 항상 밸브를 잠그도록 가족 및 자원봉사자에게 교육시키고 지시사항을 붙여 놓아 가스사고의 위험을 줄인다. ② 한달에 한 번 비누거품으로 밸브 주위에 가스가 새는지 확인한다. 4. 가사일을 분담하여 환경을 청결하게 유지한다. ① 청소구역을 설정하여 각 가족구성원에게 배정하고 스스로 정리정돈 할 수 있도록 한다. ② 가사 분담 정도를 사정하고, 가족이 서로 의논하여 가사를 병행하도록 한다.	

제9절 | 학교보건의 이해

학교보건은 학교라는 지역사회의 안녕상태로 개념화할 수 있다. 또한 학교인구의 건강을 증진하기 위한 모든 활동을 의미하기도 한다. 즉 학교보건은 학생, 교직원, 학부모를 포함한 학교 지역사회를 대상으로 보건봉사와 환경관리 및 보건교육을 제공하여 대상자 스스로 자기건강관리능력을 향상시킴으로써 건강을 유지 · 증진하며, 질병을 예방하여 신체적, 정신적, 사회적, 영적 안녕 상태에 이르게 하는 포괄적인 건강사업이다. 학령기 및 청소년기는 일생 중 올바르고 건강한 생활양식을 형성하고 습관화하는 중요한 시기이며, 학습효과가 높은 시기이다(교육과학기술부, 2009). 따라서 이러한 학교보건사업을 통해서 학교교육의 능률화를 돕고 학생들의 재학 중 건강은 물론 졸업 후의 건강으로 연결하여 미래 국가사회를 이끌어 갈 자질 높은 인력을 육성한다.

- 학교보건의 대상은 학교인구(학생, 교직원)를 포함한 학부모, 가족 및 그 학교가 속한 지역사회주민을 포함한다.
- 학교보건 전문인력은 학교에 상근하는 보건교사와 학교장이 위촉하는 학교의(의사, 한의사, 치과의사), 학교약사가 있다.
- 학교보건인력은 학교보건 전문인력 외에 상담교사, 사회사업가, 담임교사, 영양교사, 체육교사, 학부모, 관련 공무원 등이 있다.

1. 학교보건의 목적

우리나라의 「학교보건법」 제1조는 학교보건의 목적을 '학교의 보건관리와 환경위생정화에 필요한 사항을 규정하여, 학생과 교직원의 건강을 보호 · 증진함'이라고 제시하고 있다. 또한 미국의 학교보건협회(1977)는 학교보건을 교육, 서비스, 환경관리 등을 포함한 포괄적인 건강사업이며, 학교보건의 최종목표는 대상자가 신체적, 정신적, 사회적으로 가장 높은 기능을 발휘하는 것이라고 명시하였다.

즉 학교보건은 학생 및 교직원의 건강관리와 건전한 학교환경, 보건교육과 지역사회 관련 활동을 포함하는 것으로서 1차적 목적은 학생과 교직원 건강의 유지 및 증진이며, 2차적 목적은 1차적 목적 달성에 따른 학습능력의 향상이라고 할 수 있다.

2. 학교보건의 중요성

학교보건이 중요한 구체적 이유는 다음과 같다.

① 전체 인구에 비해 학교인구의 비율이 높다.

학교보건 대상자인 초 · 중 · 고등학생 인구와 교직원의 인구는 전체인구의 1/4을 차지할 정도로 많다. 따라서 전체 국민의 건강수준을 향상시키기 위해서는 학교인구의 건강이 밑받침되어야 한다.

② 학생의 건강은 학교 교육목표 달성의 기본이다.

학교는 학생들의 학습능력 향상이 중요한 과제이다. 따라서 학생들의 심신 건강은 학습능력 향상의 기초라 할 수 있다.

③ 교육효과가 크다.

학교는 교육집단으로 형성되어 있으므로 효과적 학습이 용이하다. 또한 학교보건 인구는 학교라는 고정된 장소에 밀집되고 조직화되어 있어 효과적인 보건사업 수행에 유리하다.

④ 투자효과가 높다.

학교의 학생들은 행동변화가 용이한 시기이므로, 학생시기에 형성된 올바른 건강행위와 신념, 건강에 관한 지식은 건강한 성인의 기초를 이루어 국민건강향상에 기여한다.

⑤ 학교보건사업은 파급효과가 크다.

학교에서 실시한 보건사업은 학생뿐만 아니라 학생을 통하여 가정과 지역사회에 큰 파급효과를 미친다. 즉, 학교와 교직원은 지역사회의 중심적 역할로서 지역사회 전반에 영향을 미칠 수 있는 지도자 위치에 있다. 따라서 학교보건은 지역사회 전체 건강문제 해결을 위해 우선적으로 해결해야 할 필요가 있다.

3. 학교보건의 범위

WHO(2010)가 제시한 학교보건영역은 크게 여덟 가지로 학교보건서비스, 보건교육, 건전한 학교환경조성, 교직원 건강증진, 지역사회와의 연계사업, 급식서비스, 체육교육과 레크리에이션, 정신건강과 상담이다.

미국 CDC(2010)도 보건교육, 신체활동교육, 건강관리서비스, 영양관리서비스, 정신적,

정서적, 사회적 건강수준향상을 위한 상담, 건전한 학교환경, 교직원의 건강증진, 부모 및 지역사회의 여덟 가지 학교보건영역을 제시하였다. 한편 미국학교보건협회(2010)는 건강한 환경, 학생에게 필요한 간호나 보건서비스, 영양이 높고 먹고 싶은 학교급식, 체육을 포함하는 신체활동 기회, 유능한 교사에 의한 적절한 주제와 범위의 보건교육, 교직원의 건강증진 프로그램, 학습장애 제거와 정서발달을 위한 상담과 심리사회적 서비스 외에 학생들의 학습능력과 그 성과까지도 학교보건의 주요 영역으로 포함시켜 포괄적인 접근을 시도하였다. 즉 학교보건은 학생의 교육적 결과를 높이는 것을 포함한다.

캐나다 학교보건실행 기획 및 평가시스템(the school health action planning and evaluation system)은 흡연, 신체활동, 건강한 식습관, 정신건강의 4영역을 특히 강조하고 있다.

4. 학교보건의 역사

1) 우리나라

우리나라는 19세기 말부터 보건(위생)과 체육(체조)이 함께 시작되었다. 1895년 한성사범학교규칙에는 평소 위생에 유의하고 체조에 힘써 건강을 증진시킴을 요한다고 명시하였다. 1948년 정부수립은 학교보건이 발전할 수 있는 계기였으나, 일제강점기와 6 · 25전쟁으로 학교보건과 복리후생에 관한 파행이 더욱 심해졌다. 우리나라는 1949년 「교육법」 제89조에 신체검사와 양호시설의 설비에 대한 규정을 두었으며, 본격적인 학교보건사업은 1950년대 중반 이후라고 할 수 있다. 이때의 학교보건사업은 감염병관리를 위한 예방접종과 위생관리가 이루어졌으며 그 후 공중보건학의 발전으로 감염병이 어느 정도 통제되자, 환경관리에 관심을 두기 시작했다. 1950년대 후반 이후 결핵예방법, 기생충예방법이 법제화되었고 학생과 교직원에 대한 정기적 건강진단이 실시되었다. 이 시기에는 학교에서 행해지던 신체검사가 환경에 대한 적응력이 건강한 사람과 건강하지 못한 사람을 구별하는 기준이 되었고 학교보건사업의 주요 역할을 차지하였다.

1965년부터 개정된 교육법에 의해 간호사가 학교보건을 관리하는 전문적인 교사로서 역할을 수행해오고 있다. 1967년에 학교보건법이 제정 · 공포되고 학교보건의 관장 부서인 문교부의 체육국 내 조직이 강화되었다. 또한 학교급식에 대한 관심이 커졌으며, 감염병관리뿐만 아니라 사고예방, 응급처치, 신체 장애아동관리 등으로 학교보건사업이 확대되었다. 신체검사 위주의 학교보건사업은 수십 년 동안 지속되었으나, 그 후 신체 · 정신 · 사회적 건강관리로 전환하기 시작하였고 이를 보건교사가 제공하도록 하였다. 보건교사는 학생들의 건강상태를 사정하고 의뢰하며 보건교육을 실시할 뿐만 아니라 흔히 발생하는 건강문제를 해결하는 1차 건강관리를 시도하였다. 이러한 보건교사의 활동은 이용이 편리하고 의료비용도 절감시켰으며 건강수준을 향상시키는 데 성공적이었다. 그 후 학교보건사업은 학생의 적극적인 참여능력을 개발해야 한다는 것이 강조되어 현재의 학교보건사업은 보건교육 중심으로 실시되고 있다. 또한 학교보건사업의 법적 근거인 「학교보건법」(1967. 3) 및 「학교보건법 시행령」(1969. 12)의 제정은 학교보건사업이 발전하는 기점이 되었다.

19세기 말부터 현재까지 100년이 넘는 우리나라 학교보건의 역사를 요약하면 다음과 같다.

- 1930년 – 이화학당에 간호사가 배치되어 학생의 건강관리를 했다는 기록, 최초로 학교간호사가 배치
- 1949년 – 「교육법」 제89조: 각급 학교에서의 학교보건사업의 실시와 양호시설의 설비에 대한 규정
- 1953년 – 「교육공무원법」 제4조: 양호교사를 처음으로 제도화함(교사의 자격규정)
- 1954년 – 문교부령 제35호(1954. 4. 20) '교과과정 시간배정 기준령'을 제정하여 국민학교는 보건과로, 중등학교는 체육보건으로 교과목을 설정하여 보건교육 실시
- 1956년 – 문교부장관에 의한 양호교사 자격증 발행
- 1961년 – 학교간호사가 고용직에서 교사직인 양호교사로 발령
- 1967년 – 1967년 3월 30일 법률 제1928호로 학교보건법 제정
- 1969년 – 1969년 12월 25일 대통령령 제4311호로 학교보건법 시행령 공포
- 1979년 – 문교부의 직제 개정 시 '학교보건과'가 신설되어 1980년부터 학교보건사업이 공식화됨
- 1988년 – 대한간호협회의 산하단체 가입
- 1991년 – '문교부' 명칭이 '교육부'로 개칭
- 1995년 – 교육법 제79조 1항 법률 공포91995년 12월 29일 법률 5,069호) 양호교사를 양호교사 1급, 2급으로 구분
- 1996년 – '국민학교' 명칭이 '초등학교'로 개칭
  – 서울시 양호교사회의 학교보건관리 프로그램의 개발 및 보급으로 학교보건사업의 전산화가 시작됨
- 1998년 – 양호교사가 「초중등교육법」 시행령 제33조에 의해 보직교사로 임용될 수 있게 됨
  – 양호실이 보건실로 명칭 변경
  – 고등학교 선택과목 중 보건교과 교육과정이 서울특별시 교육청으로부터 승인
- 1999년 – 학생 건강기록부 처리를 전산화로 실시
  – SA(Standard Alone)프로그램으로 초, 중, 고 각 학교에서 독립형태로 운영됨. 수기에서 전산화로 변경
- 2000년 – 학생건강기록부가 CS(Client Server System)으로 운영됨
- 2000년 – 초등학교, 고등학교 보건 인정도서 승인
  – 「초중등교육법」 제21조의 개정으로 양호교사 2급의 자격기준을 개정 (간호학과 졸업자로서 재학 중 교직학점을 취득하고 간호사면허를 가진 자)
  – 양호교사를 서울시 교육청에 파견교사로 최초 배치

- 2001년 – 양호교사 수당 신설
- 2002년 – 양호교사 명칭이 보건교사로 개칭(「초중등교육법」 제21조 2항의 개정)
  – 보건교사의 전문상담교사 자격취득 가능
  – 보건교사 자격을 대학 · 산업대학의 간호학과 졸업자에게도 소정의 교직학점을 취득할 수 있도록 함
- 2002년 – 전국단위 교육행정 정보 시스템(National Education Information System, NEIS)의 도입으로 처리보건영역은 기초자료, 건강기록부, 학교보건관리, 보건통계관리 항목 포함
- 2003년 – 부산광역시 교육청 보건장학사 최초 탄생
- 2005년 – 「학교보건법」 시행규칙 제정
- 2005년 – 학교 신체검사가 학생 건강검사로 변경(학교보건법 개정).
- 2006년 – 학교 신체검사 규칙이 학교 건강검사 규칙으로 개정(교육인적자원부령 제 873호). 가슴둘레, 앉은키 항목 삭제, 초등학교 1학년과 4학년, 중학교 1학년, 고등학교 1학년 학생은 검진기관에서 건강검사를 실시
  – 보건교사 최초 교육연구관 승진(전라북도 교육연수원)
- 2007년 – 교육인적자원부 학교체육보건급식과 보건교사 출신 교육연구사 탄생
  – 「학교보건법」 신설조항으로 '학교에서는 모든 학생들을 대상으로 보건교육을 체계적으로 실시하여야 함을 명시[신설조항, 제9조 2]
  – 모든 학교에 9조2에 따라 보건교육과 건강관리를 담당하는 보건교사를 둔다. 다만 대통령령으로 정하는 일정규모 이하의 학교에서만 순회 보건교사를 둘 수 있다고 명시(학교보건법 제15조 2)
- 2008년 – 보건교사 자격증을 2008년도 신입생부터는 학생정원의 10%만 교사자격을 부여하도록 함(교원자격검정령개정령(대통령령 제20455호, 2007.12.20)
- 2008년 – 2008년 9월 11일 교육과학기술부고시 제 2008-148호 초중등학교 교육과정에 체계적인 학교보건교육을 위한 교육과정 고시
- 2013년 – 학교보건법 개정(보건실의 설치 기준)
- 2014년 – 제10조 신설(응급처치교육)
  ① 학교의 장이 법 제9조의2 제2항에 따라 교직원을 대상으로 심폐소생술 등 응급처치에 관한 교육(이하 "응급처치교육"이라 한다)을 실시하는 경우 응급처치교육의 계획 · 내용 및 시간 등은 별표 9와 같다.
  ② 학교의 장은 응급처치교육을 실시한 후 해당 학년도의 교육 결과를 다음 학년도가 시작되기 30일 전까지 교육감에게 제출하여야 한다. [개정 2016.9.1.], [시행일 2017.3.1]
  ③ 학교의 장은 공공기관, 「고등교육법」 제2조에 따른 학교, 「교원 등의 연수에 관한 규정」 제2조 제2항의 연수원 중 교육감이 설치한 연수원 또는 의료기관에서 교직원으로 하여금 응급처치교육을 받게 할 수 있다. 이 경우 예산의 범위에서 소정의 비용을 지원할 수 있다. [본조신설 2014.7.7]
- 2015년 – 개정 교육과정 적용(초1,2학년)
- 2017년 – 모든 학교 교직원 응급처치 및 심폐소생술 교육 의무화, 교육통계조사
- 2018년 – 2015년 개정 교육과정 적용(초3, 4, 중1, 고1)

학교보건은 이 같은 역사적 과정에 의해서 네단계의 발달과정을 거쳤으며 이를 요약하면 다음과 같다.

- 1단계 감염병관리기: 전염병관리를 위한 보건의료사업의 일환으로 이루어졌다. 주된 학교보건활동은 전염병치료였으며 건강개념은 의학적 이론에 입각하였다.
- 2단계 신체검사기: 학교보건사업이 학생의 건강평가(신체검사) 위주로 이루어졌다. 건강개념도 인간의 신체나 생리 기능이 외부의 병원체나 환경에 잘 적응하는 능력으로 인지되었다.
- 3단계 포괄적 건강관리기: 학교보건사업을 자기건강관리능력 향상이라는 하위의 건강개념을 통해 궁극적으로 학교의 신체 · 정신 · 사회 · 영적 안녕상태에 도달한다는 관점을 갖는다.
- 4단계 학교보건교육과정기: 학생과 교직원의 능동적 참여로 자기건강관리능력의 향상에 중점을 두고 보건교육을 위주로 학교보건사업을 전개한다.

2) 외국

외국의 학교보건 역사는 아동보건활동에서 시작되었다고 할 수 있다. 15세기 이후 전쟁으로 인한 높은 영아사망률, 영양실조 및 감염병 발생으로 아동보건에 관심을 갖게 되었고, 18세기 말부터 19세기 초에 이르러 아동의 신체적 보건에 관한 활동이 시작되었다.

학교보건에 대한 관심은 18세기 말에서 19세기 초에 소아보건에 관한 활동에서 시작하여 1865년 이후부터 독일에서는 프랭크(Frank, 1786)가 학교위생에 관해서 기록하였으며, 학교급식의 무상제공이 시작되었다. 또한 병리학자 비르쇼후(Virchow, 1849)는 아동보건의 증진을 위한 중요한 활동으로 학생 신체검사의 필요성을 강조했으며, 1833년에 교의(학교의사)제도가 채택되었고, 19세기 말부터 근대의학, 특히 실험위생학이 발달되어 이를 기초로 한 학교위생이 추진되었다. 이때부터 교육의 의학적 판단과 학생에 대한 위생적 보호를 주 임무로 하는 교의 중심의 학교보건체계가 이루어졌다.

미국은 1870년대부터 학교에 입학하기 전에 천연두 예방접종을 받도록 하면서(Allensworth et al, 1997) 산발적으로 학교보건 감시가 시작되어 1894년 본격적으로 보건감시제도가 수립되었다. 뉴욕에서는 1897년 3월에 150명의 보건감시원이 초등학교를 방문 · 검진하여 많은 감염병 환자들을 조기 발견하였고, 반면 대도시의 빈민 지역에서는 피부병, 눈병, 영양실조 등에 걸린 어린이들이 많아 보건교육만이 이러한 현실을 극복하는 데 도움이 된다는 사실을 알게 되었다. 뉴욕에서는 1890년 학교의를 임명하였고, 1902년에 학교간호사가 배치되어 학교 감염병의 예방 및 관리를 주업무로 하여 차츰 신체검사와 보건교육도 담당하게 하였다. 1997년 CDC(Center for Disease Control AND Prevention)가 청소년의 신체활동을 증가시키기 위해 통합된 노력을 기울일 수 있도록 광범위한 전략적 학교보건 프로그램(보건교육, 체육교육, 보건서비스, 학교급식, 직원을 위한 건강증진, 상담 및 정신 건강서비스, 건강한 학교환경, 학부모와 지역사회 참여 등)을 제시하였다.

영국에서는 1853년 공중보건사업으로 어린이에 대한 개별적인 예방접종이 시도되었으며, 전국적으로 학교보건사업이 시작된 것은 「학교관계법」이 제정된 1907년 이후였다. 1892년 영국 런던에서는 최초로 학교 간호사를 배치하여 학생들의 영양상태를 조사하도록 하였다. 또한 문부성에 의무국을 창설하고 지방교육기관을 격려해서 초등학교 아동의 보건 감시를 제도화시켰다. 신체검진으로 발견된 경증 환자를 학교 진료소에서 치료해 주기 시작하였으며, 각종 심신장애아를 위한 특수시설을 발달시켰으며, 학생들의 영양문제에도 관심을 갖기 시작하였다. 1938년 초등학교 학생에게 학교급식이 지급되고, 1946년 이후 18세 이하의 모든 학생들에게 정부 부담으로 우유가 지급되었는데 그 결과 영국 아동의 건강 상태는 두드러지게 개선되었다. 1998년에는 국가 차원의 건강한 학교표준(national healthy school standard, NHSS)을 개발하였다.

5. 학교간호의 정의와 목표

학교간호는 학교의 건강관리능력을 최대한 향상시키기 위해 학생 및 교직원이 스스로 건강 문제를 해결해 나갈 수 있는 능력을 개발할 수 있도록 학교간호과정을 통하여 간호를 제공하고, 보건교육을 실시하며 학교의 교육환경을 관리해주는 것이다.

또한 학교간호는 교육과정에 투입된 전문 서비스로서 학교조직을 대상으로 하며, 학교간호의 목표는 학교인구가 스스로 건강관리능력을 갖추어 학교 지역사회 건강의 적정기능 수준을 향상시키는 것이다.

6. 보건교사의 직무

학교보건법에 따른 보건교사의 의무는 다음과 같다.

- 학교보건계획의 수립
- 학교 환경위생의 유지 · 관리 및 개선에 관한 사항
- 학생과 교직원에 대한 건강진단의 준비와 실시에 관한 협조
- 각종 질병의 예방처치 및 보건지도
- 학생과 교직원의 건강관찰과 학교의사의 건강상담, 건강평가 등의 실시에 관한 협조
- 신체가 허약한 학생에 대한 보건지도

- 보건지도를 위한 학생의 가정 방문
- 교사의 보건교육에 관한 협조와 필요시의 보건교육
- 보건실의 시설 · 설비 및 약품 등의 관리
- 보건교육자료의 수집, 관리
- 학생건강기록부의 관리
- 다음의 의료행위(간호사 면허를 가진 경우에만 해당)
    - 외상 등 흔히 볼 수 있는 환자의 치료
    - 응급을 요하는 자에 대한 응급처치
    - 부상과 질병의 악화를 방지하기 위한 처치
    - 건강진단결과 발견된 질병자의 요양지도 및 관리
    - 위의 의료행위에 따르는 의약품 투여
- 그 밖에 학교의 보건관리

7. 보건교사의 역할

1) 간호제공자

응급처치, 상병처치 등 전통적인 일반간호를 제공한다.

2) 보건교육자

보건교사의 궁극적인 목적은 대상자가 스스로 건강관리를 할 수 있도록 돕는 것이다. 따라서 보건교육을 통하여 학생과 그 가족, 교직원 그리고 지역사회가 건전한 건강결정을 하도록 돕는다. 건강문제가 발생했을 때 대처하도록 학생과 교직원에게 사안에 따른 보건교육을 실시한다. 일반교사를 학교보건의 일원으로 참여시켜 함께 건강지도에 대한 계획을 세우고 그들에게 정보를 제공하여 교실에서 보건교육을 할 수 있도록 돕는다.

3) 건강문제 발견자

보건교사는 학생들이 학교생활을 하는 동안 관찰을 통해서, 스크리닝 시험 실시 또는 건강기록부를 검토하여 건강문제가 있는 학생을 발견해야 한다. 또한 교사가 교실에서의 정규적인 학교생활을 하는 과정에서 학생들의 건강상태를 관찰하도록 격려해야 한다.

4) 옹호자

보건교사는 학생들의 건강요구에 관한 해결을 잘할 수 있는 학교의 인적자원이다. 따라서 보건교사는 의료와 사회경제적 · 정서적 상담을 통하여 효율적인 건강서비스가 이루어질 수 있도록 관련법에 대한 지식을 갖추고 있어야 한다.

5) 상담자

학생들은 건강에 대한 다양한 종류의 어려운 상황(신체 건강문제 및 사고 발생, 학습성과부진에 대한 스트레스, 친구로부터의 소외, 정서문제, 자살충동, 알코올, 흡연, 약물섭취 등)에 놓여 있다. 또한 학습에 대한 과중한 부담, 과도한 신체성장에 따른 심리적 부적응, 또래문화 속에서의 갈등과 감정 및 정서상태를 잘 표현하고 문제를 처리할 수 있도록 상담하고 격려해 준다.

6) 건강정보제공자

보건교사는 성장발달, 신체적 · 사회심리적 건강문제를 어떻게 다루는지 잘 알고 있다. 학생이 지닌 건강문제와 대처방법에 대한 다양한 질문을 받았을 때, 문제를 해결하기 위해 심장병, 당뇨병, 간염, 뇌전증, 기타 감염병, 응급처치 등에 대한 이해와 관리방법에 대해 건강정보제공자로서의 역할을 해야 한다.

7) 가정방문자

학부모는 학생의 건강실천에 가장 큰 영향을 주고 건강문제를 돌보는 데 가장 중요한 사람이다. 가정방문을 통하여 가정에서 학부모를 만나는 것은 학생의 건강문제에 관심을 갖게 하고 이를 이해시키며 문제 해결에 동기를 부여하는 데 가장 효과적인 방법이다.

가정방문 시 학생의 건강상태, 부모자녀관계, 형제자매관계 등을 파악하여야 한다. 간호사는 ① 질병으로 인한 잦은 결석 ② 또래들과의 사회적 관계가 좋지 못하여 학습기능에 영향을 끼치는 행위 ③ 만성 질병(당뇨병, 간질, 심장병, 비만 등)으로 인한 적응장애 ④ 아동학대나 무시 ⑤ 발달장애와 관련된 특수 요구 ⑥ 건강문제에 대한 의학적 처치 부족 ⑦ 임신 ⑧ 빈번한 감염성 질환 감염 등과 같은 경우에 가정 방문을 실시한다.

8) 협력자

학교보건활동에는 보건교사 혼자라는 의식보다는 보건팀과 함께한다는 의식을 갖는 것이 중요하다. 다른 학교 인력들과의 협동적 관계 속에서 일하며, 각자의 역할을 잘 이해하고 협조를 받는다면 학교보건서비스 기획 및 수행이 매우 원활하게 이루어질 수 있다.

8. 학교간호사업

1) 우리나라 학교간호사업의 내용

학교간호의 범위는 크게 네 가지로 나눌 수 있다. 첫째, 학생과 교직원의 건강요구도에 따른 건강관리, 둘째, 지속적이고 효과적인 보건교육 및 건강증진 사업의 수행, 셋째, 안전하고 건강한 학교환경제공, 마지막으로 학교보건정책이다(그림 8-13).

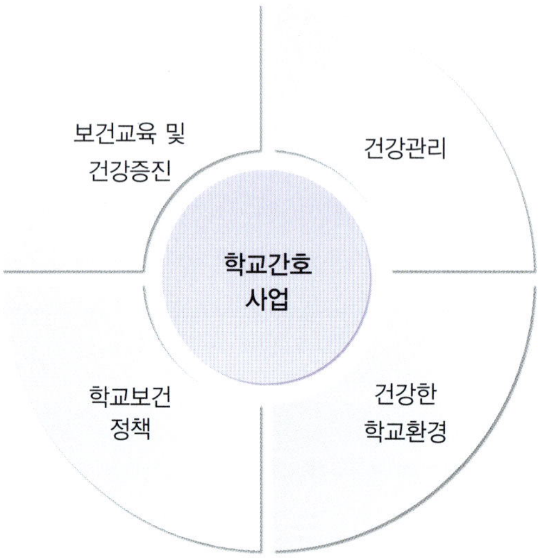

그림 8-13 학교간호사업의 범위

학교간호는 어른이 될 어린 학생과 청소년들이 좀 더 건강하게, 더 오랫동안, 더 만족스럽게, 그리고 더욱 생산적인 삶을 살 수 있도록 돕기 위한 활동이며, 이런 사업을 수행하기 위한 구체적인 내용은 다음과 같다.

- 학교보건사업 정책은 학교간호에 영향을 미친다. 학교에서 감염병이 발생한 경우, 학생을 신속히 확인하여 등교를 중지시키고, 감염병 확산을 차단하기 위한 적절한 조치를 취해야 한다.
- 학생의 건강검사, 교직원 신체검사를 정기적으로 실시하고 건강문제가 발견되었을 때, 가정에 알리고 추후건강관리와 건강상담을 실시한다.
- 청력장애, 시력장애, 척추측만증, 천식, 소아비만, 소아당뇨 같은 만성질환을 조기에 발견하고, 적절한 조치를 취하여 장애를 줄인다.

- 학습 분위기를 해칠 수 있는 환경을 최소화하고, 교사 내 쾌적한 공기 질을 관리함으로써 학교환경을 안전하고 건강하게 유지하도록 한다.
- 학교간호사업 내에 학교에서 학생이나 교직원이 안전사고나 응급상황에 처한 경우, 학교는 이에 대한 응급처치를 제공할 수 있는 실제적이고도 즉각적인 간호가 수행되어야 하며, 체계적인 응급후송체계가 이미 마련되어 있어야 한다.
- 학생들의 체계적인 보건교육을 통하여 스스로 건강을 책임질 수 있도록 준비시키고, 건강한 생활습관형성을 위해 학교보건교육과정을 개발하고 수행하고 평가해야 한다.

9. 학교보건조직

1) 공공조직

(1) 중앙기구

1960년에 문교부 체육국, 문예체육국 등에서 학교보건 및 학교체력검사관리, 체육 등을 담당한 이래로 2015년 현재 학교보건직제는 교육부 학교정책실의 학교건강정책과로 개편되어 학교보건과 환경업무를 관장하고 있다. 교육부는 학교보건업무에 관한 일차적인 책임이 있으며, 교육정책실의 학교건강정책과에서 학교보건 및 환경보호, 학교급식 위생 및 안전관리 대책수립, 학생 감염병 정책수립, 예방과 관리 및 지원, 보건(성)교육, 정신건강, 자살예방 등에 관한 업무를 담당한다.

(2) 지방기구

① 교육청

1946년 학교보건 업무가 시 · 도 교육청으로 이관된 이래로, 시 · 도교육청에서는 평생교육국, 교육정책국 등의 이름으로 된 부서에서 학교보건업무를 담당한다. 교육장은 교육감이 임명하고, 시 · 군의 교육청을 책임지며, 교육 · 학예에 관한 사무 중 일부를 시 · 도에서 위임받아 분장한다. 교육청은 교육 · 학예에 관한 업무를 집행하는 기관이며, 학급 · 학교에 관한 재산, 경비, 시설, 교육, 학교보건, 인사행정, 취학 등에 관한 지도와 감독을 시행하고, 소속 공무원을 지휘 · 감독한다. 교육감은 2007년부터 주민의 직접선거에 따라 선출되며, 그 자격은 학식과 덕망이 높고 시 · 도지사의 피선거권이 있는 자로서 교육 또는 교육행정 경력 5년 이상인 자로서 정당인이 아니어야 하며, 임기는 4년이다.

② 교육위원회

시 · 도 교육위원회는 도지사의 자문기구로서 시 · 도 의회에 교육, 학예에 관한 의안과 청원 등을 심사 · 의결하기 위하여 둔다. 이는 시 · 도 의회의원과 교육의원으로 구성하되 교육의원이 과반수가 되도록 구성한다. 교육의원은 시 · 도 의회의원의 지위와 권한을 가지며 시 · 도 의회의원의 피선거권이 있는 자로서 교육 또는 교육행정 경력 10년 이상인 자로서 정당인이 아니어야 한다. 교육의원의 임기는 4년이며 주민의 보통 · 평등 · 직접 · 비밀 선거에 의해 선출한다.

2) 민간단체

(1) 보건교사회

민간조직으로는 대한간호협회 산하 전국보건교사회가 있다. 전국보건교사회는 1986년 8월 8일 설립되었으며, 16개 지방분권의 보건교사회가 조직되어 있다.

① 주요 사업내용

- 학교보건사업의 개선 및 향상에 관한 사항
- 학교보건사업에 관련된 각종조사 및 연구에 관한 사항
- 회원의 보수교육에 관한 사항
- 학교 보건사업 발전을 위한 제 단체와의 상호협조 및 교류에 관한 사항
- 직업윤리에 관한 사항
- 회원의 권익옹호와 복지에 관한 사항
- 기타 본회 목적 달성에 필요한 사항

② 목적

- 국민건강관리능력 개발
- 학교보건의 역할 확대
- 능률적이고 효율적인 보건교사의 업무수행을 위한 자료 개발
- 보건교사의 처우 개선을 위한 건의를 통해 회원들의 권익옹호

(2) 기타조직

보건교사, 영양사, 학교보건 행정직원으로 구성되어 학교보건의 증진과 체위의 향상을 도모하고 보건교육에 기여하기 위한 조사연구, 보건교육, 보건봉사, 국제협력 등을 실시하는 한국학교보건협회 외에도 서울특별시 학교보건진흥원, 결핵협회, 건강관리협회 등이 있다.

10. 학교보건 관련 법규

1) 학교보건인력

우리나라 학교보건법에 명시된 학교보건인력은 학생 및 교직원의 건강관리 책임자인 교장과 교감, 이를 직접 담당하는 의료 전문인력으로 학교간호사인 보건교사, 학교의사, 학교약사, 영양교사, 전문상담교사 등의 인력이 포함된다. 학교의사나 약사는 학교장이 지정하여 위촉하고 필요시 협조적인 관계를 가지며, 실제 교육현장에서는 학교장의 책임 하에 보건교사가 대부분의 역할을 담당하고 있다.

(1) 학교보건인력 배치기준

학교보건인력의 배치기준은 「초 · 중등교육법 시행령」 및 「학교보건법 시행령」에 근거한다. 현재는 「학교보건법」보다 상위법인 「초 · 중등교육법 시행령」을 우선적으로 적용함으로써 보건교사의 배치율이 낮은 실정이다(표 8-46).

표 8-46 학교보건법 및 시행령(2010. 12. 30. 개정)에 의한 학교보건인력 배치기준

「학교보건법」 제15조(학교에 두는 의료인 · 약사 및 보건교사)

① 학교에는 대통령령으로 정하는 바에 따라 학생과 교직원의 건강관리를 지원하는 「의료법」 제2조제1항에 따른 의료인과 「약사법」 제2조제2호에 따른 약사를 둘 수 있다. 〈개정 2012.1.26.〉

② 모든 학교에 제9조의2에 따른 보건교육과 학생들의 건강관리를 담당하는 보건교사를 둔다. 다만, 대통령령으로 정하는 일정 규모 이하의 학교에는 순회 보건교사를 둘 수 있다.

「학교보건법」 시행령 제23조(학교의사, 학교약사 및 보건교사)

① 법 제15조에 따라 학교에 다음과 같이 학교의사(치과의사 및 한의사를 포함한다. 이하 같다), 학교약사와 보건교사를 둔다.

1. 18학급 이상의 초등학교에는 학교의사 1명, 학교약사 1명 및 보건교사 1명을 두고, 18학급 미만의 초등학교에는 학교의사 또는 학교약사 중 1명을 두고, 보건교사 1명을 둘 수 있다.
2. 9학급 이상인 중학교와 고등학교에는 학교의사 1명, 학교약사 1명 및 보건교사 1명을 두고, 9학급 미만인 중학교와 고등학교에는 학교의사 또는 학교약사 중 1명과 보건교사 1명을 둔다.
3. 대학(3개 이상의 단과대학을 두는 대학에서는 단과대학), 사범대학, 교육대학, 전문대학에는 학교의사 1명 및 학교약사 1명을 둔다.
4. 고등기술학교, 공민학교, 고등공민학교, 특수학교, 유치원 및 각종학교에는 제1호부터 제3호까지에 규정된 해당 학교에 준하여 학교의사, 학교약사 및 보건교사를 둔다.

(2) 보건교사 자격기준

「초 · 중등교육법」 제21조(교원의 자격)에 보건교사의 자격기준이 제시되어 있으며 별표 2의 자격기준에 해당하는 자로서 대통령령이 정하는 바에 따라 교육부장관이 검정 · 수여하는 자격증을 받은 자이어야 한다. 보건교사 2급 자격은 대학 · 산업대학의 간호학과 졸업자로서 재학 중 소정의 교직학점을 취득하고 간호사면허증을 가진 자 또는 전문대학의 간호과 졸업자로서 재학 중 소정의 교직학점을 취득하고 간호사면허증을 가진 자이다. 보건교사 1급 자격은 보건교사 2급 자격증을 가진 자로서 3년 이상의 보건교사 경험을 가지고 자격 연수를 받은 자이다. 보건교사 자격 취득을 위한 자격기준의 변화는 표 8-47을 참조한다.

표 8-47 보건교사 자격 취득을 위한 자격기준의 변화

연도	보건교사 자격기준 변화	
1953년	1. 간호고등학교 졸업자로서 재학 시 소정의 교직과 이수자 2. 중앙교원자격검정위원회에서 국민학교 간호교사 자격검정을 받은 자	
1964년	1. 대학의 간호학과를 졸업한 자 2. 간호학과(초급대학과정 이상의 것에 한한다) 졸업자로서 재학 중 소정의 교직학점을 이수한 자 3. 간호원면허증 소지자로서 양호교사의 자격검정에 합격한 자	
1981년	1. 대학의 간호학과 졸업자로서 간호원면허증을 소지한 자 2. 전문대학의 간호과 졸업자로서 재학 중 소정의 교직학점을 취득하고 간호원면허증을 소지한 자	
1995년	1급	양호교사(2급)자격증 소지자로서 3년 이상의 양호교사 경력을 가지고 자격연수를 받은 자
	2급	양호교사(2급)자격증 소지자
2002~2012년	1급	보건교사(2급)자격증을 가진 자로서 3년 이상의 보건교사 경력을 가지고 자격연수를 받은 자
	2급	1. 대학 · 산업대학의 간호학과 졸업자로서 재학 중 소정의 교직학점을 취득하고 간호사면허증을 가진 자 2. 전문대학의 간호과 졸업자로서 재학 중 소정의 교직학점을 취득하고 간호사면허증을 가진 자
2013년	1급	보건교사(2급)자격증을 가진 자로서 3년 이상의 보건교사 경력을 가지고 자격연수를 받은 자
	2급	1. 대학 · 산업대학의 간호학과 졸업자로서 재학 중 소정의 교직학점을 취득하고 간호사면허증을 가진 자 2. 전문대학의 간호과 졸업자로서 재학 중 소정의 교직학점을 취득하고 간호사면허증을 가진 자 3. 교과부 인성검사 합격자

(3) 학교보건인력의 직무

① 보건교사의 직무

일차적인 보건교사의 직무는 앞에서 서술한 것처럼 「학교보건법 시행령」에 근거를 둠으로써 학교지역 현장에서 발생하는 질병에 대한 예방조치(예방접종) 등을 의료법 25조 1항(무면허 의료행위의 금지)에도 실시할 수 있도록 하였다. 또한 현장에서의 업무 추진 및 진행을 위하여 교육청별로 매년 학교보건 기본방향이 제시되고 있다. 그러나 이러한 지침도 「학교보건법」의 범주를 벗어나지 못하므로 학교보건법에서 보건교사가 학교보건 조직을 관리하고 지역사회 관련 기관과의 협력활동을 통해 학교보건의 향상을 위하여 적극적인 역할을 수행할 수 있도록 하는 구체적인 내용은 다음과 같다.

가. 학교보건계획의 수립
나. 학교 환경위생의 유지 · 관리 및 개선에 관한 사항
다. 학생과 교직원에 대한 건강진단 준비와 실시에 관한 협조
라. 각종 질병의 예방 · 처치 및 보건지도
마. 학생 및 교직원의 건강관찰과 학교의사의 건강상담, 건강평가 등의 실시에 관한 협조
바. 신체허약 학생에 대한 보건지도
사. 보건지도를 위한 학생가정 방문
아. 교사의 보건교육 협조와 필요시 보건교육 실시
자. 보건실의 시설, 설비 및 약품 등의 관리
차. 보건교육자료의 수집 및 관리
카. 학생건강기록부의 관리
타. 다음의 의료행위(간호사 면허를 가진 사람만 해당)
  가) 외상 등 흔히 볼 수 있는 환자의 치료
  나) 응급을 요하는 자에 대한 응급처치
  다) 부상과 질병의 악화를 방지하기 위한 처치
  라) 건강진단결과 발견된 질병자의 요양지도 및 관리
  마) 가~라)까지의 의료행위에 따르는 의약품 투여
파. 그 밖에 학교의 보건관리

② 학교의사의 직무

가. 학교보건계획의 수립에 관한 자문
나. 학교 환경위생의 유지 · 관리 및 개선에 관한 자문

다. 학생과 교직원의 건강진단과 건강평가
라. 각종 질병의 예방 · 처치 및 보건지도
마. 학생과 교직원의 건강상담
바. 그 밖의 학교보건관리에 관한 지도

③ 학교약사의 직무

가. 학교보건계획의 수립에 관한 자문
나. 학교환경위생의 유지관리 및 개선에 관한 자문
다. 학교에서 사용하는 의약품과 독극물의 관리에 관한 자문
라. 학교에서 사용하는 의약품 및 독극물의 실험 · 검사
마. 그 밖의 학교보건관리에 관한 지도

④ 그 외 교장의 직무

학교보건법에 따른 교장의 직무는 다음과 같다.

가. 학교환경위생 및 식품위생관리
나. 학생 및 교직원 건강검사
다. 학생의 보건관리: 학생의 신체발달 및 체력증진, 질병의 치료와 예방, 음주 · 흡연과 약물 오 · 남용의 예방, 성교육 등 보건교육 실시
라. 예방접종 여부 검사 및 완료 지도, 질병치료 및 예방조치, 필요조치에 대해 보건소장에게 협조의뢰
마. 학생의 안전관리
바. 교직원의 보건관리
사. 감염병 발생 시 휴업 실시
아. 감염병 발생 시 등교 중지
자. 학교환경위생정화구역 관리

2) 학교환경위생정화구역

학교보건법 및 동 시행령에 의하면, 학교의 보건 · 위생 및 학습환경을 보호하기 위하여 교육감은 대통령령이 정하는 바에 따라 학교환경위생정화구역을 설정해야 한다(그림 8-18).

(1) 정화구역의 설정

학교환경위생정화구역(이하 '정화구역'이라 한다)을 설정할 때에는 절대정화구역과 상대정화구역으로 구분하여 설정하되, 절대정화구역은 학교출입문(학교설립예정지의 경우에는 설립될 학교의 출입문 설치 예정 위치를 말한다)으로부터 직선거리로 50m까지인

지역으로 하고, 상대정화구역은 학교경계선 또는 학교설립예정지 경계선으로부터 직선 거리 200m까지인 지역 중 절대정화구역을 제외한 지역으로 한다.

(2) 정화구역 설정 사항 보고

교육감은 정화구역을 설정하였을 때에는 그에 관한 사항을 시장(행정시의 시장을 포함한다) · 군수 또는 구청장(자치구의 구청장을 말한다)에게 알리고, 설정일자 및 설정구역을 고시하여야 한다.

(3) 정화구역의 설정 시 공개사항

교육감은 정화구역을 고시할 때에는 다음 사항을 포함하여야 하고, 게시판 또는 인터넷 등을 이용하여 그 내용을 국민에게 공개하여야 한다.

- 정화구역의 위치 및 면적
- 정화구역이 표시된 지적도면

(4) 정화구역의 관리

- 설정된 정화구역은 정화구역이 설정된 해당 학교의 장이 관리한다. 다만, 학교 설립 예정지의 경우에는 학교가 개교하기 전까지는 정화구역을 설정한 자가 관리한다.
- 학교 간에 정화구역이 서로 중복되는 경우에는 다음 각 호에 해당하는 학교의 장이 그 중복된 구역을 관리한다.
  - 상 · 하급학교 간에 정화구역이 중복될 경우에는 하급학교. 다만, 하급학교가 유치원인 경우에는 상급학교
  - 같은 급의 학교 간에 정화구역이 서로 중복될 경우에는 학생 수가 많은 학교
- 학교 간에 절대정화구역과 상대정화구역이 중복될 경우에는 제2항에도 불구하고 절대정화구역이 설정된 학교의 장이 이를 관리한다.

(5) 정화구역 내에서의 금지 행위 및 시설

- 누구든지 학교환경위생정화구역에서는 다음 각 호의 어느 하나에 해당하는 행위를 하거나 시설을 두어서는 안 된다. 다만, 대통령령으로 정하는 구역에서는 제2호, 제3호, 제6호, 제10호, 제12호부터 제18호까지와 제20호에 규정된 행위 및 시설 중 교육감이나 교육감이 위임한 자가 학교환경위생정화위원회의 심의를 거쳐 학습과 학교보건위생에 나쁜 영향을 주지 아니한다고 인정하는 행위 및 시설은 제외한다(표 8-48).

표 8-48 정화구역 내 금지행위 및 시설의 종류

금지시설업종별			초·중·고		유치원·대학		비고
			절대구역	상대구역	절대구역	상대구역	
법 제6조 제1항	제1호	대기/악취/수질/소음/진동	X	X	X	X	「대기환경보전법」, 「악취방지법」, 「수질 및 수생태계 보전에 관한 법률」, 「소음 · 진동관리법」
	제2호	총포/화약/고압/천연/액화가스제조소 및 저장소	X	O	X	O	「총포 · 도검 · 화약 등 단속법」, 「고압가스 안전관리법」, 「도시가스사업법」, 「액화석유가스의 안전관리 및 사업법」
	제4호	제한상영관	X	X	X	X	「영화 및 비디오물의 진흥에 관한 법률」 제2조 제11호
	제5호	도축장, 화장장, 납골시설	X	X	X	X	「축산물 위생관리법」, 「장사 등에 관한 법률」
	제6호	폐기물수집장소	X	O	X	O	「폐기물관리법」 제46조에 의한 사업장 규모 고려
	제7호	폐기물처리/폐수종말/축산폐수배출/축산폐수/분뇨처리시설	X	X	X	X	「폐기물관리법」, 「수질 및 수생태계 보전에 관한 법률」, 「가축분뇨의 관리 및 이용에 관한 법률」, 「하수도법」
	제8호	가축사체/가죽가공처리시설	X	X	X	X	「가축전염병예방법」, 「수질 및 수생생태 보전에 관한 법률」
	제9호	전염병원/격리병사/격리소	X	X	X	X	「감염병의 예방 및 관리에 관한 법률」
	제10호	전염병요양소/진료소	X	O	X	O	「감염병의 예방 및 관리에 관한 법률」
	제11호	가축시장	X	X	X	X	「축산법」
	제12호	유흥주점/단란주점	X	O	X	O	「식품위생법」, 「풍속영업의 규제에 관한 법률」
	제13호	호텔/여관/여인숙	X	O	X	O	「공중위생관리법」, 「관광진흥법」
	제14호	당구장	O	O	–	–	「체육시설의 설치 · 이용에 관한 법률」, 헌재결정(1997.03.27) 반영
	제15호	사행행위장/경마장/경륜/경정장	X	O	X	O	「사행행위 등 규제 및 처벌특례법」, 「한국마사회법」, 「경륜경정법」, 장외발매소 포함
	제16호	게임제공업/인터넷 컴퓨터 게임시설제공업	X	O	–	–	「게임산업진흥에 관한 법률」 제2조제6호, 7호
	제17호	게임물시설(미니게임기)	X	O	X	O	「게임산업진흥에 관한 법률」 제2조제6호다목 * 대학은 제외(2008.08.04)
	제18호	복합유통게임제공업	X	O	X	O	「게임산업진흥에 관한 법률」 제2조제8호
	제19호	전화방, 성기구 취급업소, 키스방, 대딸방, 전립선마사지, 유리방, 성인PC방, 휴게텔, 인형체험방 등	X	X	X	X	「청소년 보호법」 제2조 제5호 여성가족부 고시(2013.08.13)

표 8-48 정화구역 내 금지행위 및 시설의 종류(계속)

금지시설업종별			초·중·고		유치원·대학		비고
			절대구역	상대구역	절대구역	상대구역	
시행령 제6조	제2호	만화가게	X	O	–	–	「청소년보호법」
	제3호	무도학원 및 무도장	X	O	–	–	「체육시설의 설치 · 이용에 관한 법률 시행령」 별표 1에 따른 무도학원 및 무도장. 다만, 「초 · 중등교육법」 제2조 제1호에 따른 초등학교의 정화구역 및 같은 법 제60조의3에 따라 초등학교 과정만을 운영하는 대안학교의 정화구역에서의 무도학원 및 무도장은 제외
	제4호	노래연습장업 시설	X	O	–	–	「음악산업진흥에 관한 법률」 제2조 제13호
	제5호	담배자동판매기	X	O	–	–	「담배사업법」
	제6호	비디오물감상실업 및 복합영상물제공업의 시설	X	O	–	–	「영화 및 비디오물의 진흥에 관한 법률」 제2조 제16호가목 및 라목
범례		X: 절대금지시설, O: 상대금지시설(심의대상), –: 금지 제외대상(허용대상)					

※ 상대적 금지시설: 행위제한이 완화되는 구역(상대정화구역, 당구장은 절대정화구역 포함) 안에서 교육지원청의 학교환경위생정화위원회 심의를 거쳐 학습과 학교 보건위생에 나쁜 영향을 주지 않는다고 인정(해제)을 받으면 설치 가능한 시설.

- 제1항의 학교환경위생정화위원회의 조직, 기능, 운영에 관한 사항은 대통령령으로 정한다.
- 특별시장, 광역시장, 도지사, 특별자치도지사 및 시장, 군수, 구청장(자치구의 구청장) 또는 관계 행정기관의 장은 제1항에 따른 행위와 시설을 방지하기 위하여 공사의 중지, 제한, 영업 정지, 허가(인가, 등록, 신고 포함) 거부, 취소 등의 조치를 하여야 하며, 필요하면 시설 철거를 명할 수 있다.

11. 학교간호과정

학교간호과정은 보건교사가 대상자와 상호작용할 때 이용하는 문제해결을 위한 체계적 · 조직적 접근법이다. 간호과정은 고정된 것도 정체된 것도 아니며, 변경될 수 있는 융통성 있는 탄력적인 과정으로 사정 → 계획 → 수행 → 평가단계로 이루어진다.

이처럼 학교간호과정은 지역사회간호과정과 기본적인 틀과 구성요소는 비슷하나 표준화된 간호진단 목록이 개발되어 있지 않다. 보건교사는 신속하고 체계적으로 학교보건 업무를 하기 위해 학교간호과정을 적용하는 기술을 훈련할 필요가 있다.

보건교사가 학교간호과정을 적용하면 과학적인 사고와 체계적인 분석과정을 이용해 대상자에게 수준 높은 간호를 제공할 수 있고, 체계화된 간호계획 수립이 가능하므로 일관성 있는 간호를 제공하며, 대상자의 적극적인 참여를 유도할 수 있다. 또한 보건교사 자신의 전문성을 신장시키고 만족감과 자신감을 얻을 수 있고 다른 보건의료전문인력이나 지역주민들로부터 인정을 받게 되어 간호전문인의 수준을 높이고 역할을 확대할 수 있다.

1) 사정

(1) 자료수집영역

① 건강수준에 관한 자료수집

- 대상자의 인구학적 특성: 학년별 학급수, 학생수, 교직원수, 교직원의 연령별 · 성별 분포, 학생 · 교직원의 결석률 및 결근율, 학생 및 교직원의 전출입 상황
- 대상자의 지역사회 특성: 대상학교가 속해 있는 지역사회의 직업분포, 소득분포, 교육 수준, 문화적 특성, 질환에 대한 유병률 · 발생률
- 학생의 신체검사 결과 및 교원 건강검진 결과
- 응급환자 발생 실태 및 학교 안전사고건수
- 감염병 발생 실태
- 보건실 이용 실태

② 학교환경에 대한 자료수집

- 교내 환경
  - 교실 환경, 환기, 채광과 조명, 먼지, 책걸상 높이, 소방시설
  - 음료수(정수기 사용 및 음료수대 청결상태), 급식환경 위생상태, 화장실, 운동장
  - 수세설비, 위험물, 쓰레기처리장, 교실환기 설비, 냉난방시설
  - 보건실 설치 및 구조
  - 응급처치를 위한 보건실 부책임자 지정
  - 보건교육실 설치 · 운영
  - 학교 내의 교직원 및 학생 조직 상태
- 교외 환경
  - 학교정화구역 내 점검
  - 소음, 유해가스, 매연 등
  - 통학로 안전유무: 육교 및 횡단보도, 신호등, 통학관리에 관한 사항

- 도덕적 유해시설 유무: 공장, 오락장, 노래방 유무 점검 등

■ 보건자원에 대한 자료수집

- 인력: 보건교사, 학교의사, 약사, 영양사, 지역사회 의료인 봉사자
- 시간: 보건실 이용가능 시간
- 의뢰 자원: 학교지정 병의원 및 약국
- 시설 및 기구: 보건실 시설 및 기구(약품보관설비, 상비약품, 기구보유 실태)
- 재정: 학교 전체 예산 및 학교보건사업예산서

■ 학교간호사업에 대한 자료수집

- 건강관리 활동상태: 보건실 운영실태, 요양호자 관리 및 상담상태 각종 기록(양식) 및 보고방법, 각종 보건자원 활용실태
- 보건교육 활동상태: 학년별 보건교육 실시시간 분포(연간) 및 학년별 보건교육 교재 및 주제 분류
- 환경관리 활동상태: 학교정화구역 관리활동 상태 등

(2) 자료수집방법

① 기존 자료

건강기록부, 보건일지, 약품수불부, 비품대장, 공문서철 등 보관된 기록

② 건강조사

표준화된 설문지를 사용한다. 건강조사서 항목은 학교건강검사 규칙 제4조 제2항에 의거하여 예방접종 및 병력, 식생활 및 비만, 위생관리, 신체활동, 학교생활 및 가정생활, 텔레비전 · 인터넷 및 음란물의 이용, 안전의식, 학교폭력, 흡연 · 음주 및 약물의 사용, 성 의식, 사회성 및 정신건강, 건강상담 등에 대하여 조사한다. 건강조사의 구체적인 항목은 **표 8-49**와 같으며, 시 · 도교육감은 위의 내용을 포함한 구조화된 설문지를 마련하고 학교의 장을 통하여 조사할 수 있도록 한다.

③ 면담

학교장, 담임교사, 학부모, 또래집단 등 주변 주요 정보제공자와 건강문제 상담자료를 통한 면담을 실시한다.

④ 시찰

시찰장소, 관찰할 내용에 관한 구체적인 목록을 사전에 작성하여 필기도구, 녹음기, 카메라 등을 준비해 오감을 이용하여 자료를 수집한다.

⑤ 공청회 및 언론매체

학부모, 지역사회주민, 학생들의 폭넓은 의견을 수렴하고자 할 때 공청회를 개최, 학교신문 · 방송, 지역신문 · 방송 등을 활용한다.

표 8-49 건강조사서 항목 및 내용

조사항목	조사내용
예방접종/병력	• 감염병 예방접종 • 가족병력 • 개인병력
식생활/비만	• 식습관 • 인스턴트 및 그 밖의 식품 섭취형태 • 다이어트 행태
위생관리	• 손 씻기 • 양치질
신체활동	• 근지구력 향상을 위한 운동 • 심폐기능 향상을 위한 운동 • 수면
학교생활/가정생활	• 가족 내 지지 정도 • 학교생활 적응 정도 • 교우관계
텔레비전/인터넷/음란물의 이용	• 텔레비전 시청 • 인터넷 이용 • 음란물에의 노출 여부 및 정도
안전의식	• 안전에 대한 인식 • 안전사고의 발생
학교폭력	• 학교폭력에의 노출 여부 및 정도
흡연/음주/약물의 사용	• 흡연 • 음주 • 흡입제의 사용 여부 및 약물의 오 · 남용 여부 등
성 의식	• 성 문제 • 성에 대한 인식
사회성/정신건강	• 사회성(자긍심, 적응력 등) • 정신적 건강(우울, 자살, 불안증, 주의력 결핍 등)
건강상담	• 건강에 대한 상담의 요구 등

(3) 자료분석

다양한 자료를 사정영역별로 분류하고 통계를 수치화하며, 학교간호의 기준이나 지침을 활용하여 간호진단의 근거자료로 삼는다. 학교 관련 법규(「학교보건법」, 「학교보건시행령, 학교보건법시행규칙, 학교건강검사규칙, 「초중 등교육법」, 「전염병예방법」, 「건강증진법」, 「학교급식법」 등), 학교보건 기본방향, 학교 자체의 학교교육 운영방향 등을 기준으로 하여 수행되어야 한다.

(4) 진단

보건교사는 대상자에 맞게 개별화된 · 예상되는 결과를 확인하고, 학교간호의 기준 및 지침을 보건교사는 정해진 기준에 부적합한 문제들을 학교간호문제로 도출한다. 학교간호문제는 가능한 구체적이고 정확하게 도출하여야 하며, 이는 바람직하고 정확한 목표 설정과 연관된다.

학교간호문제를 확인하였다면, 간호문제와 관련 요인을 묶어 학교간호진단을 내려야 한다(표 8-50). 즉 보건교사는 문제점을 파악하고 원인이 명확한지 또는 다른 원인과 관련되는 문제인지를 분석하여 가능한 정확하게 간호진단을 도출하도록 노력해야 한다. 원인이 정확하게 도출되어야 원인을 제거하는 것에 초점을 두고 간호계획을 수립할 수 있으며, 문제해결이 가능해진다.

표 8-50 학교간호진단의 예시

건강문제	관련 요인 및 자료
비만학생 증가	아침식사의 결식, 운동부족, 폭식 및 과식, 편식, 운동 부족, 패스트푸드(피자, 햄버거 등) 선호, 부적절한 친구관계, 부모 관심 부족, 부적절한 스트레스 관리, 학원 다니는 시간으로 인한 신체활동 부족
시력교정대상 학생증가	장시간 컴퓨터 사용, 운동 부족, 인터넷게임 선호, 시력관리에 관한 정보부족, 시력문제아동의 조기발견 미흡, 올바른 자세에 대한 지식부족, 안경사용법에 대한 지식 부족
충치학생 증가	부적절한 구강위생, 올바른 이 닦기에 대한 지식 부족, 치아에 좋은 음식과 좋지 않은 음식 선택에 대한 정보 부족, 부적절한 충치 치료, 학교급식 후 이 닦기 실천 미흡
머릿니 감염 가능성	가족과 학교 학생 모두에게 만연되어 퍼질 가능성이 있으며, 교사와 가족구성원들의 머릿니 감염성 및 치료에 대한 지식 결여

간호진단이 선정되면 여러 간호문제 중 어떤 문제를 먼저 해결해야 할 것인지 중요도에 따라 우선순위를 정해야 한다.

즉, 확인된 학교보건문제를 나열해 놓고 그중에서 어떤 문제를 먼저 해결할지 우선순위를 정할 때는 다음의 사항을 고려해야 한다.

- 학생 및 교직원 건강문제에 직접적으로 영향을 미치는 문제인지의 여부
- 건강문제나 환경문제의 심각성
- 건강문제에 대한 대상자의 취약성
- 그 문제를 해결하기 위해 필요한 지식이나 자원동원 가능성
- 보건교사의 준비도
- 실행가능성과 변화가능성 여부
- 대상자의 관심과 자발성
- 법으로 정해져 있는 의무사항인지의 여부 등

2) 계획

(1) 목표설정

학교간호의 목표는 학교간호에서 의도하는 성취의 결과이다. 명확한 목표설정은 계획을 수립하는 데 필수적이며, 간호를 수행하고 이루어진 사업을 평가하기 위한 기준이 되므로 중요하다. 목표는 학교간호사업의 결과로 이루어지는 특정한 상태나 조건을 기술하는 일반적 목표와, 일반적 목표 달성을 위한 종속적이고 세부적인 구체적 목표로 구분된다.

목표를 기술할 때는 누가, 무엇을 얼마만큼의 범위로, 언제 어디서 하였는지에 대한 내용으로 구성되어야 하며 필요에 따라 일부항목이 생략될 수 있다.

- 누가: 바람직하게 변화되어야 할 특정 학생이나 교직원 집단 혹은 환경 부분 등 학교간호사업의 대상
- 무엇을: 변화 혹은 달성해야 하는 상태나 조건
- 얼마나: 달성하고자 하는 상태나 조건
- 언제: 바람직한 상태 혹은 조건이 수행되어야 할 기간이나 때
- 어디서: 사업이 이루어지는 장소

간호목표를 기술할 때는 다음과 같은 사항을 고려해야 한다.

- 관련성: 학교가 가지고 있으며 해결해야 할 문제와 관련이 있어야 한다.
- 실현가능성: 가지고 있는 문제를 해결할 수 있으며, 실행이 가능하여야 한다.
- 관찰가능성: 성취된 결과를 눈으로 확인할 수 있어야 한다.
- 측정가능성: 성취된 결과를 가능하면 숫자로 표시할 수 있도록 한다.

(2) 방법 및 수단의 선택

보건교사는 학교간호의 목표를 달성하기 위하여 수행 가능한 방법이나 수단의 장단점을 고려하여 이들 중 가장 효과적이고 효율적인 것을 선택하여야 한다. 보건실 활동, 방문, 의뢰, 개인상담, 집단지도, 매체활동, 학교보건조직, 활동 중 계획에 적절한 수단을 선택한다.

간호방법 및 수단을 선택하는 절차는 다음과 같다.

- 목표달성을 위한 서로 다른 각종 방법 및 수단을 검토한다.
- 문제해결을 위하여 요구되는 자원과 이용 가능한 자원을 조정한다.
- 구체적인 활동을 기술한다.

(3) 수행계획

학교간호사업의 수행계획은 일반적으로 연간계획, 월간계획, 주간계획으로 나누어 작성하고 보건실 내부나 게시판에 부착하여 전체 교직원과 학생들이 볼 수 있도록 하는 것이 좋다. 학교보건사업 성공 여부는 대상자의 적극적 참여가 매우 중요하므로 이들을 계획수립에 참여시키는 것이 좋으며, 대상자의 요구도 학교 내의 연간, 월간, 주간계획에 충분히 반영될 수 있도록 한다. 학교간호 수행계획서는 표 8-51과 같다.

(4) 평가계획

학교간호사업에 대한 평가계획은 누가, 언제, 어떻게, 무엇을, 어떤 범위로 평가할 것인가 등의 결정을 의미한다. 평가를 어떻게 하느냐에 따라 사업의 방향이 달라지기 때문에 적절한 시기에 평가가 이루어지도록 계획하여야 한다.

- **평가자**: 보건교사, 학생, 교사, 학부모, 평가위원 등 최대한 다양한 사람들로 구성
- **평가시기**: 사업진행 중, 사업 종료 후 중 적절한 평가시기 결정
- **평가방법**: 설문지, 관찰, 면담, 각종 건강관리 자료 등 효과적 방법을 선택
- **평가내용**: 사업목표에 기술된 내용을 중심으로 평가내용 결정
- **평가범주**: 사업목표달성 정도, 투입된 노력, 사업의 질, 사업의 효율성 등 고려

3) 수행

보건교사는 목표달성을 위하여 수립한 사업수행계획에 따라 학교간호활동을 수행한다. 학교 간호사업을 수행하기 위해서는 수행계획서에 의거하여 보건실 활동, 상담, 집단지도, 의뢰, 매체활용 등을 한다. 경우에 따라서 학생의 가정이나 관련 기관을 활용한다(표 8-51).

표 8-51 학교간호사업 수행계획 및 세부 실천 계획

수행계획	세부 실천 계획	
연중 실시 내용	• 건강관찰 및 상담 • 요양호자 학생관리 • 체계적인 보건교육계획 및 실시(학년별) • 가정통신문 배포 • 학생건강기록부관리 • 응급처치 • 보건실 방문아동 간호 및 상담	• 각종 감염병 예방관리 • 공문처리 및 보고 • 약품관리 및 의료기구관리 • 보건업무 장부관리 • 정수기 위생관리 및 수질검사 결과 확인 • 학교환경관리: 물탱크 청소 및 방역실시 및 확인(연중 3~5회)
3월	• 학교보건연간계획 수립 • 1학년 MR(홍역, 볼거리) 예방접종 확인 • 건강조사서 실시 • 건강문제학생 선별 • 학교의사 위촉, 종합검진 병원 선정 및 계약 • 보건실 비품 및 약품구입 및 관리	• 정수기 위생관리 • 건강기록부 확인 및 반별 정리 • 등교중지에 관한 교직원연수 • 초등학교 1학년 BCG 예방접종(보건소)
4월	• 학교 홈페이지 보건실-건강정보 탑재 • 학생 별도검사 실시 • 소변검사 실시 및 유소견자 관리 • 방송보건교육 실시 • 일본뇌염 1, 6학년 안내(보건소)	• 초등학교 1, 4학년, 중학교 1학년, 고등학교 1학년 병원검진 안내
5월	• 학교 체육대회 관련 응급약 준비 • 해당학년 구강검사 실시 및 결과 가정통신 • 비만아동 및 척추측만아동 건강관리 시작	
6월	• 비만학생 지도 및 상담 • 척추측만아동 건강상담 실시 • 건강기록부 입력 점검	• 하절기 감염병 예방교육실시: 학생대상 방송교육, 교직원 연수, 가정통신문 발송
7월	• 여름방학 안전사고에 관한 교육 실시 • 1학기 학교보건사업 평가 • 보건실 방문학생 통계 • 보건일지 및 약품수불부 정리	
9월	• 가을철 감염병 교육 실시 • 학교 물탱크 청소 및 소독 • 가을철 유행성 결막염 예방지도	• 하반기 약품구입 및 비품 신청 • 학교행사 시 응급약 및 기구 지원 • 건강이상학생 건강관찰 및 상담
10월	• 현장학습 관련 의약품 제공 • 학교 방역 실시	• 학교 공기 질 측정 • 정수기 및 음료수대 위생 점검

표 8-51 학교간호사업 수행계획 및 세부 실천 계획(계속)

수행계획	세부 실천 계획
11월	• 병원 건강검진 미검자 확인 및 독려 • 병리검사 유소견자 추후지도 • 가을철 식중독 및 감염병관리
12월	• 겨울철 건강관리 지도 • 건강기록부 정리 및 검토 • 제 장부 정리
1~2월	• 학교보건사업 평가 • 졸업생 건강기록부 관리 및 이관 • 각종 비품 정리 및 폐기 • 신학년도 보건사업계획 및 예산안 작성

(1) 직접간호활동

보건교사가 수행하는 전문가로서의 모든 역할을 말하며 학생 및 교직원의 건강관리활동, 보건교육활동, 환경관리활동 등이 포함된다.

(2) 간접간호활동

직접간호활동을 원활하게 하기 위한 지지적 기능을 하는 역할로 예산계획, 시설 및 비품관리, 문서관리, 학교보건조직 운영을 말한다.

4) 평가

학교간호사업평가는 사업수행 결과를 목표에 진술된 기준과 비교 · 분석한 것을 근거로 현행 계획을 수정 · 보완하고, 차기 계획의 수립에 반영하는 것을 의미한다. 그러므로 평가는 학교간호과정의 최종 단계인 동시에 시작이므로 매우 중요하다.

학교간호사업 실시에 대한 평가단계는 다음과 같다.

- **평가대상 및 평가기준 선정**: 누구에게 무엇을 평가할 것인가를 결정
- **평가자료수집**: 평가 관련 자료 및 정보수집
- **사업실적과 목표비교**: 사업목표와 측정된 사업결과를 비교
- **가치판단**: 목표달성의 의의 및 미달성 원인 분석
- **재계획**: 목표수정 여부, 사업종료 여부 등 결정

제10절 | 학생건강관리

1. 학생건강평가

학생건강평가는 건강이상자를 조기에 발견하여 조기치료 및 상담, 보호 등의 적절한 대책을 강구함으로써 만성질환으로의 이행을 예방하고 학생건강평가결과를 분석하여 학교건강증진 계획을 수립하며 효율적인 학생건강증진사업을 시행하기 위함이다. 건강평가를 통하여 학생은 자신의 건강상태를 이해하고 자신의 건강을 자랑스럽게 여기는 계기를 얻거나 건강상의 강점과 약점, 특별히 주의해야 할 점 등을 알게 되어 자신의 건강의 질을 유지 · 증진시킬 수 있는 동기를 부여받기도 한다. 또한 학생이 건강관리방법과 기술의 가치를 습득할 수 있을 뿐만 아니라 학부모가 자녀의 건강요구와 상태를 이해하도록 돕는다.

1) 건강평가의 내용 및 방법

(1) 정기 건강평가

학교에서 실시하는 정기적인 건강평가는 건강검사이며 그 내용은 다음과 같다(표 8-52). 학교 건강검사는 연중 실시하도록 하고, 별도검사로 소변검사와 결핵검사, 구강검사, 시력검사를 실시하도록 하였다(학교건강검사규칙, 2012.3.3 일부개정).

표 8-52 학생건강검사 대상 및 방법

구분	건강검진	건강조사	신체발달상황	별도검사
대상	초 1, 4학년, 중 · 고 1학년 및 이에 준하는 특수 · 각종학교, 학력인정평생교육시설 *단, 초 2, 3, 5, 6학년도 구강검진 대상	전학년	전학년	• 소변: 각급학교 전학년 • 시력: 초등학교 전학년 • 결핵: 고 2, 3학년
방법	검진기관에서 실시	문진표에 의한 조사 (학교 교직원이 실시)	키, 몸무게 측정 (학교 교직원이 실시)	• 시력: 학교 교직원이 실시 • 소변: 한국학교보건협회(방문검진) • 결핵: 대한결핵협회(방문검진)

① 건강검사 실시계획 수립

- 학교의 장은 원활한 건강검사 추진을 위하여 구체적인 학생 건강검사 실시계획을 매년 3월말까지 수립한다.
- 소요되는 비용의 범위는 「국민건강보험법」 제47조 및 동시행령 제25조 7항에 따라 보건복지부장관이 정한 금액을 적용한다.

② 건강검사의 구분

- 신체발달상황: 키와 몸무게를 교직원이 측정(건강검진 시에는 검진기관에서 측정)한다.
- 신체능력: 체력요소를 평가하여 신체의 능력등급을 판정하는 필수평가와 신체활동에 대한 인식 정도 등 필수평가에 대한 심층평가를 하는 선택평가로 구분하여 매 학년 초에 교직원이 평가하여 신체의 능력등급을 판정한다.

중학교 및 고등학교 학생 대상의 필수평가는 체력요소별 1개의 검사항목을 선택하여 매 학년 초에 실시하는 것을 원칙으로 하되, 선택평가는 학교의 장이 해당학교의 여건을 고려하여 검사항목, 검사주기 등을 자율적으로 결정하여 실시할 수 있다(학교건강검사규칙, 2014.3.3. 개정).

- 건강조사: 예방접종의 실시 여부, 건강행태 및 생활습관 등 구조화된 서식에 의거하여 교직원이 실시한다.
- 건강검진: 건강상의 결함이나 질병 유무 및 신체발달상황에 대하여 초등학교 1학년, 4학년, 중학교 1학년, 고등학교 1학년 학생들의 건강검진은 「국민건강보험법」상 검진기관에 의뢰하여 실시한다.

③ 건강조사의 실시대상 항목의 설정

- 성장기 학생들의 체계적인 건강관리를 위해 식생활, 위생, 신체활동 등 건강의 유지 및 증진을 위하여 지속적으로 조사, 확인하여 문제점을 진단하는 데 필수적인 항목을 설정할 필요가 있다.
- 건강조사는 예방접종 및 병력, 식생활 및 비만, 위생관리, 신체활동, 학교생활 및 가정생활, 텔레비전, 인터넷 및 음란물의 이용, 안전의식, 학교폭력, 흡연, 음주 및 약물의 사용, 성의식, 사회성 및 정신건강, 건강상담 등에 대하여 실시하도록 한다.

④ 건강검진 절차

- 건강검사의 내실을 기하고, 검진기관의 선정에 따른 문제점을 예방하며, 지역사회

의 보건, 의료계가 동참할 수 있도록 하기 위하여 검진기관을 복수로 선정하게 하는 등 필요한 조치를 할 필요성이 있다.

- 학교의 장은 원칙적으로 2개 이상의 검진기관을 선정하도록 하고, 검진기관을 2개 이상 선정할 수 없는 경우에는 당해 교육감의 승인을 얻어 1개의 검진기관만 선정할 수 있다. 검진기관을 선정할 때는 학교운영위원회의 심의 또는 자문을 받을 수 있도록 하며, 검진대상자는 검진기관을 방문하여 건강검진을 받도록 하되, 검진기관이 없는 지역에 소재하는 학교로서 교육감의 승인을 얻은 경우에는 출장에 의한 검진을 하게 할 수 있다.

⑤ 건강검사기록의 처리 및 보존

- 건강검사의 결과에 대한 자료를 보다 철저하게 관리하기 위하여 검사결과의 처리 및 보존 등에 관련되는 사항을 정비할 필요가 있다.
- 학교의 장은 건강검사의 실시 결과를 작성 및 관리할 때에는 학생건강기록부를 작성하여 검진기관이 통보한 자료와 함께 관리하도록 하고, 교육정보시스템으로 처리하는 자료는 학생 건강기록부에 의하여 작성하고 처리 및 보존하되, 그 보존기간은 해당 학생이 고등학교를 졸업할 때까지로 한다. 학생이 휴학 또는 퇴학으로 고등학교를 졸업하지 못한 경우에는 최종적으로 재적하였던 학교에서 5년간 보존한다.

(2) 수시 건강평가

필요할 때 수시로 실시하는 건강평가로 학생, 학부모의 요구 또는 질병 유행 시 담임교사나 보건교사가 수시로 관찰하고 필요시 적절한 조치를 취한다.

학생의 건강평가는 계속적인 과정이다. 입학 시 건강검사에서 시작하여 학급 담임교사에 의한 관찰과 고등학교의 마지막 해까지 계속적으로 실시되는 학생건강검진 혹은 다른 건강평가는 그들의 학교생활을 통해 계속되는 과정이다. 그러나 최종분석에서 건강평가는 그 자체로 끝이 아니라 목적을 위한 수단, 즉 학생의 건강증진을 위한 수단이 된다.

2) 건강평가 실시

(1) 신체발달상황

키와 몸무게를 측정하고 비만도를 계산하는 것으로, 실시 목적은 학생이 자신의 성장과 안녕에 관심을 갖도록 하기 위함이다. 학생을 정상 기준이나 다른 학생과 비교하기보다는 자신의 상태에 관심을 가지도록 하며, 각 학생에게 정상적으로 개인적인 차이가 있음을 인식시키도록 한다.

검사 전 준비사항은 다음과 같다.

- **측정기구의 지정 및 점검**: 측정기구의 제조회사, 생산연도, 검 · 인정 표시가 표준화된 기구를 사용하고 매년 동일한 종류를 사용하여 오차를 줄인다. 실시 전 신장계, 체중계의 이상 유무를 점검하고 그 결과를 기록 · 비치한다. 학생의 복장은 체육복 등 간편한 의복으로 한다.
- **측정자와 측정장소 지정**: 검사종목별로 측정자와 기록자 명단을 작성한다. 대기실 → 키 → 체중의 순서로 측정하는 것이 편리하다.
- **측정자 사전 교육**: 신체발육 통계의 중요성, 검사의 객관성과 통계의 신뢰성, 정확한 측정방법, 통계처리방법, 신체발달상황 검사결과 활용방안 등에 대한 사전교육을 실시하여 검사의 객관성과 신뢰성을 높인다.

(2) 건강검진

① 항목 및 방법

학교건강검사규칙에 규정된 학년별 건강검진 내용은 표 8-53과 같다.

표 8-53 학년별 건강검진 내용

<table>
<tr><th>구분</th><th>초등학교 1학년</th><th>초등학교 4학년</th><th>중학교 1학년</th><th>고등학교 1학년</th></tr>
<tr><td>기본 공통항목</td><td colspan="4">근골격 및 척추, 눈 · 귀 · 코 · 목 · 피부, 구강, 기관능력, 소변검사, 혈압</td></tr>
<tr><td rowspan="2">추가항목</td><td rowspan="2">혈액형</td><td>색각검사</td><td>색각검사
간염검사
결핵검사</td><td>결핵검사
혈색소(여학생)</td></tr>
<tr><td colspan="3">비만학생(혈당, 총 콜레스테롤, AST-ALT)</td></tr>
</table>

- 시력검사
  - 안정적인 장소에서 편평한 공간에 깨끗한 검사표를 수직으로 설치한다(가능한 한 모든 섬광 제거)
  - 시력검사표는 시력표의 시력 1.0 선에 학생이 섰을 때 눈높이로 한다.
  - 시력검사표는 형광등이 내재되어 있는 것을 사용하며, 시력표 위의 빛의 강도는 500Lux를 유지한다.
  - 거리는 5m 떨어진 곳에서 측정하며 학생의 측방, 후방, 머리 위쪽에서 빛이 오도록 한다.

- 검사받지 않는 눈에 차단기를 대고 가리는 방법의 시범을 보인다.
- 시력검사용 시력 0.4 선에서 시작하며, 왼쪽 → 오른쪽 순서로 시력을 측정한다.
- 특정한 선에서 4개 중 3개의 부호를 읽었을 때 그 선의 시력을 기록한다.
- 시력이 0.1 미만인 학생의 시력표시 방법은 2m 거리에서 0.1을 읽은 경우 0.06으로, 1m 거리에서 0.1을 읽은 경우 0.03으로 표기한다.
- 시시력이 1.0 정도 또는 1.5는 정상으로 판정하고, 근시 · 원시 · 약시 등의 의심자는 보건교사가 담임교사와 협의하여 가정통신문을 이용해 학부모에게 알린 후 회신문을 받아 보관한다.
- 안경을 쓴 학생은 교정시력만 검사한다.
- 검사 중 머리를 기울이거나 눈을 깜빡이거나 얼굴을 찌푸리거나 눈을 가늘게 뜨고 보는 등의 비정상적인 행동을 관찰한다.
- 보건교사가 확인해야 하는 학생, 정밀검사가 필요한 학생의 명단을 작성한다.
- 권고된 추후관리를 부모가 이행하지 않으면 보건교사나 담임교사는 추후관리 방문을 계획한다.

■ 시청력검사

- 교사는 학생들의 자세, 주의산만, 가성발음, 부자연스러운 목소리, 학업부진, 모방과 같은 행동이 나타날 때 주의하여 관찰한다.
- 시계소리에 의한 검사: 시계의 똑딱소리를 들을 수 있는 능력으로 보는 간이검사로, 사전에 검사도구로 사용할 시계를 선정하고 들을 수 있는 거리를 결정한다. 학생을 의자에 앉히고 검사자는 학생 뒤에서 왼쪽 혹은 오른쪽 귀에 대고 학생에게 들리면 손을 들게 한다.
- 순음청력검사(pure tone audiometry, PTA): 전문가가 실시하며, 학생에게 헤드폰을 씌우고 인간이 들을 수 있는 음(125~8,000Hz)을 0~110db까지 다양하게 변화시키며 들려주고, 학생이 들을 수 있는 소리의 높이와 세기를 측정한다.
- 청력손실 학생의 학습상황과 과거 병력을 검토하고 부모와 면담을 실시하여 코, 인후에 대해 의사의 검진을 받도록 한다.
- 청력손실 학생이 생활 적응을 할 수 있도록 특수학급 편성, 과목별 개인지도, 청력훈련 등을 실시한다.

■ 시척추측만증 검사

- 초등학교 5학년은 성장발육이 가장 빠른 시기이므로 집단 등심대검사를 실시한다.

- 검사절차
  - 1단계: 매년 학교에서 실시하는 학생 건강검사 시 척추 형태에 대한 육안검사를 하여 척추이상이 의심되는 자세 이상자 선정(보건교사 혹은 보건담당교사)
  - 2단계: 1차 선정된 자세 이상자는 굴곡검사
  - 3단계: X-선 검사
- 전방굴곡검사로 등심대검사를 한다.
  - 기본자세: 러닝셔츠만 입힌 상태나 윗옷을 모두 벗은 상태에서 바른 자세로 다리를 약간 벌리고 바로 세운다.
  - 서 있는 위치에서 어깨 높이의 차이, 여학생이라면 가슴의 크기 차이 등을 보고 등 뒤에서 좌우 어깨의 높이, 견갑골의 대칭성, 허리선의 대칭성, 골반 높이의 차이, 좌우 견갑골 후방돌출 유무를 확인한다.
  - 조금 더 허리를 굽혀 허리 높이의 돌출(요추부 돌출고)을 응시한다.
  - 자세 이상자의 경우 대부분 척추가 휘기 시작하는 모습이 X-선 검사에서 관찰되지만, 10° 이상의 휜 각도가 측정될 때 임상적으로 척추측만증이라고 진단한다.
- 체격에 맞는 책 · 걸상으로 교체하고 바른 자세를 지도한다.
- 이상자는 일반적인 건강상태를 증진시키면서 전문가의 적절한 자세교정 및 휴식지도가 필요하다.

■ 구강검진

- 문진표를 미리 학생이 학부모와 상의하여 작성해 오도록 한다.
- 초등학교 전체 학년을 대상으로 구강검진을 실시하며, 구강검진의 내용은 치료할 치아, 치료된 치아, 빠진 치아의 개수를 통한 치아질환의 파악과 구강위생상태, 치주질환 유무를 통한 잇몸상태와 구강청결도 파악, 부정교합의 유무를 통한 치아배열 및 악골성장상태 등을 평가한다.
- 이상자는 보호자에게 안내하여 정밀검진 및 조기치료 등이 이루어질 수 있도록 조치하고, 사후관리를 철저히 한다.

■ 건강검진

- 혈액형 검사: 기본적인 혈액형 검사는 ABO형 혈액형 검사이며, 그 외에 Rh형이 있다.
- 소변검사: 요당, 요단백, 요잠혈, 요pH이며 콩팥기능장애, 당대사 이상, 요로결석, 요로감염을 조기발견할 수 있다.

- 혈액검사: 혈당, 총 콜레스테롤, AST, ALT 혈색소검사를 한다.
- 간염검사
- 흉부 X선 검사
  - 중학교 1학년과 고등학교 1학년은 흉부 X선 직접촬영을 실시하며 검진이상자에 대하여 경증, 중등증, 중증, 진단보류, 기타 등으로 분류하고 요정밀검사, 요재활, 조치 불필요로 판정된 결과를 학부모에게 통보하여 의료기관이나 보건소에서 치료받도록 한다.
  - 완치 결과가 나올 때까지 계속 관리를 실시하며, 객담검사 결과 양성자는 감염력이 없어질 때까지 등교를 중지하고, 음성자는 휴학조치를 하지 않아도 무방하다.

3) 건강검사결과의 처리

(1) 기록관리

① 건강검사 실시 후 학생은 건강기록부에, 교직원은 교직원 건강검사표에 결과를 기록 · 관리한다.

- 학교장은 건강검사 결과를 본인이나 보호자에게 통지한다.
- 기록은 본인 또는 보호자가 열람할 수 있게 하고, 질병 또는 신체이상이 발견된 자에 대한 건강지도, 건강상담의 자료로 활용한다.

② 학교장은 소속학교 학생이 전학 시 전학하는 학교의 장에게 건강기록부를 이관한다. 고등학교까지 상급 학교의 장에게 이관한다.

③ 건강검사의 표본학교로 지정된 학교의 장은 학생에 대하여 건강검사를 실시한 후, 건강검사 통계표를 작성하여 검사연도의 11월 30일까지 관할교육장을 거쳐 교육감에게 각각 보고하여야 하며, 보고받은 교육감은 이를 취합한 후 통계표를 작성하여 검사연도의 12월 31일까지 교육과학기술부장관에게 각각 보고하여야 한다.

④ 건강검사의 표본학교로 지정되지 아니한 학교의 장은 건강검사를 실시한 후 건강검사 통계표를 작성하여 다음 연도의 2월 말일까지 관할 교육장을 거쳐 교육감에게 보고하여야 한다.

⑤ 학생이 고등학교를 졸업할 때는 본인 또는 보호자에게 교부하되 휴학 · 퇴학 · 사망하거나 중학교 또는 고등학교 미진학 시에는 해당 학교에 5년간 보존한다.

⑥ 건강기록부는 보건실에 보관하고 보건교사가 관리한다.

(2) 결과처리

① 학교장은 그 학교가 소재하는 지역 보건기관, 체육단체 및 대학 등의 협조를 얻어 건

강검사의 결과에 따라 소속 학생 · 교직원에 대하여 건강상담, 예방조치, 체력증진 등 적절한 보호 또는 양호 대책을 강구한다.

② 학교장은 학생에 대하여 건강검사를 실시한 결과 수업면제 · 휴학 · 치료 · 보호 또는 교정 등을 필요로 하는 자에 대해서 본인 또는 보호자에게 적정한 조치를 강구한다(학습 경감, 운동경기나 학교행사 참가 등의 활동 제한, 요양).

③ 학교장은 「국민건강보험법」 제47조의 규정에 의한 건강검사 실시 결과, 감염성 질환 또는 신체의 심한 허약 등으로 복무에 지장이 있다고 인정될 경우, 휴직 및 기타 적절한 조치를 임면권자에게 건의한다.

④ 검진결과 긴급히 정밀검사를 요하거나 감염성 질환이 있는 학생(의심자 포함)에 대하여는 정밀검진 또는 적절한 치료 등을 받을 수 있도록 본인 또는 그의 보호자에게 지체 없이 안내하고 사후관리를 철저히 한다. 감염성 질환자(의심자 포함, 특히 결핵)일 경우에는 2일 이내에 관할 보건소장에게 신고하고, 질병관리본부 결핵관리 지침 중 '학교 내 결핵관리 체계'를 철저히 준수한다.

⑤ 감염병 예방조치: 환자에 대한 등교 정지, 격리조치 및 건강한 학생에 대한 예방접종 및 검역을 실시한다.

⑥ 검진결과와 관련하여 학생 개인 신상에 관한 사항이 공개되지 않도록 보안관리를 철저히 하고, 특히 건강이상자에 대하여 소외감과 좌절감을 갖지 않도록 상담활동 등 특별대책을 강구한다.

(3) 학교건강검사 실시의 예외사항

당해연도 9월 이후 신설 · 재개교한 학교로서 부득이한 경우로 당해연도에 건강검사를 실시할 수 없다고 학교장이 판단한 경우, 교육감 또는 교육장 승인절차를 거쳐 당해연도 신체발달상황 및 건강조사를 생략하고 건강검진을 다음 학년도로 연기할 수 있다.

4) 학교건강증진 프로그램

(1) 시력관리

청소년은 텔레비전, 컴퓨터, 휴대전화 등을 일상적으로 접하는 환경적인 영향으로 시력이 나빠지고 있다. 또 학교 내에서 실험실습 시간에 약물이나 기자재가 눈에 들어갈 수도 있고, 놀이 시간에 부주의로 학용품이나 각종 기구로 다치는 경우가 많아 학령기에 외상을 입기 쉽다. 청소년의 시력을 보호하기 위하여 독서자세, 독서환경을 지도하고, 적당한 조도, 장시간 무리한 눈사용 방지, 규칙적인 눈운동 실시, 눈의 굴절이상 시 전문의에게 시력교정을 받도록 한다. 약시의 치료는 4세 이전에 하는 것이 가장 좋으므로 부모의 관심과 조기발견이 중요하다. 또한, 사시도 약시와 마찬가지로 시력과 시기능이

완성되는 6세 이전에 치료해야 효과가 좋으며, 특히 선천성은 만 2세 이내에 치료를 받아야 최선의 결과를 얻을 수 있기 때문에 취학 이전부터 시력관리에 유의해야 한다. 시기능의 발달을 위협하는 질환은 가능한 한 빨리 발견하여 조치해야 하므로, 보건교사는 초등학교 1학년 때부터 해마다 시력검사를 실시하여 이상이 발견되면 전문의에게 정밀검사를 받도록 지도해야 한다.

① 시력이상이 의심되는 증상

- 눈을 자주 비비거나 깜박인다.
- 먼 곳을 보거나 텔레비전 시청 시 눈을 찌푸리거나 고개를 많이 기울인다.
- 독서나 학업에 곤란을 겪는다.
- 눈이나 눈 주위에 염증이 자주 생기거나 눈물을 자주 흘린다.
- 복시, 잘 안 보인다거나 잘 볼 수 없다고 말한다.
- 일정한 곳을 주시하지 못하고 고정이 안 된다.
- 특별한 원인 없이 머리가 자주 아프거나 어지럽다.
- 부모에게 심한 시력장애가 있다.

② 관리방안

- 시력관리에 적절한 환경
  - 책상과 의자는 신체에 적합한 것을 사용한다.
  - 눈과 글자의 거리는 30cm 이상 유지한다.
  - 방의 조명은 균등한 밝기를 유지한다.
  - 조명등은 그늘이 생겨서 어두워지지 않도록 왼쪽에 둔다.
  - 조명은 300~1,000Lux(형광등 스탠드로 15w나 20w)가 적절하다.
  - 독서는 30분~1시간 후, 5~10분간 휴식을 취하고 멀리 보면서 눈의 피로를 푼다.
  - 책을 읽고 쓰는 등 눈을 사용하는 공부와 암기 등과 같이 눈을 사용하지 않는 공부를 번갈아가며 한다.
- 텔레비전 시청 시 유의사항
  - 화면을 깨끗이 해서 시청한다.
  - 화면에 다른 빛이 반사되지 않도록 한다.
  - 화면의 주위는 30Lux 이상으로 한다.
  - 화면의 높이는 눈보다 약간 낮게 한다.
  - 텔레비전과의 거리는 2m 이상 유지한다.
  - 30분간 시청 후, 5분간 휴식한다.
  - 어두운 방에서 보지 않도록 한다.

■ 컴퓨터나 텔레비전 게임 시 유의사항

- 글자의 색깔이 너무 현란하지 않도록 한다.
- 점멸, 등불이 깜빡거리지 않는 것을 사용한다.
- 실내조명은 300Lux로 한다.
- 눈과 화면의 거리는 40cm 이상 유지한다.
- 30분간 계속하면 10분은 반드시 먼 곳을 보면서 눈의 피로를 푼다.

■ 독서 시 유의사항

- 근시 예방과 진행 악화를 막기 위하여 책과의 거리를 30cm 이상 유지한다.
- 엎드리거나 누워서 독서하지 않는다.

■ 시력증진훈련

- 꾸준한 시력관리와 훈련을 통해 좋은 시력을 유지하고 회복할 수 있는 시력증진 프로그램을 실시하는 것은 매우 권장할 만한 일이다.

■ 눈과 영양

- 비타민 A 결핍: 야맹증, 각결막건조증 유발(좋은 식품: 달걀, 우유, 당근, 열무, 시금치, 뱀장어 등)
- 비타민 B_1 결핍: 각막 내의 신경혈관, 시력의 둔화, 백내장, 광선공포증 유발(좋은 식품: 참깨, 소간, 달걀, 콩, 녹색 채소, 곡물의 씨눈, 청어, 고등어 등)
- 비타민 B_2 결핍: 수정체와 모양체의 주성분으로, 결핍 시 가성근시나 조절력 약화 유발(좋은 식품: 삶은 콩, 연어, 돼지간, 두부, 치즈, 돼지고기, 달걀 등)

(2) 구강관리

학교보건으로서의 구강보건사업은 학생을 대상으로 주로 치아우식증과 치주병을 예방하는 사업이다. 치아우식증 발생은 초등학교 학령기에 가장 빈번하게 발생하며, 6세 이후에 연령이 증가할수록 계속 증가하므로 6세 이후 구강관리를 잘 해주어야 하며, 유치와 영구치의 교차를 이루는 시기에 치과문제를 조기에 발견하여 치료를 받도록 해야 한다.

① 구강보건교육

치아에 좋지 못한 부착성이 높은 사탕, 캐러멜, 과자, 너무 무른 음식, 당분이 많이 든 가공식품, 청량음료 등의 섭취를 줄이고 과일과 채소 등 섬유질이 많은 식품과 고칼슘식이를 권장한다(우유, 치즈, 생선, 조개, 배추, 토마토 등). 그러나 너무 자주 먹지 않도록 한다.

매 식사 후 3분 이내 3분간 회전법으로 칫솔질을 하도록 하며, 학교에서도 점심식사 직후 칫솔질을 하도록 교육한다. 잇몸은 칫솔의 자극에 의해 혈액순환이 좋아지고, 각화층이 발달해 저항력이 커진다.

병따기, 차력시범 등 치아를 연장으로 사용하지 않도록 한다. 족구나 축구 등 자주 부딪치고 입을 다칠 위험이 있는 운동이나 놀이를 할 때는 권투할 때와 마찬가지로 치아 보호장치를 한다.

칫솔질은 칫솔모 손잡이가 수평인 칫솔과 불소가 들어 있는 치약을 사용하는 것이 좋으며 매 식사 후, 간식 후, 잠자기 전에 하는 것이 좋다. 칫솔질은 잇몸 깊숙이 칫솔을 넣고 잇몸 부위에서 치아의 씹는 면을 향해 손목을 돌리면서 쓸어 준다.

충치(치아우식증)는 영구치열이 완성되는 시기인 12세, 잇몸질환은 잇몸질환이 생기기 시작하는 나이인 15세 때가 가장 중요한 시기이다. 부정교합은 치열이 가지런하지 못하거나(덧니), 입을 다물 때 아랫니와 윗니가 잘 맞지 않는 상태(뻐드렁니, 주걱턱, 개교교합)를 말하며, 증상에 따라 적절한 시기에 교정치료를 받음으로써 개선될 수 있다. 부정교합의 문제점은 충치가 잘 생기고, 돌출된 치아가 외상을 잘 입으며 칫솔질이 어려워 잇몸병이 잘 생기고, 잘 씹을 수가 없어 소화작용 및 영양 섭취에 나쁜 영향을 주고 얼굴 모양이 변하거나 발음이 부정확해진다. 교정시기는 일반적인 덧니인 경우 영구치가 모두 나온 뒤가 좋으며, 교정기간은 개인차가 있으나 18~30개월 정도 걸린다. 뻐드렁니인 경우 유치 어금니가 영구치로 교환되기 약 1년 내지 1년 6개월 전에 시작하는 것이 좋다. 주걱턱인 경우 위, 아래 영구 전치와 제1영구대구치가 나온 직후에 치료를 시작하는 것이 좋다.

② 불소용액 양치사업 및 치아홈메우기 사업

학교에서는 지역의 초등학교 학생을 대상으로 보건소와 협의하여 불소용액 양치사업과 치아홈메우기 사업을 시행하고 있다. 치아홈메우기는 유치나 영구치 어금니의 씹는 면에는 좁고 가는 홈이 있어 음식물 찌꺼기가 잘 끼어 충치가 쉽게 생기는데, 이 홈을 미리 메어 주어 충치를 예방하는 방법이다. 불소는 치아가 산에 잘 견딜 수 있도록 내산성을 높여 주어 충치를 예방하는 것으로 불소이온도포, 불소용액 양치, 상수도 불소화 등이 있다.

- **불소이온도포**: 불소가 도포된 트레이를 3분 정도 입에 물고 있는 동안 전류를 흘려 불소이온을 도포하여 충치를 예방하는 방법이다. APF 용액 1.23%, NaF 용액 2% 사용하여 2, 3, 6, 7, 12세에 실시한다.
- **불소용액 양치**: 초등학생이 점심식사 후 칫솔질을 하고 1분간 불소용액을 입에 물고 있다 뱉은 뒤 다시 물로 헹구지 않아야 하며 30분간 물이나 음식을 먹지 않는다. 0.05% 용액은 매일, 0.2% 용액은 2주마다 실시한다. 불소용액은 절대로 마시지 않도록 지도한다.

- **상수도 불소화:** 수돗물에 0.8~1ppm 농도의 불소를 투입하여 시민들이 별다른 노력 없이 물을 마시기만 하면 충치를 예방하는 방법이다.

③ 구강검진사업

6개월마다 정기적으로 구강검진을 생활화하여 치아우식증 초기 병소를 발견해 치료하도록 하고, 치주병 예방 및 부정교합을 예방한다. 학생들의 구강건강증진을 위하여 관할 보건소의 협조를 받아 학교 내에 구강보건실을 설치하고, 여기에 기본장비를 갖추어 학생들의 구강보건상태가 정기적으로 체크될 수 있도록 체계를 갖추도록 한다. 구강보건 향상을 위하여 구강병의 원인과 예방에 대한 교육홍보물을 제작 · 배포하기로 한다.

(3) 영양관리

현대인은 인스턴트 식품을 많이 섭취하며 이는 어린이의 비만을 초래하는 반면, 오히려 다이어트에 대한 집착으로 음식 섭취를 꺼려 저체중 및 어린이 성장에 필요한 영양소의 결핍 현상이 나타난다. 특히 성장 발달이 많이 이루어지고 질병에 대한 감수성이 높은 아동기에는 건강 유지와 미래의 건강을 확보하는 데 적절하고 충분한 영양소의 배합 및 공급이 필수적이다.

① 바른 식사 실천을 위한 교육
② 균형 있는 섭취
③ 권장식품과 제한식품
④ 즐거운 식사 분위기
⑤ 적절한 분배
⑥ 신선하고 충분한 수분 공급
⑦ 식품섭취 시 조화성

(4) 비만관리

비만은 단순히 체중이 많이 나가는 것이 아니라 체지방이 과도하게 축적된 상태를 말한다. 특히 학동기와 사춘기에 많이 발생하고 7세 비만아동의 경우 40%, 10~13세 학동기 비만아동의 70%가 성인비만으로 연결된다. 비만유병률은 전세계적인 현상으로 미국, 유럽 등 구미국가에서는 지난 20년간 3배가 증가하여 현재 가장 심각한 공중보건 문제가 되고 있다. 어린이 비만은 성인이 되어도 지속될 확률이 크고 만성 합병증을 동반하는 경우가 많으므로 조기에 비만관리가 효과적으로 이루어져야 한다. 또한 소아 및 청소년기 비만은 다음 세대의 의료비 부담을 증가시키기 때문에 예방과 관리가 특히 중요하다.

학교에서의 비만관리는 다수의 학생에게 접근이 용이하며 계속적이고 집중적인 지도가 가능하므로 비만 예방과 관리에 효율적이다. 어린이 비만은 대부분 단순성 비만으로 유전적 요인과 환경적 요인이 상호작용하여 과도한 체지방이 축적되는 것에 기인하므로 비만관리에서 환경적 요인 및 생활습관의 개선이 중요하다. 또한 성인과 달리 성장기에 있으므로 무리하게 식사량을 줄이기보다는 운동량과 활동량을 늘려 에너지 소비량을 꾸준히 늘려 나가는 데 초점을 두어야 한다. 체중감량은 장기간에 걸쳐 시행해야 식습관이 개선되며 어린이의 의지력뿐만 아니라 가족과 주변 사람의 지대한 관심과 격려가 필요하다.

① 비만도 조사

- 신장별 표준체중을 이용한 비만도 판정
  - 비만도 = (현재 체중−신장별 표준체중)×100/신장별 표준체중
  - 대한소아과학회의 한국소아발육표준치의 중간값인 50백분위 값을 사용하고 비만도에 따라 20~30%를 경도비만, 30~50%를 중도비만, 50% 이상이면 고도비만으로 판정한다.
- 체질량지수를 이용한 비만판정(Body Mass Index, BMI)
  - BMI = 체중(kg)/신장$(m)^2$
  - 일반적으로 성인은 BMI가 25 이상인 경우를 비만으로 판정하나, 초등학생은 22 이상을 비만으로 판정한다.
- 피하지방 두께측정법

  캘리퍼를 이용하여 삼두박근, 이두박근, 견갑골 하부, 장골상부 등의 피하지방 두께를 측정하나 우리나라는 삼두박근을 기준치로 삼아 연령별, 성별로 비교하여 95백분위수 이상이면 비만으로 판정한다.

현재 학생 비만 프로그램을 전개하고 대상자를 판정하고 사업결과를 평가하는 데 각기 다른 기준을 사용하고 있어서 평가기준을 통일하거나 병행할 필요가 있으며, 성인과 다른 아동청소년 비만 판정기준을 확립할 필요가 있다.

② 관리방안

비만의 원인파악을 위하여 집, 학교, 방과 후의 활동량 평가, 하루의 식사섭취량 평가, 식행동 평가, 부모의 생활습관(식습관 위주) 점검, 심리적 측면 점검(열등감, 무기력증, 식후 죄책감 등), 합병증 검사를 실시할 수 있다. 학생들은 고도비만을 제외하고는 비만을 완화시키는 수준에서 목표를 설정하고 성장발육에 장애가 없을 정도로 관리를 해야 하며, 감량 후 다시 체중증가가 일어나지 않도록 유지 및 관리가 필

요하다. 비만 학생의 경우 인내심과 의지력이 부족한 나이이므로 가족과 주변인의 관심과 협력이 필수적이며, 가족과 같이 상담하는 것이 좋다. 학생들의 비만교육 내용은 무엇보다 생활에 적용이 가능한 실제적 내용으로 구성해야 하며, 자신의 생활습관 파악과 반성의 기회를 주고 개선방안을 찾기 위주로 교육하되, 교육효과를 위해 즐기면서 배울 수 있도록 재미있어야 한다. 또한 일선 학교에서 개별적으로 비만관리 프로그램을 운영하는 데는 사업계획수립, 교육자료 및 프로그램 지침서 개발, 효과적이고 지속적인 프로그램 운영 및 평가의 한계가 크므로 이를 위한 지원체계가 요구된다. 학교에는 보건교사 외에 영양교사, 체육교사 등 전문인적자원이 존재하므로 통합적인 비만관리 프로그램 운영이 학생들에게 전달될 수 있도록 해야 한다. 반면 비만 학생만을 대상으로 하는 프로그램은 비만학생에게 사회적으로 낙인감을 느끼게 하거나 놀림을 당할 가능성, 심리적 위축과 정신적 스트레스, 자기효능감 감소 등의 문제를 초래할 수 있으므로 비만학생을 포함한 전체 학생을 대상으로 하는 예방프로그램 진행이 필요하다(표 8-54).

표 8-54 비만도에 따른 관리방안

구분	건강체중 (-20~20%)	경도비만 (20~30%)		중등도비만 (30~50%)		고도비만 (50% 이상)	
합병증 여부	-	무	유	무	유	당뇨없음	당뇨동반
목표	현재체중 유지	현재체중 유지	체중감량 필요	비만도 20% 이내	• 초기목표: 경도비만으로의 이행 • 최종목표: 비만도 20% 이내	• 초기목표: 중등도 비만으로의 이행 • 최종목표: 비만도 20% 이내	• 초기목표: 중등도 비만으로의 이행 • 최종목표: 비만도 20% 이내, 장기적 관리
관리 내용	올바른 식습관과 운동지도	올바른 식습관과 운동지도	• 엄격한 관리 필요 없음 • 올바른 식습관과 운동지도	• 1~2 개월에 1회씩 정기검진 • 합병증, 비만도 조사	• 월 1회 검진 • 월 1~2kg 감량	• 월 1회 검진 • 월 2~3kg 감량	• 가능한 한 입원 치료 • 월 1회 검진 • 월 2~3kg 감량 • 장기지도
관리 주체	학교예방 프로그램	학교/보건소	학교/보건소	학교/보건소	학교/의료기관 (보건소)	학교/의료기관 (보건소)	의료기관

(5) 약물 오 · 남용, 흡연관리

최근 청소년 흡연, 음주 등 약물 오 · 남용이 저연령화 · 다양화 · 확산추세에 있고, 이로 인한 비행도 증가하는 등 청소년 약물 오 · 남용이 심각한 사회문제로 대두되고 있으며, 향후 더욱 악화될 것으로 전망된다. 따라서 청소년 흡연, 음주 등 약물 오 · 남용이 더 이상 확산되기 전에 학교교육을 통한 체계적인 예방교육을 실시하여 사전에 접근을 차단하는 대책 마련이 필요하다.

약물이란 우리가 흔히 사용하고 있는 가정상비약이나 약국에서 파는 약으로 생각하고 있지만 최근에는 약물을 좀 더 확대 해석하고 있다. 즉 알코올(술), 담배, 카페인(커피), 본드, 신나, 부탄가스, 마약류, 각종 물질도 약물이라 일컫는다.

약물 오용은 의학적 목적이긴 하나 의사의 정확한 처방 없이 임의로 약물을 사용하는 경우, 즉 약을 여러 개 섞어서 복용하거나 남의 처방약을 사용하는 것을 말한다. 약물남용은 의학적 목적이 아닌 다른 목적으로 사용하는 경우를 의미한다. 약물은 바르게 사용하면 질병치료 및 예방의 효과가 있지만 약물을 너무 많이 사용하거나 잘못 사용했을 경우엔 신체적 뿐만 아니라 정신적인 피해를 입을 수 있고 타인에게도 피해를 주게 된다.

① 관리방안

청소년 약물 오 · 남용대책은 국가적 차원에서의 전략을 기반으로 하여 그 하부구조로서 학교에서의 약물남용 예방교육을 위한 전략이 수립되는 것이 좋다. 우선 약물교육은 보건교육의 일환으로 하여 보건교육의 목표와 원칙을 정하고, 예방교육의 단계별 계획, 학교에서의 약물남용 예방교육을 위한 제반사항 수립 및 법규화, 약물남용 예방교육을 위한 인력과 재원 마련을 위한 예산의 확충 등을 정해야 한다. 청소년을 대상으로 한 약물남용 및 음주 예방교육은 적극적인 청소년 발전에 기반을 두어야 하며, 청소년들이 직면하는 위험요소를 감소시키고, 체계적 · 지속적이며 목표 지향적이어야 한다. 약물문제가 발생하기 전에 1차 예방을 하는 것이 가장 효과적이며 개인과 집단 모두를 대상으로 하고, 다양한 기관, 즉 학교, 가족, 지역사회, 사회단체, 정치인, 경찰 및 대중매체 등과 연계하여 협력을 강화해야 한다. 청소년 약물 예방교육은 우선 청소년을 대상으로 실시되어야 함은 물론 부모와 교사를 주요 대상집단으로 포함시켜야 한다.

- 효과적인 약물남용 예방 프로그램 원칙
  - 예방 프로그램은 모든 유형(담배, 술, 마리화나, 흡입제 등)의 약물을 포괄적으로 다루어야 한다.
  - 예방 프로그램은 약물을 저항하는 기술, 즉 약물사용에 대항하는 태도를 강화하면서 개인적인 책임감을 강화하고 사회적 자격을 배양해야 한다.

- 예방 프로그램은 부모나 보호자를 포함해야 한다. 가족들이 약물에 관해 논의할 기회를 주고 가족의 입장을 알리는 것이 필요하다.
- 보호요인을 강화하고 위험요소를 제거하거나 감소시킨다.
- 장기간 지속되어야 하며 반복된 개입을 통해 원래의 목표를 강화한다.
- 지역사회 프로그램은 가족, 학교, 지역사회의 모든 약물남용 예방을 위한 장소에서 약물사용을 반대하는 규범을 강화시켜야 한다.
- 학교는 고위험집단뿐 아니라 모든 학생에게 기회를 제공하여야 한다.
- 약물을 사용하는 데 친구가 절대적인 영향을 미치기도 하지만 약물을 끊는 데도 친구들의 영향은 매우 중요한 요인으로 작용한다. 따라서 생활지도 등을 강화하여 친구들이 긍정적인 영향을 미칠 수 있도록 특별한 관리를 해주어야 한다.

■ 약물남용 예방을 위한 교사의 일반적인 역할

- 청소년들이 스트레스를 잘 다스릴 수 있는 방법을 제시하고 들어준다.
- 건전한 여가선용으로 활동의 폭을 넓힐 수 있도록 한다.
- 꿈을 가질 수 있도록 돕는다.
- 필요할 때 도움을 요청하게 한다.
- 감정을 표현하게 한다.
- 자원봉사활동에 함께 참여한다.
- 약물사용에 'NO'라고 거절할 수 있도록 지도한다.
- 교사가 음주 및 약물문화 면에서 좋은 모델이 된다.

(6) 인터넷중독 및 스마트미디어중독 관리

우리나라가 단기간 내에 인터넷 대중화 시대를 맞이하게 된 원인은 정부의 지원, 인터넷 보급에 적합한 우리나라의 높은 인구밀도와 밀집된 주거환경, 높은 교육열, 신기술 수용에 적극적인 국민성 등을 들 수 있다. 또한 인터넷을 통한 사회적 커뮤니케이션(이메일, 메신저, 블로그 등) 및 경제활동(인터넷뱅킹, 인터넷쇼핑 등) 등을 활발히 함으로써 인터넷이 일상생활의 필수적인 도구로 부각되었고, 인터넷이 여론형성 및 정치참여의 수단으로 활용되는 등 인터넷의 사회전반에 대한 영향력이 확대되고 있다. 우리나라 국내 인터넷 이용 인구는 이미 성숙/안정기의 양상을 보이고 있으므로, 향후 이용자수의 양적인 증가세는 둔화될 것으로 보이나, 인터넷이 일상생활에서 없어서는 안 될 필수요소로 자리매김함에 따라 사회 전반에서의 인터넷 활용 및 의존도는 더욱 증가할 것으로 예상된다.

인터넷이 이러한 혜택을 주는 반면 그 이용도가 지나치다 보면 현실 생활에 지장을 받을 정도의 신체적 · 정신적 · 사회적 이상현상을 경험하는데 이러한 현상을 인터넷 중독이라고 한다.

인터넷 중독으로 인한 부작용은 신체적으로는 팔과 어깨 · 시력에 문제가 생기고, 소화불량, 수면부족, 두통을 일으키며, 심리적으로 우울과 조울, 외로움이 증가하고 사회적으로 학업에 부정적인 영향을 끼치며, 사회적 활동이 감소하여 학교나 교우관계 등에 소홀하게 되는 결과를 초래한다. 인터넷은 주로 성인 위주로 구축되어 있으므로 인터넷 중독의 영향은 특히 청소년과 아동에게 더 큰 피해가 우려된다.

또한 손안의 PC라고 불리는 스마트폰은 일반 PC와 같이 고기능의 범용 운영체제를 탑재하여 다양한 애플리케이션을 자유롭게 설치 · 동작시킬 수 있는 고기능 휴대폰으로, 스마트폰을 사용하지 않으면 우울하거나 초조함, 답답함을 느끼며 습관적으로 스마트폰을 사용하고 병적으로 집착하는 상태인 스마트폰 중독이 증가하고 있다. 스마트폰 중독의 특징으로는 일상생활에 대한 집중력 저하, 우울증과 수면장애 같은 정신과적 이상증세 유발, 가상공간에서의 인간관계는 익숙하나 실제 생활에서의 대화에 부적응 발생 등이 있다(표 8-55).

또한 청소년(중 · 고등학생)들의 유해매체물 이용경험률을 조사한 결과 핸드폰을 통한 성인매체 경험이 최근 계속 상승추이를 보이고 있다.

인터넷 중독 해결을 위한 향후전망 및 정책방향을 살펴보면 전체 중독률은 감소했으나, 고위험군이 증가되어 기숙형 치료나 병원치료 등 집중적인 대응이 요구되며, 유 · 아

표 8-55 게임 · 인터넷 · 스마트폰 중독의 원인

직접적 원인		간접적 원인	
기술적 특성	개인의 심리적 특성	가정에서의 원인	학교에서의 원인
• 인터넷, 스마트폰 보급률 증가 • 접근의 용이성 및 편리성 • 상호작용을 통한 온라인 의사소통 증가 • 게임레벨을 이용해 지속적 접속 유도 • 아이템 매매 시 사용되는 사이버머니로 사행심 조장 • 현실감 있는 3D 화면으로 반사회적 폭력성 증폭	• 충동성, 외로움, 자기통제력 부족 등 • 감각추구 성향 • 현실에서의 대인관계 문제 등	• 부부갈등 등 가족사의 부정적 문제 • 대화부족 등 가족 내 무관심한 분위기 • 부모의 방임적 또는 권위주의적 양육태도 • 가족여가활동 부족	• 인터넷 매개학습으로 게임, 인터넷, 접촉 가능성 제공 • 게임, 인터넷, 스마트폰과 게임을 통한 또래문화 형성 • 학업 스트레스 해소를 위한 탈출구 • 건전한 게임, 인터넷, 스마트폰 사용방법 및 중독 예방교육 부족

출처: 인터넷중독실태조사(국가승인통계제12019호), 행정안전부및한국정보화진흥원

동 중독률이 성인보다 높게 나타남에 따라, 어릴 때부터 조기대응이 필요하며, 가정에서의 부모 역할이 더욱 강조된다. 또한 청소년 중독률이 전체적으로 감소했으나, 고등학생(중독률 12.4%)이 매우 높고, 이는 대학생(중독률 11.0%)까지 연결됨을 볼 때, 학교차원의 예방교육과 전문상담이 체계적으로 이루어져야 한다. 현재 우리나라에는 인터넷 및 스마트미디어 중독 예방 및 해결을 위하여 전화, 채팅, 화상채팅, 문자, 게시판, 메신저를 통한 상담과 열린상담, 비밀상담 등의 다양한 서비스가 제공되고 있다. 국가 차원에서는 청소년의 온라인 게임 중독에 대한 대책으로서 2005년부터 치료 프로그램을 개발하여 게임 중독해소를 위한 정책과 2011년부터 인터넷 게임중독 예방을 위한 '청소년 인터넷 게임 건전 이용제도'를 시행 중이다(그림 8-14, 그림 8-15).

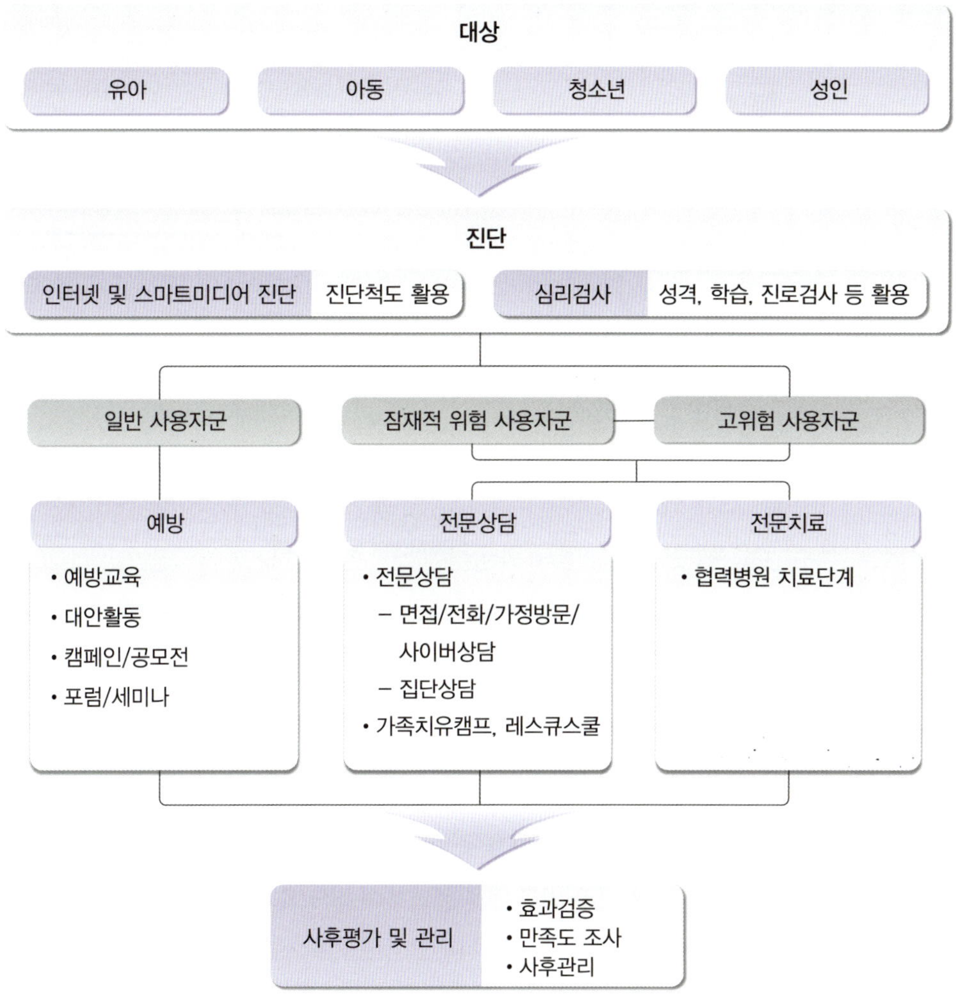

그림 8-14 인터넷 중독 및 스마트미디어 상담 흐름도

출처: 인터넷상담대응센터

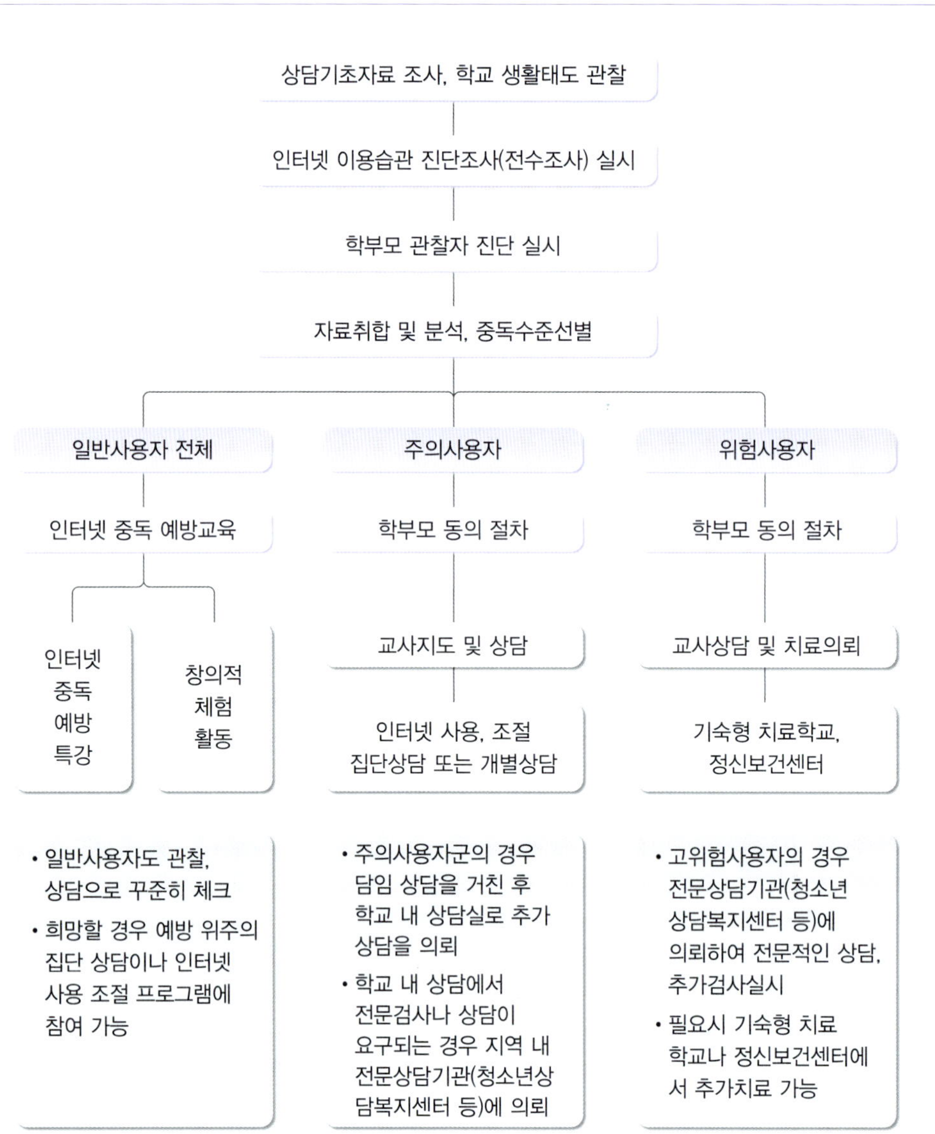

그림 8-15 인터넷게임, 스마트폰중독 관리

① 인터넷 중독 예방지침

- 특별한 목적 없이 컴퓨터를 켜지 않기
- 컴퓨터 사용시간을 가족들과 협의하여 결정하기
- 컴퓨터 사용시간과 내용을 사용일지에 기록하는 습관을 들이기
- 컴퓨터 옆에 알람시계를 두어 사용시간을 수시로 확인하기
- 인터넷 사용 이외에 운동이나 취미활동시간을 늘리기
- 인터넷 때문에 식사나 취침시간을 어기지 않기

- 스스로 인터넷 사용조절이 어려울 경우, 시간관리 소프트웨어를 설치하기
- 스마트미디어를 사용할 때는 목적에 맞고, 가치있게 사용하기

② 학부모 교육지침

- 스마트미디어 사용을 자제해야 하는 시간과 장소를 정하기
- 가족이 함께 식사할 때 혹은 잠들기 전에는 스마트미디어를 사용하지 않는다는 규칙 정하기
- 스마트미디어를 끌 때에는 반드시 본인(자녀) 스스로 끌 수 있도록 유도한다. 강압적으로 사용을 제지하는 것은 자녀의 조절능력을 키워주기보다는 분노감을 느끼게 하거나 스마트미디어를 더 갈구하게 만들 수 있기 때문이다.
- 자녀와 스마트미디어 과다사용의 유해성에 대해 의견을 나누기
- 스마트미디어를 지나치게 사용하면 뇌 발달에 부정적인 영향을 끼칠 수 있음을 알기
- 스마트폰을 건전하게 사용할 수 있도록 도와주는 애플리케이션을 설치하기
- 자녀의 스마트미디어 사용량을 점검해 보고 애플리케이션은 목적별로 두 개 정도만 사용하고, 한 달에 한 번 정도 불필요한 애플리케이션은 정리하도록 자녀와 이야기하기
- 자녀가 스마트미디어로 무엇을 하는지 관심을 갖고, 어떤 애플리케이션을 주로 사용하는지 살펴보고 관심을 갖기
- 평소 자녀의 학교생활과 친구관계는 어떤지, 최근에 느끼고 있는 어려움이나 스트레스는 무엇인지, 마음 상태에 관심 기울이기
- 현실공간에 잘 적응하는 것이 스마트미디어 중독 예방의 시작이므로 스마트미디어 사용 이외에 가족이 함께 할 수 있는 활동이나 취미 즐기기

2. 감염성 질환관리

학교는 많은 인구가 밀집되어 있는 곳으로 연령층이 넓고 질병의 발생이나 외부자극에 대한 저항력 미숙으로 성인에 비해 더 잘 감염되거나 확산되기 쉬운 특성을 가지고 있다. 이에 과학적이고 체계적인 학교감염병 예방관리 및 보건교육은 학생 및 교직원의 감염병에 대한 지식과 태도 및 행동을 변화시킴으로써 본인 스스로 일생 동안 건강을 적절히 관리할 수 있는 능력을 배양시켜 주는 학교보건의 영역이다. 동시에, 학교교육의 일부로서 이는 결국 국민보건으로 이어질 것이다.

또한 국가예방접종사업 대상인 호흡기 감염병은 주로 초등학교 학생들에게서 발생하며, 전파력이 강하여 학교에서 전파하는 경우가 많으므로 학교를 대상으로 감염병 감시체계를 시행하는 것이 필요하다. 또한 학교는 보건을 담당하는 전문인력인 보건교사가 있어서 자료 수집의 책임자로 적당하고, 전체 학생수가 학교별로 알려져 있으므로 다른 표본 감시체계와 달리 발생률을 구할 수 있는 장점이 있다. 따라서 질병발생 자료를 수집하여 정보를 분석하면 유행을 조기에 감지하고 조기예방 조치도 가능해진다. 학교를 대상으로 한 표본 감시체계는 초 · 중 · 고등학교 학생에게서 발생하는 감염병을 조기에 파악하여 학교감염병 예방과 관리의 효율성을 높이고, 백신으로 예방 가능한 질병에 대해서는 예방접종 사업의 효율성을 파악할 수 있다(최보율, 2001).

1) 학교감염병, 식중독 예방관리체계

감염병 및 식중독 발생 시 그림 8-16에 따라 신속하게 대처하여 확산을 방지하여야 한다. 학교는 감염병 발생 시 신속한 대응을 위하여 학교 감염병관리 대책반을 편성 · 운영하고 초기 대응 및 조치계획을 수립하여야 한다. 또한 환자 조기발견 및 이환자 등교중지 등 격리조치로 교내 확산을 방지하며 방역당국의 역학조사 및 방역활동에 적극 협조해야 한다.

학교 감염병 예방관리 수칙은 다음과 같다.

① 취약환경 및 병원소 관리를 통한 감염원 제거

② 개인위생수칙을 준수하도록 보건교육 강화

③ 교실소독 및 학교방역 소독 철저

④ 감염병 발생에 따른 학교의 단계별 대응체계 확립 및 담당자의 특별연수 등 실시

⑤ 유치원 및 초 · 중 · 고등학교에서 교직원 채용 시는 물론 정기적인 건강검진을 실시하여 면역력이 약한 학생들이 집단으로 감염병에 노출되지 않도록 조치

⑥ 초등학교 외에 중학교 신입생까지 입학한 날로부터 90일 이내 예방접종 완료 여부 검사를 의무화

⑦ 학교에서 감염병 발생 시 교육청에 즉시 보고 및 방역기관 통보로 신속한 방역체계 구축

- 교육행정정보시스템(NEIS)을 통한 즉시 보고 및 통계관리(단, 법정감염병은 발생 즉시, 비법정감염병의 경우 같은 학급(반)별 2명 이상 발생 시 NEIS를 통해 보고)
- 교육행정정보시스템(NEIS)에 명시되어 있지 않은 감염병의 경우 기타로 보고하며, 세부 병명을 명시
- 제1군 감염병 및 홍역, 결핵 환자가 발생하였을 경우, 의사에게 진료를 받도록 안내하고, 관할 보건소에 즉시 신고
- 등교중지 또는 휴업을 실시한 경우, 학생 생활지도 및 휴업학생 수업결손에 따른 대책 강구

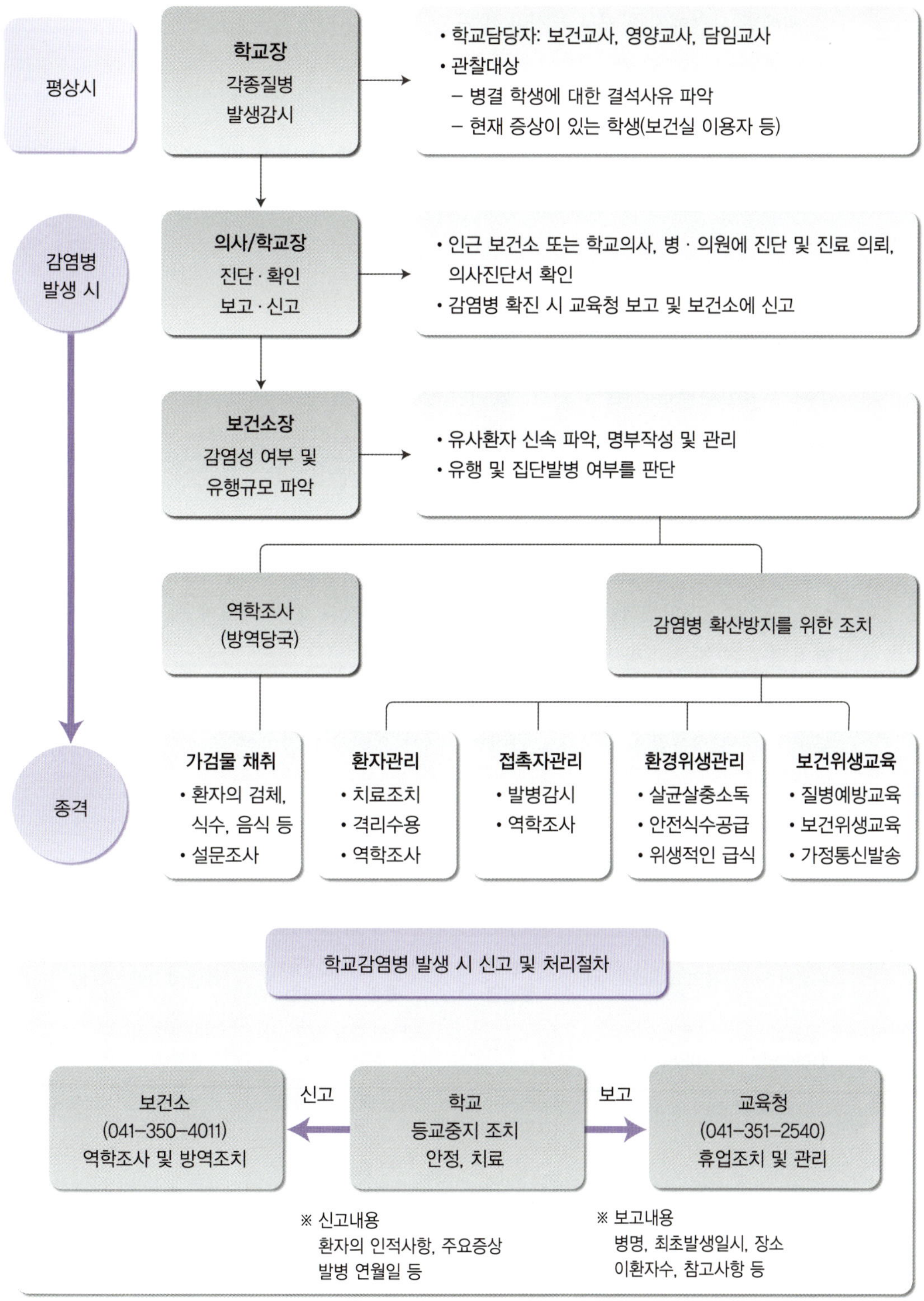

그림 8-16 학교감염병 발생 시 대처요령

※ 주의사항: 집단으로 발병하였거나 전염성이 강한 감염병이 발생한 경우에는 유관기관과 대책협의회를 즉시 구성하여 실태 파악 및 대책강구(출처: 당진교육지원청 감염병 예방관리 매뉴얼)

- 자치구에서 요청하지 않은 학교단위 예방접종은 금지하고, 방역당국 주관 예방 접종 시에도 사전예진 철저로 부작용 방지
- 학생 손씻기 운동 및 지도 강화
- 1일 8회 30초간 손 씻기운동(1830) 전개
- 비누, 종이타월, 손 건조기 등 손 닦는 비품, 휴지 비치 및 개인 손수건 휴대하기 지도

2) 학교 내 흔한 감염병 관리

(1) 학교감염병의 종류

소화기 감염병에는 세균성 이질, 콜레라, 장티푸스, 파라티푸스, 장출혈성 대장균감염증, B형간염, 폴리오, 비브리오패혈증, 크립토스포리디움, 보튤리누스 식중독, A형간염 등이 있다.

호흡기 감염병에는 디프테리아, 백일해, 유행성 이하선염, 홍역, 풍진, 결핵, 성홍열, 수막구균성 수막염, 레지오넬라, 인플루엔자, 중증급성 호흡기증후군, 수두 등이 많이 발생한다. 집단생활을 하면 쉽게 오염되며, 밀집된 환경 때문에 특히 가을에서 봄에 걸쳐 호흡기 질환이 발병 · 확산되기 쉽다.

접촉 및 매개 감염병은 환자와 직접 접촉하거나 동물, 설치류 등 야생동물, 진드기 등이 중간에 전염병을 매개하는 감염병으로서 유행성 각결막염 등이 있다(표 8-56).

표 8-56 학교에서 발생하기 쉬운 감염성 질환의 특성

병명	병원체	감염 경로	감염 기간	완치 판단 기간	잠복기
홍역	홍역 바이러스	인두분비물 (비말감염)	발진 출현 전 5일~ 출현 후 3~4일	해열 후 3일	10~11일
유행성 이하선염	멈프스 바이러스	타액(비말감염)	타액선 종창 전 7일~ 종창 후 9일	이하선 종창 소실 후	16~18일
풍진	풍진 바이러스	인두분비물 (비말감염)	발진 출현 전 7일~ 출현 후 7일	발진이 없어질 때	14~18일
수두	수두 바이러스	인두분비물 (비말감염)	발진 출현 전 1일~ 모든 발진이 딱지가 앉을 때	모든 발진이 딱지가 앉을 때	13~16일
인플루엔자	인플루엔자 바이러스	비인두분비물, 객담 등 (비말감염)	발병 후 3~4일	해열 후 2일	1~3일
유행성 각결막염	아데노 바이러스	인두분비물, 눈곱, 분변	인두로부터 2주일, 분변으로부터 3~4주간	주요 증상이 사라진 후 2일	2~3일

(2) 학교감염병 예방수칙

① 학생 개인이 위생법을 실천하도록 지도한다.
② 식사 전이나 화장실에 다녀온 뒤에는 꼭 손씻기를 지도하고 확인한다.
③ 식수는 수질검사 후, 적합한 물만 사용한다.
④ 화장실 소독을 주1회 이상 실시한다(3% 크레졸).
⑤ 감염병 발생 호발 시기에 가정통신문을 송부하여 가정의 협조를 구한다.
⑥ 감염병 발생 시 신속한 조치를 위하여 보건소와 수시 연락체계를 구축한다.
⑦ 감염병 유행 시에는 신속하게 교직원 · 학생들에게 보건교육, 방송교육, 가정통신을 실시한다.
⑧ 감염병 유행 시에는 병결 처리된 학생과 질병으로 인한 조퇴는 보건교사의 확인 후 조치를 취한다.
⑨ 급식소 종사자에 대한 위생교육 및 환경관리를 철저히 한다.
⑩ 급식소 종사자는 예방접종 및 건강진단을 규칙적으로 실시한다.
⑪ 급식실 주변에 모기나 쥐들이 서식하지 않게끔 음식물 쓰레기를 위생적으로 처리한다.
⑫ 학생들이 활동하는 각 교실은 2시간마다 환기를 시킨다.
⑬ 감염병 환자는 등교를 중지하고, 동아리 활동이나 학원 등에도 나가지 않도록 한다(공문, 통신문 발송).
⑭ 유행이나 환자 발생 시에는 교내 방역을 실시한다.
⑮ 2차 감염을 예방한다.

- 과로를 피하며, 개인위생을 청결히 한다.
- 유행이 심각하면 등교 중지 및 격리를 실시한다.

3. 건강문제관리

1) 통상증상관리

(1) 두통

① 원인

긴장성 두통, 편두통, 전두통으로 구분한다.

- **긴장성 두통**: 가장 일반적인 것으로 얼굴, 목, 근육의 긴장으로 유발된다. 이마, 측두(머리의 양옆), 뒷골 주변에 압박감을 느끼게 된다. 원인으로는 수면 부족, 스트레스, 지루한 경험, 신체적 긴장 등을 들 수 있다.

- **편두통**: 주기적으로 심하게 나타나는 박동성 두통으로, 여성에게 흔하며 가족력의 영향이 있다. 정확한 원인은 알려지지 않았으나 머리 속의 혈관이 수축 및 이완하여 발생하는 혈관장애로 보고 있다. 두통 직전에 오심이나 구토, 광선 공포, 전신 무력, 시야 흐림, 이상 감각, 어지러움 등의 전구증상을 느낄 수 있다.
- **전두통**: 빰의 위쪽, 이마, 콧등 부분에 위치한 부비동 부위의 통증이다. 부비동에 염증이 있거나 액체가 고여 통증이 유발된다. 몸을 굽히거나 아픈 부위를 만질 때 더 악화되며, 감기, 알레르기, 대기오염, 기타 호흡기계 질환 등에 의하여 나타난다.

② 일반적 처치

- 뜨거운 물로 목욕한다.
- 머리에 차가운 물수건을 댄다.
- 조용하고 어두운 방에 누워 긴장을 풀고 수면을 취한다.
- 이완요법을 이용한다(명상, 심호흡, 조용한 풍경 보기, 음악감상 등).

③ 예방

- 두통이 발생하는 때를 예측한다(언제, 어디서, 왜 일어나는 것 같은지를 기록).
- 초기증상을 기록하고, 바로 제거하려는 시도를 한다.
- 규칙적으로 운동을 한다.
- 두통을 일으키는 음식을 피한다(바나나, 카페인 음료, 초콜릿, 양파, 호두 등).

(2) 복통

① 원인

- 소화기계, 산부인과계, 비뇨기계, 혈관계 등의 장애 시 발생할 수 있다.
- 주의집중 욕구가 강한 경우, 수업에 부담을 가지는 경우, 학교 공포감, 불안증 때문에 생길 수 있다.
- 저학년은 공복감과 복통을 구별하지 못하는 경우도 있다.

② 일반적 처치

- 원인을 물어보고 실내에서 안정을 취하게 한다.
- 의복을 느슨하게 하고 가장 편안하게 느끼는 자세(다리를 약간 굽힌 자세)를 하고 복압을 높이는 것을 피한다.
- 구토 시에는 학생을 옆으로 눕혀 흡인을 방지한다.
- 대변을 보고 싶다면 보도록 한다.

- 발열 유무, 맥박, 호흡상태, 병력을 확인해 둔다.
- 진통제를 투여한다(단, 충수염은 제외).
- 급격하게 생긴 복통은 1회 정도 금식을 하는 것이 좋다.
- 복부를 따뜻하게 한다(장염, 장출혈, 충수염 시에는 금기).
- 지사제를 함부로 투여하지 않는다.
- 활력징후와 병력 등을 확인해 의사의 치료를 받도록 한다.

③ 복통의 원인별 처치

- 변비로 인한 복통의 경우
  - 배꼽 주위 전체를 손바닥을 이용해 시계방향으로 마사지해서 배변을 촉진한다.
  - 관장액으로 관장한다.
  - 습관성인 경우, 장의 연동을 촉진하는 섬유소가 많은 음식을 섭취하도록 지도한다.
  - 음식물 섭취가 극단적으로 적어지지 않았는지 점검한다.
  - 수분을 적절히 섭취하도록 한다.
- 기질적 또는 기능적 복통의 경우
  - 학부모에게 알려 병원에서 검진을 받도록 조치한다.
- 상복부 중앙이 더부룩하면서 통증이 있는 소화불량인 경우
  - 소화제를 복용한다.
  - 소화불량이 생기지 않도록 식사를 천천히, 꼭꼭 씹어 먹는다.
- 아침을 굶어 배가 고픈 경우
  - 속이 쓰리거나 배가 뒤틀린다고 표현한다.
  - 따뜻한 물이나 미지근한 우유를 마시게 한다.
- 음식물에 체한 식후 복통의 경우
  - 학교급식 시 너무 많이 먹거나 기분이 좋지 않은 상태에서 발생한다.
  - 구토가 있으면 토하게 하고 소화제를 복용시킨 후 안정시킨다.
- 식후 갑자기 운동을 한 경우
  - 복통은 공기흡입으로 말미암은 복부팽창이나 과도한 연동운동의 긴장 때문이다.
  - 바로 눕혀 복부에 더운 물주머니를 대어 주면 가스가 나오면서 복통이 해소된다.
  - 식후 1시간 정도는 쉬도록 한다.

- 심한 복통이 계속되며 설사를 하는 경우
  - 감염과 식중독에 의한 위장염이 대부분이다.
  - 안정을 취한다.
  - 구토할 때는 수분을 조금씩 여러 번 섭취한다.
  - 증상이 계속되는 동안에는 음식을 금하고 수분과 죽을 섭취한다.
  - 아스피린이나 진통제를 복용하지 않는다.
  - 우유를 마시지 않는다.
  - 의사의 진찰을 받도록 한다.
- 오른쪽 하복부의 심한 통증의 경우
  - 충수돌기염을 의심하고 의사에게 진찰을 받는다.
  - 함부로 진통제나 설사약을 사용하지 않는다.
- 매우 심한 통증이 우측 늑골 바로 아래에서부터 퍼져 나가며 오심과 구토가 있는 경우, 담석으로 말미암은 것이 대부분이다.
  - 배를 따뜻하게 해준다.
  - 의사의 진찰을 받도록 한다.
- 소변을 볼 때 찌르는 듯한 통증이 있고 소변을 자주 보게 되는 경우
  - 방광염으로 말미암은 요도의 질환이 대부분이다.
  - 의사에게 진찰을 받고 수분을 충분히 섭취한다.
- 통증이 허리의 잘록한 부위에서 아래로 퍼져 가는 경우
  - 요도질환인 경우가 많다.
  - 의사에게 진찰을 받게 한다.
  - 신장결석에 의한 것으로 진단되면 수분을 많이 섭취하게 한다.
  - 결석제거수술을 받거나 초음파로 분쇄하는 치료를 받는다.
- 생리통으로 인한 복통
  - 배를 따뜻하게 해주고 진통제를 복용한다.
- 정서적인 문제의 경우
  - 담임교사, 학부모, 정신과 의사와 상담 및 심리검사를 받게 한다.

(3) 발열

① 원인

발열은 정상보다 높은 체온을 말하는 것으로 아동에게서 흔히 나타나고 염증, 감염, 신경계 장애 및 탈수 때문에 심부 체온이 상승한다.

② 분류

- 미열(37.1~38.2℃)
- 고열(38.2℃ 이상)과 수반 증상
  - 38.5℃ 이상이면 신체의 불쾌감, 탈수증, 오한, 식욕 감퇴가 있다.
  - 39℃ 이상이면 섬망이 나타날 수 있다.
  - 40.5℃ 이상이면 전신경련 및 혼수상태에 빠지게 되고 뇌세포가 파괴된다.
  - 44.5℃ 이상의 고열이 지속되면 사망에 이르게 된다.

③ 사정

- 열의 높이(현재와 최고일 때의 온도)
- 지속기간(열이 있는 기간)
- 열형(하루의 차이)
- 해열제의 사용유무
- 수반증상(두통, 발진, 해소, 황달, 빈뇨, 림프선 종창, 이하선 종창 등)

④ 일반적 처치

- 체온 상승기에는 오한이 있으므로 이불 등으로 보온하여 편안하게 해준다. 체온을 낮추기 위해 신체를 차게 하면 오히려 오한이 더 심해지면서 열 생산을 증가시킨다.
- 오한이 없으면 옷을 얇게 입고 이불을 벗겨서 대류와 복사를 통해 열을 발산시킨다.
- 전신을 미지근한 물로 닦아 주거나 이마에 찬물찜질, 얼음주머니를 머리 뒤에 댄다.
- 탈수증을 예방하기 위한 수분 섭취를 격려한다.
- 땀이 많이 나고 입 안이 건조하거나 냄새가 나기 쉬우므로 신체를 청결히 한다.
- 젖은 옷과 이불을 자주 갈아 주어 의복과 침구를 건조하게 유지한다.
- 심리적인 스트레스를 조절하고 신체적 활동은 최소한으로 제한한다.

⑤ 발열의 응급상황

발열과 함께 의식장애, 경련, 순환장애(창백, 청색증), 심한 두통과 복통, 호흡곤란 등의 증상이 있으면 빨리 의사의 진료가 필요하다.

(4) 아토피

① 원인

체질적인 소인과 함께 잘못된 생활습관 또는 유해환경에서 비롯되는 질환이다. 주로 팔다리의 관절부위에 생기지만 몸의 어느 부위에도 발생할 수 있다. 두피, 손가락,

귀밑, 생식기 등의 부위에도 나타날 수 있다. 형태도 단순히 비듬 같은 인설 또는 갈라짐, 수포처럼 생길 수 있다. 학생들의 스트레스와 수면부족은 이를 더욱 악화시키고 상부 쪽으로 열을 가중시킴으로써 악순환을 겪게 된다.

② 일반적 처치

- 음식섭취에 신경을 많이 써야 하고 아침을 꼭 챙겨 먹는다.
- 적당한 운동을 하는데, 땀이 많이 나는 운동보다는 요가나 기공 등 정적인 운동이 더 효과적이다.
- 12시 이전에 자도록 하고 비디오나 TV 시청을 줄인다.
- 거주하는 방의 환기에 신경 쓰고 청소를 자주한다.
- 옷의 안감은 면제품을 선택한다.
- 항상 피부를 청결히 하고 보습을 잘한다.
- 가려울 때 긁지 말고, 환부를 시원하게 해준다.
- 피부 증상이 나타나면 숨기지 말고 주위에 알려 도움을 받는다.
- 외출 시 모자를 써서 햇빛으로부터 피부를 보호하고 가능하면 선크림을 바른다.
- 담당 병원과 의사를 정하고 온 · 오프라인 등을 통해 수시로 필요한 조치를 권고받는다.

(5) 주의력 결핍–과잉행동장애(ADHD)

① 원인

현재 정확한 원인은 아직 밝혀진 바 없지만 기질적, 유전적, 환경적 요인이 복합적으로 연관되어 있다. 전두엽의 손상, 대뇌 도파민 감소 등 뇌의 신경생물학적인 원인이 결정적인 요인으로 알려져 있다.

② 증상

- 주의력 결핍의 증상
  - 세부사항에 대해 주의를 기울이지 못하거나 과제, 일, 다른 활동 중 부주의한 실수를 한다.
  - 일을 하거나 놀 때 주의집중하기가 어렵다.
  - 다른 사람이 말할 때 경청하지 않는다.
  - 지시를 따르지 않고 학업, 잡일, 일터에서의 임무를 수행하지 못한다.
  - 짜임새 있게 과업과 활동을 체계화하지 못한다.
  - 지속적인 정신노력이 필요한 과업에 참여하기 싫어하며 저항한다.
  - 활동이나 숙제에 필요한 물건(장난감, 학습과제, 연필, 책, 도구 등)들을 자주 잃어버린다.

- 외부자극에 의해 쉽게 산만해진다.
- 일상적인 활동을 잃어버린다.

■ 과잉행동의 증상

- 가만히 앉아있지 못하고 손발을 만지작 거리거나 몸을 뒤튼다.
- 앉아 있어야 하는 상황에서 앉아 있지 못한다.
- 부적절한 상황에서 지나치게 뛰어다니거나 기어오른다.
- 조용히 여가활동에 참여하거나 놀지 못한다.
- 끊임없이 활동하거나 무언가에 쫓기는 것처럼 행동한다.
- 종종 지나치게 말이 많다.

■ 충동성의 증상

- 질문이 채 끝나기도 전에 성급하게 대답한다.
- 줄서는 것이나 게임 등의 상황에서 차례를 기다리지 못한다.
- 다른 사람을 방해하거나 끼어든다.
- 잘 다치거나 물건을 잘 망가뜨리기도 한다.

③ ADHD 아동지도에 적합한 교실환경

■ 아동에 대한 기대를 전환하고 효과적 대처방법에 관한 인식을 높힌다.

- 아동의 문제행동은 고의가 아니며 신체적 질병으로 인한 것임을 인식해야 한다.
- 실수를 이해하고 인내하며 학습의 기회로 이용한다.

■ 교실환경의 구조화로 예측 가능토록 한다.

- 하루 일과 시간표를 잘 보이는 곳에 붙이고 학생들로 하여금 따라 읽도록 한다.
- 수업 진행순서에 대해 미리 말해주고 다음 활동에 대해 준비하도록 한다.

■ 효율적 좌석배치를 한다.

- 자주 피드백을 주기위해 교사 가까이 앉도록 한다.
- 모범 아동을 가까이 배석시켜서 생활태도, 학습수행에 도움을 주도록 한다.

■ 짧고 분명한 어조로 반복해서 지시한다.

■ 정기적 학부모 상담으로 선생님과 학부모의 역할을 명확하게 정한다.

2) 응급질환관리

(1) 외상

① 염좌

인대가 늘어나거나 찢어진 것으로 보통 '삐었다'라고 표현한다. 발목과 무릎부위에 생기기 쉽고, 손상된 발을 계속 움직이면 더욱 붓고 아프다.

- 응급처치
  - 움직이지 않게 하고 손상부위를 높여 준다.
  - 하루 동안은 찬물찜질을 한다.
  - 탄력붕대로 손상된 부위를 단단히 지지한다.
  - 24시간 이후에 더운물 찜질로 부종을 가라앉힌다.

② 골절

골조직의 연속성이 파괴된 상태로 단순골절, 복합골절, 분쇄골절, 함몰골절 등이 있다.

- 증상
  - 환부에 통증이 있고, 몸의 일부가 닿거나 움직이면 매우 불안해한다.
  - 발적, 부종, 발열감이 있고 삐걱거리는 소리가 들리기도 한다.
- 응급처치
  - 골절부위는 움직이지 말고 가능하면 똑바로 눕힌다. 척추손상 시에는 반드시 바로 눕혀야 한다.
  - 개방성 골절인 경우 소독된 거즈나 깨끗한 천으로 골절 부위를 덮어 준다. 상처를 깨끗하게 하려고 무리하지 않는다.
  - 상처부위에 좁은 바지를 입고 있으면 가위로 잘라서 벗긴다.
  - 출혈이 있으면 직접압박법이나 지압법으로 지혈한다.
  - 골절부위에 부목을 대어 고정시킨다. 뼈를 복원하기 위해 밀어 넣거나 바로 펴지 않는다.
    - 손상부위는 가능한 한 높여 주어 부종을 적게 하고 지혈을 돕는다.
    - 신속하게 병원이나 119에 연락해서 즉시 병원으로 이송한다.

(2) 눈의 외상과 이물

① 눈에 먼지가 들어간 경우

- 눈을 비비지 않고 가만히 눈을 감아 눈물과 함께 먼지가 흘러나오게 한다.
- 표면이 거칠거칠한 먼지가 들어간 경우는 눈꺼풀을 뒤집어 깨끗한 거즈나 손수건으로 닦아 낸다.
- 쇳가루 같은 끝이 예리한 먼지는 가능한 한 빨리 병원으로 이송하며 각막의 손상을 주지 않도록 한다.

② 눈 가까운 부위나 눈을 맞은 경우

눈썹부위를 공, 주먹, 막대기 등으로 맞아 눈꺼풀 속에 출혈이 생겨 멍들고 부어오른 경우에는 반듯하게 눕히고 얼음찜질을 한다. 이때 안구가 파열되었는지, 눈 속의 출혈 유무를 관찰하며 이상 시 병원으로 후송한다. 눈 속의 출혈은 홍채염, 출혈성 녹내장, 안구진탕증을 초래할 수도 있다.

③ 눈을 뾰족한 것에 찔린 경우

연필이나 못 또는 예리한 나뭇잎에 눈을 찔린 경우, 각막이나 결막에 난 작은 상처라도 병원에 후송하여 염증이 생기지 않도록 철저히 치료를 받는다. 통증이나 시력저하가 생길 우려가 있다.

④ 눈에 화학약품이 들어간 경우

화학약품이 들어간 눈을 소독수 또는 수돗물로 세척한 후 바로 병원으로 이송한다.

(3) 비출혈

감기에서 많이 오며, 온도 및 습도 변화가 심한 겨울철이나 고온건조한 봄에 주로 발생한다.

① 원인

- 외상에 의한 콧속 점막 손상: 코를 후비거나 세게 풀 때 또는 뚜렷한 원인 없이 생길 수 있다.
- 비염, 축농증, 알레르기, 매독, 종양, 비중격 만곡증
- 전신적 원인: 고혈압, 동맥경화, 심장질환 또는 혈액질환(혈우병, 백혈병, 빈혈 등), 비타민 C 또는 K의 결핍, 기생충, 급격한 기압변동

② 일반적 처리

- 환자를 안정시킨다.
- 출혈 감소 및 피가 목 뒤로 넘어가서 생기는 구역질을 감소시키기 위해 의자에 머리를 약간 앞으로 숙이고 편히 앉도록 한다.
- 코피가 목으로 넘어가면 삼키지 말고, 입으로 가볍게 밀어낸다.
- 깨끗한 솜을 두껍지 않게 말아서 코 안에 깊숙이 넣고, 엄지와 집게손가락으로 양쪽 콧방울을 5~10분 정도 압박한다.
- 콧등이나 이마에 얼음이나 찬물 찜질을 한다.

3) 치과 응급처치

(1) 치아탈구

둔탁한 물체(축구공, 주먹 등)에 외상을 입은 경우에 발생한다. 치아는 온전하나 주위

조직만 파괴되어 치아가 완전히 빠졌을 때는 빠진 치아를 식염수에 담그거나, 입에 물리거나, 젖은 거즈에 싸거나, 우유에 담근 상태로 30분 이내에 치과에 가져가 치료받게 한다.

(2) 구강연조직 손상

구강 내 작은 외력으로 손상 받을 시 동반되며, 작은 외상에도 과다한 출혈이 나타난다. 식염수로 상처부위를 깨끗이 닦고 출혈부위를 파악하여 거즈로 압박한 상태에서 치과로 후송한다.

(3) 악골골절

넘어지거나 부딪쳐서 외상을 입게 되며, 구강 개폐 시 통증이 있다. 입을 벌리지 못하게 하고 탄력붕대로 턱을 고정시킨 후 즉시 치과로 이송한다.

4) 쇼크

산소를 함유한 혈액이 인체의 각 부분에 충분히 전달되지 않아서 발생하는 순환계의 기능장애이다. 모든 부상은 어느 정도 순환계에 영향을 줄 수 있으므로 쇼크에 항상 대비하고 처치한다.

(1) 쇼크의 종류

① **저혈량성 쇼크**: 위장이나 조직에서의 혈액이나 체액의 다량 손실로 인한 경우

② **심인성 쇼크**: 심근경색증, 심실파열, 심장압전, 심부정맥 등으로 심장에서 혈액이 충분히 박출되지 못하거나 심장으로 충분히 혈액이 유입되지 못할 때

③ **패혈성 쇼크**: 세균감염으로 세균에서 유리된 내독소의 작용으로 전신의 혈관이 확장되고 혈압이 저하되어 조직세포의 산소부족과 심박출량 감소로 인한 경우

④ **신경성 쇼크**: 갑작스런 충격(척수손상, 척추마취)으로 말초혈관들이 갑자기 확장되어 혈액이 말초혈관 내에 정체되어 신체의 중요기관에 일시적인 혈량의 부족현상으로 인한 경우

⑤ **과민성 쇼크**: 알레르기 대상자가 어떤 원인 물질과 접촉한 후에 바로 나타나거나 수시간 후에 올 수 있는 면역성 반응으로 생명에 위협을 받는 심각한 응급상태

(2) 일반적 처치

① 확인사항

- 불안, 긴장, 초조감 등 의식 상태의 변화
- 피부 · 입술 · 손톱의 창백, 차가워지거나 축축해짐

- 메스꺼움이나 구토 호소
- 호흡과 맥박 확인
- 심한 쇼크로 인한 무의식

② 일반적 처치

- 대상자를 안전한 장소에 편안한 자세로 눕힌다. 똑바로 눕힐 때 고개를 한쪽으로 돌려 기도폐쇄를 방지한다.
- 흉부나 두부 손상을 제외하고는 바로 눕혀 다리를 15~30° 높여 심장으로 돌아가는 혈액량을 증가시키고 뇌의 혈액순환량을 증가시킨다.
- 필요하면 인공호흡을 한다.
- 몸을 편안히 해준다. 목과 가슴, 허리부위의 조이는 부위를 느슨하게 해준다.
- 체온이 내려가기 쉬우므로 보온한다.
- 골절이나 척수손상 시 고정시키고 통증을 감소시킨다. 심한 통증은 쇼크를 유발할 수 있다.
- 신체 외부에 출혈이 나타나면 지혈한다.
- 갈증을 호소한다면 입술을 적셔 주는 정도로 하고, 의사의 처방을 받을 때까지 금식한다.
- 대상자를 안심시킨다.
- 전기 쇼크인 경우 아무리 작은 상처라도 반드시 병원에 가서 치료받도록 한다.

4. 환경관리

학생들은 활동시간의 대부분을 학교에서 생활하고 있어 학교간호사업 측면에서도 학교환경관리는 매우 중요하며 강화되고 있는 실정이다. 학생들은 학교생활을 통하여 새로운 사회환경에 적응하게 되며, 예기치 않은 사고 등을 접하게 되므로 학교환경은 교육효과뿐만 아니라 학생들의 건강에 미치는 영향이 매우 크다.

학교보건환경의 목표는 학생 및 교직원의 건강유지 및 향상, 심신안정, 학습능률의 증진, 청결하고 아름다운 환경의 유지, 편리하고 유쾌한 생활을 하도록 하는 데 있다. 학교보건환경은 물리적 환경만이 대상이 되는 것이 아니고 사회적 환경과 정신적 환경까지 포함하며 현재 영향을 미치고 있는 것뿐만 아니라 미래에 영향을 미칠 가능성이 있는 요소까지 포함한다(그림 8-17).

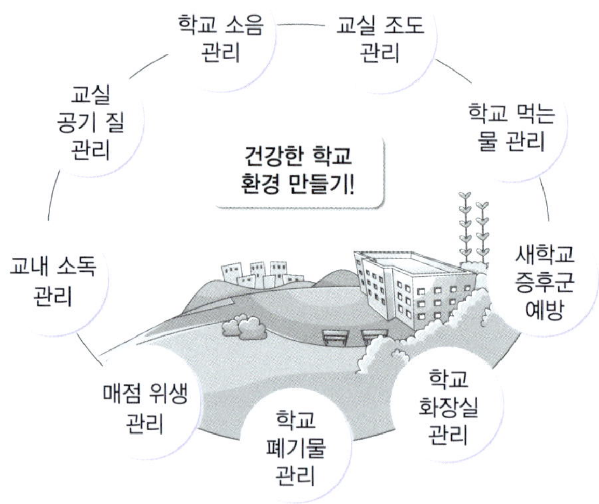

그림 8-17 건강한 학교환경

1) 교지 및 교사의 관리

학교의 교지는 교사용 대지와 체육장시설을 합한 용지로 안전, 방음, 환기, 채광, 소방, 배수 등이 고려되어야 한다.

학교환경을 위한 교지 선정의 이상적인 조건은 다음과 같다.

- 충분한 면적(넓은 대지와 운동장)
- 통학하기에 편리하고 거리가 멀지 않은 거리(초등학생: 도보 30분, 중 · 고등학생: 대중교통 이용 시 30분)
- 학생들의 거주 분포를 고려하여 단위 생활권의 중심에 배치
- 안전한 장소
- 조용하고 공기가 맑으며 통풍이 잘 되고 햇빛이 잘 드는 곳
- 물이 잘 빠지는 모래가 섞인 곳
- 학습활동 등에 지장이 없도록 경사도가 심하지 않은 곳
- 음용수나 기타 용수를 구하기에 수원이 풍부한 곳
- 소음, 매연, 유해가스 등이 없는 곳
- 공장, 번화가, 철도, 교통량 등의 공해로부터 가능한 한 멀리 떨어진 곳
- 오락시설, 유흥가, 형무소, 도살장, 화장터, 묘지, 감염병 환자를 수용하는 병원 등과 근접하지 않은 곳

- 과거에 유해화학물질 취급공장, 정유공장, 석면취급공장 및 제련소 등으로 사용되지 않았던 곳
- 과거에 폐기물처리장, 폐기물매립장 및 광산 등의 용도로 사용되지 않았던 곳
- 과거에 오염물질이나 독성물질이 배출되어 토양이나 지하수를 오염시켰던 지역이 아니었던 곳

교사(校舍)는 선정된 교지 중에서 가장 높은 곳에 두며, 충분한 일조량을 확보할 수 있는 방향으로, 운동장은 남향에 위치하고 교사에서 운동장이 보이게 하며, 주변의 건축물로 인하여 조망권과 일조권의 침해를 받지 않도록 하여야 한다. 운동장과는 거리를 두어 소음 때문에 학습을 방해받지 않도록 하고, 교사의 배치 및 활용도를 고려하여 가급적 남북으로 긴 직사각형 모양으로 한다. 교사는 단시간에 학생들이 출입할 수 있도록 고층보다는 단층이 좋으며 화재나 재해를 예방할 수 있도록 안전하게 설계되어야 한다. 또한 소음이나 악취가 유입되지 않으며, 채광 · 환기 · 방한 · 방서가 잘 되어야 한다.

일반교실 및 과학실험실, 체육관은 남향이나 동향, 미술실과 제도실은 북향이나 남북향이 이상적이다. 가스나 소음이 발생할 가능성을 지닌 교실이나 위험물 창고는 별도의 건물에 짓는다. 채광이나 환기가 잘 되지 않는 지하실 등은 교실로 사용하지 않는다. 특히, 강당은 단시간 내에 많은 학생들이 출입할 수 있도록 충분한 수의 출입문을 설치한다.

복도의 폭은 360cm가 적당하고 청소 및 안전사고 예방을 위하여 문턱이 없어야 한다. 계단의 높이는 15~18cm, 단너비는 25~30cm, 폭은 1.5m 경사율은 40° 이내가 좋으며, 난간을 높게 하고, 학생들이 잡고 다니게 하여 추락사고를 방지하도록 한다.

2) 교실의 관리

학교생활의 대부분을 교실에서 보내고 있는 성장기 학생들에게 실내 공기의 질은 매우 중요하다. 학교 신축 시부터 건축자재에서 비롯된 오염 가능성을 배제하고, 정기적인 확인 및 관리를 통하여 학생 및 교직원에게 쾌적한 실내 환경을 제공해야 한다.

(1) 교실의 면적과 방향

일반교실에서 교육활동이 이루어지기 때문에 남향이나 동향이 좋으며, 동남향으로 향하는 것이 가장 이상적이다. 교실수는 학급수에 일치하는 수를 두되, 그 면적은 66m^2 이상(학생수가 학급당 25인 이하인 경우는 45m^2 이상)으로 한다.

(2) 천장과 벽

벽이 콘크리트로 된 경우에는 방한에 관심을 두어야 한다. 벽 아래쪽에는 빛이 반사되지 않는 10cm가량의 합판이나 나무로 된 널빤지를 대는 것이 좋으며, 천장 위는 무광택으로 밝은 회색 또는 미색 등 경쾌한 색깔이 좋다.

(3) 채광과 조도

① 채광

채광은 태양광선을 이용하는 자연조명을 말하며, 학교는 되도록 자연조명을 잘 활용하도록 관리하는 것이 좋다. 교실방향과 창문면적은 자연채광에 중요하다. 창문면적은 교실면적의 20~25% 이상이어야 하고, 창의 색깔은 무색투명하고 광선은 좌측 또는 좌후방에서 비추는 것이 좋으며, 조명유지를 위하여 일광을 가리지 않도록 한다. 창 가까이에 있는 건물이나 큰 나무는 채광의 사용을 방해한다.

최대조도와 최소조도의 비율이 10:1을 넘지 않도록 하며 교실바깥의 반사물로부터 눈부심이 발생되지 않도록 한다.

② 조명(조도)

교실의 적정조도는 학생의 책상면 조도 300Lux 이상, 흑판면의 조도 1,000Lux 이상이다. 일반적으로 교실의 밝기는 300Lux 이상이어야 한다.

이상적인 조명 조건으로는 충분한 광원, 광원의 적절한 분포 및 눈부심이 없는 것이다. 눈부심은 눈에 불안, 두통, 피로 등을 일으키며, 조도량의 미달은 정신집중이 안 되며 피로감이 쉽게 오고 시력장애를 일으킬 수 있다.

최대조도와 최소조도의 비율은 3:1을 넘지 않도록 하며, 필요시마다 조도를 측정하고, 기준에 부적합할 경우에는 관련부서와 협의하여 시정한다.

■ 조도의 측정방법

- 조도의 측정은 원칙적으로 오전 10시에서 오후 2시에 측정하며, 조명기구를 켜고 검사한다.
- 야간학교는 일몰 후 조명기구를 점등하고 조도측정을 시행한다.
- 교실의 조도는 전후 좌우 벽으로부터 1m 거리의 선과 전후좌우 중앙선이 교차되는 9개의 지점에서 책상 위 75cm의 수평면 조도를 측정하여 각각의 최대 조도, 최소 조도, 평균 조도를 표시한다.

■ 측정장소

해당 학교에서 채광과 조명시설이 가장 잘 되어 있는 교실과 일반 교실, 채광이나 조명 시설이 제일 불량하다고 인정되는 교실 각각 2곳을 선정하여 조도를 측정한다.

(4) 환기

교실 내 공기를 오염시키는 주 요인으로는 실내 공기조성, 실외공기의 유입 상태, 건축물의 구조와 규모, 교실 내 설비, 상비용구, 건축자재, 학생수와 연령 및 활동량에 따라 다르다.

주요 오염물질로는 석면 · 분진 · 이산화탄소 및 기타 난방기구에서 나오는 연소가스 등이며, 실내 환기의 기준은 일반적으로 이산화탄소 농도를 사용한다. 실내공기 오염상태로 인한 증상은 불쾌감, 두통, 현기증, 졸음, 집중력 감퇴 등에 따른 학습능률 저하와 호흡기 질환 등이다.

필요 환기 횟수는 1인당 공기용적/시간에 따라 다르다. 1인당 공기용적은 초등학생의 경우 1인당 9m^3/hr, 중학생 14.4m^3/hr, 고등학생 21.6m^3/hr이다. 예를 들면 교실용적 180m^{3}의 교실에 학생 40명이 있는 경우 시간당 초등학생은 2회, 중학생은 3~4회, 고등학생은 4~5회의 환기가 필요하다.

교실 내 공기오염을 방지하기 위해서는 오염된 실내공기를 희석 또는 배출하기 위하여 환기시설을 강화하고, 실내공기 오염발생원의 제거 및 대체가 필요하다. 교실 내 환경오염을 방지하는 정책을 세우고, 학생과 교직원에게 실내공기 오염의 위해성에 대한 환경교육을 실시한다.

(5) 온도 및 습도

교실 내의 온도는 교실 내 학생의 호흡과 발한으로 인한 방열과 활동량, 기타 교실 내의 냉 · 난방장치와 조명 등의 영향을 받는다. 난방은 10℃ 이하에서 실시하며, 18℃ 이상 20℃ 이하의 온도가 적당하다. 냉방은 30℃ 이상에서 실시하며 26℃ 이상, 28℃ 이하로 이루어지는 것이 적당하다. 실내온도는 18℃ 이상, 28℃ 이하, 습도는 30% 이상, 80% 이하로 유지한다. 또한 학생들이 환경관리 및 건강관리에 관심을 갖도록 교육한다.

(6) 소음

실내외의 소음은 학생과 교사 간의 원활한 의사소통을 방해하고, 학생들의 집중력을 방해하여 학습능률을 저하시켜 피로와 두통 · 식욕감퇴 등을 유발하기도 한다(표 8-57).

표 8-57 학교에 대한 환경소음 규제기준

구분		소음	적용
기준	낮(07:00~18:00)	65db 이하	초 · 중등교육법 제2조에 의한 학교부지 경계선에 50m 이내의 지역("가")(환경정책기본법시행령 적용)
	밤(18:00~07:00)	50db 이하	

* 학교보건법 시행규칙 제3조 제1항 제1호 관련.

3) 실내 공기관리

학교라는 공간과 시설은 교육의 중요한 매체이면서 학생의 성장과 발달을 지원하고 촉진하는 생활환경이다. 아동은 그들의 몸무게에 비해 더 많은 양의 공기를 호흡해야 하므로 어른보다 공기오염에 민감하며, 같은 농도의 오염물질에 노출되었을 경우 더 많은 신체적 부담을 받게 된다. 학교 내의 '좋은 실내 공기'는 건강한 실내환경 유지 및 학습효과 향상에 중요한 요소이며, 실내 공기질관리가 적절치 않을 경우에는 건강 및 교육과정 등에 많은 문제발생이 예상된다. 산업화 이후 천식 유병률이 5배 이상 급증하였고, 현재 전체 어린이의 16%가 천식질환자로 보고되고 있다. 또한 아토피의 경우 지난 30년간 2~3배 증가하였으며, 갈수록 심각해지고 있는 상황이다. 최근 신축된 학교는 건축자재의 내구성 향상이나 외관상 효과, 작업의 편리 등 기능성을 높이기 위해 복합화학물질을 사용하는 추세이다. 새 책상이나 새 의자, 학습도구 등에서도 각종 휘발성 유기화합물질과 폼알데하이드 등 인체 유해물질이 나와 학교의 공기를 오염시키고 있는 실정이다. 학교를 리모델링하거나 신축한 학교의 학생들은 이러한 유해물질로 인한 교사 내 공기오염 때문에 재채기, 콧물, 코막힘, 눈 · 코 · 목의 건조 및 통증, 피로, 두통, 구토, 아토피성 피부염을 비롯한 각종피부염 등의 증상으로 시달리게 되는데, 이러한 건강이상증상을 새학교증후군(sick school syndrom, SSS)이라 한다. 교사 안의 공기 질은 정기적으로 점검하여야 하며, 자체적으로 측정할 수 없는 검사 항목에 대하여는 전문기관에 측정을 의뢰한다. 학생 및 교직원의 건강에 영향을 미칠 수 있는 오염물질을 줄이기 위해서는 친환경 건축자재를 사용하는 것도 중요하지만 환기를 잘 해서 공기의 질을 「학교보건법 시행규칙」(제3조 제1항 제3의2호 관련)에 규정된 적정 기준으로 유지 · 관리하는 것이 무엇보다 중요하다고 할 수 있다.

4) 식수 및 정수기관리

학교 먹는 물 위생관리의 목적은 안전성을 확보하고 위생적인 물의 공급을 통해 학생 및 교직원의 건강보호 및 유지 · 증진에 기여하기 위함이다.

마시는 용도로 사용하는 물은 학생 1인당 1일 2L를 확보해야 하며, 가뭄 등으로 급수가 곤란한 경우를 대비해서 급수 저장시설을 확보하고 관리해야 한다.

먹는 물 공급에 관한 사항은 다음과 같다.

- 학생 및 교직원에게 공급하는 먹는 물은 「먹는 물 관리법」 제5조의 규정에 의한 수질기준에 적합한 물을 제공하되 가급적 끓여서 제공(학교보건법시행규칙 제3조 제1항)하도록 할 것이다.
- 상수도 또는 간이 상수도로 먹는 물을 공급하는 경우에는 저수조를 경유하지 아니하고 직접 수도꼭지에 연결하여 공급할 것

- 지하수 등으로 먹는 물을 공급하는 경우에는 저수조 등의 시설을 경유할 것
- 급수시설 · 설비는 항상 위생적으로 관리하되, 저수조는 매월 1회 이상 정기점검 및 연 2회 이상 청소를 실시할 것
- 지하수 등을 먹는 물로 사용할 경우, 원수의 수질 안전성을 확보하기 위하여 노력하여야 하며 정기적으로 소독을 실시할 것(정기적 소독으로 잔류염소량 0.2mg 이상 유지)
- 지하수를 먹는 물로 사용하고 있는 학교는 지방자치단체와 협의하여 지역 상수도의 학교 내 인입을 적극 추진할 것

정수기 또는 냉 · 온수기는 부득이한 경우에만 사용토록 하되, 렌탈 및 기기 구입 시 설치업체에 소독, 정기적인 필터교환 등 사후관리를 의무화하여 전문가에 의한 주기적인 위생관리를 유도한다. 또한 학교장은 정수기와 냉 · 온수기 관리담당자를 지정하여 주1회 이상 청소 등 위생관리 실시를 의무화하고, 정수기 청소 시 형식적인 외관 청소뿐만 아니라 수도꼭지, 물탱크 등도 소독을 실시한다. 또한 정수기와 냉 · 온수기를 통해 공급되는 물에 대한 수질검사를 분기에 1회로 의무화하고 정수기 조사항목은 환경부가 제시하는 2개 항목(일반세균, 대장균)에 대해 검사를 실시한다.

5) 화장실 설치 및 관리

(1) 화장실 설치기준

① 화장실은 남자용과 여자용으로 구분하여 설치하되, 학생 및 교직원이 쉽고 편리하게 이용할 수 있도록 필요한 면적과 변기 수를 확보한다.

- 대변기: 남학생-학급당 1개 이상, 여학생-학급당 2개 이상, 초등학생-학급당 1.5개 이상
- 소변기: 남학생만 학급당 2개 이상

② 대변기 및 소변기는 수세식으로 한다.

③ 출입구는 남자용과 여자용이 구분되도록 따로 설치한다.

④ 대변기의 칸막이 안에는 소지품을 두거나 옷을 걸 수 있는 설비를 한다.

⑤ 화장실 안에는 손씻는 시설과 소독시설 등을 갖춘다.

⑥ 화장실은 교사 내에 교실과 같은 층으로 하며 교실과 근거리에 설치하도록 한다.

(2) 화장실의 유지 · 관리기준

① 항상 청결이 유지되도록 청소하고 위생적으로 관리한다.

② 악취의 발산과 쥐 · 파리 · 모기 등 해로운 벌레의 발생 · 번식을 방지하도록 화장실의 내부 및 외부를 하절기(4월부터 9월까지)는 주3회 이상, 동절기(10월부터 다음해 3월

까지)는 주1회 이상 소독을 실시한다. 소독은 20% 석회수, 5% 크레졸액으로 주기적으로 실시한다.

6) 교구의 관리

(1) 책상과 의자

학생들의 신체에 부적합한 책상과 의자를 사용하면 자세불량, 주의산만, 피로, 시력장애, 요통 등의 건강문제가 발생하기 쉬우므로 학생에게 알맞은 규격으로 정하고 선택하여야 한다.

학생의 책상과 의자 이용에서 적절한 기준은 다음과 같다.

① 책상의 높이: 앉은키의 1/3–의자의 높이
② 책상의 좌우경(길이): 1인용은 60cm, 2인용은 104~120cm
③ 책상의 전후경(폭): 36.3cm 이상(또는 앉은키의 2/3)
④ 책상면의 경사: 1/6 또는 수평일 경우 모두 좋다.
⑤ 책상과 책상의 거리: 1인용은 50cm, 2인용은 60cm
⑥ 의자의 좌면 높이: 하퇴(무릎에서 발바닥까지)의 길이–1.5cm
⑦ 의자 전후경(폭): 상퇴(둔부에서 무릎 관절까지)의 길이
⑧ 의자 좌우경(길이): 1인용은 45cm, 2인용은 79~89cm
⑨ 형태: 책상과 의자는 각각 분리되고 1인용이 적합하다.
⑩ 의자 좌면의 각도: 수평에서 뒤쪽으로 4~8° 정도 경사져 올라간 것
⑪ 등받이의 각도: 앉는 면에 대하여 110° 정도로 허리뼈와 견갑골 사이가 꼭 들어맞도록 경사진 것

(2) 칠판

칠판은 면이 편평하고 색깔이 선명하고 반짝거림이 없어, 글씨가 잘 써지고 잘 지워지는 것이 좋다. 칠판의 마모 정도는 가까운 창을 커튼으로 가리고 맨 앞의 양끝 좌석에서부터 칠판 면의 양끝을 보면서 판면이 번쩍이는 곳이 있는가를 살펴본다.

7) 학교환경위생정화구역 관리

학교환경위생정화구역은 절대정화구역과 상대정화구역으로 구분하는데, 절대정화구역은 학교 출입문으로부터 직선거리 50m까지의 지역을, 상대정화구역은 학교경계선으로부터 직선거리 200m까지의 지역 중 절대정화구역을 제외한 지역이다(그림 8–18).

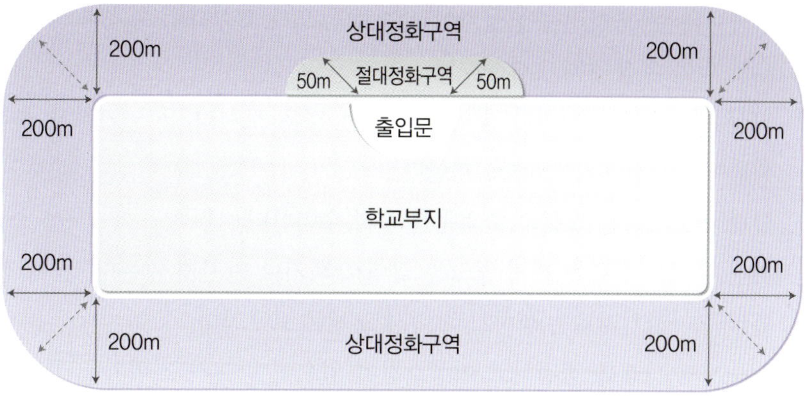

그림 8-18 학교환경위생정화구역

8) 학교안전관리

학교 내 안전사고는 매년 반복 · 증가되고 있으며 안전사고 발생은 초등학교 체육시간과 휴식시간에 주로 발생하는 것으로 조사되었다(양경희 외, 2011).

「학교보건법」 제12조에는 '학교의 장은 학생의 안전사고를 예방하기 위하여 학교의 시설 · 장비의 점검 및 개선, 학생에 대한 안전교육, 그 밖에 필요한 조치를 하여야 한다.'라고 되어 있으며, 정부에서는 2007년 학교 안전사고 예방 및 보상에 관한 법률을 제정 · 공포하여 시 · 도별로 학교 안전공제회를 설립하고, 학교 내 안전사고 피해 학생 및 교직원에게 요양급여와 장애급여 등을 지급하도록 하는 등 학교 안전사고의 예방에 노력하고 있으나, 학생들의 생활환경 주변에는 항상 위험이 잠재되어 있어 학교안전사고가 계속 증가하고 있다.

학교에서 발생하는 대부분의 사고는 미리 예방할 수 있다. 따라서 교사나 학생들은 안전한 학교생활을 통하여 충분히 사고를 예방할 수 있다는 생각과 대응 태도를 갖는 것이 중요하며, 예방을 위한 체계적인 노력을 해야 한다. 학교시설 안전점검을 지속적으로 실시해야 하며, 조금이라도 낡거나 위험한 시설은 보수하고 교체해야 한다. 이와 함께 안전교육을 강화해 수시로 학부모와 학생을 대상으로 안전사고예방 교육을 실시하여 안전사고 예방과 응급상황에 대한 대응 행동에 필요한 원리와 태도를 익히고, 기술능력을 습득하며, 반복적인 연습을 통하여 습관화함으로써 잘 대처하도록 해야 한다.

(1) 교실 내 안전수칙

① 교실 내 책상이나 교탁 등 안전상태를 수시로 점검하며, 못이나 날카로운 부분이 돌출되면 즉시 안전수리를 위해 담임이나 행정실 담당자에게 알린다.

② 교실문은 서서히 닫히는 안전장치를 설치하고, 출입할 때 안전하게 하도록 지도한다.
③ 사물함의 끝 모서리는 충돌하여 다치지 않도록 고무대를 부착하거나 청색 테이프 등으로 감아 부상을 예방한다.
④ 교실 내에서 장난하거나 공놀이를 하는 것은 모서리 등 날카로운 부분에 부딪히는 위험이 발생할 수 있으므로 피한다.
⑤ 탈락하려고 하는 창문과 출입문은 즉시 수리한다.
⑥ 깨진 유리는 장갑을 끼지 않고는 절대로 빼거나 만지지 않는다. 금이 간 유리도 깨진 유리와 마찬가지로 위험하므로 즉시 교체를 요구한다.
⑦ 선풍기의 상태를 점검하고 이상소견이 있으면 반드시 스위치를 끄고 담당자에게 알린다.
⑧ 조명 상태가 불량한 전등은 즉시 갈아 끼운다.
⑨ 교실 내 콘센트에 전열 · 전기기구를 함부로 꽂지 않는다.
⑩ 사용하지 않는 전기 제품은 콘센트에서 떼내어 보관한다.

(2) 복도 및 계단 안전수칙

① 복도나 계단을 다닐 때는 좌측으로 다녀 오가는 학생들의 충돌을 예방한다.
② 호주머니에 손을 넣고 다니는 등 몸의 균형을 잃거나 부주의한 상태에서 계단을 오르내리지 않는다.
③ 계단은 한 칸씩 내려가고 두세 칸씩 뛰어내리지 않으며, 난간에 매달리지 않는다.
④ 양손에 물건을 들고 발밑이 보이지 않는 상태에서 계단을 오르내리지 않는다.
⑤ 계단의 물기를 잘 닦아 미끄러지지 않게 한다.
⑥ 겨울철에 물이 얼어 있는 계단을 다닐 때는 조심한다.
⑦ 자기 발보다 큰 신발을 신거나, 신발의 끈을 매지 않은 채 걷지 않는다.
⑧ 뒤꿈치가 높은 신발이나 미끄러운 신발을 신지 않는다.
⑨ 복도나 계단에 조명이 없을 때는 즉시 관계자에게 알려서 조치한다.

(3) 실험 · 실습 중 안전수칙

① 실험 전 미리 창문을 열어놓는다.
② 실험 중 호기심으로 개인행동은 절대 하지 않으며, 직접 코를 대고 냄새를 맡지 않는다.
③ 날카로운 도구 사용 시 반드시 안전한 장갑을 착용한다.
④ 전기기구 및 발화물질 취급 시 위험하다고 생각될 때는 반드시 담당교사의 도움 및 지시를 따른다. 화재에 대비해 소화기 사용법을 교육한다.

⑤ 실험실에서는 안전을 위하여 위험한 장난을 하지 않는다.

⑥ 기타 각 실험실에서의 안전수칙을 반드시 숙지하고 철저히 이행한다.

(4) 운동경기 중 안전수칙

① 운동 전 운동장의 물기를 제거하고, 시작하면서 간단히 준비운동을 한다.

② 운동 시 안경을 착용한 학생은 특히 눈을 보호하도록 세심한 주의를 한다.

③ 운동경기 중 상대방에게 묘기를 보이기 위한 지나친 행동을 절대 하지 않는다.

- 무리한 점프는 착지 시 발목 부상을 초래한다.
- 지나친 승부욕과 공에 대한 집착은 본인과 상대의 충돌로 인한 부상 위험이 크다.

④ 운동 후 배트 등의 운동기구는 주의하여 안전하게 놓는다.

(5) 교통안전수칙

① 도로횡단 기본 원칙 '선다(일단 멈춤)－본다(잘 살피기)－손을 든다(운전자와 눈 맞추기)－차량 멈춤을 확인한다－건넌다(차를 보면서 건너기)'를 반드시 지킨다.

② 신호등이 바뀌기를 기다릴 때 정지선 안에서 기다린다.

③ 보행자 신호등이 녹색으로 바뀔 것을 예상하여 미리 건널 준비를 하지 않으며, 횡단보도에서 보행자 신호등으로 바뀌면 왼쪽 차가 완전히 멈춘 것을 확인한 후 건넌다.

④ 횡단보도를 건널 때 왼쪽부터 먼저 살피고 오른쪽을 나중에 살핀다.

⑤ 횡단보도에서는 가능한 한 횡단보도의 우측으로 건너면서 차의 움직임에 주의한다.

⑥ 보행자 신호등에 녹색 신호등이 깜박이는 것은 횡단 시간이 모자랄 수 있으므로 뛰지 말고 다음 신호를 기다린다.

⑦ 절대 육교 밑으로 무단 횡단하지 않는다.

⑧ 버스에서 내린 후 정차해 있는 버스 앞쪽으로 길을 건너지 않는다.

⑨ 야간에 도로와 인도의 구분이 없고, 가로등도 없는 한적한 곳을 보행할 때는 밝은 색(노란색, 흰색) 옷을 입고, 가능한 한 길 가장자리로 보행한다.

⑩ 야간에 도로를 무단 횡단하지 않는다.

⑪ 버스 안에서 창 밖으로 머리나 손 등을 내밀거나 물건을 던지지 않는다.

(6) 등하교 시 안전수칙

① 등하교 시간 및 귀가시간을 철저히 준수한다.

② 무단외출을 하지 않으며, 호신용 호루라기를 소지한다.

③ 용돈은 계획적으로 관리하며, 필요 이상의 용돈을 소지하지 않는다.

④ 노래방, 비디오방, PC방 출입 학생을 지도한다.

⑤ 오락실, 놀이터에서 집단행동을 하는 학생에 대해 관심을 가지고 지도한다.

⑥ 오토바이 동승을 금지하며, 시내 배회 학생을 지도한다.

⑦ 흡연, 약물 오 · 남용 예방을 지도한다.

⑧ 금품 갈취와 폭행 등 불량 청소년의 행동을 발견하면 적극적인 지도와 조치를 한다.

⑨ 공사장, 빈 상가나 가옥에 출입하는 학생을 지도한다.

(7) 기타 안전관리

① 화재발생 예방을 위해 건축물의 피난 방화구조의 기준을 준수한다.

- 소화기는 교실에 한 군데 이상, 복도 및 계단에는 보행거리 20m마다 1개 이상을 설치
- 초등학교의 계단 및 참 너비는 150cm, 단 높이는 18cm 이하, 단 너비는 26cm 이상

② 계단의 추락사고 예방을 위하여 일정한 계단의 높이에 따른 계단참을 설치한다.

- 계단참의 너비는 최소 150cm 이상으로 설치
- 높이가 3m를 넘는 계단에서는 높이 3m 이내마다 계단참을 설치
  - 초등학교의 계단인 경우 계단 및 계단참의 너비는 150cm 이상, 단 높이는 16cm 이하, 단 너비는 26cm 이상으로 할 것
  - 중 · 고등학교의 계단인 경우에는 계단 및 계단참의 너비는 150cm 이상, 단 높이는 18cm 이하, 단 너비는 26cm 이상으로 할 것
- 높이가 1m를 넘는 계단 및 계단참의 양 옆에는 난간을 설치
- 너비가 3m를 넘는 계단에는 계단의 중간에 너비 3m 이내마다 난간을 설치
- 계단 난간의 높이는 계단으로부터의 높이에 85cm 이상이 되도록 할 것

9) 학교폭력

학교폭력은 일반적으로 학교나 학교 주변에서 학생 간 발생하는 의도성 있는 신체 · 정신적 가해 행동이다. 고의적인 괴롭힘, 따돌림, 언어적 놀림, 협박과 욕설, 금품갈취, 폭행이나 집단폭행 등이 속한다. 청소년 폭력은 인간의 존엄성을 파괴하고, 생명의 소중함을 경시하는 행위라는 인식을 갖고 사회 전반의 관심이 필요하다. 청소년 폭력의 주요 원인은 사회의 준법성 결여와 관계되며, 교사의 적극적인 관심과 개입이 이루어질 때만이 해결 가능하므로 사소한 폭력이라도 폭력을 미화하거나 묵인하지 않아야 한다. 학생은 장난을 빙자한 폭력 앞에서도 싫다는 자신의 의사를 분명하게 밝혀야 한다.

교사 및 학부모는 학교폭력 관련 여부를 감지할 수 있는 가해자와 피해자의 징후를 잘 감지하여야 한다.

(1) 교사의 지도원리 및 대처요령

① 안전유지가 우선적이다.
② 가해학생과 피해학생을 파악한다.
③ 폭력장면과 심각성 정도를 파악한다.
④ 폭력행동의 발생 배경을 직접적으로 점검 및 탐색한다.
⑤ 폭력의 유형에 따라 지도 및 대처 방법을 달리 적용한다.
⑥ 지속적인 폭력 및 괴롭힘과 약물(알코올)사용 후의 폭력에 대해서는 엄중한 대처와 철저한 관리가 이루어져야 한다.
⑦ 일방적 구타와 상호구타에 대하여 차별적인 지도체제를 마련한다.
⑧ 남녀 간 또는 선후배 간 발생한 폭력문제에 대해 선입견을 배제한다.
⑨ 조직폭력에 대해서는 일차적으로 교육 및 선도 가능성 여부를 판단한다.
⑩ 학부모들이 정확하게 문제를 인식하도록 도와 협력적으로 문제를 해결한다.
⑪ 학교생활에 어려움이 있는 학생의 생활지도와 상담을 지도한다.
⑫ 학생들의 양육방식에 관심을 갖는다(방임적 · 억압적 · 취약가정 등).
⑬ 학생들의 자존감을 올려주며, 신체를 튼튼하게 갖추도록 지도한다.
⑭ 자존감이 낮은 학생이나, 신체허약 학생에게 주의를 갖는다.

(2) 연계기관

① 푸른나무 청예단(www.jikim.net)

- 청소년폭력예방재단, 학교폭력 중재개입 상담
- 학교폭력, 집단따돌림 전용 상담 사이트
- 학교폭력, 집단따돌림 지원서비스, 피 · 가해 중재관련 출동상담(면접, 전화, 사이버)
- 피해학생 경호지원서비스(에스텍과 연결)
- 대안학교 운영
- 피해자 부모 자조모임 운영(월1회/둘째 주 월요일 오후 3~5시),

② 서초구청 방배유스센터(www.bb1318.com)

- 청소년상담실
- 학교폭력 예방교육, 가해자 집단상담 운영

③ 서울특별시 청소년시설협회(www.youthcenter.co.kr)

- 학교폭력 예방교육, 가해자 집단 상담 운영

④ 학교폭력피해자 가족협의회(www.uri-i.or.kr)

- 학교폭력피해지원센터

제11절 학교보건실 운영

1. 보건실 시설관리

1) 보건실 설치 및 위치

학교보건실은 학교보건에 필요한 학생 및 교직원의 건강관리와 응급처치 등에 필요한 시설 및 기구를 갖추어야 한다.

학교보건실의 위치 조건은 다음과 같다.

- 응급처치 및 환자이송 등이 신속히 이루어질 수 있도록 1층에 배치한다.
- 조용하고 채광, 통풍이 잘 되는 장소로 한다.
- 운동시설과의 연계 및 학생들의 출입이 편리한 곳으로 한다.
- 출입문은 실내뿐만 아니라 응급상황 시 구급차량의 접근이 용이하도록 실외출입문 설치도 고려한다.
- 관리실(교직원 연락) 및 화장실과 원활하게 연계되도록 배려한다.
- 보건교육실은 보건실 옆에 공간을 확보하여 개방된 구조로 설치해서 항시 보건실을 관찰할 수 있도록 한다.

2) 보건실 면적 및 구성

「학교보건법」 시행령 제2조 2에서 학교보건실의 면적을 66m^2 이상으로 규정하고 있는데, 보건실의 기능이나 역할의 강화 필요성, 이용자의 수 등을 고려하여 규모를 조정할 수 있다. 뿐만 아니라 보건실 현대화사업을 추진하고 있어 보건실 내부를 처치실, 안정실, 건강상담실, 보건업무실, 기타 공간으로 구분 · 설치하고 보건실 옆(부근)에는 보건교육실 설치를 권장하고 있다.

상담실은 출입구에서 내담자가 직접 보이지 않아야 하며 편안하고 안락한 공간으로 꾸민다. 처치실은 수도시설, 밝은 조명이 편리한 위치에 준비되어야 한다. 국소조명을 확보하면 정밀관찰이나 처치 시 도움이 된다.

보건교육실은 보건교사가 계획한 보건교육 목표를 성취할 수 있도록 벽면의 그림, 인체모형, 각종 보건교육용 기자재를 구비하며, 다양한 형태의 보건교육을 할 수 있도록 좌석 배치가 용이하게 한다. 요양실, 처치실, 상담실과는 분리되어 운영되나 유리문을 통하여 관찰이 가능하게 하여 보건교육 중에도 학생이 보건실을 이용하는 데 어려움이 없도록 한다.

3) 보건실의 시설 및 기구

학교보건실은 중추적으로 보건활동이 수행되는 곳이다. 보건교육실을 보건실 옆에 배치함으로써 보건교사가 각 학급 교실에서 보건교육을 실시할 때 발생하는 응급환자의 처치 및 전반적인 보건업무를 원활히 수행할 수 있도록 매우 장려되어야 한다.

각 교육청에서 제시하는 학교보건관리지침에 의한 보건실의 설비기준과 구급약 및 치료용 재료를 참조하여 구비한다(표 8-58, 표 8-59).

표 8-58 보건실 주요시설 및 기구

구분		용도	기구 및 비품
보건실	안정실	요양	침대, 이불, 전기요, 면패드, 베개, 가습기 등
	상담실	건강상담	원탁, 의자, DVD, TV 등
	처치공간	응급처치 및 투약	처치대, 처치용 의자, 세면기, 세족기, 드레싱카, 혈압계, 소독기, 사이드램프(또는 확대경), 검이경, 치료용 기구 등
	보건업무공간	보건업무처리	업무용 책상, 의자, 전화, 컴퓨터, 프린터, 서랍장, 환자용 의자 등
다용도 공간		세척 및 준비실	냉장고, 싱크대, 순간온수기, 핸드페이퍼, 수납장 등
알림판 및 자료수납장		자료수납 및 약장, 의료기구장 전시물	보건자료 게시, 신체검사기구, 진공청소기, 보건교육자료 및 서적, 약품, 보건교육전시물품
보건교육실		보건교육장소	보건교육용 스크린, 빔프로젝트, 자료전시용장, 책걸상

보건실의 주요 시설 설비 및 기구로는 안전한 전기시설과 냉 · 난방시설 및 상 · 하수시설, 소독시설, 각종 기록부 보관함, 게시판, 진찰대 및 진찰용 의자, 침대 및 침구, 약품 및 의료기구 보관함, 냉장고, 신체발달 검사용 기구, 사무용 책 · 걸상, 컴퓨터, 프린터기, 통신시설 등이 있다.

보건실에서 학생이 요양 침대를 사용할 때는 사용 시간과 정당한 사유가 있어야 하며, 담임교사나 교과교사가 알 수 있도록 '보건실 입실증'을 사용한다(사전에 담임교사와 협의). 또한 보건실을 이용하는 학생에 대하여 요양, 투약, 치료, 병원의뢰, 조퇴 등의 조치를 취한 후, 그 조치사항을 보건일지에 잘 기록하여 학생들의 건강을 효율적으로 관리한다.

표 8-59 보건실에 갖추어야 하는 학교시설 및 기구의 구체적인 기준

구분	기준
1. 일반시설 및 기구 등	사무용 책상 · 의자, 건강기록부 및 서류보관장, 약장 · 기기보관함, 소독(멸균)기, 냉 · 온장고, 물 끓이는 기구, 손전등, 가습기, 수도시설 및 세면대, 냉 · 난방시설, 통신시설, 컴퓨터 · 프린터기, 칠판 · 교육용 기자재 등
2. 환자안정용 기구	침대 · 침구류 및 보관장, 칸막이(가리개), 보온기구 등
3. 건강진단 및 상담용 기구	신장계 · 체중계 · 줄자 · 좌고계, 비만측정기, 시력표 · 조명장치 · 눈 가리개 · 시력검사용 지시봉, 색각검사표, 청력계, 혈압계 · 청진기, 혈당측정기, 스톱워치, 검안경 · 검이경 · 비경, 펜라이트, 치과용 거울, 탐침 · 핀셋, 상담용 의자 · 탁자 및 진찰용 의자 등
4. 응급처치용 기구	체온계, 핀셋 · 핀셋통, 가위 · 농반 · 가제통 · 소독접시 · 드레싱카, 부목 · 휴대용 구급기구 · 구급낭 · 들것 · 목발, 세안수수기 · 찜질기 · 켈리(지혈감자), 휴대용 산소기 및 구급처치용 침대 등
5. 환경위생 및 식품위생 검사용 기구	통풍건습계, 흑구온도계, 조도계, 가스검지기, 먼지측정기, 소음계 및 수질검사용 기구 등
6. 기타	학생 및 교직원의 보건관리에 필요한 시설 · 기구 등

2. 보건실 물품관리

학교보건사업에 필요한 물품을 두 가지 형태로 나누어 생각할 수 있다.

첫째, 소모품으로서 붕대, 일회용 주사기, 얼음주머니, 모포, 베개, 부목, 일회용 설압자, 사혈침 등 단기간 내에 사용하며, 소비되어 다시 채워 넣는 것을 말한다.

둘째, 비 소모품으로서 스펀지통, 거즈통, 청진기, 혈압기, 칸막이, 비만도 측정기, 적외선 치료기, 혈압기, 조도계, 냉장고 등 몇 년 동안 사용하는 물품으로 유지하는데 주의를 요하는 비품을 말한다.

보건실에 약품이나 물품이 부족하면 원활한 학교간호업무가 이루어지지 못하므로 충분한 예산을 세워 집행해야 하고, 물품의 보관 · 사용 및 유지 · 수선 등의 비품관리를 위한 사항은 다음과 같다.

- 구입하고자 하는 물품은 용도와 성능을 반드시 확인한다.
- 물품구입 및 출고에 관한 기록관리를 철저히 한다.
- 주기적인 재고 확인으로 물품수급에 차질이 없도록 한다.
- 결함이 발견되면 즉시 처리하여 사용에 지장이 없도록 한다.
- 보관은 안전하고 효율적으로 한다.

보건실 약품관리를 위한 사항은 다음과 같다.

- 모든 약품은 보건교사의 책임하에 관리한다.
- 내과 용품과 외과 용품은 분리하여 정리한다.
- 약품보관장소는 빛에 노출되지 않으며 건조하고 시원한 곳을 택한다.
- 약품보관용기는 약품명을 정확히 기록하여 부착한다.
- 위험한 약품은 이중 잠금장치를 하여 보관한다.
- 체육대회나 수학여행 등을 위해 휴대용 약품을 별도 준비한다.

3. 보건실 기록 및 문서관리

1) 기록관리

학교보건활동에서의 기록의 종류는 다음과 같다.

- 보건일지
- 약품수불부
- 학생건강기록부
- 건강상담일지
- 보건실 비품대장
- 감염병 관리대장
- 성인병 관리대장
- 각종 병리검사 실시 명단
- 각종 예방접종 명단
- 학교보건시설 관리카드
- 건강이상자 카드
- 건강검사 통계표 등

보건교사는 자신이 업무상 필요하다고 생각되는 경우, 기록양식 체계를 개발하여 활용할 수 있다.

(1) 보건일지

보건교사가 하루의 모든 업무활동을 매일 기록하는 것으로 수기형식과 전산프로그램 형식이 있다. 당일 학교의 특별한 지도사항이나 건강상담을 기록하며 보건실에 방문한 학생들의 건강문제와 처치내용을 기록한다. 또한 병원치료나 검사, 예방접종 사항을 기록하고, 보건교육은 대상과 주제를 기록한다. 또한 학교에서 일어나는 사고는 시간과 장소 등 사고의 개요를 자세히 기록하도록 한다.

(2) 약품수불부

약품수불부는 약품의 입출고를 기재하는 관리대장으로 수기형식과 전산프로그램 형식이 있다. 약품수불부의 품명에는 약품명을 기재하고, 정, mL, 캡슐 등 약품의 단위를 기재한다. 적요에는 약품의 구입과 사용내역을 기록한다.

(3) 학생건강기록부

학생건강기록부는 1999년부터 전산화가 시작되어 현재는 NEIS 교무업무시스템에 입력하는 방식으로 운영되고 있다.

2) 공문서관리

공문서란 행정기관 내부 또는 상호 간이나 대외적으로 공무상 작성 또는 시행되는 문서 및 행정기관이 접수한 모든 문서를 의미한다.

문서는 다른 법령에 특별한 규정이 있는 경우를 제외하고는 당해 문서에 대한 결재가 있음으로써 성립된다. 효력발생시기는 다른 법령에 특별규정이 없는 한 일반문서는 수신자에게 도달됨으로써 효력이 발생되고, 공고문서는 공고 후 5일이 경과한 날부터 효력이 발생된다.

공문서의 종류로는 법규문서, 지시문서, 공고문서, 비치문서, 일반문서 등이 있다.

(1) 공문서 기안

기안이라 함은 기관(학교)의 의사를 결정하기 위하여 문안을 작성하는 것을 말한다.

기안의 준비로써 기안자는 기안에 앞서 안건과 관련된 문제를 파악하고 관계규정 및 과거 행정선례를 숙지하고 있어야 하며, 당해사항을 기안하는 목적과 필요성을 파악, 자료를 수집 · 분석하며 필요한 경우에는 회의 등을 통하여 의견을 청취하여야 한다.

또한 기안자는 당해 업무에 대한 책임의식을 가지고 기안하고 당해기관과 수신자의 관계 및 입장을 고려하여야 한다.

공문서 작성 시 유의사항은 다음과 같다.

① 정확성이 유지되어야 한다. 6하 원칙에 의하여 작성하고 애매한 표현이나 과장된 표현을 피함으로써 정확성이 유지될 수 있다.
② 신속성이 유지되어야 한다. 문장을 짧게 끊어서 개조식으로 하며 가급적 결론을 먼저 쓰고 그 다음에 이유 또는 설명을 기록한다.
③ 간결성이 유지되어야 한다. 읽기 쉽고 알기 쉬운 말을 사용하며 받는 사람의 이해력

과 독해력을 고려하여 기록한다.

④ 경제성이 유지되어야 한다. 용지의 규격과 재질을 A4 용지로 표준화하고 가능한 1건의 내용을 1매에 끝내도록 하며, 서식이 통일되어야 한다.

(2) 공문서의 결재와 발송

결재는 당해 사안에 대하여 기관의 의사를 결정할 권한이 있는 자가 그 의사를 결정하는 행위이며, 보조기관의 서명행위는 결재가 아니다. 결재의 종류로는 결재 · 전결 · 대결의 세 가지가 있는데, 결재는 정규의 결재권자가 행하는 행위를 말하며, 전결은 정규의 결재권자로부터 사무의 내용에 따라 보조기관에 위임하여 하는(위임전결규정) 결재를 말한다. 대결은 결재권자가 상당 기간 부재중일 때(출장, 휴가, 기타의 사유)나 긴급한 문서로서 결재권자의 사정에 의하여 결재를 받을 수 없을 때 그 직무를 대행할 수 있는 자가 행하는 결재를 말한다. 공문서의 발송은 대부분 문서시스템으로 실시하고 있으나 인편, 모사전송, 전신, 전신타자, 전화, 전산망을 이용할 수도 있다.

(3) 공문서 처리방법

공문을 접수한 후 우선 내용을 끝까지 정밀하게 읽은 후 처리방향을 판단한다. 처리방향은 '참고자료를 활용할 것인가, 보고를 해야 할 것인가, 홍보를 해야 할 것인가?'의 측면에서 검토해야 하며, 보고 공문일 경우에는 내용을 정확히 파악하여 보고 날짜에 늦지 않도록 해야 한다.

보고문서의 시작은 '평체 81480-123(2008. 05. 15)에 의거, ○○○을 다음과 같이 보고합니다.' 등 되도록 간결한 문구로 표현한다.

중요한 문서는 관련 교사, 부장교사, 교감 및 행정책임자의 협조를 받아 처리하고 건강검사와 예방접종 등 중요한 업무를 추진하는 경우, 다른 교직원의 협조가 필요한 경우, 예산이 소요되는 경우에는 사전에 행정실장, 부장교사, 교감, 교장과 협의를 한 후 기안한다.

공문서의 보관은 공문수신대장과 발송대장을 분류하여 색인목록과 함께 연도별로 철해 놓는다. 공문서는 책상서랍이나 개인사물함에 보관할 수 없으며 꼭 지정된 파일 캐비닛이나 일반 캐비닛에 보관해야 하고, 법적 보관기간 동안 보관 · 보존한다. 불필요하거나 보존연한이 지나면 폐기처분한다.

공문서의 정리는 누구나 필요할 때 쉽게 찾을 수 있도록 색인목록제도를 적용한다. 문서를 일정한 기준에 따라 분류 · 구분하고, 분류된 문서를 기호화하여(1매마다 일련번호 부여), 일정한 요령으로 서면함에 배열한다.

4. 보건실 예산관리

보건교사가 학교보건사업을 진행시켜 나아갈 때 예산을 확보하고 이를 관리하는 역할과 기능으로서 매우 중요한 업무이다.

학교보건사업 수행을 위하여 필요한 경비는 일정기간 동안의 예정된 수입과 지출로써 예산상으로 계획되어야 한다. 즉, 보건실 환경위생 개선, 기구 및 물품 · 약품 등에 대한 예산을 뜻한다.

당해 연도의 잔량을 점검하고 다음 연도의 사업을 계획하며 다음 연도의 예산 중에서 보건관련 예산의 비율을 파악한 후, 다음 연도의 학교보건사업비, 환경개선비 및 보수비, 비품비, 약품비 등에 관한 예산을 책정한다. 이러한 내용을 기안하여 소속 부서의 장에게 결재를 받으며, 전체 학교예산과 비교하고 타 부서와 함께 조정하도록 한다. 예산을 집행한 후에는 반드시 집행효율성을 점검하고 평가함과 동시에 지출과 예산을 평가해야 한다.

특히, 보건교사는 다음과 같은 예산관리의 원칙에 준하여 예산관리가 수행되도록 한다.

- 예산 공개의 원칙: 예산의 편성, 결산 결과가 공개되어야 한다.
- 예산 명료의 원칙: 예산, 결산이 일치되며 지출의 누계, 용도, 유래가 확실하도록 한다.
- 사전 의결의 원칙: 책임자의 의결을 거친 후 예산집행이 이루어지도록 한다.
- 예산 통일의 원칙: 모든 예산은 모든 항목에 맞게 지출되어야 한다.
- 한정성의 원칙: 예산이 정한 목적에 따른 한계가 분명하여야 한다(예산이 정한 목적 이외의 이용, 전용의 금지, 초과 지출의 금지, 회계연도의 경과 금지 등)
- 완전성의 원칙: 모든 수입과 지출이 계산되어 기록되어야 한다.
- 단일성의 원칙: 한 기관 또는 한 조직의 예산은 단 하나이어야 한다.

제12절 | 산업간호의 이해

1. 산업보건과 산업간호

1) 산업보건과 산업간호의 개념

산업간호는 산업보건의 영역에 속하며 간호학적으로는 지역사회간호학 분야의 한 분야에 속한다.

최근 산업의 형태가 제조업에서 서비스업으로 변화함에 따라 산업간호는 '직업건강간호'로 이름을 변경하여 시대의 변화 흐름에 대응하고 있다.

산업보건은 노동과 노동환경에 관계된 건강문제를 다루는 분야로 학문적 영역에는 직업환경의학, 직업건강간호학, 산업위생학, 인간공학 등이 포함되어 있으며, 'Industry Health'라는 말보다는 'Occupational Health'라고 불리고 있다.

국제노동기구(International Labor Organization, ILO)와 세계보건기구(World Health Organization, WHO)공동위원회(1950)에서는 산업보건을 다음과 같이 정의하고 있다. 산업보건은 모든 직업에서 일하는 근로자들의 육체적, 정신적 그리고 사회적 건강을 고도로 유지 · 증진시키며 작업조건으로 인한 질병을 예방하고, 건강에 유해한 취업을 방지하며, 근로자를 생리적으로나 심리적으로 적합한 작업환경에 배치하여 일하도록 하는 것으로 즉, 작업이 인간에게 그리고 일하는 사람이 그 직무에 적합하게 하도록 하는 것이다.

산업보건의 목적은 근로자의 노동과 노동환경으로 오는 질병의 문제뿐만 아니라, 인간기능의 한계와 노동의 적응을 과학적으로 연구하며, 산업기술이 요구하는 노동조건을 인간에게 적합하도록 그 방책을 강구함으로써 근로자의 건강을 보호 · 유지 · 증진시키며, 나아가서는 노동생산성을 향상시키는 것에 있다. 이에 따라 산업보건이 안고 있는 과제와 방법은 산업의 형태와 직업의 종류, 그리고 나라에 따라 다르게 나타나고 있다.

우리나라에서는 근로자의 산업안전보건 관리를 위해 1981년 산업안전보건법을 제정하였고, 산업안전보건법은 산업안전보건에 관한 기준을 확립하고 그 책임의 소재를 명확하게 하여 산업재해를 예방하고 쾌적한 작업환경을 조성함으로써 근로자의 안전과 보건을 유지 및 증진하기 위함을 목적으로 하고 있다.

이를 통해 본 우리나라 산업보건의 목표는 다음과 같다.

- 작업조건이 근로자의 건강을 해치지 않도록 한다.
- 근로자의 건강에 영향을 미치는 유해인자에 폭로되지 않도록 한다.
- 신체적, 정신적으로 적성에 맞는 작업환경에서 일하도록 배치한다.

- 근로자의 육체적, 정신적, 사회적 건강상태를 최고 수준으로 유지 · 증진한다.

산업의 발달로 산업장의 노동인구가 많아지고, 건강한 근로자는 기업의 생산성과 품질 향상에 기여하게 되므로 산업보건 각 분야 중에서도 산업간호는 지속적으로 발전하고 있다. 산업간호는 산업장에서 일차보건의료 수준의 보건의료서비스를 적용함으로써 산업재해 예방 및 근로자 건강관리에 기여하고 있으므로 노동력 중심의 산업 형태가 변화함에 따라 앞으로 그 중요성이 더욱 커지고 있다.

산업간호는 근로자의 신체적, 정신적, 사회적 건강을 고도로 유지 증진하기 위하여 산업공동체를 상으로 근로자의 건강관리, 산업위생관리, 보건교육을 일차보건의료 수준에서 제공함으로써 산업체의 자기건강관리능력을 적정기능수준까지 향상시키는 목표를 달성하고자 하는 과학적 실천으로 정의하고 있다(김화중, 1992).

미국산업간호사회(American Association of Occupational Health Nurses, AAOHN)에서는 산업간호를 모든 작업에서 근로자의 건강을 유지 · 증진하기 위하여 기본이 되는 간호원칙의 적용이라고 정의했고, 한국직업건강간호협회(1999)는 '산업체를 대상으로 그들의 건강을 스스로 지켜갈 수 있는 자기건강관리능력을 개발하기 위하여 근로자의 건강관리, 보건교육, 산업유해환경관리를 산업일차보건의료 수준에서 제공하는 과학적 실천'이라고 정의하였다.

산업간호의 대상은 근로자, 작업환경, 근로자와 작업환경과의 상호작용 등 3영역으로 분류할 수 있다. 근로자가 속한 작업환경은 다양한 요인에 의해 둘러싸여 있으며 간호사는 이 모든 환경을 염두에 두고 산업간호를 제공해야 한다. 근로자가 작업환경에서 노동이라는 행위를 통하여 조직의 목표인 생산과정에 참여할 때 기업 이윤을 도모하며 자신의 신체적, 정신적, 사회적 요구를 충족시키는 과정에 전반적으로 산업간호가 제공된다. 근로자, 작업환경, 작업이 산업간호의 대상이 되는 관계로 산업간호사의 업무는 보건교육과 상담, 작업환경과 근로자간의 상호작용 파악, 건강증진 및 질병예방, 근로자 및 작업장 유해요인 감시, 일차보건의료 수준의 처치 및 의뢰, 산업보건팀과의 협력관계 수립, 관리 및 행정, 산업간호 연구, 지역사회자원을 파악하고 산업장과 연결하는 업무 등이 있다.

체계이론을 적용하여 산업간호의 개념을 설명하면 표 8-60과 같다. 구성물은 근로자이며 근로자의 가족, 근로자가 속한 지역사회까지도 확대하여 대상으로 삼을 수 있다. 자원은 산업간호사가 활용할 수 있는 모든 인적자원, 물적자원, 보건의료시설 등이고, 구성원과 자원사이에 충분한 상호작용이 있어야 개방체계로서 성공적인 산업간호사업이 이루어지는 것이다.

표 8-60 체계이론의 관점에서 본 산업간호의 구성요소 적용

체계의 구성요소	산업간호의 구성요소
구성물	• 근로자, 가족, 근로자가 속한 지역사회
자원	• 인적 자원: 산업간호사, 산업보건의, 산업위생기사, 인간공학기사, 산업안전기사, 역학자, 독성학자, 보건교육자, 물리치료사, 직업재활전문가, 기타 보건의료 및 산업환경보건 전문가 • 보건의료시설: 건강관리실, 병원, 보건관리전문기관 등 • 물적자원: 시설, 설비 • 재정: 산업장 예산, 국가 및 지방자치단체 지원 • 지원체계: 고용노동부, 지방노동관서, 산업보건위원회 등
경계	• 물리적 환경: 작업환경, 근로자를 위한 복지시설 등 • 사회적 환경: 경제, 종교, 관습, 문화시설, 교통, 주거환경 등 • 정신적 환경: 근무조건, 작업장 분위기 등
상호작용	• 구성물과 자원간의 상호작용(의사소통 양상, 보건서비스 제공 및 수혜), 건강관리실 이용률, 보건교육실적, 예방접종 및 상담 실적, 의뢰 등 근로자 및 작업환경과 산업 간호사와의 상호작용
목표	• 산업장 근로자의 적정기능수준 향상

2) 산업보건의 역사

(1) 우리나라의 산업보건

우리나라 산업보건 역사의 시작은 신라, 가 야시대인 삼국시대의 기록에서 확인할 수 있다. 이 시대에 유리, 금속공방과 주철공방이 있었다는 기록을 볼 때 이미 이때부터 진폐증과 금속중독증이 발생하였음을 짐작할 수 있다. 일제시대에는 군수공업에 필요한 자원개발 위주로 일반산업은 극히 미약하였다. 당시 전력과 광산은 북한에 있어서 금속, 화학공업 등 중공업의 대부분은 북한에 있었고, 우리나라에는 방직, 식품, 인쇄 등 경공업이 주요 산업이었다. 광부들의 재해보상을 위하여 1921년 산업재해와 직업병에 대한 보상규칙이 발효(건강보험법)되었으나 강제성은 없었고, 1926년에는 「공장보건위생법」이 제정되었다.

제2차 세계대전 후 1945년 한국은 미군정하에서 상무부 관공국에 노동과가 설치되고, 1964년 「최고 노동시간법」과 「미성년자 노동보호법」이 제정되었다. 1948년 대한민국 정부가 수립되었으나 1950년 한국전쟁으로 남북한의 공장들은 폐허가 되었다. 이러한 와중에도 1953년 5월 10일 「근로기준법」이 제정 · 공포되어 시행령과 업무상 질병규정이 마련되었고(1954), 1955년에는 보건사회부에 노동국이 설치되었고, 1957년에는 시 · 도에 처음으로 근로감독관이 임명되었다.

현대 산업보건사업의 시작을 살펴보면 1954년에 대한석탄공사 의무실에서 광부진폐증이 보고된 것이 시작이라고 볼 수 있다. 1956년 장성병원 중앙실험실에서는 공군항공의학연구소의 협조 하에 갱내 작업환경과 작업능률에 대한 기초조사를 실시하였고, 1957년에는 대한석탄공사 근로자에게 일부보상이 실시되었다. 이후 1958년 대한석탄공사는 규폐증 환자의 적성검사 및 피로도, 폐기능 검사를 실시하였고, 이때 참여한 연구원들은 1962년 가톨릭의과대학에 우리나라 최초의 산업의학연구소를 설립하였다.

1960년대에는 직업성 난청, 벤젠중독, 아황산가스중독, 연중독 등 많은 직업병들이 보고되었다.

1962년 경제개발 5개년 계획이 시작되면서 산업보건 행정분야에 있어서도 근로보건관리규칙이 제정되어 산업보건관리자(의사)와 관리요원의 교육이 시작되었고, 사업장 근로자에 대한 정기건강진단이 전국적으로 시작되었다.

1963년에 대한산업보건협회가 발족되었고 1964년에 산업재해 보상보험법 제정 · 공포되었다. 1965년부터는 서독에 우리나라 근로자(간호사, 광부)가 파견되어 한국 경제회생의 기초를 다졌으며 월남전 참전용사들의 전투수당으로 고속도로가 건설되었다. ILO 전문가가 내한하였으며, 가톨릭의과대학에서는 진폐환자를 위한 직업병 클리닉이 설치되는 등 산업보건사업의 기틀이 마련되어 갔다.

1970년대에는 우리나라 최초로 산업재해병원이 가톨릭의대에 설립(1971)되었고, 이에 여러 의과대학에서도 산업보건에 관한 연구소가 신설되기 시작하였다. 1977년에는 국립노동과학연구소와 근로복지공사가 설립되었고 직장 의료보험이 시작됨으로써 근로자들의 의료복지에 큰 전기를 가져왔다.

1980년대에 사회복지정책의 시작을 계기로 1981년 노동청이 노동부로 승격되고 산업안전보건법이 제정되었다. 1987년에는 산재기금으로 한국산업안전공단(Korea Occupational Safety & Health Agency, KOSHA)이 설립되어 산업안전보건연구원이 개원하였다. 1989년 노동부에는 산업안전국과 산업보건과가 신설되었고, 지방에는 6개 지방노동청이 신설되었다. 민간단체인 대한산업보건협회의 사업도 확장되어 1983년에는 특수 건강진단, 작업환경측정기관기술협의회도 발족하였다. 1987년 중소기업보건관리를 위한 보건관리대행기관제도 제정되어 1991년 협의회가 구성되었다.

1990년대에 들어와 산업안전보건법이 대폭 개정되어, 산업보건의 제도가 신설되었고 산업보건의의 자격은 의사로서 예방의학 또는 산업보건에 학식과 경험이 있는 자로 구분하였고 또한 보건관리자의 직종을 의사, 간호사, 위생사로 확대시켰다. 1990년 한국산업간호학회가 발족하여 1991년에 설립되어 산업간호의 학문적 뒷받침의 기틀을 마련하였다. 1994년에 산업간호사회가 한국산업간호협회로 발족하게 되면서 1996년 산업간호사 보수교육을 한국산업간호협회에서 실시할 수 있게 되었고, 현재까지 산업간호사의 직무능력 향상을 위한 업무지원을 하고 있다. 1996년에는 선진화산업안전보건 3개년 계획을 수립하여 중소영세사업장을 위한 보건관리사업을 확대하였고, 물질안전보건자료, 정도관리제도가 도입되었고 산업의학전문의제도가 시작되어 전문 인력이 배출되었다. 1997년 기업활동규제완화를 위한 특별조치법이 제정되어 전담 보건관리자를 선임하지 않고 보건관리를 위탁할 수 있도록 하여 산업보건의 쇠퇴기가 오기도 하였다.

2000년도에는 「산업안전보건법」이 개정되어, 5인 미만 사업장의 안전보건관리를 강화하였고, 2003년도는 의료법 개정에 따라 산업전문간호사 제도가 도입되어 전문간호사로서의 역할이 강조되었으며, 2006년부터 산업전문간호사가 배출되어 2010년 106명이며, 2017년 144명의 산업전문간호사가 활동 중에 있다. 2007년 12월 산업안전보건법 시행규칙이 일부 개정되고 2008년 1월 1일부터 시행되어 작업환경측정, 신뢰성 평가의 대상 등 신설, 특수 건강진단 등의 검사항목 조정, 건강진단결과에 대한 개인정보 보호 강화, 산업재해예방사업의 보조 및 지원의 환수와 제한 등이 포함되었다. 2007년에 '지역산업보건센터'를 안산에 설립하여 소규모 사업장 근로자 보건관리를 위한 허브기관을 구축하고, 2011년 '근로자 건강센터'로 명칭을 변경하였으며, 2018년 현재 전국에 21개소를 설립하여 근로자 보건소로서의 기능을 수행하고 있다. 2010년 노동부가 고용노동부로 명칭을 변경하였으며, 2011년 산업보건이라는 명칭 대신 '직업건강'이라는 용어로 변경되어 모든 직종의 근로자를 포괄하는 사업으로 패러다임이 변화하게 되었다. 2012년 한국산업간호학회도 한국직업건강간호학회로 명칭이 변경되었고, 한국산업간호학회는 한국직업건강간호학회로 명칭을 변경하였고, 2018년 한국산업간호협회도 한국직업건강간호협회로 명칭을 변경하였다.

(2) 외국의 산업보건

① 고대

고대 이집트는 금, 그리스는 은, 로마는 철 산업을 하면서 이와 관련된 질병들이 야기되었다. 히포크라테스(Hippocrates, 460~370 B.C.)는 질병과 직업간의 관계를 시사함으로써 산업보건에 관한 과학적 기초 마련하였다. 로마의 갈렌(Galen), 셀수스(Celsus, A.D. 100) 등은 광산에서의 각종 직업병을 기술하였는데, 특히 갈렌은 구리 광산에서 산 증기의 위험성을 보고하며 납중독의 증세를 자세히 관찰하여 보고하였다. 플리니(Pliny, A.D. 23~79)는 아연과 유황의 유해성 주장하였고 제련에서 일어나는 유해분진의 해독을 막기 위하여 동물의 방광으로 된 방진 마스크를 고안하였다.

② 중세기

아그리콜라(Agricola, 1566)는 광물에 관한 「De Re Metalica」라는 12편의 저서를 통해 광산에서의 환기, 광부들의 보호마스크 착용, 광산사고, 규폐증 등에 대한 것을 언급하였다. 파라켈수스(Paracelsus, 1567)는 제련소 광부들의 호흡기 질환, 천식 등을 연구하였고, 광부 부인들의 계속적인 사별이 많음을 제기하였다.

③ 문예부흥 이후(17세기~산업혁명 이전)

이 시기는 기술의 진보와 직업의 분화가 두드러진 시대였다. 산업보건의 시조라 불리우는 이탈리아 Pauda대학의 의대교수인 라마치니(Ramazzini, 1633~1714)는 전 생애에 걸쳐 수공업을 하는 각종 직업인들을 찾아다니며 그들에게서 일어나는 특유의 질병을 조사하여 그 내용을 총 14권으로 집필하였다. 이는 산업보건 최초의 저서로서 1713년에 「De Morbis Artificum Diatriba(직업인들의 질병)」로 발간되었으며, 그는 이 책에서 직업병의 원인을 작업장에서 사용하는 유해물질 때문이라 했으며, 광부, 농부, 어부, 초자공, 석공, 세탁부, 직조공, 도자기공, 목공, 군인, 선원, 수도자, 사냥꾼, 장의사 등 다양한 직업을 가진 사람들에게서 나타난 직업병을 기술하였다.

④ 산업혁명 이후~19세기

영국을 중심으로 산업혁명 이후 가내공업이던 산업이 공장의 대량생산체제로 바뀌고 수력, 석탄, 철 등을 원동력으로 하는 공장들이 건설되면서 공장을 중심으로 인구가 집중되고 전통적 가족 구조에 변화가 일어나기 시작하였다. 인구집중현상으로 인한 비위생적인 생활, 빈곤, 감염병 유행, 연소자와 부녀자의 과도한 노동과 유해물질 노출로 여러가지 직업병이 초래되는 등, 공중보건사업의 필요성이 대두되어 공중보건사업이 제공되었다. 이 시기에 인본주의에 대한 관심이 대두되면서 근로시간 단축과 작업환경개선을 요구하는 노동조합이 탄생하게 되었다.

독일의 프랭크(Frank, 1788)는 그의 저서 「완전한 의학적 경찰제도」에서 산업보건의 중요성을 강조하면서 특히 모성보호에 역점을 두었다. 영국의 채드윅(Chadwick, 1845)은 「Report on the Sanitary Condition of the Labouring Population of Great Britain(대영제국의 노동계급의 위생상태」을 발간하여 건강의 심각성을 보고하였다. 영국의 외과의사인 포트(Pott, 1755)는 굴뚝청소 남자 어린이(10세 미만, 16시간 이상 노동)에게서 음낭암이 높게 발견됨을 보고함으로써, 매연과 음낭암과의 관계를 시사하였는데, 이는 최초의 직업성 암 발견이었다. 이로 인해 1788년 노동 법규로서 「연통청소법」이 제정되었다. 이후 산업보건에 관한 실질적 효과를 나타낸 최초의 법인 「공장법」이 1833년에 제정되어 감독관을 임명하여 공장을 감독하게 하고, 작업연령은 13세 이상, 18세 미만 근로자의 야간작업 금지, 근로자 교육의 의무화, 1일 12시간 이하 노동 등 세부 내용이 확정되었다. 1895년 미국 Vermont Marble Company가 고용한 스튜어트(Stewart)는 미국최초의 산업간호사로서 방문간호를 하였다.

⑤ 19세기 후반~20세기 초

19세기 후반에는 과학과 기술의 발전으로 1860년에 다이나마이트(dynamite)가 발명되었고, 1882년 에디슨(Edison)의 전기발명은 산업의 역사뿐 아니라 인류의 역사에 혁명을 가져왔다. 이어서 1881년 전기용접법과 1883년 착암기가 발명되었다. 화학분야에서는 아날린(aniline) 염료가 발견되고 유기화학, 합성화학이 발전하여 벤젠이 발명되었으며, 금속분야에서는 알루미늄이 발견되었는데 이들 산업발전에 따라 새로운 건강문제들이 대두되었다.

20세기에 들어서 1913년 뢴트겐(Röntgen)의 X선 발견은 흉부촬영으로 진폐증 진단에 획기적 계기가 되었으며, 이와 관련된 각종 방사선 장애가 대두되었다. 작업환경의 유해인자와 물질의 대책은 의사들의 손에 의해 시작되었으나, 산업위생공학의 발전으로 유해물질 폭로 허용기준농도가 처음으로 제정되었다. 제2차 세계대전(1935~1945) 중 군수공장에서는 대량 물자 생산이 이루어졌다. 나일론, 합성고무, 플라스틱, 제트엔진, 원자폭탄, 페니실린 등의 발명이 이루어지고 석유화학공업이 새로이 등장하였다. 공장은 기계자동화(automation)의 시대로 접어들면서, 기계의 속도에 맞추어 동일한 동작을 반복하는 단조로운 직업을 하게 되었다. 그 결과 인간소외라는 말이 나오게 되고 정신적인 장애, 스트레스 문제, 신경과 감각기능의 장애가 일어났다. 여기서 인간과 기계의 관계를 고려한 인간공학의 분야가 새로이 발전했다.

⑥ 20세기 이후~현재

1960년대에는 전자공학의 발전으로 컴퓨터가 모든 산업에 도입되고, 로켓의 발사로 우주과학의 시대가 열리면서, 모든 측정기는 디지털 혁명을 계기로 극도로 정밀해졌다. 이에 따라 유해물질의 측정과 노출기준도 엄격해졌으며, 유전공학의 발달은 질병 진단과 치료에 새로운 장을 열었다.

1970년대에 로봇이 등장하면서, 노동시간과 유해물질의 노출 규제에 새로운 전기를 가져왔다. 최근 컴퓨터의 대량보급으로 테크노 스트레스로 불리는 신경감각계와 심리 · 정신적 장애 증후군, 반사회적 행동이 늘어나고 있어 정신보건의 새로운 과제로 주목을 받고 있다. 2차 세계대전 후 살충제, 항생제와 새로운 백신의 개발로 많은 감염병과 기생충질환의 종식을 가져왔지만, 인간의 평균수명 증가와 더불어 과학의 발전은 성인병을 포함한 만성질환관리 등 중요 과제를 남겼다. 또한 각종 산업폐기물에 의한 환경오염으로 다이옥신 등 내분비계교란물질(환경호르몬)에 의한 발암성이 문제로 대두되었다.

1990년대 이후부터 WHO는 산업보건전략으로서 소외된 특수집단 근로자(중소영세사업장 근로자, 부녀자, 연소자, 노인, 해외근로자, 장애자)에 중점을 두고 이들에 대한 보건관리에 주력하고 있다.

오늘날 산업은 기술혁신과 기계자동화로 우주, 해저 등 특수한 환경에서 전자, 핵, 레이저광선, 로봇 등을 이용하여 과거에는 상상도 못하던 노동환경과 작업방법으로 일하고 있다. 노동생산성 향상의 개념 도입과 기계공학 발전에 따른 기계자동화 속에서 노동생리와 피로를 주로 연구하는 분야인 인간공학뿐 아니라 작업적성, 인간관계를 포함한 산업심리를 연구하는 분야도 생겨났다.

1990년대에 들어와서 다양한 산업보건윤리지침이 제정되었다. 이는 근로자를 대상으로 하는 여러 형태의 산업장내 연구나 집단검진을 수행하는 과정에서 발생되는 근로자의 자율성 침해 가능성을 포함해서 건강정보 비밀유지의 문제가 원인이 되었다. 산업보건전문종사자들은 산업장 유해환경 실태에 대한 조사로 인하여 근로자와 사업주 사이의 이해 충돌을 피하면서 근로자의 건강보호를 위해 일해야 하는 심리적 · 윤리적 갈등문제 등에 직면하게 된다. 산업보건분야에 종사하는 의사, 간호사, 산업위생사 등 보건관리자가 산업보건 윤리문제를 지혜롭게 해결해가는 능력을 갖추어야 하는 가장 중요한 이유는 근로자들의 인권보호에 있다. 즉 자신의 건강이나 작업장 유해환경 실태에 관한 정보가 부족한 근로자에게 알권리와 자신들의 건강을 위해 필요한 서비스를 받아야 할 권리를 보장해 줌으로써, 이들이 산업장에서의 모든 위험요인으로부터 완전한 자유와 안녕을 누릴 수 있도록 하는 것이다. 산업보건 윤리문제가 점점 중요하게 거론되는 또 다른 이유는 산업보건 전문인력을 법으로부터 보호하는 데에 있다. 미국산업보건간호사회(AAOHN)는 2009년에 개정된 윤리강령에서 산업간호사의 의사결정을 위한 지침으로 실무에서 법적, 도덕적 기준을 사용하도록 하는 윤리적 기준을 제시하였다.

3) 산업보건조직

산업보건관리조직은 설립의 주체로 구분할 때 공공기관과 민간기관으로 나눌 수 있다.

산업보건조직은 산업보건정책 수립, 지도, 감독, 지원, 연구조사 등을 담당하고 있으며, 사업장 보건관리, 근로자 건강진단, 작업환경측정 등의 산업보건 활동을 하는데 있어 보건관리자의 업무를 지원, 지도, 감독하는 역할을 하고 있다.

(1) 공공기관

① 고용노동부

정부는 산업보건의 목적 달성을 위해 정책을 수립 · 집행하고 조정 및 통제의 책임을 이행할 뿐 아니라 재해 예방을 위한 지원, 지도, 감독을 통한 홍보교육과 연구, 통계 등의 책임을 진다. 이를 위해 고용노동부는 노사관계, 근로기준, 산업안전보건, 고용정책, 직업능력정책, 고용평등, 국제협력 등을 주요 업무로 제시하고 있다. 고용노

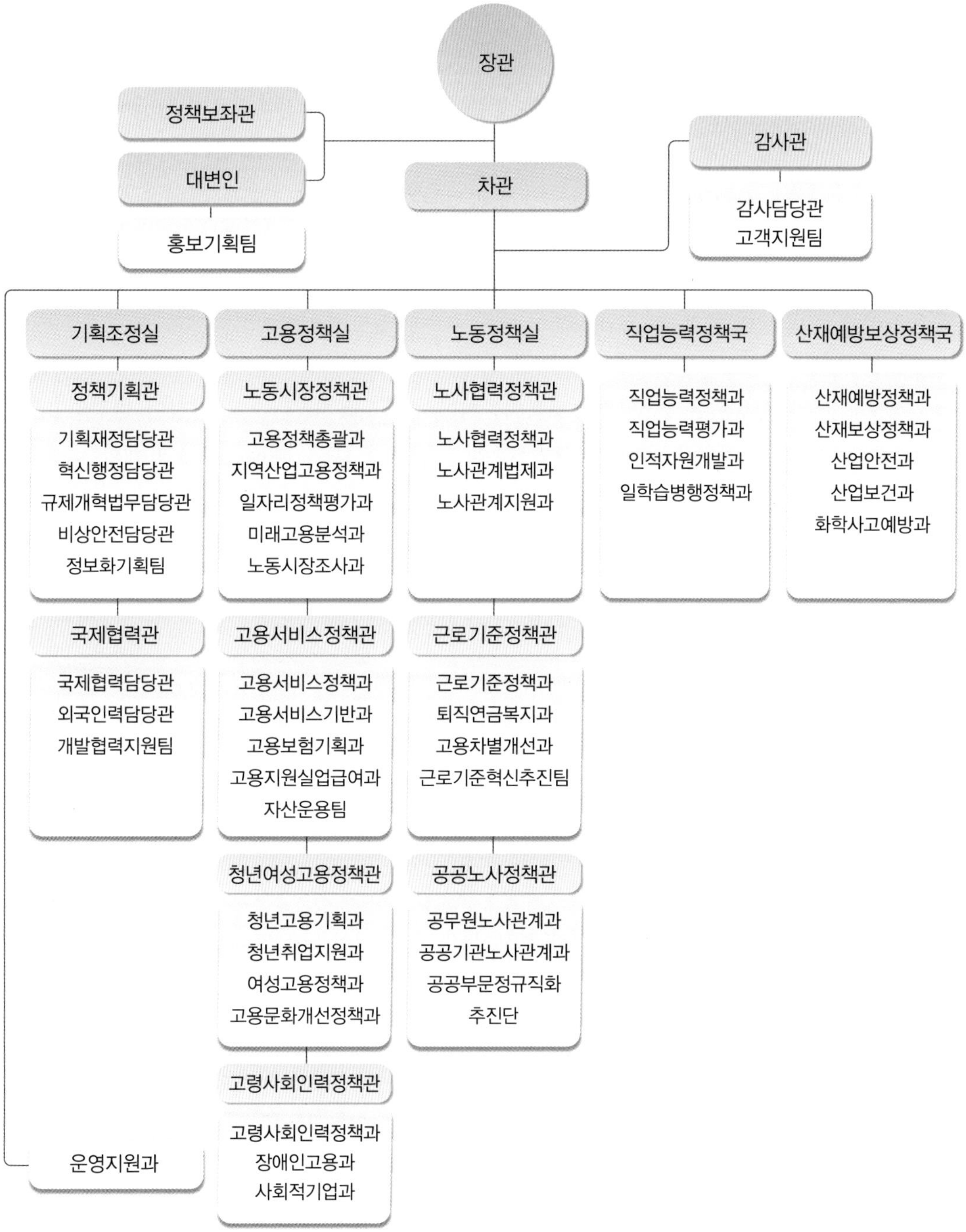

그림 8-19 고용노동부 조직도(2018)

동부는 산업안전보건법의 규정에 따라 노 · 사 · 정과 전문가가 모여 산업재해 예방에 관한 중 · 장기 기본계획수립하고 산업안전 보건정책의 수립 등의 역할을 하기 위한 산업안전보건정책심의회를 두고 있다. 그러나 산업안전보건정책심의회에 근로자 대표가 참여하긴 하나, 실제로는 전문가 또는 사업주, 정부관료의 인원비율이 월등히 높음으로 인해 노동현장에서 근로자가 겪는 노동 강도의 강화가 어떻게 이루어지고 있는지, 산업재해가 어떻게 발생하고 있는지 등에 대한 정확한 통계나 실상을 제대로 파악하지 못함으로써 많은 한계를 가지고 있다. 2018년 현재 산업안전보건에 대한 주무부처는 산재예방보상정책국이다.

② 근로복지공단

근로복지공단은 1995년 근로복지공사에서 근로복지공단으로 명칭이 변경되었으며, 근로자의 업무상 재해에 대한 신속하고 공정한 보상, 재해근로자의 재활, 사회복귀 촉진 등을 위한 보험시설의 설치 · 운영과 재해예방 및 기타 근로자의 복지증진을 위한 사업을 시행하는 것을 목적으로 설립되었다. 1998년 실업대책사업과 임금채권보장사업, 1999년 고용보험 적용 · 징수업무, 2002년 근로자신용보증지원사업, 2008년 진폐근로자 보호업무, 2010년 한국산재의료원과의 통합, 30인 이하 사업장 퇴직연금 사업, 그리고 사회보험료 지원사업과 특수형태근로종사자 산재보험 적용 확대 등 공단의 사업 영역 및 조직을 확장했다. 근로복지공단의 주요 사업은 산재보험 사업의 수행, 산재병원 사업 시행, 근로자의 복지사업 수행, 사회보험의 가입확대 사업 수행 등이 있다

③ 안전보건공단

정부의 산업재해 예방을 위한 종합적이고 체계적인 기능을 수행할 수 있는 기구 설치 결정에 따라 1987년 5월 '한국산업안전보건공단'을 의원입법으로 국회와 국무회의 의결을 거쳐, 1987년 12월 한국산업안전보건공단을 본격 설립하게 되었다. 설립 이후 한국산업안전보건공단은 산업재해 예방을 위한 제도와 시스템, 기술적 인프라의 구축에 주력하면서 사업장의 안전보건 개선계획 지도, 불량 작업환경개선, 건설재해 예방, 노사 안전보건교육 확대 등을 집중적으로 추진함으로써 산업재해 예방사업의 기반을 마련했다. 또한 산업재해 예방에 관한 사업을 효율적으로 수행함으로써 근로자의 안전과 보건을 유지 · 증진하고 사업주의 재해 예방활동을 촉진하여 국민 경제발전에 기여하고 있다. 한국산업안전공단은 2011년 12월에 '안전보건공단'으로 명칭을 변경하였고, 주요 사업 내용으로는 사업장의 산업재해 예방 기술지도, 보호구 검정, 무재해 운동추진, 유해위험방지 계획서 심사, 산업재해 예방시설 자금 융자, 산업안전보건에 관한 정보 및 자료의 수집발간 홍보 등을 수행하고 있다.

④ 근로자건강센터

근로자건강센터는 고용노동부, 안전보건공단의 위탁을 받아 운영되는 기관으로 50인 미만 사업장 근로자의 건강관리를 위해 운영되고 있는 기관이다. 2018년을 기준으로 전국 21개소가 설치되어 있으며, 주요 업무는 뇌 · 심혈관계 질환과 근골격계질환 예방을 위한 기초건강관리 및 생활습관 개선 프로그램, 업무상 스트레스로 인한 건강문제 예방을 위한 직무스트레스 상담, 직업환경 상담 등 직업특성과 근무환경에 맞는 종합 건강관리 서비스를 제공하고 있다.

(2) 민간조직

① 대한산업보건협회

대한산업보건협회는 1963년에 설립된 공익기관으로서 산업보건에 관한 기술개발 보급 및 조사연구 · 교육훈련 및 정책연구 · 건의 · 회원의 활동지원, 작업환경측정 · 보건관리대행제도 · 산업위생 · 보건관리 · 근로자의 건강관리 및 건강상담 · 보건교육 · 건강증진사업 등 산업보건에 관한 광범위한 업무를 수행하고 있다.

1966년 사단법인 설립허가를 받고 보건관리자 및 보건담당자 교육기관으로 지정받아 지난 40여년간 산업보건의 허브(Hub)역할을 선도적으로 해왔다. 대한산업보건협회는 최초로 실질적인 전국 산업보건 조직망을 형성하여 활동하였고, 2018년 현재 17개의 산업보건센터를 운영하고 있다.

② 직업건강협회

직업건강협회는 산업간호 관련 분야에 종사하는 간호사 면허소지자인 산업간호사로 구성된 민간조직이다. 산업간호에 관련된 학술연구 및 기술개발을 통해 근로자의 건강증진을 도모함으로써 국가산업발전에 기여함을 목적으로 1994년 1994년 한국산업간호협회로 설립되었고, 2018년 직업건강협회로 이름이 변경되었다.

주요 사업내용은 산업간호사의 고용실태 파악, 산업간호사의 근무조건 개선에 관한 정책건의 수행, 산업간호사의 취업 알선, 의료인 면허교육과 보건관리자 보수교육 실시, 직업건강협회지 연 4회 발간, 보건관리자 직무지침 개발, 산업간호 관련 자료 수집, 산업간호학술대회 개최, 외부 위탁 연구과제 수행, 사업장 근로자 보건교육을 위한 교육자료 제작 및 건강증진 프로그램 개발, 소규모 사업장 보건관리사업 등 다양한 사업을 하고 있다. 2018년 직업건강협회는 사회적으로 문제가 되었던 감정노동에 대해 전문적인 컨설팅을 시행하고, 소규모 사업장을 직접 찾아가 화학물질의 유해성을 알리는 사업을 추진하고 있으며, 보건관리자의 역량을 향상시키기 위해 직무교육 강화하고 산업보건 현장의 문제에 적극 대응하고 있다. 또한 안전보건공단으로부터 위탁받아 근로자건강센터 4개소를 운영하고 있다.

③ 한국직업건강간호학회

산업간호의 분야에 대한 학술활동을 목적으로 설립되었으며, 산업간호에 관한 연구, 회원 교육 및 훈련, 회원 관리 및 정보교환, 관련 단체와의 학술교류, 학술지 발행 및 산업간호사의 권익 옹호와 향상을 위한 사업을 하고 있다. 1991년 한국산업간호학회로 설립되어, 2012년 시대의 산업보건분야의 새로운 패러다임에 맞춰 한국직업건강간호학회로 명칭을 변경하였다.

④ 대한산업안전협회

대한산업안전협회는 비영리 법인체로서 회원의 권익을 보호하고 산업재해 예방을 위한 제반 업무를 효율적으로 수행하여 무재해 산업사회 구현을 위해 1964년에 설립되었다. 가입회원 자격은 산업장의 안전보건관리책임자 및 안전보건관리총괄책임자, 안전관리자 및 안전담당자, 관리감독자 등이다. 회원을 대상으로 산업안전의 신기술 및 안전관리기법 전달을 위한 매월 정기안전교육을 무료로 실시(매월 2시간)하고 있으며, 노동부 정책방향, 신기술 및 신기법 등 최신정보, 각종 안전기술정보 및 자료를 제공하여 사업장의 자율안전관리 정착을 지원함으로써 회원의 직무능력향상에 기여하고 있다.

(3) 산업장 내 조직: 산업안전보건위원회

우리나라는 산업장 내 산업보건조직에 대해 근로자와 사업주가 함께 참여하여 운영할 수 있도록 1997년 「산업안전보건법」을 개정하여 사업장 안전보건문제를 노사가 공동으로 결정하도록 하는 규정을 만들었다. 사업장 안전보건관리활동을 하는데 있어서 근로자의 참여기회를 확대하고 알 권리를 강화할 수 있도록 하였다. 100인 이상의 근로자가 근무하는 사업장은 산업안전보건위원회를 설치하고, 위원회의 구성은 근로자, 사용자 동수로 구성하여 사내의 산업안전보건에 관한 사항을 노사가 공동으로 심의하고 의결하여야 하며, 1,000인 이상 대기업에서는 노사협의회와 분리하여 별도로 설치하여야 한다.

4) 산업보건 인력

(1) 안전보건관리책임자

2010년 「산업안전보건법」 개정에 따라 사업주는 다음 각 호의 업무를 총괄 · 관리할 안전보건 관리책임자(이하 '관리책임자'라 한다)를 두어야 하며 그 직무는 다음과 같다. 산업재해 예방 계획의 수립에 관한 사항, 안전보건관리규정의 작성 및 변경에 관한 사항, 근로자의 안전 · 보건교육에 관한 사항, 작업환경측정 등 작업환경의 점검 및 개선에 관한 사항, 근로자의 건강진단 등 건강관리에 관한 사항, 산업재해의 원인 조사 및 재발 방지대책 수립에 관한 사항, 산업재해에 관한 통계의 기록 및 유지에 관한 사항, 안전·보건과 관련된 안전장치 및 보호구 구입 시의 적격품 여부 확인에 관한 사항, 그 밖에 근로자의 유해·위험 예방조치에 관한 사항으로서 고용노동부령으로 정하는 사항 등이다. 안전보건관리책임자는 안전관리자와 보건관리자를 지휘·감독한다.

(2) 관리감독자

사업장내 부서단위에서의 산재예방활동을 촉진시키기 위해 경영조직에서 생산과 관련되는 당해 업무와 소속 직원을 직접 지휘·감독하는 부서의 장이나 그 직위를 담당하는 자이다. 당해 직무와 관련된 안전·보건상의 업무를 수행하는 자를 말한다.

(3) 안전관리자

안전관리자란 사업장의 안전에 관한 기술적인 사항에 대하여 사업주와 안전보건관리 책임자를 보좌하고 관리감독자에게 지도 및 조언을 하는 업무를 한다. 안전관리자는 사업장을 순회하며 지도 및 조치를 건의하거나, 산업재해의 발생원인을 조사하고 재발 방지를 위한 교육을 해야 하며 산업재해와 관련된 통계를 유지하고 관리한다. 안전관리자는 「산업안전보건법」 제52조의2 제1항에 따른 산업안전지도사, 국가기술자격법에 따른 산업안전기사, 건설안전기사 이상 또는 전문대학 이상의 산업안전관련 학과를 졸업 또는 이와 같은 수준의 학력이 있는 사람, 관리감독자 경력을 가지고 자격시험에 합격한 사람 등이 업무를 수행할 수 있다. 상시근로자 300인 이상 사업장에서는 반드시 안전관리를 전담하는 안전관리자를 선임해야 한다. 건설업을 제외한 사업으로서 상시 근로자 300명 미만을 사용하는 사업장은 안전관리자의 업무를 안전관리전문기관에 위탁할 수 있다.

(4) 보건관리자

사업주는 「산업안전보건법」에 따라 상시근로자 50인 이상을 가진 사업장의 보건에 관한 기술적인 사항에 관하여 사업주 또는 관리책임자를 보좌하고 관리감독자에게 지도·조언을 하도록 하기 위하여 사업장에 보건관리자를 두어야 한다. 단, 상시 근로자 300명 미만을 사용하는 사업의 사업장에서는 보건관리자가 보건관리업무에 지장이 없는 범위에서 다른 업무를 겸할 수 있다.

보건관리자는 다음의 어느 하나에 해당하는 사람으로 한다.

- 「의료법」에 따른 의사
- 「의료법」에 따른 간호사
- 「산업안전보건법」 제52조의2 제2항에 따른 산업보건지도사

- 「국가기술자격법」에 따른 산업위생관리산업기사 또는 대기환경산업기사 이상의 자격을 취득한 사람
- 「국가기술자격법」에 따른 인간공학기사 이상의 자격을 취득한 사람
- 「고등교육법」에 따른 전문대학 이상의 학교에서 산업보건 또는 산업위생 분야의 학과를 졸업한 사람(법령에 따라 이와 같은 수준 이상의 학력이 있다고 인정되는 사람을 포함한다).

보건관리자는 사업의 종류, 규모에 따라 선임방법이 다르며, 보건관리자의 업무는 다음과 같다.

- 「산업안전보건법」 제19조에 따라 산업안전보건위원회에서 심의 · 의결한 업무와 안전보건관리규정 및 취업규칙에서 정한 업무
- 안전인증대상 기계 · 기구 등과 자율안전확인대상 기계 · 기구 등 중 보건과 관련된 보호구(保護具) 구입 시 적격품 선정에 관한 보좌 및 조언 · 지도
- 「산업안전보건법」 제41조에 따라 작성된 물질안전보건자료의 게시 또는 비치에 관한 보좌 및 조언 · 지도
- 「산업안전보건법」 제41조의2에 따른 위험성 평가에 관한 보좌 및 조언 · 지도
- 「산업안전보건법」 제22조 제1항에 따른 산업보건의의 직무(보건관리자가 별표6 제1호에 해당하는 사람인 경우로 한정한다)
- 해당 사업장 보건교육계획의 수립 및 보건교육 실시에 관한 보좌 및 조언 · 지도
- 해당 사업장의 근로자를 보호하기 위한 다음 각 목의 조치에 해당하는 의료행위(보건관리자가 별표6 제1호 또는 제2호에 해당하는 경우로 한정한다)
  가. 외상 등 흔히 볼 수 있는 환자의 치료
  나. 응급처치가 필요한 사람에 대한 처치
  다. 부상 · 질병의 악화를 방지하기 위한 처치
  라. 건강진단 결과 발견된 질병자의 요양 지도 및 관리
  마. 가목부터 라목까지의 의료행위에 따르는 의약품의 투여
- 작업장 내에서 사용되는 전체 환기장치 및 국소 배기장치 등에 관한 설비의 점검과 작업방법의 공학적 개선에 관한 보좌 및 조언 · 지도
- 사업장 순회점검 · 지도 및 조치의 건의
- 산업재해 발생의 원인 조사 · 분석 및 재발 방지를 위한 기술적 보좌 및 조언 · 지도
- 산업재해에 관한 통계의 유지 · 관리 · 분석을 위한 보좌 및 조언 · 지도
- 법 또는 법에 따른 명령으로 정한 보건에 관한 사항의 이행에 관한 보좌 및 조언 · 지도
- 업무수행 내용의 기록 · 유지
- 그 밖에 작업관리 및 작업환경관리에 관한 사항

(5) 산업보건의

산업보건의는 근로자의 건강관리와 기타 보건관리자의 업무를 지도하기 위하여 위촉하는 의사이다.

그러나 '기업활동규제완화에 관한 특별조치법' 제24조에 의하여 사업주는 산업보건의를 위촉하지 아니할 수 있다.

(6) 명예산업안전감독관

산업재해예방활동에 한 참여와 노사협력적 자율안전보건관리 활성화를 위하여 근로자 및 근로자 단체 · 사업주단체 · 산업재해예방관련 전문단체에 소속된 자 중에서 산재예방활동을 수행할 수 있도록 고용노동부장관이 위촉한 자를 말한다.

5) 보건관리전문기관 업무 위탁(구. 보건관리대행사업)

사업장의 보건관리는 오랜 경험의 축척과 전문 기술, 다양한 전문 인력을 필요로 하는 다학제적인 분야이다. 중소규모 사업장에서는 사업주가 자체적으로 보건관리자를 선임하여 업무를 수행해 나가기에는 경제적 비용부담이 커서 보건관리전문기관에 의한 업무 위탁을 할 수 있다. 보건관리전문기관 업무 위탁 사업은 중 · 소규모 사업장의 보건관리를 위해 산업

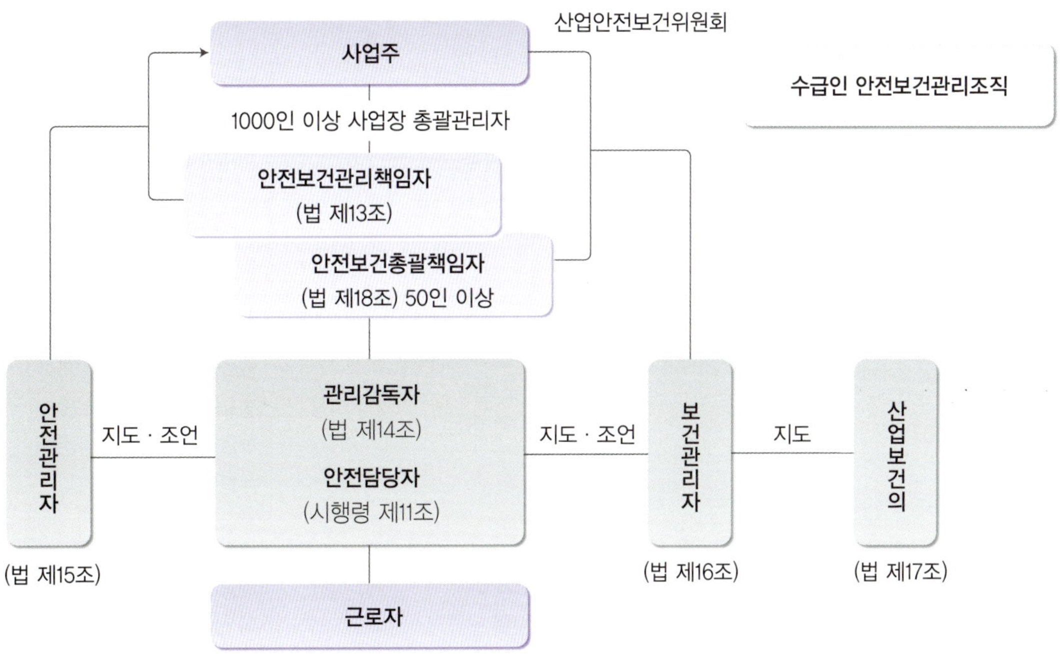

그림 8-20 사업장의 안전보건관리체제 구성도

참고 보건관리자를 두어야 할 사업의 종류 · 규모, 보건관리자의 수 및 선임방법

<table>
<tr><th>사업의 종류</th><th>규모</th><th>보건관리자의 수</th><th>보건관리자의 선임방법</th></tr>
<tr><td rowspan="3">1. 광업(광업 지원 서비스업은 제외한다)
2. 섬유제품 염색, 정리 및 마무리 가공업
3. 모피제품 제조업
3의2. 그 외 기타 의복액세서리 제조업(모피액세서리에 한정한다)
3의3. 모피 및 가죽 제조업(원피가공 및 가죽제조업은 제외한다)
4. 신발 및 신발부분품 제조업
5. 코크스, 연탄 및 석유정제품 제조업
6. 화학물질 및 화학제품 제조업; 의약품 제외
7. 의료용 물질 및 의약품 제조업
8. 고무 및 플라스틱제품 제조업
9. 비금속 광물제품 제조업
10. 1차 금속 제조업
11. 금속가공제품 제조업; 기계 및 가구 제외
12. 기타 기계 및 장비 제조업
13. 전자부품, 컴퓨터, 영상, 음향 및 통신장비 제조업
14. 전기장비 제조업
15. 자동차 및 트레일러 제조업
16. 기타 운송장비 제조업
17. 가구 제조업
18. 해체, 선별 및 원료 재생업
19. 자동차 종합 수리업, 자동차 전문 수리업
20. 이 영 제30조 각 호의 어느 하나에 해당하는 유해물질을 제조하는 사업과 그 유해물질을 사용하는 사업 중 고용노동부장관이 특히 보건관리를 할 필요가 있다고 인정하여 고시하는 사업</td><td>상시 근로자 2,000명 이상</td><td>2명 이상</td><td>별표6 각 호의 어느 하나에 해당하는 사람을 선임하되, 별표6 제1호 또는 제2호에 해당하는 사람 1명 이상이 포함되어야 한다.</td></tr>
<tr><td>상시 근로자 500명 이상 2,000명 미만</td><td>2명 이상</td><td>별표6 각 호의 어느 하나에 해당하는 사람을 선임하여야 한다.</td></tr>
<tr><td>상시 근로자 50명 이상 500명 미만</td><td>1명 이상</td><td>별표6 각 호의 어느 하나에 해당하는 사람을 선임하여야 한다.</td></tr>
<tr><td rowspan="3">21. 제2호부터 20호까지의 사업을 제외한 제조업</td><td>상시 근로자 3,000명 이상</td><td>2명 이상</td><td>별표6 각 호의 어느 하나에 해당하는 사람을 선임하되, 별표6 제1호 또는 제2호에 해당하는 사람 1명 이상이 포함되어야 한다.</td></tr>
<tr><td>상시 근로자 1,000명 이상 3,000명 미만</td><td>2명 이상</td><td>별표6 각 호의 어느 하나에 해당하는 사람을 선임하여야 한다.</td></tr>
<tr><td>상시 근로자 50명 이상 1,000명 미만</td><td>1명 이상</td><td>별표6 각 호의 어느 하나에 해당하는 사람을 선임하여야 한다.</td></tr>
</table>

참고 보건관리자를 두어야 할 사업의 종류 · 규모, 보건관리자의 수 및 선임방법(계속)

사업의 종류	규모	보건관리자의 수	보건관리자의 선임방법
22. 농업, 임업 및 어업 23. 전기, 가스, 증기 및 공기조절공급업 24. 하수, 폐수 및 분뇨 처리업 24의2. 폐기물 수집, 운반, 처리 및 원료 재생업(제18호에 해당하는 사업은 제외한다) 24의3. 환경 정화 및 복원업 25. 운수업(육상운송 및 파이프라인 운송업은 제외한다) 및 창고업 26. 도시철도 운송업 27. 도매 및 소매업 28. 숙박 및 음식점업 29. 서적, 잡지 및 기타 인쇄물 출판업 30. 방송업 31. 우편 및 통신업 32. 부동산업 33. 연구개발업 34. 사진 처리업 35. 사업시설 관리 및 조경서비스업 35의2. 청소년 수련시설 운영업 36. 보건업 37. 골프장 운영업 38. 개인 및 소비용품수리업(제19호에 해당하는 사업은 제외한다) 39. 세탁업	상시 근로자 5,000명 이상	2명 이상	별표6 각 호의 어느 하나에 해당하는 사람을 선임하되, 별표6 제1호에 해당하는 사람 1명 이상이 포함되어야 한다.
	상시 근로자 50명 이상 5,000명 미만. 다만, 제34호의 사진처리업의 경우에는 상시 근로자 100명 이상 5,000명 미만으로 한다.	1명 이상	별표6 각 호의 어느 하나에 해당하는 사람을 선임하여야 한다.
40. 건설업	공사금액 800억원 이상(「건설산업기본법 시행령」 별표1에 따른 토목공사업에 속하는 공사의 경우에는 1천억 이상) 또는 상시 근로자 600명 이상	1명 이상[공사금액 800억원(토목공사업은 1,000억원)을 기준으로 1,400억원이 증가할 때마다 또는 상시 근로자 600명을 기준으로 600명이 추가될 때 마다 1명씩 추가한다]	별표6 각 호의 어느 하나에 해당하는 사람을 선임하여야 한다.

출처: 산업안전보건법 시행령 [별표5] 보건관리자를 두어야 할 사업의 종류 · 규모, 보건관리자의 수 및 선임방법

보건전문기관의 인력과 시설을 공동으로 활용하여 종합 관리하는 사업이다. 근로자에게는 건강보호와 건강증진을, 사업주에게는 경제적 비용부담을 덜어주는 효과를 얻을 수 있지만, 실질적인 보건관리를 수행함에 있어서는 한계가 있다. 보건관리전문기관 위탁 운영 사업의 대상은 상시 근로자 300인 미만을 사용하는 사업 및 노동부장관이 정하는 지역에 소재하고 있는 사업장이다.

6) 산업전문간호사

산업전문간호사제도 신설의 필요성이 논의되기 시작한 것은 1991년 노동부에서 '직업병예방종합책'을 마련하면서부터이며, 1994년 한국산업간호협회가 발족하면서 정식으로 산업전문간호사제도 신설의 필요성이 논의되기 시작하였다.

2003년 10월 1일 의료법 시행규칙을 개정하여 10개 분야의 전문간호사제도를 신설함으로써, 산업전문간호사제도가 신설되기에 이르렀고, 이에 따라 2003년 11월 21일 보건복지부에서 전문간호사과정 교육기관을 지정하여, 가톨릭대학교 보건대학원이 국내에서 유일하게 산업전문간호사 교육기관으로 지금까지 운영되고 있다. 2006년 9월 제1회 산업전문간호사 시험이 시행되어 76명의 산업전문간호사가 배출되었고, 2017년 현재 144명의 산업전문간호사가 활동하고 있다.

(1) 자격

산업전문간호사의 자격은 의료법 제78조에 의한 전문간호사는 13개 영역인 보건 · 마취 · 정신 · 가정 · 감염관리 · 산업 · 응급 · 노인 · 중환자 · 호스피스 · 종양 · 임상 및 아동 중 한 영역에 속한다.

(2) 자격요건

전문간호사 자격인정을 받을 수 있는 자는 다음 각 호의 어느 하나에 해당하는 자로서 보건복 지부장관이 실시하는 전문간호사 자격시험(이하 "자격시험"이라 한다)에 합격하여야 한다.

- 전문간호사 교육과정을 신청할 수 있는 자는 교육을 받기 전 10년 이내에 해당분야의 기관에서 3년 이상 간호사로서의 실무경력이 있는 자가 전문간호사 교육과정을 마친 경우
- 보건복지부장관이 인정하는 외국의 해당 분야 전문간호사 자격이 있는 경우

(3) 산업전문간호사 실무경력

- 사업장 의무실 · 건강관리실 또는 부속의료기관

- 「산업재해보상보험법」에 따른 산재의료관리원
- 고용노동부가 지정한 특수건강진단기관 또는 보건관리대행기관(산업보건업무에 종사하는 경우만 해당한다)
- 고용노동부, 한국산업안전공단, 한국산업보건협회, 한국노동연구원, 노동건강연구소, 한국직업건강간호협회, 근로복지공단(산업보건 업무에 종사하는 경우만 해당한다)

(4) 이수학점

전문간호사 이수학점은 최소 33학점 이상이어야 하며, 그중 공통과목은 최소 10학점 이상, 전공 과목은 이론 10학점 이상, 실습 13학점 이상이어야 한다.

2. 산업간호과정

사업장 건강관리의 목적은 근로자 건강증진과 질병예방 및 산업재해 예방을 위해 대상 사업장의 건강수준을 파악하여 이에 부응하는 산업보건사업을 계획 · 수립하고, 수행 · 평가함으로써 질적 건강관리를 향상시키기 위함이다. 산업간호사업을 수행하기 위해서는 사정 및 진단, 계획, 수행, 평가와 같은 간호과정을 적용하게 된다(그림 8-21). 간호과정은 역동적이며 순환적인 일련의 과정으로 과학적인 문제해결을 위한 체계적인 하나의 접근방법이다.

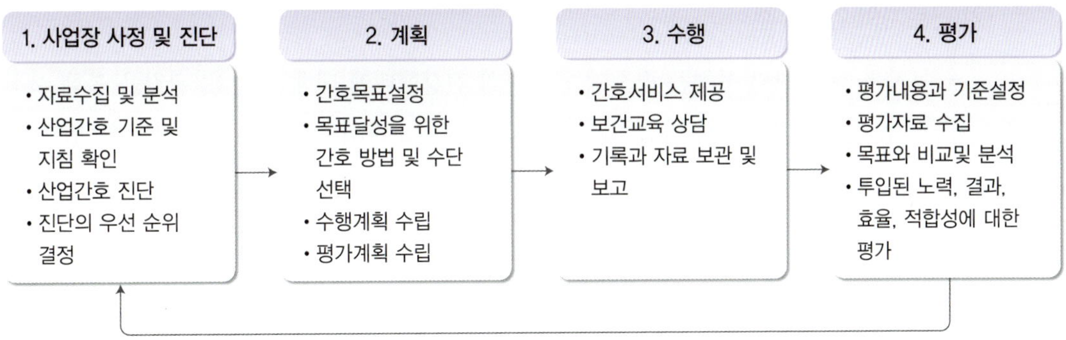

그림 8-21 산업간호과정 흐름도

산업간호의 첫 번째 과정인 산업간호 사정단계에서는 자료수집, 문제목록에 따른 분류가 포함되고, 진단단계에서는 분류 틀에 근거하여 목록화된 자료를 산업간호 진단으로 정리한다. 두 번째 계획 단계에서는 진단이 내려진 내용의 우선순위를 정하고, 목적과 목표를 정하며, 산업간호 계획을 수립한다. 세 번째 수행 단계에서는 계획에 따른 내용을 수행하며, 네 번째 평가 단계에서는 수행된 내용을 평가하고, 재계획을 수립한다.

1) 산업간호 사정

산업간호 사정단계에서는 산업간호 사업의 수행을 위해 필요한 각종 자료를 수집한다.

산업간호사는 이 단계에서 사업장의 특성, 근로자의 건강수준, 작업환경의 특성, 활용 가능한 자원 등에 대한 정보를 사정해야 한다.

근로자에 대한 자료는 건강진단 결과표, 간이검진, 설문조사, 면담, 건강관리실 이용현황, 의료기관 방문기록 등을 통해 파악할 수 있고, 산업장에 대한 자료는 작업환경측정 결과표, 작업장 순회, 간이측정, 근로자 면담 등을 통해 파악해야 한다.

(1) 사업장의 특성

사업장의 특성을 파악하기 위해서는 인구학적 특성과 직업관련 특성을 사정한다.

① 인구학적특성

근로자의 연령, 성별분포, 결혼상태, 교육정도, 종교 등을 파악한다.

② 직업관련 특성

근무부서, 과거 근무경력, 결근율, 이직률, 임금수준, 교육훈련 상태, 보호구 착용률, 교대근무 현황 등을 파악한다.

(2) 근로자의 건강수준

근로자의 건강 관련 사정은 평소에 근로자의 건강행태에 대해 면담 및 관찰을 통해 사정하거나, 설문지 및 보건통계를 이용하여 산업장 근로자의 건강수준을 파악할 수 있다.

건강수준과 관련된 정보는 산업간호사가 교육을 하거나 간호계획을 세울 때 유용한 정보로 활용될 수 있으며 다음과 같은 내용에 대해 자료를 수집한다.

① 사망과 상병

- 질병발생률 및 유병률
- 사고발생률
- 산업재해율
- **산업재해 통계:** 건수율, 도수율, 강도율, 직업병 발생률, 직업관련성질환 발생률 등
- 건강관리실 이용율
- 외부 의료기관 이용율

② 건강진단

- 일반 및 특수건강진단(배치 전과 배치 후의 건강진단) 결과
- 수시 및 임시건강진단 결과
- 간이검사 결과 등

③ 건강증진 행위

- 흡연율, 음주율, 식습관, 운동 상태, 스트레스 관리 등
- 건강증진 프로그램 참여율

④ 산업보건사업

- 보건교육 실시현황
- 건강관리실 운영현황
- 의뢰 및 보고체계, 기록 보관

(3) 작업환경 특성

작업환경에 대한 사정은 현장 순회를 통해 실시하며 작업장에 존재하거나 잠재적인 안전보건 유해요인과 근로자에게 영향을 미치는 조직적 변수를 규명하기 위해 실시한다. 작업공정과 유해인자, 유해물질 사용량 및 종류, 전체 환기 및 국소배기설비, 위험기계기구의 안전설비현황, 위생 관련 설비(샤워실, 세면대, 화장실), 적정보호구의 종류 및 착용실태, 응급상황 발생 시 대처체계 등을 파악한다. 특히, 우리나라 직업병 발생의 주요 요인인 소음에 대한 작업환경 내용을 자세히 파악하고, 이 외에 화학물질, 진동, 이상기온, 분진, 기계설비, 화재 위험성 등에 대한 사업장의 작업환경을 파악한다.

(4) 자원 활용 정보

질적으로 높은 수준의 산업간호를 제공하기 위해서는 효과적인 자원 확보 및 관리가 필요하다. 산업간호사는 기관 내 자원(사업장 인력 및 조직, 기관에 비치된 기구나 설비현황 등)뿐 아니라 기관 외 자원(고용노동부, 안전보건공단 등의 산업보건 공공기관, 산업보건 민간조직, 보건소 등), 이용 가능한 건강보험의 종류, 근로자에 대한 보상제도(개인보험, 기금 등), 사업장 내의 근로자를 위한 프로그램의 유형(근로자 지원프로그램, 복지 프로그램, 단축근무, 대체 근무프로그램 등) 건강기록에 포함된 정보 등을 파악하여 적절히 활용할 수 있어야 한다.

2) 산업간호 진단

산업간호 진단은 수집된 자료에 나타난 양상에 근거하여 건강수준을 추론하는 것이다. 현

재 존재하거나 잠재적인 건강문제를 찾아내고 이 문제를 발생시킨 원인이나 유발요인을 규명함으로써 합리적인 간호계획을 수립하고 실행할 수 있게 한다. 산업간호진단을 내리려면 수집된 영역별로 자료간의 관계를 분석하고, 행위의 양상을 파악할 수 있도록 자료를 관련지어야 한다.

산업장의 간호문제를 도출하게 되면, OMAHA 진단 또는 ICNP 진단 등을 이용하여 산업장의 간호진단을 진술한다.

(1) 산업간호문제 우선순위 결정

우선순위는 산업체에서 확인된 산업간호문제 중 가장 먼저 해결해야 할 문제를 선정하는 것으로 자원동원 가능성 정도와 산업간호사의 문제해결 능력에 따라 결정된다.

- 사업계획의 수용 가능성이 높고, 현실성 있는 문제가 우선한다.
- 문제의 중요성이 크고, 문제의 빈도가 높아 위중도가 클수록 우선순위가 높다.
- 자원의 동원 가능성이 높을수록 우선한다.
- 문제해결 가능성이 클수록 우선한다.
- 기관의 사업과 목적에 대한 부합성이 클수록 우선한다.

(2) 기준 및 지침 확인

산업보건관리에 관한 ILO 권고, 산업보건 관련 법규, 직장 건강보험 및 각 산업체의 규정, 산업체의 업무지침 및 실무편람 등을 참고하여 산업간호의 법적 기준 및 지침을 확인한다. 업무지침 및 실무편람에는 산업체의 행정적 지시, 응급처치를 위한 standing order, 간호사의 의무 및 책임 목록, 간호행위에 관한 관계조항 목록, 각종 기록 및 보고양식, 유해물질 목록, 지역사회자원 목록, 응급시 동원 가능한 인력과 그 인력의 의무조항 등이 포함된다.

3) 산업간호 계획

간호목표에 도달하기 위한 간호계획을 세울 때는 목표설정, 방법과 수단의 선택, 수행계획, 평가계획까지 세워져야 한다.

(1) 목표 설정

목표에 도달할 수 있는 기간에 따라 장기목표와 단기목표로 나누어 구체적이고 실제적인 목표를 설정한다. 목표를 기술할 때는 반드시 누가(Who) 목표에 도달해야 하는지 대상자를 명확히 기술하고, 언제(When)까지 도달할 것인지, 어디서(Where) 수행할 것인지, 무엇을(What), 범위(Extent)까지 포함하여야 한다. 목표설정을 위한 네 가지 기준은 다음과 같다.

- 관련성: 산업체가 가지고 있는 문제점을 해결할 수 있으며, 산업정책과 관련성이 있어야 한다.
- 실현 가능성: 현실성 있는 목표를 설정하여 그 결과에 도달할 수 있어야 한다.
- 측정 가능성: 도달된 목표는 정량적으로 측정하여 객관적으로 목표 도달 여부를 측정 및 관찰이 가능해야 한다.
- 구체성: 목표는 측정 및 관찰 가능하여 결과를 눈으로 보거나 명확히 알 수 있도록 구체적으로 설정되어야 한다.

ex) = ○○ 사업장 근로자의 소음성 난청 유소견자 발생율이 2018년 12월까지 5%로 감소한다.
어디서 / 누가 / 무엇을 / 언제 / 범위

(2) 방법과 수단 선택

설정된 목표를 달성하기 위해 기술적, 경제적, 사회적, 법률적 타당성을 고려하여 현실성 있는 방법과 수단을 선택한다. 산업장의 간호문제 해결을 위해 활용하는 간호방법은 직접간호와 보건교육이 있다. 직접간호제공 방법은 건강검진 및 환자관리, 응급간호, 예방사업 및 추후관리, 환경보건관리 등이고, 직업병예방교육, 산업안전교육, 일반교육 등의 보건교육이 있다. 간호수단은 의무실에서 이루어지는 일반적 간호업무 수행활동, 가정방문 및 관계부서 방문활동, 집단지도, 타 기관 의뢰 및 자원활용, 상담, 매체활용 등이 있다.

(3) 수행계획

업무를 누가 할 것인지(업무분담), 언제 할 것인지(시간계획) 계획하는 업무가 중요하다. 업무 분담에 있어서 산업간호사가 주가 되어 근로자, 경영자, 보건의료에 관련된 요원 등 모두가 참여하도록 하여 산업장의 문제는 그들 스스로 해결할 수 있도록 적정기능수준을 고려하여 분담하여야 한다. 예산의 책정 및 기구에 대한 계획은 현재 이용 가능한 자원을 최대한 동원할 수 있도록 한 후에 구입하여야 한다.

(4) 평가계획

간호수행을 하고 난 후에 계획단계에서 설정한 목표에 도달했는지 평가하는 것이 중요하다. 계획 및 수행이 제대로 이루어지기 위해서는 사업을 시작하기 전부터 평가를 어떻게 할 것인지 염두해 두어야 제대로 수행할 수 있다. 평가계획은 평가를 어떻게 할 것인가? 누가 평가를 할 것인가? 무엇을 가지고 할 것인가? 언제 평가할 것인가? 등을 결정하는 것이다. 사업이 끝난 후, 사업 진행도중 할 것인지 등 사업이 효율성 등이 있다. 평가의 범주는 사업의 성취, 투입된 노력, 사업의 진행과정, 사업의 적합성, 사업의 효율성 등이 있다.

4) 산업간호 수행

간호사업의 수행은 계획된대로 이루어져야 한다. 간호사가 해야 할 업무를 세분화하고, 업무의 관련성에 따라 조정하고, 감시와 감독 및 결정사항에 대한 의사소통을 하는 것이 수행단계에서 필요한 활동이다.

- 조정은 보건요원 및 근로자들의 업무활동의 중복이나 결핍이 오지 않도록 요원간 업무활동을 조정하는 것이다.
- 감시는 사업의 목적달성을 위하여 계획대로 진행되고 있는지 확인하는 것으로 업무활동의 질적 수준을 유지하기 위하여 업무의 수행 수준, 수행 절차, 수행 결과 등에 대한 결여를 규명하고 그 원인이 무엇인지 찾는다. 감시는 계속관찰, 기록감사, 물품점검, 근로자들과 대화 등의 방법을 통해 이루어진다.
- 감독은 작업현장을 방문하여 실시한다. 감독계획을 만들어 정기적으로 작업현장을 방문하여 업무활동을 감독한다.

5) 산업간호 평가 및 재계획

평가의 목적은 사업수행결과를 측정하여 계획단계에서 설정된 목표를 달성할 수 있도록 추진하고, 재계획 시 수정할 사항을 파악하기 위함이다. 평가 범주는 사업진행에 대한 평가, 투입된 노력에 대한 평가, 목표달성 정도에 대한 평가, 사업의 효율성 평가, 사업의 적합성 평가 등이다.

6) 산업간호과정 사례 적용

(1) 산업장 사정

① 산업장 특성

○○시에 위치한 사업장은 열연코일, 냉연코일 등을 주요생산품으로 하며 총 근로자 수는 7,750명이다. 연간 매출액이 11조 원에 달하는 대규모 사업장으로 총 근로자 7,750명 중 남자가 7,687명, 여자 63명, 상주 3,300명, 교대 근무자 4,450명으로 연령은 20대가 14%, 30대 59%, 40대 25%, 50대 2%이고, 학력수준은 중졸 이하가 16%, 고졸이 40%, 전문대졸 28%, 대졸 이상 16%이다.

② 건강수준

연간 건강관리실 운영일수는 총 270일이며, 건강진단을 실시한 결과 요주의 대상자가 1,253명(16.5%), 질병자가 333명(4.4%)로 나타났다. 연령별 요주의 및 질병자는 20대 13.3%, 30대 19.8%, 40대 26.7%, 50대 29.9%이고 근속년수는 5년 이하가 10.7%, 10년 이상이 24.2%였으며, 요주의 질환으로는 간장질환 765명, 소음성 난청 337명, 순환기질환 114명, 내분비질환 31명, 기타 76명, 질병자는 간장질환 136명, 소음성 난청 104명, 순환기질환 75명, 내분비질환 15명, 기타 17명이었다. 재해자수는 총 25명으로 지난 1년 동안 건수율 3.2, 도수율 8.4였다(표 8-61).

표 8-61 산업장별 건강문제

공정	작업내용	유해요인	건강문제
원료공장	하역설비운전원, 료야드 수불설비운전, 콘베이어벨트관리	석탄분진, 산화철분진	호흡기장애, 원료취급 시 안전
코크스 공장	코크스로 이동기기 운전 화성설비 운전	고온, 산화철분진, 소음	열성경련, 피부장애, 청력장애
열연공장	슬라브를 가열로에 장입, 추출 코일결함 유무 검사	소음, 고온	열성질환, 청력장애, 열상, 화상
냉연공장	열연코일 장착 및 이송운전 냉간압연기, 코일 검사	소음, 한냉	청력장애, 안정피로, 저온장애

③ 자원

산업보건인력과 조직현황을 보면 건강진단 실시기관이 1개가 있었고, 작업환경측정기관과 사업장 자체측정팀과 보건관리팀 19명(의사 2, 간호사 4, 약사 1, 임상병리사 2, 방사선사 1, 산업 위생사 6, 보건행정가 3)이 있다.

보건관리시설 및 도구에는 물리치료실, 심리상담실, 약제실, 진료실이 있고 300평 규모로 설치된 휘트니스 센터에는 운동처방실 · 트레이닝실 · 샤워장 · 체력진단실 등과 함께 최첨단 운동시설을 갖추고 있으며, 초음파 물리치료기 등이 있다.

④ 자료요약 및 분석

표 8-62는 ○○시에 위치한 사업장의 특성 및 환경을 정리하여 결론을 내리고 간호를 적용할 때 필요한 자료 또는 문제를 정리한 것이다.

표 8-62 산업장 간호사정 영역별 자료

영역	자료요약	결론	필요한 자료 또는 문제
산업장 사정	• 성별: 남자 7,687명, 여자 63명, 상주 3,300명 • 교대 근무자: 4,450명	남성(99.1%)이 여성에 비해 훨씬 많음	최근 5년간 근로자의 성별 분포 및 성별 건강문제 확인
인구학적 특성	• 연령: 30대 59%, 40대 25%, 50대 2% • 교육수준: 고졸 이하 56%, 대졸 이상 44%	30대 연령층과 40대 연령층이 전체 84%를 차지함	
작업 관련 특성	• 결근일수: 1인당 평균 2일		
작업환경	• 주요 유해요인: 고온, 소음, 분진	화상발생 가능성 높음	소음과 분진, 고온으로 인한 건강장해 확인. 지난 5년간 사고 발생률 추이 조사
건강수준	• 건강진단결 • 간질환(56.8%) • 소음성 난청(27.8%) • 순환계질환(11.9%) 순서로 발견됨	건강진단 결과 간질환이 가장 높음	근로자의 건강습관(음주, 흡연 조사 필요)
보건통계	• 질병 발생건수 중 소음성 난청이 가장 많음 • 열상이나 고온장애가 전체의 45%를 차지함	직업병은 소음성 난청 발생률이 높음	전 근로자 건강검진 결과 확인
자원	산업보건관리 조직 • 건강진단 실시기관: 1개 • 작업환경측정기관: 사업장 자체측정 • 보건관리팀 인원: 19명(의사 2, 간호사 4, 약사 1, 병리사 2, X-ray 1, 산업위생사 6, 보건행정가 3)	산업보건팀 구성이 잘 되어 있으며 보건자원이 풍부함	소음 차단을 위한 대치 및 보호구 착용 및 지급 실태 조사
보건관리 실적	산업보건직무교육 • 현장보건교육(질환별 관리, 성인병 예방) • 건강교실운영(전직원 대상으로 1년 총 4회 실시) • 안전보건사회 전문교육(분기별 1회 년 총 4회) • 현장순회 보건관리 활동 – 건강상담 및 관리 (주3회 오후에 실시)	현장관리와 보건교육이 잘 실시되고 있음	근로자들의 보건실 이용 및 보건교육에 대한 만족도 조사 필요

(2) 간호진단

① 간호문제에 따른 간호진단

진단을 할 때는 간호문제가 나타나는 원인을 찾아내어 그에 따른 진단을 내려야 한다(표 8-63).

표 8-63 간호문제의 원인과 진단

진단	원인
높은 간질환 발생율	화상 후 상처관리 소홀히 하는 경향 스트레스를 주로 술과 담배로 푸는 직원들의 문화
높은 순환기 질환 발생율	순환기계 질환에 대한 이해 부족
높은 소음성 난청 발생율	낮은 청력 보호구 착용
높은 화상 발생 가능성	고온의 작업공정에 노출

② 진단의 우선순위 결정

간호사가 근로자를 대상으로 건강문제 리스트를 작성하여 건강관리나 건강교육의 필요성을 체크하도록 설문조사를 시행한 결과, 조사자의 50% 이상이 스트레스관리를 1순위, 대인관계를 2순위 순으로 선정하였으며, 난청에 대한 교육에 대해서는 우선순위가 낮았다. 아래 내용은 간호사가 내린 진단에 근거하여 우선순위를 평가하여 선정한 것이다(표 8-64).

표 8-64 간호진단에 따른 우선순위

진단	수용 가능성	현실성	문제의 중요성	자원의 동원 가능성	문제 해결 가능성	목적에 대한 부합성	합계
높은 간질환 발생률	3	2	2	3	1	2	13
높은 순환기 질환 발생률	3	2	2	2	2	1	12
높은 소음성 난청 발생률	2	3	3	3	2	3	16
높은 화상 발생 가능성	2	2	1	2	1	2	10

(3) 간호계획

우선순위가 가장 높게 선정된 높은 소음성 난청 발생율에 대한 간호계획을 적용해 보고자 한다.

① 목표 설정

- 일반적 목표: 2018년 12월 말까지 2016년도에 비해 소음성 난청의 발생률이 5% 이상 감소한다.

- 구체적 목표: 2018년 3월말까지 소음 발생 작업장 근로자의 95% 이상이 청력보호구를 착용한다.

② 방법과 수단 선택

- 간호방법
  - 직접간호제공: 건강검진 시 전직원을 대상으로 청력검사실시 및 소음성 난청 질환 자 및 요주의자관리, 작업환경관리
  - 보건교육: 소음성난청 예방교육, 산업안전교육, 일반교육, 보호구 착용 방법 교육
- 간호수단

  건강관리실에 내원하는 근로자를 대상으로 간호업무를 수행, 매주 3회 작업장 순회를 통한 소음 노출정도 측정 및 관리, 집단지도, 타 기관의뢰 및 자원 활용, 근로자 상담, 소음성 난청 요주의자에 대해 주 2회 이상 전자우편 발송을 통한 수시교육 및 관리, 사내 방송 활용

(4) 수행계획 및 평가계획

표 8-65는 사업장의 문제를 해결하기 위한 구체적인 목표와 그에 따른 수행계획과 평가 계획을 정리한 것이다.

표 8-65 목표에 따른 수행계획 및 평가계획

구체적 목표	수행계획					평가계획	
	수행내용	수행자	수행방법	추진기간	장소	평가기준	평가방법
소음 발생 작업장 근로자의 95% 이상이 2018년 3월 말까지 청력보호구를 착용한다	청력보호구 지급	산업간호사 및 위생사	청력보호구 지급 및 홍보	1~3월	작업장	보호구 착용률	직접조사

제13절 | 근로자의 건강관리

근로자의 건강관리는 근로자의 건강보호 및 노동생산성 향상에 기여하고자 실시하며 퇴직 시까지 계속되어야 한다. 간호사는 산업안전보건법에 명시된 건강진단의 종류와 시행시기 및 검사 내용을 파악하여 그 결과를 평가하고 이용한다. 1인 이상의 근로자를 사용하는 사업주는 근로자의 일반질병 및 직업성 질환을 예방하고 작업 및 환경을 건강보호유지에 적합하도록 유지 · 관리하기 위하여 「산업안전보건법」과 「산업안전보건법 시행규칙」 및 근로자 건강진단실시 기준에서 정한 바에 따라 근로자 건강진단을 실시하여야 한다.

1. 건강진단

1) 건강진단의 목적

근로자 건강진단의 목적은 크게 세 가지로 분류할 수 있다(표 8-66).

- 근로자의 질병, 건강장해를 일으킬 수 있는 소인을 갖고 있는 근로자의 발견
- 직업성 질환 및 건강장해에 대한 조기발견
- 일반질환의 조기발견

표 8-66 근로자 건강진단의 실시목적과 절차

종류	실시목적	실시절차
배치 전 건강진단	유해인자(179종) 노출업무 신규배치 근로자의 기초건강자료 추가 확보 및 해당 노출업무에 대한 배치적합성 평가	1차 검사(필수검사): 대상 근로자 전체 2차 검사(선택검사): 1차 검사에서 의심소견이 있거나 결과판정이 곤란한 근로자
일반건강진단 (직장가입자건강검진)	근로자의 건강 보호 · 유지 및 주기적인 업무적합성 평가	
특수 건강진단	유해인자(179종) 노출업무 종사근로자의 직업병 예방 및 해당 노출업무에 대한 주기적인 업무적합성 평가	
수시 건강진단	유해인자(120종) 노출업무 종사근로자가 호소하는 직업성 천식, 피부질환, 기타 건강장해의 신속한 예방 및 해당 노출업무에 대한 업무적합성 재평가	
임시 건강진단	직업병 집단발생 예방 및 직업병 발생부서 근로자의 긴급한 건강 보호 · 유지	

출처: 고용노동부(2016). 근로자건강진단실시기준.

2) 건강진단의 구분

근로자 건강진단의 구분은 배치 전 건강진단, 일반 건강진단, 특수 건강진단, 수시 건강진단, 임시 건강진단, 건강관리 수첩소지자 건강진단으로 나뉘어진다(표 8-67, 그림 8-22).

표 8-67 우리나라 근로자 건강진단의 구분

<table>
<tr><th>구분</th><th>배치 전
건강진단</th><th>일반
건강진단</th><th>특수
건강진단</th><th>수시
건강진단</th><th>임시
건강진단</th><th>건강관리수첩
소지자</th></tr>
<tr><td>검진시기</td><td>신규 배치 전</td><td>사무직:
1회/2년
생산직:
1회/1년</td><td>주기적</td><td>작업 관련
증상을 호소
하는 경우</td><td>지방노동관서
에서 명령하는
경우와 증상이
발생하는 경우</td><td>유해부서
근로자
이·퇴직 후
1년에 1회</td></tr>
<tr><td>검진대상</td><td>유해부서
배치되는 자</td><td>상시 근로자</td><td>유해부서에
근로자</td><td>작업 관련
증상 호소자</td><td>당해근로자
또는 동일부서
근로자</td><td>석면 등 11종
의 유해부서
근로자</td></tr>
<tr><td>실시 목적</td><td>적합성 배치,
기초 건강자
료축적</td><td>모든 질환
조기진단</td><td colspan="2">직업병 조기 진단</td><td>집단 직업병
발생 예방</td><td>만성 직업성
질환 예방</td></tr>
<tr><td>검진항목</td><td>1차, 2차
검사항목</td><td colspan="4">필수검사항목+선택검사항목(해당과목)을 통합하여
1회에 실시하거나 필수검사항목 검사 후 선택검사항목 실시</td><td>–</td></tr>
<tr><td>비용부담</td><td>사업주(국민
건강보험)</td><td colspan="4">사업주</td><td>한국산업
안전공단</td></tr>
</table>

출처: 고용노동부(2016). 근로자건강진단실시기준.

(1) 배치 전 건강진단

배치 전 건강진단은 근로자가 특정 근무부서에 처음 배치되거나 재직 중인 근로자가 타 부서로 재배치되기 전에 해당부서에의 건강상(신체적, 심리적) 적성 여부를 평가하기 위해 특수 건강진단 대상 업무 또는 법정 유해인자 노출 부서의 근로자를 대상으로 사업주가 실시하는 건강진단이다(산업안전보건법시행규칙 제98조 3항). 채용 시 건강진단 결과는 근로자의 건강자료의 기초가 되는데, 향후 종사할 작업이 적절할 것인지 결정하는 데 정보가 된다. 배치 전 건강진단은 유해인자 노출 부서의 근로자에 대한 기초건강자료로 활용하며 배치 부서의 의학적 적합성 평가를 위하여 실시한다. 타 건강진단을 받고 6개월이 경과하지 않은 경우 실시하지 않는다.

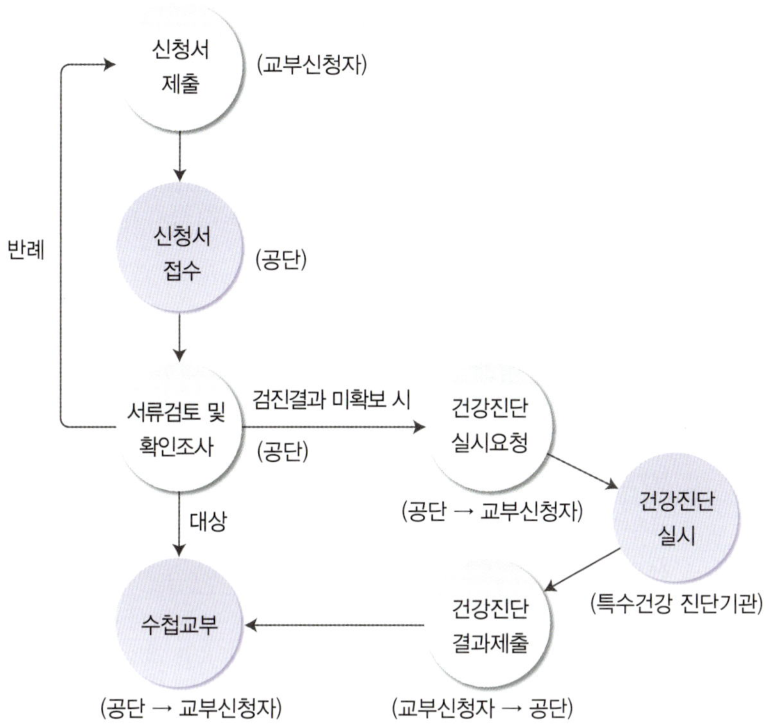

그림 8-22 건강관리수첩 교부방법과 건강관리 수첩 소지자 건강진단 실시 방법

출처: 한국산업안전공단 사업안내(2018)

(2) 정기 건강진단

① 일반 건강진단

일반 건강진단은 상시 근로자의 건강관리를 위하여 사업주가 주기적으로 질병의 조기 발견, 적절한 사후관리, 신속한 치료, 근로자의 건강 유지 · 보호 등을 목적으로 실시한다. 사무직 근로자는 2년에 1회 이상, 그 외 사업장 근로자는 1년에 1회 이상 실시한다. 작업장 배치 후 근로자의 건강상태를 정기적으로 파악하고 조기 관리할 수 있도록 근로자를 질병으로부터 보호하기 위해 사업주가 비용을 부담하여 시행한다. 일반 건강진단은 만성질환 및 성인병을 대상으로 조기발견 및 관리를 위해 실시하며, 검사항목은 과거병력, 작업경력 및 자각, 타각증상(시진, 촉진, 청진, 문진), 혈압, 혈당, 요당, 요단백, 빈혈검사, 체중, 시력, 청력, 흉부 X선 간접촬영, 혈청 SGOT, SGPT, 총콜레스테롤 등이며 전년도 건강진단 실시일로부터 1년 이내에 실시한다.

② 특수 건강진단

특수 건강진단은 특수 건강진단 대상 업무 종사자, 법정유해인자에 노출되는 근로자를 대상으로 사업주가 비용을 부담하여 실시하며, 지방노동관서의 장이 지정한 특수 건강진단기관에서 실시한다. 근로자 전원을 대상으로 직업병에 의심이 있는 자를 색출하기 위한 것이며, 2차 건강진단은 1차 건강진단 결과 건강이상자(요주의자)와 직업병 여부의 최종적 판정기준을 확인하기 위해 실시한다. 특수 건강진단의 대상이 되는 유해인자는 「산업안전보건법 시행규칙」 제98조 제2호에 의거(2017. 1. 2.개정)하며 표 8-68과 같으며 유해인자에 따른 건강진단의 실시시기 및 주기는 표 8-69와 같다.

표 8-68 특수 건강진단 대상 유해인자

분류	유해인자 종류	종류
화학적 인자	유기화합물	108종
	금속류	19종
	산 및 알칼리류	8종
	가스상태 물질류	14종
	산업안전보건법에 의한 허가대상물질	13종
	금속가공유(미네랄 오일 미스트: 광물유)	1종
분진	곡물분진, 광물성 분진, 면분진, 나무 분진, 용접 흄, 유리섬유분진	6종
물리적 인자	소음, 진동, 방사선, 고기압, 저기압, 유해광선 (자외선, 적외선, 마이크로파 및 라디오파)	8종
야간작업	오후 10시에서 다음날 6시까지 계속되는 작업	2종

출처: 산업안전보건법 시행규칙 별표12의2

표 8-69 특수 건강진단의 유해인자별 실시시기 및 실시주기

구분	유해인자의 종류	특수 건강진단 실시시기 및 실시주기	
		배치 후 첫 번째 실시시기	두 번째부터의 실시주기
1	NN-디메틸아세트아미드 N,N-디메틸포름아미드	1개월 이내	6개월마다
2	벤젠	2개월 이내	6개월마다
3	1,1,2,2,-테트라클로르에탄, 사염화탄소, 염화비닐, 아크릴로니트릴	3개월 이내	6개월마다
4	석면, 면분진	12개월 이내	12개월마다
5	광물성 분진, 목분진, 소음 및 충격소음	12개월 이내	24개월마다
6	제1호 내지 제5호의 대상 유해인자를 제외한 모든 유해인자	6개월 이내	12개월마다

출처: 산업안전보건법 시행규칙 별표12의3

③ 수시 건강진단

「산업안전보건법 시행규칙」 제98조에 따라 수시 건강진단은 사업주가 특수 건강진단 대상자 중 직업성 천식, 직업성 피부질환, 직업성 피부염, 기타 건강장해가 의심되는 증상을 보이거나 소견이 있는 근로자를 대상으로 사업주의 비용부담으로 특수 건강진단의 실시 여부와 관계없이 필요할 때마다 실시하는 건강진단을 말한다. 단, 사업주가 특수 건강진단을 직접 실시한 의사로부터 당해 근로자에 대한 수시 건강진단이 필요치 않다는 자문을 서면으로 제출 받은 경우에는 수시 건강진단을 실시하지 않을 수 있다.

④ 임시 건강진단

임시 건강진단은 동일부서 근로자, 동일 유해인자 노출근로자에게 유사한 질병의 자각, 타각 증상이 발생하는 경우, 직업병 유소견자가 발생하거나 다수 발생할 우려가 있는 경우, 기타 지방 노동관서의 장이 필요하다고 판단하는 경우 중 하나에 해당하는 경우, 유해인자에 의한 중독, 질병의 이환 여부, 질병의 발생 원인을 확인하기 위해 지방노동관서 장의 명령으로 사업주가 비용을 부담하여 실시하는 건강진단을 말한다.

(3) 건강진단의 실시결과 보고 및 조치

5인 이상 사업장의 사업주는 배치 전 건강진단, 특수 건강진단, 수시 건강진단 및 임시 건강진단을 실시하고 건강진단기관으로부터 결과를 송부 받은 때에는 지체 없이 특수 건강진단결과표를 작성하고 이를 관할 지방노동관서의 장에게 보고해야 한다. 배치 전 건강진단의 결과는 특수 건강진단의 결과 보고 시 함께 보고가 가능하다. 건강진단결과에서 일반질병 또는 직업병유소견자가 발견된 경우에는 당해 근로자에 대하여 이행한 사후관리조치를 건강진단기관으로부터 송부 받은 질병유소견자 사후관리조치소견서에 기록한다. 이를 송부 받은 날부터 20일 이내에 관할 지방노동관서의 장에게 보고해야 한다. 건강진단기관으로부터 받은 결과는 30일 이내에 개별근로자 및 사업주에게 통보한다. 관할 지방노동관서의 장으로부터 일반건강진단결과의 제출요청을 받은 사업주(5인 미만 사업장의 사업주 포함)는 건강진단기관으로부터 송부 받은 일반건강진단결과표를 지체 없이 관할 지방노동관서의 장에게 제출해야 한다.

특수 건강진단기관은 근로자에 대해 특수 건강진단 · 수시건강진단 또는 임시건강진단을 실시한 경우에는 건강진단을 실시한 날부터 30일 이내에 건강진단결과표를 지방고용노동관서의 장에게 제출해야 한다. 이 경우, 건강진단개인표 전산입력자료를 고용노동부장관이 정하는 바에 따라 공단에 송부한 경우에는 그러하지 아니하다.

- 채용 시 건강진단과 일반 건강진단을 시행한 후, 건강관리구분 및 사후관리조치를 시행한다.
- 배치 전 건강진단 · 특수 건강진단 · 수시 건강진단 · 임시 건강진단을 시행한 후, 건강관리구분 · 사후관리조치 · 업무수행적합 여부를 판단한다.

① 건강관리 구분

건강관리 구분은 근로자의 건강진단결과에 대한 사후관리조치 결정을 참고하기 위한 기준이며, 건강의 등급을 구분하는 기준은 아니다(표 8-70). 그러므로 건강수준을 평가하기 위해서는 건강진단 구분 외에도 많은 의학적 정밀검사를 추가로 실시해야 한다.

표 8-70-1 근로자의 건강진단 건강관리 구분

구분		내용
A		건강관리상 사후관리가 필요 없는 근로자(건강한 근로자)
C	C_1	직업성 질병으로 진전될 우려가 있어 추적검사 등 관찰이 필요한 근로자(직업병 요관찰자)
	C_2	일반질병으로 진전될 우려가 있어 추적관찰이 필요한 근로자(일반질병 요관찰자)
D_1		직업성 질병의 소견을 보여 사후관리가 필요한 근로자(직업병 유소견자)
D_2		일반 질병의 소견을 보여 사후관리가 필요한 근로자(일반질병 유소견자)
R		건강진단 1차 검사결과 건강수준의 평가가 곤란하거나 질병이 의심되는 근로자 (제2차건강진단 대상자)

출처: 고용노동부(2016). 근로자건강진단실시기준.

표 8-70-2 야간작업 근로자의 특수건강진단 건강관리 구분

구분	내용
A	건강관리상 사후관리가 필요 없는 근로자(건강한 근로자)
C_N	질병으로 진전될 우려가 있어 야간작업 시 추적관찰이 필요한 근로자(질병 요관찰자)
D_N	질병의 소견을 보여 야간작업 시 사후관리가 필요한 근로자(질병 유소견자)
R	건강진단 1차 검사결과 건강수준의 평가가 곤란하거나 질병이 의심되는 근로자 (제2차건강진단 대상자)

출처: 고용노동부(2016). 근로자건강진단실시기준.

② 사후관리조치

사업주는 건강진단 의사의 소견에 따라 필요한 보건지도 및 사후관리조치를 실시하고, 20일 이내에 관할 지방노동관서의 장에게 제출해야 한다. 근로자는 자신의 건강 보호 · 유지를 위하여 건강진단 의사의 소견에 따라 사업주가 실시하는 보건지도 및 사후관리조치에 따라야 한다(표 8-71). 건강진단 결과에 따른 사후관리조치는 다음과 같다. 건강상담 및 건강증진, 보호구 지급, 교체 및 착용지도, 추적검사, 건강진단 재실시 등 개별적 사후관리조치와 보건교육, 주기단축(동일공정, 작업 전체), 작업환경 측정, 작업환경, 기술 등 집단적 사후관리조치 등이 있다.

표 8-71 근로자 건강진단 사후관리조치

구분	사후관리조치 내용[1]
0	필요없음
1	건강상담[2]( )
2	보호구지급 및 착용지도( )
3	추적검사[3] ( )검사항목에 대하여 20 년 월 일경에 추적검사가 필요
4	근무중( )에 대하여 치료
5	근로시간 단축( )
6	작업전환( )
7	근로제한 및 금지( )
8	산재요양신청서 직접 작성 등 해당 근로자에 대한 직업병확진의뢰 안내[4]
9	기타[5]( )

※ (1) 사후관리조치 내용은 한 근로자에 대하여 중복하여 판정할 수 있음
(2) 생활습관 관리 등 구체적으로 내용 기술
(3) 건강진단 의사가 직업병 요관찰자(C1), 직업병 유소견자(D1) 또는 "야간작업" 요관찰자(CN), "야간작업" 유소견자(DN)에 대하여 추적검사 판정을 하는 경우에 사업주는 반드시 건강진단 의사가 지정한 검사항목에 대하여 지정한 시기에 추적검사를 실시하여야 함
(4) 직업병 유소견자(D1)중 요양 또는 보상이 필요하다고 판단되는 근로자에 대하여는 건강진단을 한 의사가 반드시 직접 산재요양신청서를 작성하여 해당 근로자로 하여금 근로복지공단 관할지사에 산재요양신청을 할 수 있도록 안내하여야 함
(5) 교대근무 일정 조정, 야간작업 중 사이잠 제공, 정밀업무적합성평가 의뢰 등 구체적으로 내용 기술

출처: 고용노동부(2016). 근로자건강진단실시기준.

③ 업무수행 적합여부

특수 건강진단 실시결과를 사업주 및 근로자가 이해하도록 도와주는 기준(표 8-70-1)으로 일반질병 유소견자(D2), 직업병 유소견자(D1)로 판정받은 근로자에 대하여 반드시 판정적용해야 하며 업무 수행 적합여부 판정사항은 네 단계로 구분한다(표 8-72).

표 8-72 업무수행 적합여부 판정

평가 구분	내용
가	건강관리상 현재의 조건하에서 작업이 가능한 경우
나	일정한 조건(환경개선, 보호구착용, 건강진단주기의 단축 등) 하에서 현재의 작업이 가능한 경우
다	건강장해가 우려되어 한시적으로 현재의 작업을 할 수 없는 경우(건강상 또는 근로조건상의 문제가 해결된 후 작업복귀 가능)
라	건강장해의 악화 또는 영구적인 장해의 발생이 우려되어 현재의 작업을 해서는 안 되는 경우

출처: 고용노동부(2016). 근로자건강진단실시기준.

④ 건강진단 결과 보존

사업주는 건강진단 결과표 및 근로자가 제출한 건강진단 결과를 증명하는 서류를 5년간 보존해야 한다. 다만, 고용노동부장관이 정하여 고시하는 물질을 취급하는 근로자에 대한 건강진단 결과의 서류 또는 전산입력 자료는 30년간 보존해야 한다.

(4) 건강진단의 유의사항

① 건강진단 시기 및 기간 준수

사업주는 신규채용 및 기존 근로자에 대하여 정해진 시기 및 기간을 준수하여 근로자의 건강진단을 실시해야 하며, 대상 근로자가 누락되는 일이 없도록 해야 한다. 일반건강진단에 해당하는 건강진단을 국민건강보험공단의 직장가입자가 받고자 하는 경우에는 근로자가 동일한 건강진단기관에서 「산업안전보건법」이 정하고 있는 주기에 맞추어 동시에 실시하는 것이 바람직하다. 사업주는 당해 사업자의 근로자에게 건강진단이 누락되지 않고 실시될 수 있도록 사내 안전 · 보건관리 규정 또는 취업규칙에 건강진단 실시시기를 명시한다. 당해 사업장의 특수 건강진단을 실시하는 경우, 특수건강진단 실시 3일 전까지 특수 건강진단기관으로부터 일반 건강진단의 제2차 건강진단 대상근로자 또는 특수 건강진단의 추가 선택검사항목 대상 근로자의 명단을 통보받은 날로부터 30일 이내에 해당 근로자가 제2차 건강진단 또는 추가 선택검사항목 검사를 받을 수 있도록 안내한다.

② 건강진단 결과 교부

사업주는 건강진단기관으로부터 당해 사업장 근로자의 건강진단 개인표를 송부 받은 때에는 지체없이 개별 근로자에게 교부해야 한다. 건강관리 구분에서 질병 유소견자 판정을 받은 근로자에 대해 건강진단기관이 직접 실시결과를 설명하고 건강상담을 실시하도록 한다.

사업주는 건강진단 개인표에 제시된 건강진단 의사의 소견에 따라 개별근로자에 대한 건강보호 · 증진에 필요한 적절한 보건지도 및 사후관리조치를 실시해야 한다. 본인의 동의 없이 개별근로자의 건강진단 실시결과가 공개되지 않도록 정보를 관리한다.

③ 근로자의 건강진단 및 사후관리 의무

근로자는 사업주가 「산업안전보건법」에 의해 실시하는 근로자 건강진단을 받아야 한다. 사업주가 지정한 의사의 건강진단을 희망하지 아니한 경우에는 다른 의사에게 법적 기준을 충족하는 건강진단을 받아서 그 결과를 증명 서류로 제출할 수 있다. 이때 실시된 건강진단의 비용은 사업주가 부담한다. 근로자는 건강진단 의사가 제시한 소견에 따라 사업주가 실시하는 보건지도 및 사후관리조치에 따라야 한다.

3) 건강관리실

건강관리실은 근로자에게 신체적 · 정신적 · 사회적 안위를 제공하고, 응급처치 및 일반적인 건강서비스를 제공하는 장소이며 다양한 건강관리프로그램을 기획하는 곳이다. 사업주는 근로자의 건강관리와 안전을 위해 보건관리를 위한 필요시설 및 장비를 지원하고, 의사 또는 간호사를 고용해야 한다. 사업주는 사업장 내에 근로자가 쉽게 방문할 수 있고, 채광이 잘 되는 곳에 수도, 침대, 냉 · 난방 시설, 전화 및 응급처치용 물품이 구비된 상담실과 처치실이 구비된 적당한 면적의 건강관리실을 확보해야 한다.

(1) 건강관리실 비품 및 설비

건강관리실의 기본 시설은 상 · 하수도시설, 냉 · 난방시설, 직통전화시설, 요양시설(침대 및 침구) 등이다. 비품 및 장비는 자외선 소독기, 냉장용 의약품 보관을 위한 냉장고, 상담용 소파, 약장, 책장, 기구장, 건강진단 카드장, 사무용 책상, 캐비넷, 드레싱 카트, 진찰대, 진찰 의자, 처치용 의자, 대기용 의자, 환자용 들것, 온 · 습도계, 가습기, 안보기, 안마기, 쓰레기통, 주전자, 컵, 칸막이, 구급낭, 더운물 주머니, 얼음 주머니, 홍보용 게시판, 보건교육용 기구 등이 갖춰져야 한다. 검사도구로는 혈압계, 체온계, 시력표, 색신표, 청진기, 설압자, 이비경, 체격 검사용 기구, 전기스탠드, 소변검사용 스틱, 펜 라이트, 해머 등이 구비되어 있어야 하고, 외상처치용 재료인 붕대(대, 중, 소), 탄력붕대, 탈지면, 반창고, 일회용 반창고, 거즈, 생리식염수, 약품 및 기구, 환경위생관리 장비, 구급 처치함, 각종 보호구 등이 구비되어 있어야 한다.

(2) 건강관리실 운영

간호사는 건강관리실 관리를 효과적으로 하기 위하여 비용, 사용 기자재의 유용성, 구조적 문제 등을 조언해야 한다. 건강관리실은 작업장의 중심에 위치하고 근로자의 보행과 이동수단을 통한 근로자 운송이 용이한 곳에 위치해야 한다. 산업간호사는 근로자의 상태를 정확히 판단하여 투약 및 처치를 할지, 상담과 교육을 할지, 타 기관에 의뢰할지를 결정한다. 또한 건강관리실에서 제공된 일체의 간호내용과 보건교육 내용을 정확히 기록하여 보관한다. 가구 구입 시에는 물건의 사용 목적과 높이, 단단함과 편안함을 지니고 있는지, 이동하기 편리한 것인지를 고려한다. 근로자가 건강관리실을 방문한 것 자체가 보건교육이 될 수 있도록 건강관리실에 포스터, 사진, 소책자, 홍보물 등을 전시하여 볼 수 있도록 한다. 근로자의 계속적인 건강관리를 위해 건강관리실을 주기적으로 방문해야 할 때, 다음 방문 날짜를 알려주고 해당 날짜를 기록했다가 근로자가 약속한 날짜에 오지 않았을 경우에는 그 이유를 조사하여 추후관리를 하는 것이 중요하다. 건강관리실의 설비, 약품, 재료 등이 계속 유지, 공급되도록 점검하고 관리한다. 건강관리실은 언제나 위생적이고 청결하게 유지하도록 한다. 건강관리실 운영에 중요한 예산편성을 직접하여 예산내역과 필요성을 상사에게 이해시켜야 한다. 건강관리실의 업무를 전산화하고 직제를 전문화시켜 운영하는 것이 필요하다.

(3) 기록 및 보고

기록의 종류에는 정기적인 기록(보건관리일지, 간호일지, 건강상담일지, 현장순회일지, 위생점검일지, 보호구관리대장, 비품대장), 통계기록, 작업환경측정 결과표, 산재요양신청서 등 법적으로 요구되는 건강 관련 기록이 있다. 정확하고 간단하게 기록해야 하며 조직성을 갖추기 위해 통일한다. 모든 활동이 끝난 직후 즉시 기록하며 반드시 기록자의 서명을 한다. 기록의 보관기간을 엄수하며 반드시 비밀을 유지한다. 「산업안전보건법」에 따른 보고서의 보존기간은 5년으로 정하고 있으나, 바람직한 보존기간은 30~75년이다. 발암성 물질을 취급하는 근로자에 대한 향후 건강판정의 기초자료로 제시되기 위함이다.

건강관리실 또는 간호사를 방문한 사람에 대한 내용 기록 시 포함 사항

- 방문 날짜와 시간
- 주관적인 자료(방문 이유)
- 객관적인 자료
- 사정, 진단, 계획, 수행 및 평가와 수정

보고는 산업간호사가 사업장에서 한 일을 간단히 요약하여 사업의 분석 및 평가를 하는 것이다. 보고의 목적은 일정한 기간에 주어진 사업의 종류와 양, 목표에 도달하는 경과를 설명하고, 근로자의 건강상태를 파악하여 연구 자료의 제공과 사업의 계획에 참고하기 위한 기초자료로 제공된다.

보고방법은 정기 보고로서 일일보고, 월말보고, 연말보고, 구두보고가 있으며, 서면으로 제출한다.

보상회의에서 제시할 근로자의 자료

- 업무와 관련된 손상 및 질병을 보고한 서식
- 보상자로 결정하는데 요구되는 자료
- 반드시 보고되어야 하는 질병과 손상의 형태
- 근로자의 건강에 대한 기록에서 복사한 보고 자료 보유

2. 물질안전

1) 유해물질의 노출기준

작업장의 유해요인을 관리하기 위한 지침으로, 공기 중 유해물의 농도, 생체시료 중 대사산물의 농도, 작업환경의 물리적 인자들에 대한 에너지의 농도나 에너지량을 권고하거나 가이드라인을 주는 경우를 노출기준(threshold limit values, TLV)이라 한다. 미국 노동청 산하 노동안전위생국은 농도 수준을 반드시 지키도록 규제하는 경우, 이 기준을 허용기준(permissible exposure limit, PEL)이라고 한다. 현재 국제 간에 권고기준을 주로 사용하는 것은 미국의 산업위생사협회(american conference of governmental industrial hygienist, ACGIH)에서 매년 발표하고 있는 TLV이다. 우리나라에서는 1986년 노동부고시 제86-45호로 제정하여 현재 697종의 유해물질에 대한 허용기준이 있고, 미국의 TLV를 거의 그대로 따르고 있다. ACGIH TLV는 '거의 모든 근로자가 매일 반복하여 노출되어도 건강상 영향을 받지 않을 공기 중 유해물질의 농도나 물리적 인자의 강도'를 의미한다. 여기에는 시간가중 평균치(time-weighted average, TWA), 단시간 노출 허용농도(short-term exposure limit, STEL), 서한도(천장치, ceiling, C)의 세 가지 수치가 있다.

TLV-TWA는 하루에 8시간씩, 1주 40시간 동안의 노출되는 평균 수치로 근로자가 매일 노출되어도 건강상 악영향이 없을 것으로 여겨지는 수치를 의미한다. TLV-STEL은 주로 고농도에서 급성중독을 일으키는 물질에 적용하며, 15분 동안 노출의 평균치로서 8시간 평균치가 TLV-TWA보다 낮다고 하더라도 작업 일 중에 이 수준을 넘지 않도록 하는 기준이다.

그리고 공기 중 유해물의 농도가 TLV-TWA와 TLV-STEL 사이에 있는 경우에는 하루 4회까지만 허용되며, 60분 이상의 간격을 두고 일어날 때만 허용된다. TLV-C는 어느 한 순간이라도 초과되어서는 안 되는 최고 수준의 농도를 의미하며, 천장치 또는 서한도나 최고노출기준이라고 한다. TLV가 설정된 물질 중 STEL이나 C가 설정되지 않은 물질에 대해서는 노출기준 상한치를 설정하고 있다. TLV-TWA의 3배 이상의 조건에서 30분 이상 노출되지 않도록 하고, TWA의 5배 이상의 농도는 한순간이라도 노출되지 않도록 규정하고 있다. TLV를 적용할 때 주의할 점은 ACGIH TLV 위원회의 견해이며 권장농도여서, 개인의 감수성이 다른 극소수의 근로자가 이 기준 이하에 노출되어도 불쾌감이 생기거나 기존 질병이 악화될 수 있다는 점이다. 즉, TLV 수치는 안전과 위험을 가려주는 경계선이 아니라며, 독성 정도에 대한 상대적인 지수가 아니라는 점을 고려해야 한다. 또한 대기오염의 평가 및 관리에 적용될 수 없으며, 정상 작업시간을 초과한 노출에 대한 독성평가에 적용될 수 없고, 기존의 질병 및 육체적 조건을 판단하는 척도로 사용이 불가하다. 그러므로 작업조건이 다른 나라에서는 그대로 적용할 수 없으며, 반드시 산업보건전문가에 의하여 적용되어야 한다.

2) 물질안전보건자료

20세기 말 화학물질 사용량이 폭발적으로 증가하고 있고, 새로운 화학물질이 수입 또는 개발되고 있으며, 화학 물질의 혼합제품은 수십만 종에 달하고 있는 상황이다. 산업구조가 고도화됨에 따라 반도체, 신소재 등 첨단 하이테크 산업을 중심으로 독성이 높은 유해화학물질의 수요는 급증하고 있으며, 유해성이 검증되기도 전에 생산공정에서 사용되고 있는 실정이다. 대부분의 화학물질은 유해성 자료가 없는 상태로 유통되고 있다. 그로인해 취급 근로자에게 직업병, 폭발 · 화재, 맹독성 물질에 대한 질식 등 사고가 빈발하여, 화학물질 취급 근로자에게 유해 위험성 등에 대한 알 권리와 화학물질에 의한 산업재해 예방을 위해 물질안전보건자료(material safety data sheets, MSDS)의 제도 시행이 요구되었다. 우리나라는 근로자 건강보호와 환경보전을 위해서 「산업안전보건법」을 개정(1995. 1. 5. 법률 제4916호)하고 1996년 7월 1일부터 MSDS제도를 시행하였고, 2000년 8월부터는 근로자 5인 미만 사업장도 제도를 확대 · 적용하였다(그림 8-23).

MSDS는 1983년 OSHA(Occupatial Safety and Health Administration)가 약 600여 종의 화학물질이 작업장에서 일하는 근로자에게 유해하다고 판단하여 화학 물질의 유해 기준을 마련한 것에서 기인한다. 이 기준은 1985년에 발효되었으며 이 보건자료에 화학명, CAS(Chemical Abstracts Services)등록번호, 유해한 물리 · 화학적 특성, 급 · 만성 건강자료가 포함되어 있다. 안전보건공단은 사업주가 작성하여야 할 물질안전보건자료, 경고표지 및 근로자에 대한 교육 등에 관하여 제정된 「물질 안전보건자료의 작성 · 비치 등에 관한 기

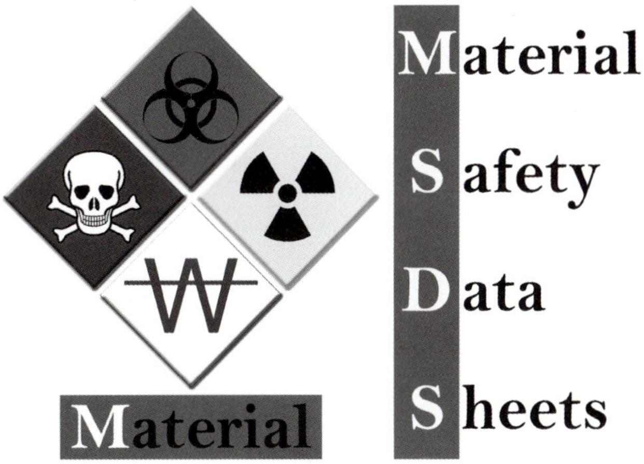

그림 8-25 물질안전보건자료(MSDS)를 설명하는 이미지

준」법에 근거하여 이를 산업안전보건법으로 관리를 제도화하였다. 즉, MSDS란 산업장에서 화학물질의 안전한 사용을 위해 화학물질의 유해 · 위험성 정보를 게시 · 교육 및 경고표시를 통하여 근로자에게 알려주고 화학물질 취급 근로자 스스로 자신을 보호하여 불의의 사고에도 신속하게 대응하도록 돕기 위한 자료이다. 그동안 MSDS는 세계 각국의 분류기준의 일관성 결여, 각종 데이터의 불분명한 표현 등으로 인한 근로자들의 알 권리를 100% 충족시키지 못했다. 이에 따른 MSDS 제도의 개선을 위해 화학물질 분류 및 경고표지의 통일화 방안인 GHS(Globally Harmonized System)기준에 따라 화학물질의 유해위험성을 분류하고 이에 따라 전 세계적으로 통일된 형태의 MSDS를 작성하였다(그림 8-23). 개정된 GHS는 유해물질에 대한 경고표시인 그림문자가 수정되어, 국제적으로 통일되었으며, MSDS는 다음과 같이 16항목으로 구성되었다(표 8-73, 표 8-74, 표 8-75, 표 8-76, 그림 8-24).

3. 직업병

1) 직업병 정의

직업 관련성 질병과 직업병은 '직업과 관련하여 발생되는 모든 건강상의 문제'를 광의의 직업병으로 정의하며, 원인과 관련성 여부가 불확실한 것을 흔히 직업 관련성 질환이라 한다. 협의의 직업병 개념은 '직업 즉 노동과정이 원인적으로 연관되어 있는 질병'을 말한다. 직업과 관련하여 발생되는 질병을 지칭하는 용어로는 업무상 상병, 직업성 질환, 직업병, 작업 관련성 질환 등을 들 수 있다. 직업병은 작업환경 중에 노출되는 유해 화학물질과 물리

표 8-73 물질안전보건자료의 구성

1. 화학제품과 회사에 대한 정보	9. 물리화학적 특성
2. 유해성 · 위험성	10. 안전성 및 반응성
3. 구성성분의 명칭 및 함유량	11. 독성에 관한 정보
4. 응급조치 요령	12. 환경에 미치는 영향
5. 폭발 · 화재 시 대처방법	13. 폐기시 주의사항
6. 누출사고 시 대처방법	14. 운송에 필요한 정보
7. 취급 및 저장 방법	15. 법적 규제현황
8. 누출방지 및 개인보호구	16. 그 밖의 참고사항

출처: 고용노동부. 안전보건공단.

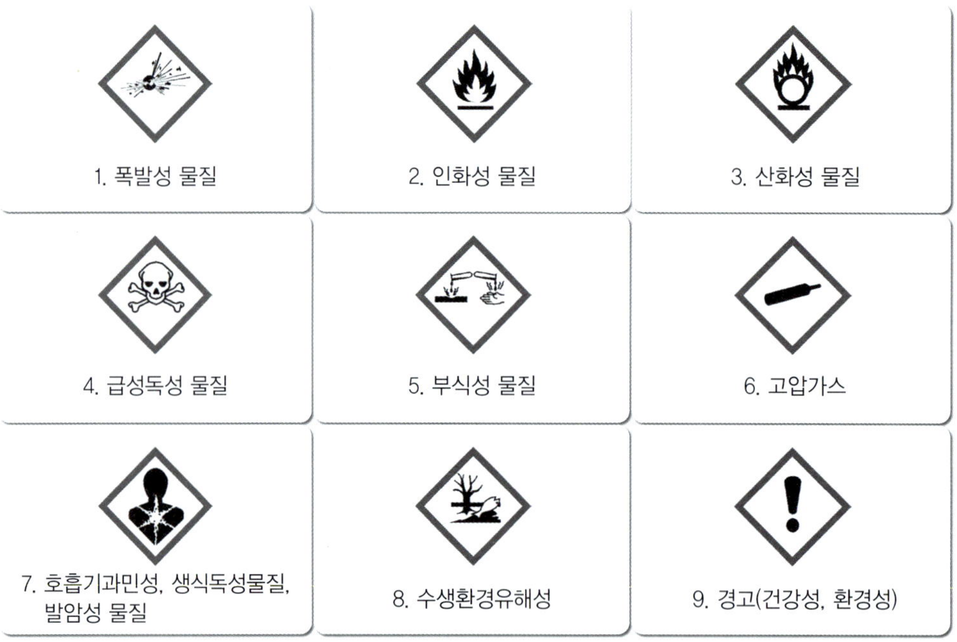
1. 폭발성 물질
2. 인화성 물질
3. 산화성 물질
4. 급성독성 물질
5. 부식성 물질
6. 고압가스
7. 호흡기과민성, 생식독성물질, 발암성 물질
8. 수생환경유해성
9. 경고(건강성, 환경성)

그림 8-24 GHS분류표시

출처: 국립환경과학원

표 8-74 GHS 기준 MSDS 대상물질

물리적 위험성	• 폭발성 물질 • 인화성 가스 • 인화성 에어로졸 • 인화성 고체 • 자기발열성 물질 및 혼합물 • 자연발화성 액체 • 자연발화성 고체 • 인화성 액체	• 물반응성 물질 및 혼합물 • 산화성 가스 • 산화성 액체 • 산화성 고체 • 고압가스 • 자기반응성 물질 및 혼합물 • 유기과산화물 • 금속부식성 물질
건강유해성	• 급성 독성(경구, 경피, 흡입) • 피부부식성/피부자극성 • 심한 눈 손상성/눈 자극성 • 호흡기과민성 • 피부과민성 • 생식세포 변이원성	• 발암성 • 생식독성 • 특성표적장기 독성(1회 노출) • 특성표적장기 독성(반복 노출) • 흡인유해성
환경유해성	• 수생환경유해성	

출처: 고용노동부. 안전보건공단.

표 8-75 a, b, c 화학물질의 유해성 위험성에 따른 그림문자 및 신호어(예)

1. 물리적 위험성(a)

화학물질의 분류	구분	그림문자	신호어
폭발성물질	불안정한 폭발성 물질	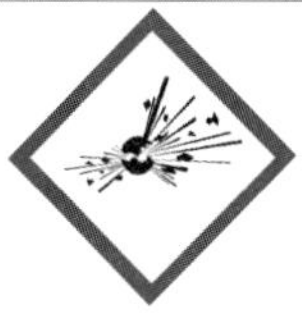	위험
	등급 1.1~1.3		경고
	등급 1.4		
	등급 1.5	주황색바탕에 숫자 1.5	위험
	등급 1.6	주황색바탕에 숫자 1.6	없음

2. 건강유해성(b)

화학물질의 분류	구분	그림문자	신호어
피부부식성	1 (피부부식성)		위험
	2 (피부부식성)		경고

표 8-75 a, b, c 화학물질의 유해성 위험성에 따른 그림문자 및 신호어(예) (계속)

3. 환경유해성(c)

화학물질의 분류	구분	그림문자	신호어
수생환경위해성	급성1	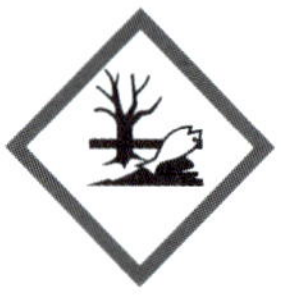	경고
	만성1		
	만성2		없음
	만성3, 만성4	없음	없음

출처: 고용노동부고시(2012). 제2012-14호.

표 8-76 MSDS의 작성 예시 및 방법

벤젠(CAS No. 71-43-2)
(산업안전보건법 제 41조에 의한 경고표시 예시)

신호어
- 위험

유해 · 위험문구
- 고인화성 액체 및 증기
- 삼키면 유해함
- 삼켜서 기도로 유입되면 치명적일 수 있음
- 피부에 자극을 일으킴
- 눈에 심한 자극을 일으킴
- 졸음 또는 현기증을 일으킬 수 있음
- 유전적인 결함을 일으킬 것으로 의심됨
- 암을 일으킬 수 있음
- 태아 또는 생식능력에 손상을 일으킬 것으로 의심됨
- (호흡기)장기에 손상을 일으킴
- 장기간 또는 반복 노출되면 중추신경계, 조혈계에 손상을 일으킴
- 장기적인 영향에 의해 수생생물에게 독성이 있음

표 8-76 MSDS의 작성 예시 및 방법(계속)

예방조치 문구

예방
- 열, 스파크, 화염, 고열로부터 멀리하십시오.
- 이 제품을 사용할 때에는 먹거나 마시거나 흡연하지 마시오.
- 옥외 또는 환기가 잘 되는 곳에서만 취급하시오.
- 보호장갑, 보호의, 보안경, 안면보호구를 착용하시오.

대응
- 흡입하면 신선한 공기가 있는 곳으로 옮기고 호흡하기 쉬운 자세로 안정을 취하시오.
- 삼켰다면 입을 씻어내시오. 토하게 하려 하지 마시오.
- 피부 또는 머리카락에 묻으면 오염된 모든 의복은 벗거나 제거하시오. 피부를 물로 씻으시오. 샤워하시오.
- 눈에 묻으면 몇 분간 물로 조심해서 씻으시오. 가능하면 콘텍트렌즈를 제거하시오. 계속 씻으시오.

저장
- 용기는 환기가 잘 되는 곳에 단단히 밀폐하여 보관하고 저온으로 유지하시오.

폐기
- (관련 법규에 명시된 내용에 따라) 내용물 · 용기를 폐기하시오.

※ 기타 자세한 사항은 MSDS를 참조하시오.

공급자 정보: ○○시 ○○구 ○○동, 한국산업안전보건공단, 032-5100-500

▶ **제목주세요**

명칭	대상 화학물질의 명칭(MSDS상의 제품명)
그림문자	5개 이상일 경우 4개만 표시 가능
신호어	"위험" 또는 "경고" 표시 / 모두 해당하는 경우 "위험"만 표시
유해 · 위험 문구	해당문구 전부 기재, 중복 문구 생략, 유사 문구 조합 가능
예방조치 문구	예방 · 대응 · 저장 · 폐기 각 1개 이상을 포함하여 6개만 표시 가능 (해당문구 중 일부만 표기 시 "기타 자세한 사항은 MSDS를 참고하시오" 문구 추가)
공급자 정보	제조자 또는 공급자의 회사명, 전화번호, 주소 등

▶ **경고표시 규격**

용기 또는 포장의 용량	인쇄 또는 표찰의 규격
용량 ≥ 500ℓ	450cm² 이상
200ℓ ≤ 용량 < 500ℓ	300cm² 이상
50ℓ ≤ 용량 < 200ℓ	180cm² 이상
5ℓ ≤ 용량 < 50ℓ	90cm² 이상
용량 < 5ℓ	용기 또는 포장의 상 · 하면적을 제외한 전체 표면적의 5% 이상

▶ **그림문자의 크기**
- 개별 그림문자의 크기는 인쇄 또는 표찰 규격의 1/40 이상
- 용량이 적은 용기 또는 포장의 경우에는 최소한 0.5cm² 이상

출처: 고용노동부고시(2012). 제2012-14호.

적 인자 또는 생물학적 인자에 의해 발생하는 질병으로, 노동과정과 질병발생의 원인적 관계가 확실한 질병을 의미한다. 1919년 ILO 창설 당시 공인된 직업병은 탄저병이었으며, 1925년 ILO 최초의 근로자 보상협정서에 게시된 직업병은 3종이었고, 1964년 직업병의 범위를 보다 확대하여 제안했다. 우리나라의 경우「산업안전보건법」에 유기용제 54종, 특정화학물질 42종, 금속 및 중금속 11종, 분진 3종, 물리적 인자 8종, 기타 유해인자 1종 등 유해물질별로 직업성 질환 원인물질이 열거되어 있다. 업무상 상병은 재해성 질병과 직업성 질병으로 구분할 수 있다. 재해성 질병은 급성중독처럼 시간적으로나 장소적으로 한정된 돌발사건에 의하여 야기되는 건강장해로, 작업교대시간 이내에 발생하며 재해라는 돌발 사건의 유무를 보는 동시에 재해의 성질, 강도, 작용부위, 시간경과, 작업환경, 작업조건, 증상의 경과, 임상검사를 동원하여 판단하므로 비교적 용이하다. 직업성 질병은 만성중독처럼 직업생활을 계속하는 동안에 건강장해가 축적 · 가중되어 발병 · 진행하는 질병으로, 비교적 오랜 발병과정을 갖고 있기에 업무와의 인과관계를 판단하기가 어려우며, 그 판단을 위해서는 의사의 명확한 진단이 필수 불가결하다. 전제조건으로 유해물 피폭 정도나 유해작업의 내용, 강도, 폭로시간을 알아야 인과관계를 통한 진단이 가능하다. 업무상 질병의 범위(근로기준법 제44조 제1항 관련)는 다음과 같다(표 8-77).

2) 직업병의 발생요인

직업병의 발생요인은 직접원인과 간접원인으로 나눈다. 직접원인은 작업환경 중에 존재하는 대기조건의 변화, 소음, 진동, 방사선 등의 물리적 환경요인의 이상으로 인해 잠함병, 소음성 난청, 진동병, 산소결핍증 등 직업성 건강장해를 초래한다. 간접원인은 작업강도와 작업시간이라 할 수 있다. 분진작업자는 작업의 격심한 정도에 따라 호흡량이 늘어 흡입분진의 총량을 증가시킨다. 작업의 종류와 작업 방법에 따라 발생하는 질병의 종류와 빈도도 달라질 수 있다. 작업장의 환경은 직업병 발생과 증상을 악화시킬 수 있는 원인이 될 수 있다.

표 8-77 업무상 질병의 범위

가. 업무상 부상으로 인한 질병

나. 물리적 요인으로 인한 질병

1) 엑스선, 감마선, 자외선 및 적외선 등 유해방사선으로 인한 질병
2) 덥고 뜨거운 장소에서 하는 업무 또는 고열물체를 취급하는 업무로 인한 일사병, 열사병 및 화상 등의 질병
3) 춥고 차가운 장소에서 하는 업무 또는 저온물체를 취급하는 업무로 인한 동상 및 저체온증 등의 질병
4) 이상기압 하에서의 업무로 인한 감압병 등의 질병

표 8-77 업무상 질병의 범위(계속)

5) 강렬한 소음으로 인한 귀의 질병
6) 착암기 등 진동이 발생하는 공구를 사용하는 업무로 인한 질병
7) 지하작업으로 인한 안구진탕증

다. 화학적 요인으로 인한 질병

1) 분진이 발생하는 장소에서의 업무로 인한 진폐증 등의 질병
2) 검댕 · 광물유 · 옻 · 타르 · 시멘트 등 자극성 성분, 알레르겐 성분 등으로 인한 봉와직염, 그 밖의 피부질병
3) 아연 등의 금속흄으로 인한 금속열
4) 산, 염기, 염소, 불소 및 페놀류 등 부식성 또는 자극성 물질에 노출되어 발생한 화상, 결막염 등의 질병
5) 다음의 물질이나 그 화합물로 인한 중독 또는 질병: 납, 수은, 망간, 비소, 인, 카드뮴, 시안화수소
6) 다음의 물질로 인한 중독 또는 질병
   가) 크롬 · 니켈 · 알루미늄 · 코발트
   나) 유기주석
   다) 이산화질소 · 아황산가스
   라) 황화수소
   마) 이황화탄소
   바) 일산화탄소
   사) 벤젠 또는 벤젠의 동족체와 그 니트로 및 아미노 유도체
   아) 톨루엔, 크실렌 등 유기용제
   자) 사) 및 아) 외의 지방족 또는 방향족의 탄화수소화합물
   차) 2)부터 5)까지 및 6)가)부터 자)까지의 화학적 요인 외의 독성 물질, 극성 물질, 그 밖의 유해 화학물질

라. 생물학적 요인으로 인한 질병

1) 환자의 검진, 치료 및 간호 등 병원체에 감염될 우려가 있는 업무로 인한 감염성 질병
2) 습한 곳에서의 업무로 인한 렙토스피라증
3) 옥외작업으로 인한 쯔쯔가무시증, 신증후군 출혈열
4) 동물 또는 그 사체, 짐승의 털 · 가죽, 그 밖의 동물성 물체, 넝마 및 고물 등을 취급하는 업무로 인한 탄저, 단독 등의 질병

마. 직업성 암

검댕, 콜타르, 콜타르피치, 정제되지 않은 광물유, 6가 크롬 또는 그 화합물, 염화비닐, 벤젠, 석면, B형 또는 C형 간염바이러스, 엑스선 또는 감마선 등의 전리방사선, 비소 또는 그 무기 화합물, 니켈 화합물, 카드뮴 또는 그 화합물, 베릴륨 또는 그 화합물, 목재 분진, 벤지딘, 베타나프틸아민, 결정형 유리규산, 포름알데히드, 1,3-부타디엔, 라돈-222 또는 그 붕괴물질, 산화에틸렌 및 스프레이 도장 업무 등 발암성 요인으로 인한 암

바. 무리한 힘을 가해야 하는 업무로 인한 내장탈장, 영상표시단말기(VDT) 취급 등 부적절한 자세를 유지하거나 반복 동작이 많은 업무 등 근골격계에 부담을 주는 업무로 인한 근골격계 질병

표 8-77 업무상 질병의 범위 (계속)

사. 업무상 과로 등으로 인한 뇌혈관 질병 또는 심장 질병

아. 업무와 관련하여 정신적 충격을 유발할 수 있는 사건으로 인한 외상 후 스트레스 장애

자. 가목부터 아목까지에서 규정한 질병 외에 「산업재해보상보험법」 제8조에 따른 산업재해보상보험 및 예방심의위원회의 심의를 거쳐 고용노동부장관이 지정하는 질병

차. 그 밖에 가목부터 자목까지에서 규정한 질병 외에 업무로 인한 것이 명확한 질병

출처: 법제처 근로기준법시행령 제44조제1항 관련 별표5

여름철의 고온다습한 기후는 생체기능을 저하시켜 유독물에 대한 저항력을 낮추게 할 수도 있으며, 겨울철의 한냉한 기후조건은 환기불량으로 인하여 중독발생을 촉진하며, 납(연)중독은 한냉 시에 체내 정체되므로 유독작용을 보다 더 쉽게 초래할 수 있다. 벤젠 등 유기용제와 파라치온 등 유기인에 의한 중독, 수은, 비소, 니코틴 등은 여성의 감수성이 높다.

3) 직업병의 특성

- 열악한 작업환경에 장기간 노출된 후에 발생한다.
- 폭로시작과 첫 증상이 나타나기까지 긴 시간적 차이가 있다.
- 인체에 대한 영향이 확인되지 않은 신물질이 많다.
- 임상적 또는 병리적 소견을 일반 질병과 구분하기가 어렵다.
- 많은 직업성 요인이 비직업성 요인에 상승작용을 일으킨다.
- 임상의사가 관심이 적어 이를 간과하거나 직업력을 소홀히 한다.
- 보상과 관련된다.

4) 직업병 현황

2018년 고용노동부의 산업재해 통계에 따르면 2017년도의 업무상 질병 요양자(사망자 제외)는 8,190명으로 전년도 7,068명에 비해 1,122명(15.9%)이 증가하였다. 이 중에서 진폐, 기타 화학물질 중독 등의 직업병은 2017년도에 2,472명으로, 전년도 1,756명보다 716명(40.8%) 증가하였고, 작업관련성 질병은 2017년도에 5,718명으로 전년도 5,312명 보다 406명(7.6%)이 증가하였다(표 8-78).

업종별 산업재해 현황을 보면 2016년 대비 광업(8명, 0.08%), 제조업(1,474명, 0.03%), 건설업(983명, 0.01%), 전기 · 가스 · 수도업(20명, 0.03%), 임업(307명, 0.18%)은 감소하였고, 운수 · 창고 · 통신업(132명, 0.02%) 등은 증가한 것으로 나타났다(표 8-79).

표 8-78 업무상 질병 요양자 비교

(단위: 명)

연도	총계	직업병							작업관련성 질병				
		소계	진폐	난청	금속 중금속 중독	유기화합물 중독	기타 화학물질 중독	기타	소계	심·뇌 질환	신체 부담 작업	요통	기타
2016	7,068	1,756	1,050	472	0	1	14	219	5,312	287	2,098	2,737	190
2017	8,190	2,472	1,114	1,051	18	10	42	237	5,718	421	2,436	2,638	223
증감	1,122	716	64	579	18	9	28	18	406	136	338	−99	33

출처: 고용노동부(2018). 2017 산업재해 발생현황.

표 8-79 산업별 재해자 비교

(단위: 명)

연도	전산업	광업	제조업	건설업	전기 가스 수도업	운수 창고 통신업	임업	기타 산업	기타
2016	82,780	166	23,150	25,701	94	3,765	1,400	27,510	994
2017	80,665	158	21,676	24,718	74	3,897	1,093	28,228	821
증감 (%)	−2,115 (−0.02)	−8 (0.08)	−1,474 (−0.03)	−983 (−0.01)	−20 (−0.03)	132 (0.02)	−307 (−0.18)	718 (0.00)	−173 (−0.02)

※ 기타는 어업, 농업, 금융보험업임.
출처: 고용노동부(2018). 2017 산업재해 발생현황.

5) 직업병의 예방대책

직업병 예방의 주요 관건은 작업환경, 작업방법, 취급물질, 작업조건 등의 직업병 발생 요인을 어떻게 효과적이고 합리적으로 관리하느냐 하는 것이다.

첫째, 유해요인을 적절하게 관리해야 한다. 발암성 물질이라면 절대 노출이 되지 않도록 완전하게 제거되어야 하며, 질식가스인 경우에는 위험수준 이하로 감소시켜야 한다.

둘째, 근로자가 업무를 수행함에 있어 불편함이나 스트레스가 없도록 해야 하며, 새로운 유해요인이 발생되지 않아야 한다.

셋째, 유해요인에 노출되고 있는 모든 근로자를 보호해야 한다.

넷째, 작업장과 마찬가지로 주변의 지역사회에서의 위험요인도 제거해야 한다. 환기장치를 통하여 유해물질이 정화되지 않고 지역사회로 배출되면 문제가 확산될 수도 있다.

(1) 발생원에 대한 대책

유해물질 발생원에 대한 대책으로 가장 효과적인 관리방법은 유해요인 발생 자체를 원천적으로 봉쇄하는 방법이다. 소음이나 진동 등 유해원인이 최소화되도록 고안된 새로운 기계의 구입, 기존 기계에 안전장치 부착, 생산공정에서 유해과정을 제거하는 방법 등 공정을 재설계한다. 대치는 유해한 물질을 유해하지 않거나 덜 유해한 물질로 대치하여 사용하는 방법이다. 유해한 작업공정을 격리 또는 밀폐함으로써 노출근로자를 최소화하는 방법이다.

(2) 전달과정에 대한 대책

유해물질 전달과정에 대한 대책은 유해물질이 환기장치를 통하여 정화되지 않고 근로자나 지역사회로 배출되어 문제가 확산되는 경우를 예방하는 것이다.

국소환기장치 및 전체 환기를 통해 유해물질을 희석시킨다. 국소환기는 실험실 또는 납땜 작업대 등에 설치하여 사용하는 고정식과 용접이나 분무 작업 시에 설치하여 사용하는 이동식이 있으며, 유해물질관리에 가장 흔히 사용되는 방법이다. 전체환기는 독성이 비교적 약한 유해물질을 공기 중으로 희석시킬 때 사용된다. 제분, 굴진, 분쇄 등 분진이 많이 발생되는 작업 시에는 습식법을 사용하여 발생을 줄인다. 소음, 방사선, 고열의 영향을 방지하기 위하여 보호벽, 보호판, 방사판 등의 차폐막을 설치한다. 작업장에 엎질러진 물질(특히 수은)의 완전한 청소 등 작업장을 청결히 유지하는 것 또한 중요한 관리방법 중 하나이다.

(3) 근로자에 대한 대책

직업병 예방방법 중 최후에 선택하는 방법으로 개인보호구를 착용하도록 한다. 사업주 입장에서는 소극적인 대처방법이라고 할 수 있다. 행정적 조치는 유해요인보다는 근로자를 관리하는 것이 목적으로 특별한 유해요인에 대해 비정상적으로 감수성이 강한 근로자를 선별하거나 고용을 금지하고, 유해지역에서의 교대근무, 발암성물질을 취급하는 근로자의 노출 후 암 발생까지의 잠복기를 고려한 고령자의 채용 등의 조치가 시행되기도 한다. 하지만 근본적인 문제해결에 도움이 되지 않으며, 윤리적인 문제도 있어 일반적인 관리방법으로 사용되지 않는다.

의학적 관리는 「산업안전보건법」에 의한 배치 전 건강진단, 특수 건강진단, 수시 건강진단, 임시 건강진단 등을 실시하여 직업병의 조기 발견을 통해 적절히 관리하는 2차 예방방법이다. 1차 예방방법으로 근로자뿐 아니라 사업주에게도 보건교육을 실시하여 직업병 예방을 위한 노사의 적극적이고 능동적인 참여를 유도할 필요가 있다.

4. 직업성 질환관리

직업성 질환은 특정직업에 종사할 때 근로조건이 원인이 되어 일어나는 질환으로, 요인에 따른 분류와 신체기관별 분류로 나눈다. 요인별 분류에는 중금속 오염, 유기용제 중독, 분진, 물리적 인자, 생물학적 인자 등이 있고, 신체질환별 분류에는 호흡기질환, 심혈관계 질환, 혈액질환, 소화기질환, 생식기계 질환, 신경독성 질환, 피부질환, 감염질환, 근골격계 질환이 있다.

1) 유기용제 중독

유기용제는 탄소와 수소를 함유하고 있는 유기화합물이다. 화학적으로 안정되고, 지방질을 녹이며, 피용해물질의 성질을 변화시키지 않고 용해한다. 실온에서는 액체이며 휘발하기 쉬운 특성을 가진다. 휘발성이 크므로 공기 중 가스로 존재하여 호흡기 흡입이 가능하고, 피부로 흡수되어 중추신경계를 침범하기도 한다.

산업장에서 유기용제를 취급하는 업종으로는 염료, 합성세제, 유기안료, 의약품, 농약, 향료, 조미료, 사진약품, 폭약, 방충제, 방부제, 잉크, 접착제 제조, 금속코팅, 착색, 세척, 고무, 가죽가공 등 매우 널리 사용되고 있다.

유기용제 중독의 일반적인 증상은 어지러움, 두통, 구역, 시력상실, 도취감, 혼돈 등의 마취 작용이 있으며, 신경행동학적 증상은 장애인 만성독성 뇌병증, 정신기질증후군, 감각이상과 같은 지각장애, 인지장애(기억력 저하, 혼돈), 정서장애(신경질, 불안, 우울, 무관심), 운동장애(사지무력감, 작업수행능력 저하, 피로, 떨림, 협조운동 저하) 등이 있다.

(1) 벤젠

벤젠(C_6H_6)은 방향족 탄화수소물이며, 90% 정도는 스틸렌, 사이클로헥산, 페놀 같은 화학물 제조에 이용되고, 이외에도 농약, 의약품 제조에 이용된다. 벤젠은 방향족 탄화수소물 중에서 유일하게 조혈장애를 유발시켜 빈혈을 일으키며, 혈액의 모든 세포 성분을 감소시킨다. 골수가 저세포 소견을 보이기 시작하면서 환자는 허약, 체온상승, 잇몸출혈, 코피, 점상출혈 등의 증세를 보인다. 벤젠에 의한 만성장애는 백혈병이며, 가장 흔한 유형은 급성 골수성 백혈병이다.

(2) 사염화탄소

사염화탄소(CCl_4)는 할로겐화 탄화수소물이며, 소방제나 세척액 등으로 사용된 적도 있으나 강한 독성 때문에 현재는 사용되지 않는다. 고농도의 사염화탄소에 노출되면 중추신경계 장애 외에 간장과 콩팥장애를 유발한다. 얼마 간의 잠복기를 거쳐 나타나는 초기

증상으로는 지속적인 두통, 구역 및 구토, 복통과 설사, 간부위 압통 등이 있다. 그 뒤로는 감뇨, 알부민뇨, 혈뇨 등 콩팥장애 증상을 보이며 완전 무뇨증이 되면 사망할 수도 있다. 동물실험에서는 간암을 일으키는 것으로 밝혀졌다.

(3) 메탄올

메탄올(CH_3OH)은 포름알데히드, 에틸렌글리콜, 플라스틱, 필름 등의 제조와 락커, 접착제, 휘발유 첨가제, 잉크, 결빙방지에 이용된다. 급성중독 증상으로는 오심, 구토, 복통, 대사성 산혈증에 이어 심한 경우에는 사망할 수도 있다. 만성장애로는 시신경염, 시각장애, 시신경위축, 영구맹 등과 같이 심한 안과적 장애를 초래한다.

(4) 이황화탄소

이황화탄소(CS_2)는 휘발성이 매우 강한 용제로 인조견, 셀로판, 사염화탄소의 제조, 수지와 고무제품의 용제, 추출용 등에 이용된다. 독성이 매우 높고 증상으로는 중추신경장애로 인한 뇌병증, 파킨슨 증후군, 신경행동장애 등을 초래하고, 이 외에 말초신경병, 심혈관계장애, 안과적 장애, 생식기능 장애 등을 초래한다.

(5) 노말헥산

노말헥산(Methyl N-Butyl Ketone, MBK)은 지방족 탄화수소물이며, 천연가스, 가솔린 등에 혼합물의 형태로 존재하며 물감, 염료, 잉크 등의 제조와 용제로 널리 이용된다. 인쇄, 아교와 페인트의 신나로 이용되는 핵산은 다발성 말초신경병을 일으킨다. 노말헥산에 만성적으로 노출되었을 때에는 신경독성 증상이 나타난다. 요중 2,5-헥산디온의 배설량은 핵산과 노말헥산에 노출된 근로자의 생물학적 노출지표로 이용된다.

(6) 에틸렌글리콜에테르

산업장에서 락커, 수지, 잉크, 섬유염색, 부동액, 휘발유 첨가제, 수성페인트 용제로 사용되는 글리콜에테르 중에서 에틸렌글리콜에테르(Ethylene Glycol Monomethyl Ether)는 최근 생식기능에 장애와 빈혈을 일으키는 것이 밝혀졌다. 임신 중에 노출된 경우, 남아에서 요도하열을 유발할 수 있고 콩팥장애를 일으킨다. 동물실험에서는 태아사망과 심장 및 골격계의 기형발생이 증가하였다.

(7) 유기용제 중독 시 응급처치

① 응급처치

용제가 있는 작업장으로부터 환자를 격리시킨 후, 호흡이 멎었을 때에는 인공호흡을 실시한다. 용제가 묻은 의복은 벗긴 후 보온과 안정에 유의한다. 환자가 의식이 있는 경우에는 따뜻한 물이나 커피를 마시게 한다.

② 관리방법

유기용제에 중독된 경우에는 대증요법 외에 특이적인 치료방법이 없으므로 작업환경 관리를 통한 예방이 중요하다. 유기용제 중독의 예방대책으로는 용제의 선택과 대치, 공정 조절, 환경개선, 환기, 격리, 개인 보호구 착용 등이 있다.

2) 물리적 인자

(1) 소음

소음이란 기계, 기구, 시설, 그 밖의 물체의 사용 또는 환경부령으로 정하는 사람의 활동으로 인하여 발생하는 강한 소리를 말한다(소음 · 진동관리법 제2조). 소음은 건설업, 광업, 농업, 운수, 창고 및 통신업, 목제품 제조, 펄프 및 종이제품 제조, 인쇄, 서비스업 등 다양한 산업체에서 발생된다. 업종에 따라 발생되는 소음 강도에 차이가 있지만, 우리나라 산업안전 시행규칙상 하루 8시간에 따른 허용기준인 90dB(A)을 초과해서는 안 된다(표 8-80).

표 8-80 소음 허용기준

1일 노출시간(hr)	소음의강도(dB) 허용기준(한국)	소음의강도(dB) 허용기준(미국)
8	90	85
4	95	90
2	100	95
1	105	100
1/2	110	105
1/4	115	110
1/8		115

* 115dB 이상에 폭로되어서는 안 된다.
출처: 지역사회간호학 7판, 현문사

산업장에서의 소음은 대화와 집중력을 방해함으로써 작업수행능력을 저하시킬 수 있다. 또한 일반 생활환경에서의 소음은 불쾌감과 수면장애를 유발한다. 이외에도 생리적 영향으로 내분비계통을 흥분시킴으로써 근육의 긴장, 타액과 위액의 분비 억제 등의 증상을 유발하며, 심리적으로는 불면감, 사고나 집중력 저하, 초조감 등을 유발한다. 강렬한 소음에 반복 노출되면 일시적 또는 영구적 청력손실을 유발할 수 있다(표 8-81).

표 8-81 소음의 예

소음도(dB)	장소
110~120	제트기 이착륙지점
100	고가도로 밑
80~90	지하철 속
70~80	시끄러운거리(낮)
60~70	조용한 거리
60	보통의 말소리
50~60	평균적인 사무실 내
40~50	교외 주택지(낮)
30	교외 주택지 (밤)

출처: 지역사회간호학 7판, 현문사

① 소음성 난청 발생기전

난청은 4,000~6,000cps 소음에 2시간 이상 반복 노출 시 발생한다. 주파수별 청력치로 보면 4,000Hz 부근의 고주파 영역에서 청력감소가 나타나 소위 C5-dip 현상이라는 별칭을 갖고 있는 소음성 난청(Noise Induced Hearing Loss, NIHL)이 시작된다. 소음성 난청은 대부분 양측성이며 감각 신경성 난청에 속하기 때문에 기도 및 골도 청력치가 모두 감소한다. 소음성 난청이 있는 사람은 작은 말소리는 잘 듣지 못하지만 어느 정도 크게 말하면 갑자기 소리를 느낀다. 소음성 난청처럼 코르티기관장애가 있는 경우에 이러한 현상이 나타나며, 이를 음량 과보상(loudness recruitment)이라 한다.

- 가역적 피로현상: 신경 수용기에 도달하는 자극이 강할 경우에 일시적으로 신경의 전도성이 저하되는 현상으로, 12~24시간 또는 늦어도 2~3개월 후 회복된다.
- 비가역적 파괴현상: 코르티기관 내 신경수용기의 손상에 의한 영구적 난청이다. 단시간 폭로되어 일시직 난청이 발생하지 않는 소음은 영구적 난청을 발생하지 않는다. 폭로 후 5~10년에 가장 많이 발생한다.

② 소음성 난청 진단

1차 건강진단에서 문진, 시진 및 청력검사를 실시한다. 임상검사는 이경검사와 순음기도 청력검사를 1,000Hz 및 4,000Hz에서 실시한다. 청력검사상 1,000Hz에서 30dB 이상 또는 4,000Hz에서 40dB 이상 청력손실이 있는 사람을 2차 정밀검사 대상자로 선별한다. 2차 정밀건강진단에서 소음작업조건을 조사하고 임상검사로서 오디오그램에 의한 각 주파수별 청력손실 검사를 실시한다.

난청에 대한 보상은 근로기준법 시행령 제47조(장해등급결정, 별표6)와 산업재해보상보험법의 업무상 재해인정기준에 따라 신체장해가 있는 경우에는 그 장해 정도에 따라 장해보상을 한다.

③ 대책

소음성 난청을 예방하기 위한 방법은 먼저 작업장의 소음을 측정하여 법적 기준을 지키도록 하며, 청력변동 요인을 조사하여 작업환경관리의 원칙인 대치, 격리, 환기, 보호구 착용 등을 적용하는 것이다. 소음성 작업장에서 청력에 예민하게 영향 받는 사람을 파악하고, 개인용 소음 방지기를 착용하여 35dB 이하로 소음을 감소시켜야 한다. 작업장이나 소음이 심한 기계에 방음시설을 하고, 소음성 난청의 초기 증상이 나타나면 안정과 재활교육을 실시한다. 그리고 소음성 작업장에서의 작업시간을 규정하여, 가급적 소음 노출 후 충분한 시간 동안 소음을 피해야 한다. 이와 함께 주기적인 청력검사로 소음성 난청을 조기에 발견하여 더 이상의 손상을 예방해야 하며, 소음성 난청에 대한 상담과 교육도 필요하다. 소음을 예방하는 방법은 다음과 같다.

첫째, 기계·기구를 교체하거나 수리·보완하여 소음이 덜 생기도록 한다.

둘째, 소음 시설 주위에 벽을 세워서 밀폐시키거나 방향이나 위치를 바꿔 소음이 덜 새어 나오게 하고 건물 벽에 흡음설비를 해서 소음을 흡수시켜버린다.

셋째, 소음시설을 다루는 근로자가 방음실에서 작업하도록 하거나 멀리 떨어져서 기계를 다룰 수 있도록 원격조종시설을 만들어서 소음을 덜 듣도록 한다.

무엇보다도 근로자들이 소음에 시달리지 않도록 작업시간을 줄이는 것은 훌륭한 예방 대책이 될 수 있다.

(2) 진동

진동이란 어떤 물체가 외력에 의해 평형 상태의 위치에서 주기적으로 전후·좌우의 방향으로 흔들리는 것을 말한다. 즉, 어떤 양의 크기가 시간경과에 따라 기준치 부근에서 증감함을 뜻하는데 진폭과 진동수에 의해서 진동량이 규정된다. 사람에 관계되는 진동은 1~400Hz의 진동수를 갖는 것이며, 사람의 피부에서 느끼는 것은 0.1~3,000Hz의 진동으로 학자의 의견에 따라 다르게 분류된다. 진동에 의한 건강장해는 전신진동장애와 국소진동장애로 나눈다.

① 전신진동장해

전신진동원은 교통차량, 선박, 항공기, 기중기, 분쇄기, 중장비차량, 큰 기계 등이다. 전신진동 노출 시 산소소비량과 폐환기량이 증가하며, 내분비계, 심장, 평형감각 등에 영향을 미친다. 상복부의 통증과 팽만감 및 구역질 등 멀미가 발생하고, 시력저하, 열발산 촉진, 혈액순환의 억제, 위장장애, 수면장애, 평형감각 장애 등을 호소한다. 적성배치에 내장하수증, 다발성 신경염, 자궁탈, 고혈압환자 등은 제외시키는 것이 바람직하다.

② 국소진동장애

국소진동에 노출되는 경우는 전기톱, 그라인더, 전기드릴, 착암기, 병타기 및 해머 등의 작업으로, 주로 전기 또는 휘발유 동력으로 작동되는 손 공구를 다루는 때이다. 장시간 추운 환경에서 해당 작업을 오래 하게 되면 레이노병(Raynaud's phenomenon)을 유발할 수 있다. 레이노병과 유사한 현상으로 외상상 혈관경련증후군, 데드 핸드(dead hand) 또는 데드 핑거(dead finger), VWF(Vibration White Fingers) 등으로 불리운다. 최근에는 손팔 진동증후군(Hand-Arm Vibration Syndrome, HAVS)이라는 용어가 주로 쓰인다. HAVS의 초기증상은 진동 노출 후에 손가락 끝이 창백해지고 자통(얼얼한 느낌)과 무감각이다. 2단계로 진행되면 혈액순환이 되지 않아 손가락이 파란색으로 변한다. 증상이 계속 진행되면 작은 동전을 집는 일이나 단추를 채우고 푸는 일 등도 어려워지는 3단계로 진행될 수도 있다. 4단계는 직업을 그만두거나 바꿀 정도로 심해지고, 심한 경우에는 손가락에 괴사가 올 수도 있다.

③ 예방

손의 보온, 손에 전달되는 진동을 감소키기 위한 진동 장갑의 착용, 작업시간 및 위치 조절, 채용 시 신체검사, 작업환경관리 및 보건교육 등을 실시한다. 적성배치 시 다발성 신경염, 관절염, 류마티스성 질환, 레이노병, 약물중독, 혈관계 질환, 만성알코올 중독자 등은 제외시킬 필요가 있다.

④ 대책

국소 진동 노출에 의한 HAVS를 예방하기 위한 기본 대책은 공구의 진동을 감소시키도록 설계하는 것과 진동의 전달력을 감소시키기 위해 진동공구에 방진판이나 방진핸들을 부착시키거나 작업자에게 방진용 장갑을 공급하는 것이다. 조기발견을 위해서는 냉각수 부하에 의한 수지에 말초순환 기능검사 및 통감, 진동감 등의 말초지각검사를 실시한다. 또한 작업 방법을 병타공법에서 용접법으로 바꾸는 대치의 원리를 적용하거나 작업시간을 단축하며, 전신과 손을 보온 · 보호한다.

(3) 이상기온장해

이상기온이 인체에 미치는 영향을 분류하면 열중증과 이상저온에 의한 손상으로 나눌 수 있다.

① 고온에 의한 건강장해

열중증은 고온 · 고습의 환경에서 노동이나 강한 복사열이 인체에 작용할 경우 또는 열방산이 적은 조건에서 근육노동을 할 경우에 쉽게 발생하는 급격한 신체적 장애를 총칭한다. 비교적 급격히 노동력이 저하되어 졸도 또는 사망에 이르게 된다.

열중증은 학자에 따라서는 다른 분류법과 용어를 사용하기도 한다. 그러나 열피로, 열경련, 열사병 등 세 가지 질병의 병인기전은 엄연히 구별될 수 있으므로 다음과 같이 분류한다(표 8-82).

표 8-82 고온에 의한 건강장해

종류	원인	증상	치료
열경련 (고온의 산업현장에서 일어나는 전형적인 증상으로 외국에서는 일명 'Miner's cramp'라고 함)	• 고온의 환경에서 중노동을 할 때 심한 발한에 의한 전해질 상실율이 발생함 • 체내 염분(NaCl)의 급격한 감소 및 탈수증상이 발생함	• 현기증, 이명, 두통, 구토, 호흡곤란, 수의근의 경련발작이 특징이며, 특히 활동근육에 호발함 • 체온은 정상 또는 약간 상승하고, 피부는 습하고 더우며, 맥박은 빠르고 혈압은 변화가 없고, 소변량이 현저하게 감소함	• 체액보충이 중요하므로, 생리식염수를 정맥주사하고, 증상이 가벼울 경우에는 0.1% 식염수 또는 우유를 섭취함
열피로 (학자에 따라서는 열소모라고도 함)	• 고온에 폭로된 결과로 혈관신경 조절기능과 심박출량 부족으로 오는 순환기 기능부전이 발생함	• 열경련 증상보다 더 중증이 나타남 • 현기증, 피로감, 권태감, 불안감, 두통, 이명 등 비특이적인 증상을 호소함 • 의식저하, 완전허탈에 빠져 실신하게 됨	• 서늘하고 쾌적한 환경에서 안정하고, 가염 유동식 섭취함 • 탈수가 심하면 5% 포도당 또는 식염수를 정맥주사하여 체액을 보충함 • 강심제를 써야 할 경우도 있음
열사병	• 고온다습 작업환경에서 격심한 근육노동 시 갑자기 체온조절장애가 발생하여 발한 증발에 의한 체온방산의 장애, 뇌의 온도상승, 중추적인 체온조절 기능장애가 발생함	• 의식을 잃고 체온의 급격한 상승(40.6℃), 발한 정지 등 고체온 증상이 나타남 • 적절한 치료가 이루어지지 않으면 100% 사망할 수도 있으며, 체온이 43℃ 이상이면 80%가 사망하는 등 예후가 불량함	• 얼음물에 담가 체온을 하강시키는 것이 중요함 • 울혈방지와 체열이동을 돕기 위해 사지를 격렬하게 마찰시키고, 호흡곤란 시 산소를 공급하고 체열생산을 억제하기 위해 항신진대사제를 투여함

산업장에서 열사병을 예방하기 위해 열사병 예방지수인 습구 · 흑구 · 온도지수(Wet-Bulb Globe Temperature, WBGT)를 사용한다. WBGT는 기온, 습도, 복사열, 기류 등 열중증을 유발하는 네 가지 환경 요소를 반영한 지수로, 실외 노동과 운

동시 열중증 예방에 효과적이다. WBGT는 미국에서 처음 개발되어 현재 국제적으로 표준화되어 있다. WBGT Index는 간단하고 직접 수치를 읽을 수 있기 때문에 널리 이용되고 있으며, 계산법은 다음과 같다.

WBGT = 0.7 WT + 0.2 GT + 0.1 DT(옥외)

WBGT = 0.7 WT + 0.3 GT(실내)

WT는 습구온도, GT는 흑구온도, DT는 건구온도이다. ACGIH에서는 이 지수로 고온 작업의 허용기준을 정하고 있다(표 8-83).

표 8-83 WBGT 지수에 의한 고온허용기준(ACGIH)

(단위: ℃, WBGT)

체계의 구성요소	작업유형		
	경작업	중등작업	중격한 작업
계속 작업	30.0	26.7	25.0
75% 작업~25% 휴식	30.6	28.0	25.9
50% 작업~50% 휴식	31.4	29.4	27.9
25% 작업~75% 휴식	32.2	31.1	30.0

※ 1) 경작업: 200kcal까지의 열량이 소요되는 작업을 말하며, 앉아서 또는 서서 기계의 조정을 하기 위하여 손 또는 팔을 가볍게 쓰는 일 등을 뜻함
2) 중등작업: 시간당 200~350kcal의 열량이 소요되는 작업을 말하며, 물체를 들거나 밀면서 걸어다니는 일 등을 뜻함
3) 중작업: 시간당 350~500kcal의 열량이 소요되는 작업을 말하며, 곡괭이질 또는 삽질하는 일 등을 뜻함

출처: 고용노동부고시(2018). 제2018-24호.

② 저온에 의한 건강장해

저온에 의한 1차 생리적 영향은 피부혈관의 수축이다. 경미한 열의 불균형 상태가 되면 근육의 수축이 발생하여 열생산이 증가하게 된다. 근육의 수축운동(전률, shivering)으로 대사율이 8배나 증가할 수 있지만 몸이 몹시 떨리며 피로가 오고 열 손실량이 많아지는 결함이 수반된다. 2차적으로 말초혈관 수축으로 표면조직의 냉각이 발생한다. 저온 환경에서는 근육활동과 조직대사가 증가되어 식욕이 항진된다. 저온 노출 시 피부혈관 수축으로 순환능력이 감소되어 상대적으로 혈류량이 증가되므로 혈압은 일시적으로 상승된다.

- 전신저체온증

장시간의 한랭노출과 체열상실에 따라 발생하는 급성 중증장애이다. 몸의 심부온도가 35℃ 이하로 내려간 것을 말하며, 기온이 18.3℃ 또는 수온이 22.2℃ 이

하일 때 발생할 수 있다. 첫 증상으로 억제하기 어려운 떨림과 냉감각이 생기고, 심박동이 불규칙하고 느려지며, 맥박은 약해지고 혈압은 낮아진다. 체온이 35~32.2℃에 이르면 운동실조, 자극에 대한 반응저하가 나타나고 30℃ 이하에서는 체온조절기능, 맥박, 혈압, 신체 각기관의 기능이 급격히 떨어지게 된다.

■ 참호족과 침수족

참호족과 침수족은 한냉에 장시간 노출됨과 동시에 지속적으로 습기에 노출되거나 물에 잠길 때 발생한다. 임상적으로 허혈기, 충혈기 및 치유기의 3단계로 구분한다. 초기에는 소동맥과 소정맥이 경련을 일으켜서 발이 차고 통증과 부종이 생기고, 곳곳에 푸릇푸릇한 울혈부위가 생겨서 급성 일과성 염증반응과 비슷하다. 한냉노출을 중단한지 2~3일이 지나면 모세혈관과 소정맥이 확장하고 혈관내피조직의 투과력이 증가하여 충혈이 생기며, 심한 동통, 부종, 발적, 발열, 수포형성, 출혈, 림프관염, 반상출혈을 일으킨다. 어떤 경우에는 봉와직염, 괴저, 혈전정맥염 등 후유증이 생기기도 한다. 10~30일 후에는 감각이상이 심해 통증을 느끼지 못하고 조직과 신경의 퇴화가 여러 해 동안 지속될 수 있다.

■ 동상

혹심한 한냉에 노출됨으로써 표재성 조직 자체가 동결하여 조직이 손상된 것을 말한다. 피부 창백, 감각 둔화, 통증, 삼출성 염증, 조직의 괴사를 초래한다. 피부의 빙점은 −10℃이지만 풍속이 늘면 체열방산이 커져서 동상이 빠르게 발생한다.

1도 동상은 발적 · 종창이 일어난 상태, 2도 동상은 수포형성에 의한 삼출성 염증상태, 3도 동상은 국소조직의 괴사상태를 나타낸다.

■ 기타장애

알레르기 반응, 상기도 손상, 피로증상 및 작업능률 저하를 나타낸다.

③ 대책

저온폭로에 의한 건강장해를 예방하기 위해 피복은 통기성이 적고 함기성이 큰 것을 선택한다. 신발이 발을 압박해 혈액순환장해를 일으키지 않도록 신발은 적절한 크기를 선택한다. 풍속이 증가하면 기온이 저하한 것과 같은 효과가 있으므로 바람 부는 장소에서 작업을 할 경우에는 임시 방풍벽을 설치한다. 실내 작업에서도 실온이 18℃ 이하가 되지 않도록 하며, 고혈압, 심혈관장해, 위장장해, 신장장해가 있는 사람은 가급적 한랭작업에서 제외한다.

(4) 이상기압

위도 45° 해면에서 0℃때 공기의 압력은 평균 1kg/cm^{2}이고, 이를 1기압이라고 한다. 이

것은 수은주의 높이 760mmHg, 중력가속도 g=980.665cm/sec에 해당된다. 이때 대기 1m^3 당 1.2931kg의 무게이다. 기압은 고도 105m당 약 10mmHg 정도 감소하는 경향이 있으나 고도에 따른 기압의 감소율은 일정하지 않다. 수중에서의 압력은 수심 약 10m마다 1기압씩 증가한다.

① 저기압으로 인한 건강장해

▪ 저산소증

고도 5,000m에서부터 발생한다. 이상 저기압일 때 나타나는 임상증상은 상승 속도, 체재 시간, 고도, 순화속도, 개인의 적응능력에 따라 다르다. 고도에 따른 압력 저하는 공기 중의 산소분압도 저하시켜 폐포 내의 산소분압이 낮아지게 되며, 폐포와 폐포 모세관혈액 간의 가스교환에 장애가 생김으로써 동맥혈 산소포화도가 낮아져 저산소증을 초래한다.

▪ 급성고산병

해발 2,000m 이상의 고지대에서 나타나기 시작하여 3,000m에서는 가벼운 증상을 일으키고, 고도가 높아지고 등반속도가 빠를수록 급성적인 증상이 수시간 내에 나타난다. 증상이 발생하고 2~3일째 절정에 달하는데, 두통, 불면증, 불안, 식욕부진, 호흡증가, 심계항진 등의 자 · 타각 증상이 나타난다. 이는 저산소증과 피로, 한랭, 불안 등에 의하여 나타나는 일종의 증후군이다. 이상저압으로 인한 장애는 주로 항공기 조종사의 비행 시에 나타날 수도 있다.

▪ 감압병(잠함병)

급격한 기압변동, 즉, 잠수작업을 하다가 갑자기 수면으로 올라오는 경우와 고공비행 시 기내 압력이 갑자기 떨어지는 경우에 발생하는 신체장애를 감압병이라고 하며, 흔히 잠수부에서 잘 생기기 때문에 잠함병이라고도 한다. 해저작업, 터널작업, 갱내작업을 하는 근로자가 지하 30m에서 작업할 때에 발생하기 쉽다. 감압병의 주요 증상은 관절통 및 근육통(제1형의 급성증상)으로 Behnke's sign인 관절, 근육, 심부의 동통이며, 흉통 및 호흡곤란(제2형의 급성증상)으로 감압 직후, 현기증, 상복부의 동통, 피로감 등을 수반하는 일종의 질식 상태를 유발한다. 중추신경장애로는 만성증상으로 하지근육의 강직성 마비가 나타나며, 무균성 뼈의 괴사로 반복 노출 시 만성 중독으로 뼈의 소동맥이 질소의 기포에 의해 막혀서 경색증을 일으킨다.

② 고기압으로 인한 건강장해

기압이 상승하면 귀, 부비강, 치아 등이 손상 받기 쉽다. 기압외상은 인체내부나 인접부위의 가스강의 팽창과 수축에서 오는 조직손상으로 압착증이라고도 하며 가압과정에서 발생하는 가장 흔한 직업병이다.

- 기압 외상

  가장 흔한 증상인 기압성 중이염은 알레르기성 질환이나 상기도감염증으로 종창된 점막이나 림프조직으로 이관이 막히면 중이와 외부환경과의 사이에 압력 차이가 생겨 고막과 중이에 진행성 병변이 발생하는 것이다. 심하면 중이 내에 출혈을 일으키기도 하지만 적절히 치료하면 후유증 없이 치유된다. 압력 차이가 클 때는 고막이 파열되는 경우도 있다.

- 산소중독

  수중 잠수자의 폐압착증 예방을 위해 압축기체를 호흡한 결과 산소분압이 증가하여 나타난다. 시야협착이나 시력장애, 이명, 구역, 입술이나 눈 주위의 근육경련, 정신적 긴장도 증가, 현기증 등이 전구증상으로 나타난다. 호흡곤란, 비충혈, 지각이상 등을 호소한다.

- 탄산가스

  탄산가스는 고기압 환경에서 산소의 독성과 질소의 마취작용을 증가시킨다. 질소가스는 정상기압에서는 비활성이지만 4기압 이상에서는 마취작용이 나타나 도취감에 빠지고 판단력과 반사 기능의 감퇴, 자만감 등이 나타나며, 작업능력이 떨어지거나 상실된다. 수심 90~120m에서는 환청, 환시, 조울증, 기억력 감퇴 등이 나타나며 120m 이상에서는 의식을 상실한다. 수심이 깊어짐에 따라 증상이 심해지는 현상을 '마티니의 법칙(Martini's rule)'이라고 말하기도 한다. 질소마취는 대기압 조건으로 복귀시 후유증 없이 회복되는 가역적 현상이다. 깊은 물에서 올라오거나 감압 실내에서 감압을 하는 도중에는 폐포 내의 공기는 팽창한다. 이때 두 가지 건강상 문제가 야기되는데, 하나는 감압에 의한 가스팽창 자체이고 다른 하나는 감압에 따른 용해 질소의 기포형성이다.

③ 감압병 예방대책

감압병을 예방하기 위해서 질소 대신 마취 현상이 적은 수소나 헬륨 같은 불활성기체로 대치한다. 고압작업 시 고지질이나 알코올 섭취를 금하고 감압증이 발생하면 즉시 다시 가압한 다음 아주 서서히 감압한다. 잠수 및 감압의 방법은 1분에 10m 정도 잠수하며 수심에 일정한 시간을 머무르는 방법으로 1기압 감압하는 데 20분 이상 소요되도록 하는 단계적 감압을 실시한다. 20세 이하, 50세 이상의 여자, 비만자, 순환기, 호흡기, 귀, 코에 이상이 있는 사람, 골관절질환자, 출혈성 소인자, 알코올 섭취자, 약물중독자 등은 잠수작업이나 지하터널 작업을 피하도록 하는 것이 좋다.

(5) 방사선

방사선은 매우 빠른 속도로 날아가는 극히 작은 알갱이(입자)이거나 또는 빛보다 더 큰 에너지를 가진 파동(전자파)이며, 불안정한 원자핵이 다른 원자핵을 변환할 때 방출하는 에너지이다. 방사선은 에너지, 진동수 파장에 따라 전리방사선과 비전리방사선으로 구분되며 X선, α선, β선, γ선, 중성자 또는 우주선은 전리방사선이며 자외선, 가시광선, 적외선은 비전리방사선에 속한다.

① 전리방사선으로 인한 건강장애

어떤 물질과 상호작용 시 이온화시킬 수 있는 충분한 에너지가 있는 방사선을 전리방사선이라고 한다. 건강장애 발생원은 치료 시 사용되는 고에너지인 X선, 라듐과 기타 자연으로부터 발생되는 방사능물질(예: 라돈), 원자력 발전소의 핵반응물질, 의료와 산업에서 사용되는 인위적인 발생 등이 있다. 전리방사선의 단위는 R(Röentgen), RAD(Röentgen Absorbed Dose), REM(Röentgen Equivalent Man), Gray(Gy), Sivert(Sv), Becquerel(Bq), Coulomb(C)이 사용되고 있다. 방사선에 의한 건강장애는 개체효과(급성장애, 만성장애)와 유전적 효과로 나눈다.

- 급성장애

2,000RAD 이상일 때 의식의 혼탁과 운동신경의 마비 등 중추신경계 증상인 뇌신경계 증후군이 발생한다. 장관계 증후군은 500~1,500RAD 이하일 때 장의 상피세포 조직의 급속한 괴사로 인한 설사, 혈변, 탈수, 식욕부진 등이 나타나며, 구강과 장관의 세균 감염으로 염증, 발열, 폐혈증 등이 발생한다. 조혈, 혈관계 증후군은 300~400RAD 이하일 경우에 조혈조직의 광범위한 파괴로 백혈병 증후군이 나타난다. 그 외 피부장애, 탈모, 생식선 기능실조(정자 수 감소), 탈력감, 전신쇠약, 감각 이상 등이 나타난다.

- 만성장애

소량의 전리방사선에 반복적으로 노출되었을 때 나타나는 장애로 신체적 장애(개체효과)와 유전적 장애로 구분된다. 개체효과(somatic effect)는 급성방사선증, 급성방사성 피부염, 만성빈혈증, 난치성 궤양성피부염, 라듐 중독, 백혈병, 각종 장기암, 백내장, 섬유증식증, 노화촉진과 수명단축 등이 나타나는 것이며, 장해 정도에 따라 회복이 가능하다. X선과 β선은 피부에 흡수되어 피부장애를 나타내고, γ선에 폭로되면 재생불량성 빈혈, 백혈병 등의 혈액질환 등이 발생된다. 라듐을 먹거나 흡입하면 골조직의 괴사 및 육종을 형성하여 탈석회골절로 자연골절이 유발된다. 만성 노출 시 각종 장기암이 유발되며, 그 외 면역생성능력이 떨어지고 조로현상이 나타나며, 수명이 단축된다.

■ 유전적 장애

생식세포에 전리방사선이 조사되면 염색체가 절단되거나, X염색체가 분리되지 않아서 염색체 수가 지나치게 많아지거나, 부족하게 되는 변이가 야기된다. 생식세포에 나타나는 유전효과(genetic effect)는 태아장해, 기형발생, 염색체 이상과 유전자변이와 같이 생식세포에 돌연변이가 생기는 것으로 회복이 불가능하다.

② 비전리방사선으로 인한 건강장해

비전리(비이온화)방사선은 전자가 튀어나오지는 않지만 안정된 바닥상태의 전자를 들뜨게 만드는 에너지를 말하며, 파장이 길어짐에 따라 에너지가 약해지고, 자외선(UV), 가시광선, 적외선, 라디오파, 저주파, 극저주파 등으로 구분된다. 비전리방사선이 어떤 물질과 부딪치면 에너지는 흡수되고 분자의 진동을 증가시켜 전리시키는 대신 에너지가 열로 변환되기에 인체에 미치는 영향은 주로 국소 또는 전신적 열작용으로 나타난다. 자외선 및 가시광선은 광화학적 반응이나 형광작용을 초래하기도 하며 일부 고주파 자외선은 전리시킬 수 있는 에너지를 갖고 있다.

■ 자외선

자외선은 400~100nm의 파장을 갖는 전자파로 일명 화학선이라 하며, 280~315(290~310)nm의 파장을 지닌 것은 소독작용을 비롯하여 비타민D 형성, 피부의 색소침착의 기능과 같은 인체에 유익한 작용을 하므로 생명선, Dorno선이라 한다. 자외선에 주로 노출되는 사람은 용접공, 농부, 건설업에 종사하는 근로자이며, 노출되면 색소침착, 광선피부염(광과민성 반응), 피부암 등 피부질환이 발생하고 각막과 결막에 흡수되어 결막염 등(전광선 안염)이 유발된다.

■ 적외선

적외선은 760~10,000nm의 파장을 가진 전자파로 일명 열선이라 하며, 주로 광물 및 금속을 용해하는 작업과 유리 용해 및 건조 작업과정에서 노출된다. 노출 시 혈관확장, 진통작용, 열손상 및 피부암과 같은 피부질환을 일으키며, 백내장의 유발 위험이 높고, 두통, 어지러움, 경련 등의 열사병을 유발시킨다.

■ 가시광선

가시광선은 400~760nm의 파장을 갖는 전자파로 망막을 자극해서 광각을 일으키며, 보석 세공사, 시계 제작공, 제도사, 전자기구 조립공 등이 노출되기 쉽다. 조명 불량 시 정신적인 불쾌감, 근육 긴장, 눈의 피로, 시력감퇴, 안구 진탕증 등을 유발하며, 조명 과잉 시 시력장애, 시야협착, 망막변성, 광선공포증, 두통 등을 초래한다.

③ 방사선 대책

전리방사선 대책은 방사선 노출에 의한 피해를 줄이기 위해 시간, 거리, 차폐의 방법이 사용된다. 시간적 개념으로는 공정이 끝난 다음에 방사선 물질을 처리할 때 충분한 시간을 기다렸다가 일을 하여 노출량을 줄이는 방법이 필요하다. 거리적 개념으로는 방사선이 거리의 제곱에 비례해서 감소되기 때문에 거리를 멀리하는 것이 좋은 대책이 된다. 방사선 물질을 다루는 근로자는 전용 작업복을 착용해야 하고, 가급적 피부노출을 삼가해야 하며, 국소배기가 가동되는 글러브 박스(glove box) 등을 이용해야 한다. 작업면과 벽면의 오염을 방지하고, 작업장 내에서 음식물 섭취를 삼가하고, 식사 전에는 반드시 손을 씻어야 한다. 작업 종료 후에는 작업복을 벗고 표면 오염 유무를 확인하여 방사선 물질이 체내에 들어가지 않도록 한다.

비전리방사선 대책으로 자외선 방어에서 주의할 점은 허용기준을 지키도록 하고, 용접작업부서 근처에서 다른 작업에 종사하는 작업자를 보호하는 일이며, 차폐물 등으로 구획하여 보호한다. 자외선용 차광 보호구는 성능, 구조, 차광능력이 규정되어 있으며, 적외선 차광 성능까지 갖춘 것은 일반적으로 작업에서도 사용할 수 있다. 마이크로파와 라디오파에 의해 가장 영향을 많이 받는 표적 장기는 눈과 고환이기에 노출된 장기에서의 혈액순환과 열을 발산하는 능력에 맞추어 작업 노출 기준을 정한다.

(6) VDT 증후군

산업구조가 변화됨에 따라 사무 작업에 종사하는 근로자 수가 증가하였으며, 자동화 시스템, 인터넷 보편화 등으로 작업의 대부분을 VDT(Visual Display Terminals)에 종사하는 작업자가 증가하고 있다. 컴퓨터 프로그래머, 통신판매 접수원, 보험 판매사 접수원, 데이터 입력원 등 일부 직종에서는 대부분 VDT 앞에 앉아서 작업을 하며, 이들은 피로, 시각장애, 두통, 경견완장애(목 · 어깨 · 팔 · 손목 질환), 요통, 피부발진, 정신적 부담, 집중력 저하 등 VDT 증후군 위험에 노출되어 있다. 정신적인 스트레스와 관련된 증상으로는 초조, 좌절감, 근심, 긴장, 무기력, 지루함 등의 정서적인 불편과 소화불량, 심박동수 증가, 혈압상승, 두통 등의 생리적 반응이 있다.

① VDT 작업의 위험 요소

VDT 작업자의 건강과 관련된 위험요인은 작업조건, 작업자세, 소음, 조명, 작업대 등과 관련된 환경적 특성이다. VDT를 사용하는 사무실에서는 어두운 화면과 주위의 밝은 환경을 번갈아가면서 주시해야 하는 특성상 조도가 아니라 화면과 문서 또는 키보드 및 주위와의 밝기 차이라고 할 수 있다. 즉, 작업 조건, 작업자의 작업자세, 소음, 조명, 작업대 등과 관련된 환경적 특성이 크다. 대부분 좌식 작업을 하기 때문에 척추의 원래 모양인 요추만곡 상태를 유지할 수 없게 되어 장시간 일할 경우, 허리 통증을 유발하며, 엉덩이 부분의 과다한 압력 집중으로 다리 부종, 다리 혈액순환저하, 피로가 유발될 수 있다. VDT 키보드를 칠 때는 빠르고 반복적인 작업으로 손을 많이 사용하기에 수근관증후군의 호소율이 높다.

② VDT 작업관리

의자나 책상, 스크린, 키보드 등 작업장의 치수에 따라 작업 자세가 결정되므로 불편함이 없도록 설계되어야 하며 개선방안은 다음과 같다.

- 모니터 부분과 키보드 부분이 분리되고 조절식으로 되어 있는 형태가 바람직하며, 팔꿈치 각도는 90°로 유지한다.
- 작업 전에 작업대와 의자를 조절하는 습관을 갖도록 교육하고 의자에 깊숙이 앉아서 등을 지지하며, 의자 높이는 작업대와 무릎 사이에 17~20cm 정도의 공간을 확보하고, 키가 작은 작업자의 경우에는 발받침대를 사용하여 무릎의 각도를 90°로 유지한다.
- 주기적으로 짧은 휴식을 갖고 이 시간동안 긴장된 근육을 이완시키고 강화시키며 혈액순환이 되도록 체조를 한다. 1회 연속작업은 1시간 이내가 바람직하며 작업 1시간 당 10~15분을 휴식한다. 체조프로그램 및 적절한 자세 등에 대한 교육내용을 스크린 옆에 삽입하거나 붙이는 방법도 고려할 수 있다.
- VDT 작업 시 몸통 경사 각도는 90~110°를 유지하도록 하여 약간 뒤로 누운 듯한 자세를 취해 요추의 압력을 최소화한다. 머리와 목의 각도가 66° 이상이면 목 이 경직되거나 통증이 발생하므로 앉은 자세에서 머리를 숙이지 않고 정상적으로 바라보는 각도인 10~15°를 유지한다.
- 작업장의 작업대 표면에서의 조명은 200~500Lux 정도를 유지한다.
- 조명은 작업자의 양 측면에서 작업자와 화면 축이 평행하게 설치하는 것이 좋으며, 작업 면에 도달되는 빛의 각도가 수직으로부터 45° 이상 되지 않도록 하는 것이 바람직하다. 차광막이나 커튼을 이용하여 외부 빛이 반사되지 않도록 하고, 간접조명으로 사용하는 것이 좋다.

(7) 근골격계 질환

근골격계 질환이란 목 · 허리 디스크(추간판 탈출증)를 비롯한 어깨, 손목, 무릎 등의 관절부위 질환을 통칭하는 말이다. 70~80년대에는 반복적인 단순작업이 많았던 제조업 종사자들에게 주로 나타났지만, 90년대 이후 컴퓨터 작업이 늘면서 사무직 종사자들에게도 많이 발생하고 있다.

작업관련성 근골격계 질환은 작업관련성 위험요인에 의해서 근육, 인대, 힘줄, 디스크, 연골 또는 뼈나 관련 신경 및 혈관에 통증이나 기능저하를 가져오는 질환을 말한다. 어깨, 팔, 손, 목 등 상지에 흔히 발생하여 경견완증후군 또는 반복적인 동작에 의해서 손상이 누적된다고 하여 누적외상성 질환(Cumulative Trauma Disorders, CTD)이라고 불리기도 하였으나, 최근에는 요통 및 하지를 포함하여 작업관련성 근골격계 질환(Work-Related Muscuoloskeletal Disorders, WRMSD)으로 용어가 정리되었다.

2017년 고용노동부 자료에 따른 WRMSD의 발생현황은 2016년 작업관련성 신체부담 관련 질병을 가진 근로자는 2,098명으로, 2015년 2,180명보다 82명이 감소하였고, 작업관련성 요통은 2016년 2,737명으로, 2015년 2,892명보다 155명 감소한 것으로 나타났으나, 전체 업무상질병자의 1위(요통), 2위(신체부담작업)를 차지하고 있다.

WRMSD의 증상은 가볍고 주기적인 증상에서 심각하고 만성적인 증상까지 다양하고 연령의 증가나 일상생활과도 밀접하게 관련되어 있다. 발병에는 업무 이외의 개체요인(연령, 소인, 체력 등)이나 일상생활요인(가사노동, 육아, 스포츠 등)이 관여하고 있다. 그러므로 업무 관련성 여부를 판단함에 있어서는 질환별 위험요인에 대한 업무기인성 여부뿐만 아니라 업무 외적 요인까지 종합적으로 검토한 후 업무상 질병으로 인정한다.

- 1단계: 근골격계 질환은 근로자의 주관적 증상 기술에 의해 진단되는 경우가 많으므로 정확한 의학적 진단명을 파악하여야 한다. 증상 위주의 진단명인 요통, 경견완증후군, 근막통증후군 등이 있다.

- 2단계: 근골격계 질환이 초래될 수 있는 작업상의 발병 위험요인을 확인하고 위험요인과 장애 신체부위와의 특이적 연관성을 확인한다. 작업 위험요인에 대한 작업분석 등을 필요시 실시하여 위험도의 크기, 강도, 노출시간 등을 확인하고, 근골격계 질환을 일으킬 수 있을 정도 여부를 확인한다. 위험의 크기, 강도 등을 계량화하기 위하여 필요한 경우에 생(체)역학적 분석을 고려할 수도 있다.

- 3단계: 작업상 발병위험요인에의 노출과 질환 발생 간의 시간적 관계를 파악한다. 발병 위험요인이 있는 작업수행기간이 해당 근골격계 질환을 일으키기에 시간적으로 충분한지와 근골격계 질환과 발병 위험요인에의 노출에 대한 시간적 관계를 조사한다.

- 4단계: 업무 관련성의 최종적인 결정을 내리기 전에 실시하는 조사단계로서 작업장 외부의 발병 등 업무 외적 원인이나 요인이 있는지 조사한다.

- 5단계: 1~4단계를 종합하여 업무와 상당 인과관계가 있고 의학상 요양이 필요하다고 인정되는 경우 업무상질병으로 최종 결정한다.

WRMSD의 발병 위험요인은 같은 동작이 반복하여 일어나는 것으로, 유해도는 반복 횟수, 반복 동작의 빠르기, 관련되는 근육군의 수, 사용되는 힘 등 반복성이 주원인이다.

신체의 특정 부위가 동력기구 또는 장비와 같은 진동하는 물체와 접촉함으로써 영향을 받게 되는 진동은 버스, 트럭 등 장시간 운전으로 인한 전신 진동 및 착암기, 연삭기, 임팩트 등 진동물체에 접하는 손, 팔부위에서 받는 국소 진동으로 구별할 수 있다.

(8) 심 · 뇌혈관질환

심장혈관질환이나 뇌혈관질환은 발병 즉시 생명을 잃을 수도 있는 심각한 질환이다. 심 · 뇌혈관질환이란 협심증, 심근경색증, 뇌졸중 등 심 · 뇌혈관에서 발생한 질환을 말한다. 업무적 요인과 개인질병 등 업무 외적 요인이 복합적으로 작용하여 발생하는 질병이며, 작업관련성 질환 중의 하나이다. 통계청에서 발표한 2016년 우리나라 업무상 사망원인조사에서 전체 업무상 질병사망자 808명 중 1위는 진폐, 2위는 심 · 뇌혈관질환으로 나타났으며, 심 · 뇌혈관질환으로 인한 업무상 질병사망자 수는 2015년 293명, 2016년 300명으로 7명이 증가했다[고용노동부(2017), 2016년도 산업재해 현황분석].

일반건강진단 결과, 심 · 뇌혈관질환 고위험군으로 나타난 근로자 중 특히 주의해야 할 근로자는 고혈압, 고지혈증, 당뇨질환 등의 유소견자이다. 이들에게는 의사의 사후관리 소견 및 업무적합성 평가에 따라 근로자의 추적검사, 근무 중 치료, 적정배치 등의 조치를 취해야 한다.

심 · 뇌혈관질환은 유전, 생활습관(식습관, 음주, 흡연 등), 스트레스 및 과로 등 유해요인이 다양하고 특성상 단기적인 예방으로 효과를 얻기가 어려우므로 작업 관련 요인이 포함된 조직 차원의 관리 및 개인적 요인의 관리가 병행되어야 한다.

조직 차원의 관리방법은 건강검진 후 기초질환자 등을 중심으로 사후관리, 보건교육, 금연 및 업무조정 등 종합적이고 지속적인 예방활동이 필요하다. 일터에서 근로자가 의식이 없을 때는 빨리 응급실로 후송해야 하므로 심장응급센터가 있는 병원과 평소 친밀한 관계를 맺어두는 것이 필요하며, 직원들에게 심폐소생술 훈련을 받을 수 있도록 회사의 지원도 필요하다.

개인적 요인의 관리방법으로는 고혈압, 고지혈증, 당뇨, 흡연 등을 관리하는 것이다. 생활습관개선 등 개인적 요인에 따른 5대 예방수칙은 다음과 같다.

- 정기적으로 혈압, 혈당, 콜레스테롤을 측정하여 기초질환을 관리한다.
- 규칙적인 운동을 실시하여 표준체중을 유지한다.
- 흡연과 음주를 자제한다.
- 콜레스테롤이 많은 음식섭취를 줄이고, 섬유질이 많은 야채를 섭취한다.
- 매사에 밝고 적극적인 기분으로 생활하여 스트레스를 해소한다.

(9) 중금속 중독

① 납 중독

납(Pb)은 청색 또는 은회색의 연한 중금속으로 무기연과 유기연으로 나눈다. 연의 정련, 제련, 축전지 제조업, 유약, 농약 제조업, 전선, 케이블 제조, 합금, 페인트, 안료의 제조 등을 취급하는 작업에서 납에 노출된다. 무기연은 먼지와 증기의 형태로 호흡기와 소화기를 통해 흡수되고, 유기연은 피부를 통하여 흡수된다. 흡수된 연의 90~95%는 뼈 조직에, 5~10%는 간, 뇌, 대동맥, 근육에 축적된다. 일반적 증상으로는 조혈기능장애, 급성복통, 변비 등 소화기 증상과 중추신경장애, 빈뇨, 급성 신부전증, 근위축, 손목하수, 발목마비 등 신경 및 근육계통 장애가 나타난다. 유기연의 중독 증상으로는 식욕저하와 불면증, 피로, 무력감 등 급성 뇌증이 특징이며, 혼란, 기억장애, 조증, 정신병, 사망까지 초래할 수도 있다.

납 중독 예방법은 호흡기를 통한 연 흡입 및 소화기를 통한 연 섭취를 방지함으로써 이루어질 수 있다. 연 화합물을 보다 독성이 적은 물질로 대치하는 방법이 가장 효과적이다. 건조한 상태로 작업을 해야 하는 경우에는 작업공정을 밀폐하거나 배기장치를 설치하고, 분진발생을 억제하기 위해 물을 뿌리고 작업장 바닥을 항상 축축하게 유지한다. 마른 가루대신 반죽 형태의 연 페인트 성분을 사용하며, 습식방법을 이용하고, 납의 분진이 손에 묻은 채로 담배를 피우거나 음식을 먹지 않도록 하며, 반드시 개인 보호구를 사용한다.

② 수은 중독

수은은 상온에서 은백색의 액체상태로 존재하는 유일한 금속이고, 대개는 주홍색의 진사광석에서 추출한다. 수은 화합물은 무기수은 화합물과 유기수은 화합물로 나눈다. 무기수은 화합물은 질산수은, 승홍, 감홍, 뇌홍이고, 유기수은 화합물은 페닐수은, 메틸수은, 에틸수은, 알킬수은 화합물이 있는데, 알킬수은 화합물은 무기수은 화합물의 독성보다 훨씬 강하다. 금속수은이나 수은 화합물의 주요 용도는 수은온도계, 체온계, 각종 전기기구, 계기, 스위치, 건전지, 압력계의 제작업, 안료, 색소, 약품, 소독제, 화약의 시약 제조업, 도금, 피륙, 박제 제조, 사진공업, 도료, 인견제조 등이다. 수은은 대부분 증기상태로 호흡기를 통하여 흡수되나 소화기, 피부를 통해서도 흡수되며, 간, 비장, 신경, 근육, 폐, 모발, 손톱 및 신조직에 축적된다.

수은 중독의 초기증상으로는 안색이 누렇게 되고 두통과 구토, 복통, 설사 등 소화불량이 나타난다. 만성 수은 중독에서는 눈의 수정체 전낭에 가늘게 수은이 침착되며, 전신증상으로는 주로 중추신경계통, 특히 뇌조직을 침범하며 심할 때는 불가역적인 뇌손상을 입혀 정신기능이 소실된다. 심한 뇌증상은 메틸수은에 오염된 생선을 많이 먹은 모체에서(태반을 통하여 태아의 뇌에 축적됨으로써) 태어난 아기에게서 나타난다(미나마타병).

수은 중독의 3대 증상은 구내염, 근육진전, 정신증상이다. 구내염은 금속성 입맛이 나고, 치은부가 붓고 압통이 있으며, 쉽게 출혈하여 궤양을 형성한다. 근육진전은 술을 마시는 사람에게서 쉽게 생긴다. 정신증상은 불면증, 근심, 걱정, 겁이 많아지고 부끄러움을 많이 타며, 나중에는 우울, 졸음, 무욕상태, 환각, 기억력 상실 등이 발생한다.

수은 중독을 예방하기 위해 수은제 농약 사용을 엄격히 규제하며, 수은 작업 후 피부를 통해 수은이 흡수되지 않도록 반드시 목욕을 하고 의복을 갈아입도록 교육한다. 작업장 내에서는 음식을 먹거나 담배를 피워서는 안 되며, 적절한 보호구를 착용하도록 한다. 작업대나 바닥설계 시 수은이 침투되지 않는 바닥재를 사용하고, 흘린 수은을 모으기 쉽도록 작업대에 경사를 만들며, 수은입자의 증발을 막기 위해 흘린 수은입자를 도랑에 모으고 물을 채운다.

수은에 급성 중독된 경우에는 우유와 달걀의 흰자를 섭취하여 수은과 단백질을 결합시켜 침전시키다. 이 결합물질은 가역적으로 반응하므로 위장관에 머물지 않게 한다. 위세척을 할 때는 위 점막이 손상되어 있으므로 조심스럽게 하고, 세척액은 200~300ml를 넘지 않도록 하며, 우유에 활성탄을 섞어서 쓰면 더욱 효과적이다.

③ 크롬중독

크롬(Cr)은 은백색의 단단한 금속이다. 크롬산은 부식방지제, 색소 및 내화벽돌제조, 크롬도금, 야금술, 피혁유법 등에 널리 사용되며, 이 외에도 스테인리스 제조, 내열성 강철 및 합금강철 제조, 연마제 제조, 착색유리의 색소 제조, 촉매 등에 광범위하게 이용된다. 우리나라에서 1988년도에 크롬도금 사업장에 근무하는 근로자들에게서 비중격천공이 발견되어 사회문제가 되기도 하였다.

크롬에 의한 급성 중독의 특징은 콩팥장애를 일으켜 과뇨증이 발생하며, 더 진전되면 무뇨증을 일으켜 요독증으로 1~2일에서 8~10일 안에 사망한다. 증상으로는 심한 복통과 빈혈을 동반하는 심한 설사 및 구토 등 위장장애증상이 나타난다.

만성 중독은 코, 폐 및 위장의 점막에 병변을 일으키는 것이 특징이며, 크롬에 장기간 노출될 때에는 기침, 두통, 호흡곤란, 심호흡 때의 흉통, 발열, 체중감소, 식욕감퇴, 구역 및 구토 등의 위장장애가 나타난다. 비점막의 염증증상이 흔하며, 진행 시 비중격의 연골부에 둥근 구멍이 뚫리는데, 이때에는 약간의 비출혈이 있으나 통증을 느끼지 못한다.

크롬 중독 예방법으로 작업장 환경관리와 고무장갑, 장화, 앞치마를 착용하며, 피부보호용 크림을 노출된 피부에 바르고 비중격 점막에 바셀린을 바른다.

사고로 크롬을 먹었을 경우의 응급조치로는, 우유와 비타민C를 환원제로 사용한다. 호흡기 흡입에 의한 급성 중독의 경우에는 적절한 관찰을 위해 병원에 입원시켜야 하며, 필요 시 산소와 기관지 확장제 등을 사용하고, 급성 콩팥 손상을 대비하여 수액 및 전해질 균형에 주의를 기울여야 한다.

④ 카드뮴

카드뮴(Cd)은 청백색의 광택이 있는 금속으로 무르고 칼에 쉽게 잘린다. 카드뮴은 니켈, 금, 은, 비스무스, 알루미늄과의 합금, 축전지의 전극, 염화 비닐의 안정제, 치과용 아말감, 형광등 제조, 반도체, 보석, 자동차 및 항공기 산업에 널리 사용된다. 그 외에도 각종 카드뮴 화합물은 살균제, 살충제, 종합 촉매제, 안료, 색소, 유리, 사진에도 쓰인다.

카드뮴은 호흡기를 통해 흡입되거나 음식물의 섭취를 통해 흡수되며, 칼슘대사를 방해하여 뼈의 연화가 일어나 장기간 노출 시(5~14년 이상) 허리와 다리의 동통을 수반하는 보행 장애가 나타나는 이타이이타이 병을 유발한다.

급성 중독 증상은 구토를 동반하는 설사와 급성 위장염이 발생하며, 두통, 금속성의 맛, 근육통, 복통, 체중 감소, 착색뇨, 간 및 콩팥기능장애 등이다. 만성적으로 노출되면 콩팥장애, 만성폐쇄성 호흡기 질환 및 폐기종을 일으키며 골격계 장애와 심혈관계 장애도 일으킨다.

카드뮴 중독 예방법으로 작업장 환경관리와 적절한 보호구를 착용하며, 작업장 내에서의 음식섭취와 흡연을 금하고 작업복을 자주 갈아입고 작업 후 목욕을 한다.

⑤ 베릴륨

베릴륨(Be)은 가벼운 금속 중의 하나로, 찬물에는 용해되지 않으나 더운물에서는 약간 용해되며 약산과 약알칼리에 용해된다. 베릴륨은 우주항공산업, 정밀기기 제작, 컴퓨터 제작, 형광등 제조, X선 관구, 네온사인 제조, 합금, 도자기 제조업, 원자력공업 등에서 사용되고 흄이나 분진의 형태로 인체에 흡입된다.

급성 중독 증싱은 인후염, 기관지염, 보세기관지염, 폐부종이 있으며, 만성 중독 증상은 베릴륨에 노출된 지 5~10년 후에 발생한다. 주로 폐에 폐육아종 변화가 나타나며, 피부, 간장, 췌장, 콩팥, 비장, 임파절, 심근층 등에 나타나기도 한다.

베릴륨 중독 예방법으로 작업장 환경관리와 적절한 보호구를 착용하며, 근로자의 정기적인 건강검진이 필요하다.

⑥ 비소

비소(As)는 은빛 광택을 내는 비금속으로, 가열하면 녹지 않고 승화하는 특성을 가지고 있으며, 승화점은 610℃이다.

비소 중독은 비소의 생체 독성으로 인한 병태이며, 증상은 매우 다양하지만 심한 경우에는 중요한 대사효소가 저해되어 다양한 장기부전으로 사망에 이르게 된다. 특히 뇌에 미치는 영향이 크기 때문에 신경학적 증상이 나타날 수 있다.

급성 중독 증상은 복통, 팽만감, 삼키는 장애, 식도역류, 타액의 과다분비, 갈증, 발열, 설사, 경련, 눈 충혈 등이 나타나며, 고농도의 비소를 함유하는 물을 장기간 음용했을 경우에는 만성 중독이 나타난다.

비소 중독이 의심될 때에는 즉시 병원에서 진찰하는 것이 중요하며, 급성 중독은 머리카락과 손톱 검사로 확인할 수 있다. 비소의 장기 내 축적은 주로 골, 모발, 손톱이며, 흡수된 비소의 대부분은 소변으로 배설되고 소량만이 대변으로 배출된다.

⑦ 석면

석면은 화성암의 일종이며, 천연의 자연계에 존재하는 규산화합물로 마그네슘이 많이 함유된 함수규산염이다. 솜처럼 생긴 돌로 돌솜이라고도 한다. 석면의 종류로는 백석면, 갈석면, 청석면, 투각섬석, 사방각섬석, 녹섬석의 여섯 가지가 있는데 이 중 청석면이 가장 유해하다.

석면은 슬레이트, 지붕외벽, 칸막이, 내장재로 많이 사용되고, 자동차의 브레이크, 자동차 브레이크 패드 등 일상생활에 널리 사용되는 물질이다. 호흡기를 통해 인체에 흡입되면 10~40년의 잠복기를 거쳐 폐암, 석면폐, 악성중피종 등과 같은 질병을 발생시키는 것으로 알려져 있다. 이러한 유해성 때문에 우리나라는 2009년 1월부터 모든 형태의 석면 제조 · 수입 · 사용 · 양도 및 제공을 전면 금지하고 있으며, 미국은 1994년, 영국과 일본은 2006년에 금지하였다.

(10) 진폐증

진폐증은 대개 고위험, 광물질 관련 산업에서 일을 하면서 광물질 분진 입자를 흡입하여 발생하는 하나의 폐질환이다. 국내에서 가장 잘 알려진 직업성 질환으로 현재도 가장 많은 보고가 이루어지고 있으며 요양 중인 환자가 가장 많은 질환이라고 할 수 있다. 일반적으로 먼지가 호흡기를 통해 흡수되면 대부분의 먼지는 기관지의 섬모운동으로 밖으로 배출되지만, 지속적으로 먼지에 노출되는 경우의 일부 먼지는 밖으로 빠져나가지 못하고 폐내에 축적되어 염증 반응을 일으키게 되고, 지속적인 염증 반응에 의해 섬유화가 나타나게 된다. 섬유화가 일어나면 폐는 굳어서 정상적인 산소, 이산화탄소의 교환을 방해하게 된다. 진폐증은 진폐증을 유발하는 먼지를 흡입하여 폐 내에 축적이 되어 발생하는 폐의 조직반응이다. 미국에서는 석면폐증, 규폐증, 광부진폐증, 탈크진폐증, 고령토진폐증, 철분진폐증으로 구분하고 있다.

① 석면폐증

석면은 지하 광산에서 캐서 절연체, 방화물질, 바닥과 천정 타일, 자동차 브레이크 패드와 다른 제품들을 만들 때 사용되는 자극적인 섬유성 광물질 집합이다. 석면에 가장 많이 노출되는 많은 근로자는 광부, 건설 근로자, 철거 근로자, 선박제조 근로자, 브레이크 작업을 하는 자동차 생산 근로자이다. 석면은 석면을 포함하고 있는 건축자재가 약화된 건물에서 살거나 그곳에서 일하는 사람에게 노출될 수 있으며, 석면폐증은 폐암 또는 중피종을 유발시킬 수 있다.

② 규폐증

이 형태의 진폐증은 대개 모래, 사암, 점판암, 일부 진흙, 화강암과 다른 광석들에서 발견되는 수정 형태의 규소로 작업을 하는 사람들에게 영향을 준다. 가장 많은 규소 노출이 있는 직업은 연마사, 광부, 터널 뚫는 사람, 규소 제분업자, 채석장 근로자, 세라믹이나 유리 제작자이다. 규폐증은 폐에서 점차적으로 섬유화를 초래하여, 특히 흡연가에서 폐기능에 심한 저하를 가져온다.

③ 광부진폐증

광부진폐증은 석탄, 흑연, 램프블랙이나 카본블랙으로부터의 탄소 알갱이를 흡입함으로써 발생한다. 석탄을 캐고, 공정 · 처리 또는 수송하는 사람, 흑연 광부, 합성 흑연, 램프블랙이나 카본블랙을 생산하는 근로자에게 흔하게 발생하며, 광부진폐증은 규폐증과 마찬가지로 주로 보호장비 없이 수십 년간 광산에서 일한 광부에서 심각한 섬유화를 일으킬 수 있다.

모자보건사업 사례

① 사례

가정주부인 35세 A씨는 3살 남자아이와 6주된 남자아이를 둔 산모이다. A씨는 3년 전, 첫째 임신 중반기 때 갑상선 기능항진증 진단을 받아 약물치료를 계속 받고 있으며, 첫째 출산 후에 산후 우울 증상을 경험하여 보건소에서 운영하는 정신보건센터에서 상담을 받은 적이 있다.

남편은 둘째 아이의 출산 후에도 아이 양육에는 거의 관심이 없고, 아이가 울 때는 짜증을 내면서 밖에 나가기도 한다. 첫째 아이는 동생의 출생으로 달라진 가정환경에 곧잘 적응을 하는 것 같지만 가끔씩 같이 놀아주지 못할 때에는 짜증을 내면서 울기도 한다. 6주된 신생아는 모유수유를 잘하고 있으며, 낮에도 잠을 잘 자나 한 번씩 젖을 수유한 후에 토한다. A씨는 밤중 모유수유를 중단할까 고려중이다. 산모는 출산 후 산후검사를 완료하였고, 전반적인 신체 상태는 양호하며, 식사 및 일상생활에 적응 중이다. 하지만 낮이나 밤에도 깊은 잠을 자지 못하고 두 아이를 혼자서 돌봐야 하는 상황에 점점 우울해하고 있다. 첫째 아이도 아이 돌봄 이용 및 시간제 보육서비스를 받고 싶어 복지관에 문의 후, 담당자로부터 안내를 기다리는 중이다.

A씨는 두 아이의 양육으로 직장 일을 할 수 없을뿐더러 양육으로 인한 스트레스와 가정생활의 궁핍함까지 동반되어 점차 주위사람들을 만나는 것도 귀찮고, 무기력해지는 것만 같아서 첫째 아이 때보다 더 심한 우울증이 찾아올까 두려워하고 있다.

② 사례와 관련된 생각나누기

- 위의 사례에서 간호사가 꼭 알고 있어야 할 지식은 무엇일까요?
  - 산욕기 산모:
  - 신생아:
  - 첫째 아이의 모자 보건 서비스:
- 사례관리자로 지역사회 간호사의 역할을 할 때의 위의 사례에서는 간호사가 꼭 수행해야 할 행위나 간호중재는 무엇일까요?
- 위의 사례에서 지역사회 간호사가 반드시 지켜야 할 절차는 무엇인지 생각해 보세요.

산업간호 사례

① 사례

54세 A씨는 아파트 공사 현장에서 도장작업(페인트 칠)을 하고 있는 근로자이다. 건설현장 특성상 건물이 완성되면 다른 현장으로 이동해야 하기에 A씨는 회사에서 제공해주는 단체 숙소에서 가족과 떨어져 지내고 있다. 35℃ 이상 폭염이 지속되는 여름, 단체숙소에는 선풍기도 제공되지 않았고, 작은 원룸 방에 외국인 3명과 함께 생활하게 되었다. A씨는 지난달까지는 지하주차장 페인트칠을 하였으나 1달 전부터 아파트 외벽 페인트칠을 하는 업무를 맡았고, 하루에 8시간 이상을 로프에 매달려 외벽의 먼지를 제거하고 페인트칠을 되었다. 2018년 특수건강진단 결과, 직업성 피부질환 주의로 C1 판정을 받아서인지 페인트 작업을 할 경우에는 방독마스크와 보호장갑 등 보호구를 반드시 착용하라는 보건관리자의 조언이 있었지만, 날씨가 덥고 옥외 작업이라 방독마스크와 보호장갑을 착용하지 않았다. 이렇게 일을 한지 10일이 지난 어느 날, A씨는 두통과 어지러움으로 인해 작업대에서 내려왔는데, 갑자기 호흡곤란 및 경련 증상과 함께 가슴이 조여지는 통증을 느꼈다. A씨를 발견한 외국인 동료가 현장 작업반장에게 알렸고, 이후 인근 병원 응급실을 내원하여 진료를 받았더니 협심증 소견이 있었고, 더위로 인한 열경련 현상이라는 진단을 받았다. 페인트 흡입으로 인해 두통, 어지럼증 등이 더 가중되었을 것이라고 하였다.

A씨는 평소 고혈압이 있어 약을 복용하던 중이었으나 맞벌이 아내가 식당 바닥에서 미끄러져 다리 골절로 입원하였다. 이로인해 서울과 대전을 오가느라 정작 본인의 혈압약 처방은 받지 못해 혈압약 복용이 중단된 상태였다. 병원에서는 2주간 휴식을 하며 혈압약과 함께 협심증 약물도 지속적으로 복용해야 한다고 하였고, 하루 1갑의 흡연을 하는 A씨에게 금연할 것을 권고하였다. 하지만 A씨는 2주간 쉬었을 경우, 아내도 입원 중이므로 월세 및 자녀 대학 등록금 등 생활비가 해결되지 않으므로 가슴 통증이 사라진 다음 날부터 현장에 복귀하였다.

산업간호 사례(계속)

② 사례와 관련한 간호과정 제시

■ 오마하 문제분류체계를 중심으로 간호진단 구성

<table>
<tr><th>영역</th><th>문제</th><th>증상과 징후</th><th>중재전략</th></tr>
<tr><td rowspan="2">Ⅰ.
환경영역</td><td>1. 수입</td><td>• 불규칙한 수입: 쉬는 날엔 급여가 없음
• 아내의 병원 치료(골절)로 인한 수입 감소</td><td rowspan="6">• 원인 규명을 위한 진단적 검사
• 온열작업 관리(한낮 옥외작업 제한, 그늘막 제공, 식염포도당 및 충분한 수분섭취 등)
• 적절한 보호구 착용
• 고혈압, 협심증의 지속적인 약물치료
• 숙소 내 냉방기기 지급
• 금연</td></tr>
<tr><td>4. 직장의 안전</td><td>• 유기용제 취급 작업: 페인트, 신나 등
• 부적절한 보호구 착용
• 여름철 옥외 작업
• 추락 위험이 있는 작업 현장</td></tr>
<tr><td rowspan="2">Ⅲ.
생리영역</td><td>24. 피부질환</td><td>• 특수건강진단 결과 C1(직업성 피부질환 주의)</td></tr>
<tr><td>27. 순환</td><td>• 고혈압
• 불충분한 협심증 치료</td></tr>
<tr><td rowspan="3">Ⅳ.
건강관련
행위영역</td><td>36. 수면과 휴식</td><td>• 단체 숙소 생활로 인한 불충분한 휴식
• 더운 여름 지급되지 않은 냉방기구</td></tr>
<tr><td>39. 약물오용</td><td>• 흡연(1갑/일)</td></tr>
<tr><td>41. 투약</td><td>• 부적절한 혈압약 복용</td><td></td></tr>
</table>

③ 사례와 관련된 생각나누기

■ 위의 사례에서 가장 우선순위가 높은 문제는 무엇일까요?

■ 사례관리자로 산업간호사의 역할을 할 때, 위 사례에서는 어떤 역할이 중점이 되어야 하는지 토론해 보세요.

■ 산업간호사가 해결하지 못하는 부분에 대한 관리는 어떻게 해결할 수 있는지 생각해 보세요.

참고문헌

가톨릭대학교 의과대학 예방의학교실 가톨릭 산업의학센터(2003). 산업보건학. 서울: 수문사.

강숙정 외(2017). 가족 건강과 간호. 서울: 이화여자대학교출판문화원.

강순환 외(2007). 개정 산업간호 직무지침. 한국산업간호협회.

경기도교육청(2007). 학교기본관리방향.

경기도 율곡연수원(2007). 초등보건교사 1급자격 연수. 연수교재 2007-47-673.

고용노동부(2015). 산업안전보건법 · 시행규칙 · 시행령.

고용노동부(2017). 2016년 산업재해 통계자료.

고용노동부(2018). 산업안전보건법 · 시행규칙 · 시행령.

교육과학기술부(2011). 학교에서의 응급의료 관리체계.

교육과학기술부(2012). 학교에서의 감염병 관리체계.

교육과학기술부(2013). 2013 학생정서 · 행동특성검사 관리메뉴얼.

교육과학기술부(2013). 학교건강증진 기본방향.

교육부(2014). 학교보건법.

교육인적자원부(2007). 교사자격 무시험검정 기준 강화를 위한 관련법령 개정안 및 교육부고시 신설안 주요내용. 교육인적자원부 교원양성과.

교육인적자원부(2007). 학교체육보건기본방향.

권백순(2005). 중소규모 사업장의 안전관리실태 및 관리방법에 관한연구. 충주대학교 산업대학원 석사학위논문.

권영숙 외(2014). 지역사회간호학. 서울: 신광출판사.

보건의료미래위원회(2011). 2020 한국의료의 비전과 정책방향.

보건복지부(2015). 2015 보건복지통계연보 제 61호.

김모임 외(1999). 대상자 중심의 지역사회간호학. 서울: 현문사.

김모임 외(2002). 대상자 중심의 지역사회간호학. 서울: 현문사.

김미숙 외(2014). 국제사회조사 참여 및 비교연구: 가족변화 · 사회변화 국제비교. 한국보건사회연구원.

김성실 외(2000). 지역사회간호학. 서울: 정문각.

김승권 외(2012). 전국 출산력 및 가족보건 · 복지실태조사. 한국보건사회연구원.

김영임(1997). 산업전문간호사의 교육과정(산업전문간호사 제도의 추진방향에서). 한국산업간호협회.

김영임 · 박영임 · 이규영(2008). 보건교육. 한국방송통신대학교출판부.

김영임 외(2009). 가족간호학. 서울: 한국방송통신대학교.

김유경 · 이진숙 · 이재림 · 김가희(2014). 가족의 갈등과 대응방안 연구: 가족관계 갈등과 가족기능 갈등을 중심으로. 한국보건사회연구원.

김유경 · 진미정 · 송유진 · 김가희(2013). 가구 · 가족의 변동과 정책적 대응방안 연구. 한국보건사회연구원.

김유숙 외(2015). 가족상담. 서울: 학지사.

김은주 외(2006). 노인건강증진. 정담미디어.

김재희(2014). 지역보건의료계획에서 우선순위 설정 방법에 대한 분석과 함의. 한국콘텐츠학회논문지, 15(1), 246-295.

김정남 외(2008). 지역사회간호학. 서울: 수문사.

김화중(1992). 산업간호학. 서울: 수문사.

김화중 외(2008). 지역사회간호학. 서울: 수문사.

김화중 외(2013). 지역사회간호학. 서울: 수문사.

대한산업보건협회(2016). 산업안전보건법핸드북.

법제처(2011). 지역보건법.

보건복지부(2013). 2012 보건복지백서.

보건복지부(2014). 2013 보건복지백서.

보건복지부(2014). 2013 보건복지통계.

보건복지부(2014). 2014 보건복지통계연보.

보건복지부(2015). 2014 보건복지백서.

보건복지부(2018). 2018 OECD Health Statistice.

산업보건공공학술대회(2000). 산업보건 공동 학술대회: 5인 미만 사업장의 산업보건 관리방안. 한국산업간호학회, 노동부 외 4개단체 연합.

박인혜 외(2017). 지역사회간호학 수정판. 서울: 현문사.

서울시교육청(2007). 학교보건 활성화를 위한 학교보건 기본방향.

서울특별시교육청(2014). 2014학년도 학교보건업무 안내.

안양희(2011). 가족간호학. 서울: 현문사.

안양희(2017). 가족간호학. 서울: 현문사.

양경희 외(2014). 학교보건. 서울: 현문사.

여성가족부(2012). 가족정책의 비전 및 핵심과제.

염지혜 · 박종서 · 이상림 · 이민아(2010). 저출산 고령화시대 노동력부족과 인력활용 방안. 한국보건사회연구원.

오미성 외(2015). 성과기반 지역사회간호학. 서울: 퍼시픽북.

왕명자 외(2010). 제5판 지역사회 간호학- 분야별. 서울: 현문사.

유계숙 외(1999). 가족학이론. 서울: 문음사.

유광수 외(2013). 지역사회간호학. 서울: 정담미디어.

유광수 외(2016). 제4판 지역사회보건간호학 II. 서울: 정담미디어.

유영주 · 이순형 · 홍숙자(1990). 가족발달학. 서울: 교문사.

유호신 외(2011). 지역사회간호학 II. 서울: 수문사.

유호신 외(2017). 지역사회간호학. 서울: 수문사.

윤재현(2011). 고소음 유발 작업기기의 소음특성 및 저감방법에 관한 연구. 원광대학교 박사학위논문.

의료정책연구소(2010). 보건소 기능 개편 방안.

이광규(1996). 현대한국가족의 이해. 서울대학교출판부.

이규영 · 안양희(2007). 교육실습 메뉴얼. 서울: 동문사.

이정렬 외(2011). 지역사회간호학 이론과 실제. 서울: 정담미디어.

임관식(2013). 새 정부의 바람직한 가족정책 방향. 보건복지포럼, 5. 2-4.

장경섭 · 진미정 · 성미애 · 이재림(2013). 저출산 · 고령화 시대의 한국 가족주의에 대한 진단과 정책적 함의. 한국보건사회연구원.

장혜경 외(2015). 2015년 가족실태조사 분석 연구. 여성가족부.

정문숙 외(2005). 여성건강간호학 Ⅰ, Ⅱ. 서울: 정담미디어.

정문희 외(2014). 21C 지역사회보건간호학. 서울: 신광출판사.

정옥분(2013). 아동발달의 이해. 서울: 학지사.

정운숙(2011). 지역사회간호학 개요와 응용 및 실천. 메디컬코리아.

정운숙(2013). 보건교육 프로그램 개발 및 평가. 니드엠케이.

정혜선 외(2008). 산업전문간호사. 서울: 군자출판사.

조동란 외(2005). 미국의 산업간호실무. 서울: 현문사.

조유향 외(2014). 지역사회간호학. 서울: 현문사.

조유향 외(2018). 지역사회간호학. 서울: 현문사.

질병관리본부(2007). 전염병 감시체계 활성화 방안: 전염병관리정책보고서.

질병관리본부(2014). 학교감염병.

최돈빈 외(2013). 한국 가족변화의 특징과 전망 협동연구: 가족 변화의 교육적 영향과 정책적 시사점. 경제 · 인문사회 연구원.

최연희 외(2014). 지역사회보건간호학. 서울: 수문사.

최연희 외(2016). 최신 지역사회보건간호학. 서울: 수문사.

최연희 · 이지현 외(2014). 지역사회보건간호학 I. 서울: 수문사.

통계청(2010). 2010년 혼인 · 이혼 통계.

통계청(2010). 성별 미혼자 비율 증가추이.

통계청(2010). 인구동태통계연보.

통계청(2015). 장래인구추계.

한국산업간호협회(2008). 산업간호개요.

한국산업간호협회(2012). 직업건강관리.

한국간호과학회(2008). 산업전문간호사제도.

한국산업간호협회(2008). 산업간호개요.

한국산업보건협회(2008). 유해물질 허용기준.

한국산업안전공단(1999). 사업장 건강증진 운동 우수사례집. 한국산업안전공단.

한영자 · 서경 · 이상욱 · 이승욱 · 신창우(2005). 2002~2003 영아 · 모성사망조사. 한국보건사회연구원.

홍승아, 최진희, 진미정, 김수진(2015). 가족변화 대응 가족정책 발전방향 및 정책과제 연구. 한국여성정책연구원.

Allenthworth, D. et al(1997). *editor: School and heath: our nation's investment*. Divisin of medicine.

American school health association(2010). *What is school health?(online)*. Available:http:// www.ashaweb.org/i4a/pages/index.cfm?pageid=3278(2010, July 30).

Allenthworth D et al(1997). *editor: School and heath: our nation's investment*. Divisin of medicine.

Berley, K. M., & Hanson, S. M.(1991). *Pocket guide of family assessment and intervention*. St. Louis: Mosby.

Bruess. C.E., & Gay, J.E(1978). *Implementing comprehensive school health*. New York, Macmillan publishing Co., Inc., New York.

CDD(2010). *Indicators for School Health Programs.(online)*. Available:http://www.cdc. gov/healthyyouth/evaluation/indicators/index.htm(2010, July 30).

Clark, M. J.(2008). *Community health nursing-Advocacy for population Health*. Prentice Hall.

Duvall, E. M.(1977). *Marriage and Family Relationships, 5th ed*. Lippincott.

Dye, T. R(1981). *Understanding Public Policy, 4Th Ed*. Englewood Cliffs, Nj: Prentice- Hall.

Freely, N., & Gottlieb, L. N.(2000). *Nursing Approaches for Working With Family Strengths and Resources*. Journal of Family Nursing, 6(1), 9~24.

Friedman, M. M.(1986). *Family Nursing: Theory and Assessment(2nd Ed.)*. Appleton- Century-Crofts.

ILO(1997). *International directory of Occupational health and safety services and institutions* : OHS Series No. 16. Geneva.

Kaplan, R.(1972). *The school health division's position on health education*. School health Rev. 3(4) : 4-10.

Kleczlowski B.W, Et. Al.(1984). *National Health Systems and Their Reorientation Towards Health for All*. Public Health Papers No.77, Worth Health Organization, Geneva, 27.

Langmuir A.D.(1963). *The surveillance of communicable diseases of national importance*. NEJM

268:182-192.

Levy B. S. & Wegman D. H.(2000). *Occupational Health: recognizing and prevention work-related disease and injury*. Philadelphia: Lippincott Williams & Wilkins.

Lewis, R.(1997). *Metals. Occupational & Environmental Medicine. 2nd ed*. Appleton & Lange. Stanford.

Martin, K.(2005). *The Omaha system: A key to practice, documentation and information management(2nd ed.)*. St. Louis: Saunders.

Mary A. Nies & Melanie McEwen(2001). *Community health nursing : Promoting the health of population*. W.B. Saunders Company.

Nies. M. A, Mcewen. M(2007). *Community/Public Health Nursing*. Saunders Elsevier.

Prentice Hall Duvall, E. M.(1977). *Marriage and Family Relationships, 5th ed*. Lippincott.

Ramazzini, B(1990). 직업인의 질병(정규철 역). 동명사.

Ruth B. Freeman & Janet Heinrich(1981). *Community Health Nursing Practice, 2nd ed*. W. B. Saunders Company.

Stanhope, M & Lancaster, J.(1992). *Community health nursing*. Mosby.

Tumbull, A., Summers, J., & Brotherson, M.(1986). *Family Life Cycle. In J. Gallagher, & P. Vietze (Eds.), Famlilies of Handicapped Person*. Baltimore: Paul.

Walsh, F.(1998). *Strengthening Family Resilience*. New York: Guilford.

Whall, A. L.(1986). *The Family As the Unit of Care in Nursing: A Historical Review*. Public Health Nursing, 3(4), 240~249.

Wright, L. M. & Leahy, M.(1984). *Nurses and Families: A Guide to Family Assessment and Intervention*. Philadelphia: F.A. Davis Company.

Wright, L. M. & Leahy, M.(1994). *Nurses and Families: A Guide to Family Assessment and Intervention*. Philadelphia: F.A. Davis Company.

Wright, L. M. & Leahy, M.(1999). *Maximising Time, Minimising Suffering: The 15 Minute Family Interview*. Journal of Family Nursing, 5(3), 259~274.

Wright, L. M. & Leahy, M.(2000). *Nurses and Families: A Guide to Family Assessment and Intervention*. Philadelphia: F.A. Davis Company.

Wright, L. M., Watson, W. L., Bell, J. M.(1996). *Beliefs: The Heart of Healing in Families and Illness. Basic Books*. A Division of Harper Collins Publishers, Inc.

World Health Organization(1981). *The Managerial Process for National Health Development: Guiding Principle for Use in Support of Strategies for Health for All By The Year 2000*. Geneva.

경기도 교육청 www.goe.go.kr

고용노동부 www.moel.go.kr

교육부 www.moe.go.kr

국가법령정보센터 www.law.go.kr

국가통계포털 www.kosis.kr

근로복지공단 www.kcomwel.or.kr

대한산업보건협회 www.kiha21.or.kr

대한산업안전협회 www.safety.or.kr

법제처 www.moleg.go.kr

보건복지부 www.mohw.go.kr

안전보건공단 www.kosha.or.kr

질병관리본부 국가건강정보포털 http://health.cdc.go.kr

한국보건산업진흥원 www.khidi.or.kr

한국산업간호협회 www.kaohn.or.kr

한국특수건강진단협회 www.ksha.or.kr

한국학교보건협회 www.ksha.or.kr

한국MSDS시험원 www.msdskorea.com

Community Health Nursing

CHAPTER 09

감염성 질환과 만성질환관리

학습목표

1. 감염성 질환의 실태를 파악하고 예방 및 관리를 설명한다.
2. 만성질환의 개념과 특성 및 만성질환관리의 필요성을 이해한다.
3. 방문건강관리사업의 개념 및 내용을 파악하고 서비스를 제공한다.
4. 지역사회 재활간호사업의 개념 및 내용을 파악하고 서비스를 제공한다.

제1절 감염성 질환 관리사업

1. 감염성 질환의 개념

감염(infection)은 병원체가 숙주에 침입하여 증식함으로써 세포와 조직에 병리 변화를 야기하여 숙주에 증상과 증후를 발현하게 하거나 면역반응을 야기하는 상태를 말한다.

감염성 질환(infectious disease)은 특정 병원체 또는 병원체의 독성물질에 감염되어 발생한 질병을 말하며 감염병이라는 용어로도 사용되고 있다.

우리나라의 감염병 예방관리는 1976년「감염병예방법」제29조 개정 시부터 추진되었으며, 5년마다 감염병 예방과 관리를 위한 기본계획을 수립하여 관리하고 있다.

생태학적 모형에서 질병발생의 주요 3가지 요인은 병원체, 숙주, 이들을 둘러싸고 있는 환경요인으로 구성되어 있다.

존 고든(John Gordon)의 지렛대 이론(lever theory)은 질병의 별상기전을 환경이란 지레 받침대의 양쪽 끝에 병원체와 숙주라는 추가 놓인 지렛대에 비유하여 설명하였다. 지렛대 이론에서의 개인 또는 지역사회의 건강상태는 병원체, 숙주, 환경요인이 어느 한쪽으로도 기울지 않는 평형상태를 말한다. 이 세 가지 요인 중 두 가지 요인에는 변동이 없다는 가정 하에, 나머지 한 가지 요인이 변동을 일으켜 평형이 깨졌을 때, 질병 또는 유행이 발생된다는 이론으로 감염성 질환의 발생을 적절하게 설명하고 있다.

2. 감염성 질환의 특성

질병발생에 관여하는 병원체, 숙주, 환경으로 구성된 세 가지 요인은 각자의 특성에 따라 작동기전을 달리하며 질병발생 혹은 방어에 임하고 있다.

병원체는 질병발생의 핵심적 요인으로 외계에서의 생존 및 생식능력, 숙주로의 침입 및 감염력, 감염된 숙주에게 현성 질병을 일으키는 병원력, 전파기전 등에 따라 질병의 발생에 영향을 미친다. 예를 들어 인플루엔자 같은 숙주집단과 평형을 유지해오던 바이러스가 항원에 변이를 일으켜 감염력과 병원력이 증가되었을 경우에 유행이 발생하게 된다.

숙주요인은 성장과 발육과정에서 생활태도 및 생물학적 차이가 나타나기 때문에 질병에 대한 감수성의 차이는 선천적 또는 후천적으로 나타나게 되는 개인적 요인에 해당된다. 선천적 소인에 의한 개별적 차이는 결핵, 당뇨병, 암, 동맥경화성 심장병 등 여러 가지 질환에 대한 감수성에 영향을 주어 그 발생에 차이를 가져온다. 후천적 요인으로는 현성 또는 불현성 자연감염이나 인공접종에 의한 특이항체 유무가 질병발생을 결정하게 되는데, 홍역, 두창, 수두, 풍진 같은 소아질환이 그 예가 된다. 개인이나 집단의 습관과 행태의 차이도 질병발생에 크게 영향을 미치는 숙주요인이다.

환경이란 개별적 숙주를 둘러싸고 있는 모든 것을 의미하므로 질병발생과 환경요인의 관련 정도를 평가하기란 매우 어렵다. 왜냐하면 어떤 질병발생과 관련된 수많은 환경요인을 추려내기가 어렵고, 이 환경요인들이 서로 얽혀져 동시에 작용하기 때문에 어느 요인이 가장 관련되어 있는지 가려내기가 쉽지 않기 때문이다. 또한, 많은 환경요인은 질병발생에 간접적으로 작용하며, 이들 환경요인 중 어떤 것은 병원체와 숙주에, 또는 숙주–병원체 관계에 동시에 작용하므로 그 기전을 선별하기가 어렵다.

환경요인은 편의상 생물학적 · 물리적 · 사회경제적 환경으로 분류하기도 한다. 생물학적 환경은 모든 생물과 이들의 생성물을 모두 포괄하며, 물리적 환경은 지리적 · 지질학적 · 기상학적 측면을 말한다. 사회경제적 환경은 인간이 그들의 동료와 갖는 상호관계가 중심적 역할을 하며, 인구밀도와 분포상태, 자연자원의 활용, 경제형태와 수준, 정치적 조직능력, 문화적 · 과학적 발전 등에 의해 결정된다.

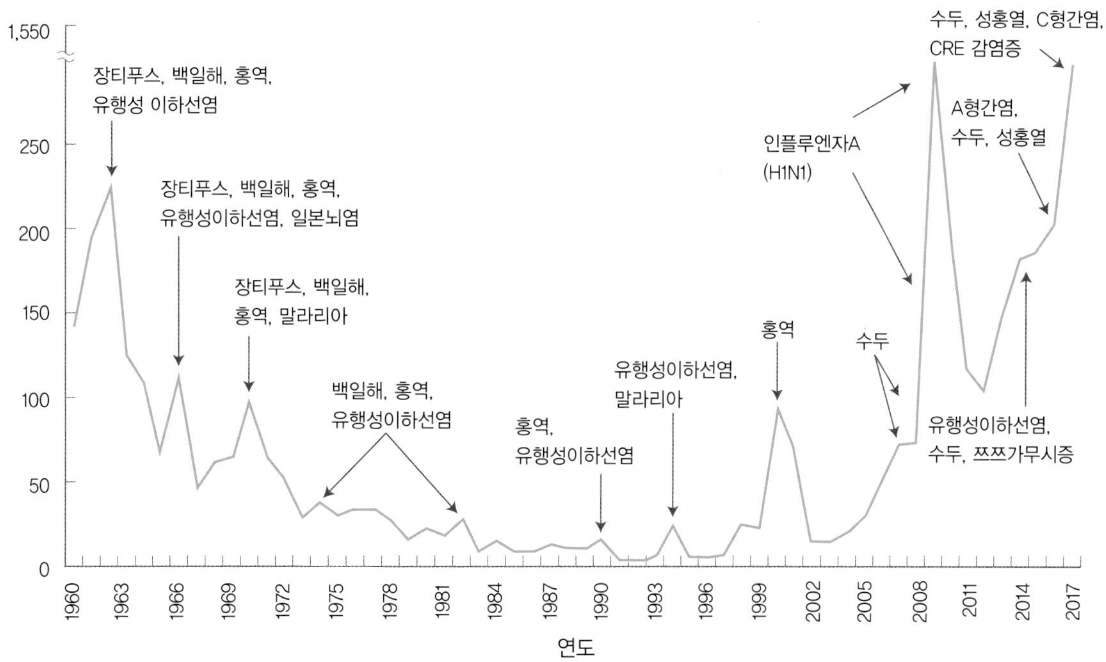

그림 9-1 법정감염병 발생 추이(단위: 인구 10만명 당)

출처: 질병관리본부(2018). 2017 감염병 감시연보.

이러한 환경요인에 의한 불균형 상태는 기근으로 인한 영양불량에서 비롯된 감염병의 발생 또는 홍수나 지진 등으로 일정한 장소에 갇혀 있던 병원체가 유포되어 전파가 용이해진 경우를 포함한다.

3. 법정감염병

1) 법정감염병 개념

법정감염병이란 「감염병의 예방 및 관리에 관한 법률」에 의해 국가가 특별히 관리하는 감염병으로 「감염병의 예방 및 관리에 관한 법률」 제11조에 따른 대상자의 인적사항을 의사, 한

표 9-1 주요 법정감염병의 종류

감염병 분류	감염병 종류
제1군 감염병(6종) 신고(지체없이)	콜레라, 장티푸스, 파라티푸스, 세균성 이질, 장출혈성 대장균감염증, A형간염
제2군 감염병(12종) 신고(지체없이)	디프테리아, 백일해, 파상풍, 홍역, 유행성 이하선염, 풍진, 폴리오, B형간염, 일본뇌염, 수두, b형헤모필루스인플루엔자, 폐렴구균
제3군 감염병(22종) 신고(지체없이)	말라리아, 결핵, 한센병, 성홍열, 수막구균성수막염, 레지오넬라증, 비브리오패혈증, 발진티푸스, 발진열, 쯔쯔가무시증, 렙토스피라증, 브루셀라증, 탄저, 공수병, 신증후군출혈열, 인플루엔자, 후천성면역결핍증(AIDS), 매독, 크로이츠펠트-야콥병(CJD) 및 변종크로이펠트-야콥병(vCJD), C형간염, 반코마이신내성황색포도알균(VRSA)감염증, 카바페넴내성 장내세균속균종(CRE)감염증
제4군 감염병(20종) 신고(지체없이)	페스트, 황열, 뎅기열, 바이러스성출혈열(마버그열, 라싸열, 에볼라열 등), 보툴리눔독소증, 두창, 중증급성호흡기증후군, 조류인플루엔자 인체감염증, 신종인플루엔자, 야토병, 큐열, 웨스트나일열, 신종전염병증후군, 라임병, 진드기매개뇌염, 유비저, 치쿤쿠니야열, 중증열성혈소판감소증후군(SFTS), 중동호흡기증후군(MERS), 지카바이러스 감염증
제5군 감염병(6종) 신고(7일 이내)	회충증, 편충증, 요충증, 간흡충증, 폐흡충증, 장흡충증
지정 감염병(15종) 신고(7일 이내)	수족구병, 임질, 클라미디아, 연성하감, 성기단순포진, 첨규콘딜롬, 반코마이신내황색포도알균(VRSA)감염증, 반코마이신내성장알균(VRE) 감염증, 메티실린내성황색포도알균(MRSA) 감염증, 다제내성녹농균(MRPA) 감염증, 다제내성아시네토박터바우마니균(MRAB) 감염증, 장관 감염증, 엔테로바이러스 감염증, 급성호흡기 감염증, 해외유입기생충 감염증

※ 표본감시 대상 감염병: 제3군 감염병 중 인플루엔자, 제5군 감염병, 지정 감염병; 표본감시 대상 감염병은 표본감시 대상 의료기관에서만 환자발생 신고를 함; 「감염병의 진단기준」(질병관리본부 고시 제2017-4호, 2017.7.18.) 개정사항을 반영한 것임

출처: 질병관리본부(2017). 2017 법정감염병 진단 · 신고기준.

의사, 군의관, 의료기관의 장이 보건당국에 보고 또는 신고를 해야 하는 질병이다.

우리나라에서 「감염병의 예방 및 관리에 관한 법률」에 의한 법정감염병은 제1군 감염병, 제2군 감염병, 제3군 감염병, 제4군 감염병, 제5군 감염병, 지정 감염병, 세계보건기구 감시대상 감염병, 생물테러 감염병, 성매개 감염병, 인수공통 감염병, 의료 관련 감염병이 있다(표 9-1).

- **제1군 감염병**: 마시는 물 또는 식품을 매개로 발생하고 집단 발생의 우려가 크므로 발생 즉시 방역대책을 수립해야 하는 감염병(지체없이 신고)
- **제2군 감염병**: 예방접종을 통해 예방 및 관리가 가능하여 국가예방접종사업의 대상이 되는 감염병(지체없이 신고)
- **제3군 감염병**: 간헐적으로 유행할 가능성이 있어 계속 그 발생을 감시하고 방역대책의 수립이 필요한 감염병(지체없이 신고)
- **제4군 감염병**: 국내에서 새롭게 발생하였거나 발생할 우려가 있는 감염병 또는 국내 유입이 우려되는 해외유행 감염병으로 보건복지부령이 정하는 감염병(지체없이 신고)
- **제5군 감염병**: 기생충에 감염되어 발생하는 감염병으로 정기적인 조사를 통한 감시가 필요하여 보건복지부령으로 정하는 감염병(7일 이내 신고)
- **지정 감염병**: 제1군 감염병부터 제5군 감염병까지의 감염병 외에 유행 여부를 조사하기 위하여 감시활동이 필요하여 보건복지부장관이 지정하는 감염병(7일 이내 신고)
- **세계보건기구 감시대상 감염병**: 세계보건기구가 국제공중보건의 비상사태에 대비하기 위하여 감시대상으로 정한 질환으로서 보건복지부장관이 지정하는 감염병
- **생물테러 감염병**: 고의 또는 테러 등을 목적으로 이용된 병원체에 의하여 발생된 감염병 중 보건복지부장관이 고시하는 감염병
- **성매개 감염병**: 성 접촉을 통하여 전파되는 감염병 중 보건복지부장관이 고시하는 감염병이다. 법정 성매개 감염병(Sexually Transmitted Diseases, STD)으로는 임질, 클라이디아 감염증, 연성하감, 첨규콘딜롬, 성기단순포진이 있다.
- **인수공통 감염병**: 동물과 사람 간에 서로 전파되는 병원체에 의하여 발생되는 감염병 중 보건복지부장관이 고시하는 감염병
- **의료 관련 감염병**: 환자나 임산부 등이 의료행위를 받는 과정에서 발생하는 감염병으로서 감시활동이 필요하여 보건복지부장관이 고시하는 감염병

2) 법정감염병 감시체계

법정감염병 감시체계란 감염병관리정책을 기획 · 실행 · 평가하기 위해 감염병 발생자료를 지속적 · 체계적으로 수집하고 분석하며, 이를 적시에 보건의료인에게 배포하여 감염병의 예방과 방역에 반영하는 것이다. 이는 질병관리본부와 전국 16개 시 · 도 · 군 · 구 감시체계에 참여 및 의료기관과 초 · 중 · 고등학교의 협력으로 운영되며, 국내 감염병관리에서 중요한 자료로 활용되고 있다(그림 9-2).

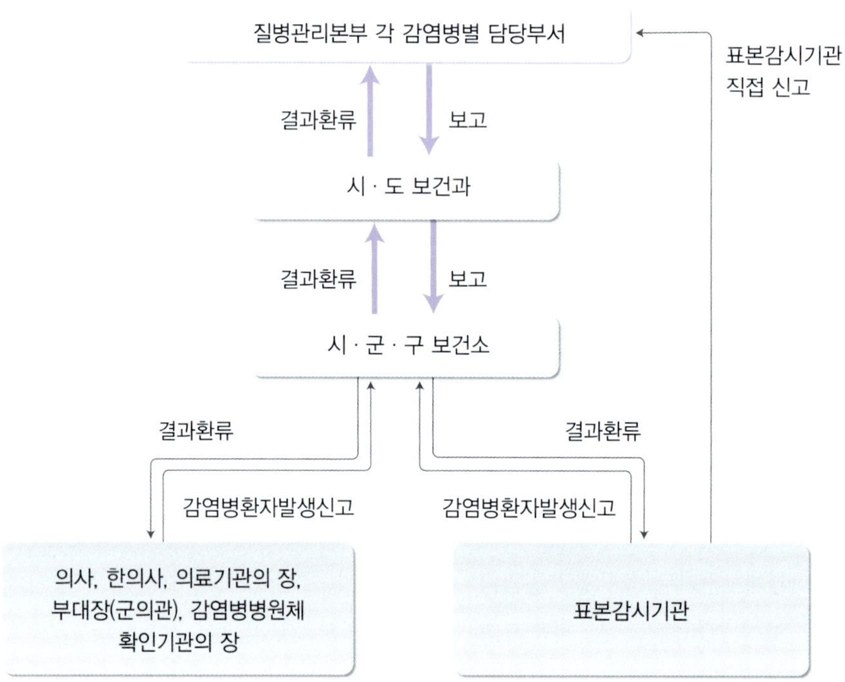

그림 9-2 법정감염병 신고 및 보고체계

출처: 질병관리본부(2018). 2018년 감염병관리사업지침.

(1) 법정감염병 감시체계의 목적과 역할

- 법정감염병 발생 추이 파악
- 법정감염병 관리정책개발 및 자원분배를 위한 근거
- 감염병 발생에 대한 대응 시 조정기능
- 법정감염병 관리사업의 요구도 및 성과에 대한 모니터링
- 국제사회에 다양한 통계자료 제출

(2) 감염병 예방 및 관리를 위한 의무

국가 및 지방자치단체가 감염병 예방 및 관리를 위하여 행해야 할 의무는 다음과 같다.

- 감염병의 예방 및 방역대책
- 감염병 환자 등의 진료 및 보호
- 감염병 예방을 위한 예방접종계획의 수립 및 시행
- 감염병 예방에 관한 교육 및 홍보
- 감염병에 관한 정보의 수집 · 분석 및 제공
- 감염병에 관한 조사 및 연구
- 감염병 병원체 검사, 보존, 관리 및 약제내성 감시
- 감염병 관리정보 교류 등을 위한 국제 협력
- 감염병 치료 및 예방을 위한 약품 등의 비축
- 감염병 관리사업의 평가
- 기후변화에 따른 감염병 발생조사, 연구 및 예방대책 수립
- 한센병의 예방 및 진료 업무를 수행하는 법인 또는 단체에 대한 지원

(3) 질병정보 모니터망 운영

① 목적

각종 감염병의 연도별 · 지역별 · 계절별 발생양상을 신속, 정확하게 파악 · 분석하여 국민 또는 보건기관 등에 예보함으로써 감염병 발생예방 및 확산방지에 만전을 기하고자 함

② 기간: 연중

③ 질병정보 모니터망 구성 및 운영

- 기관별 역할(그림 9-3)
  - 질병관리본부: 전국 시 · 도별 모니터망 연계 및 감염병 발생현황 확인
  - 시 · 도: 관내 시 · 군 · 구별 모니터망 연계 및 감염병 발생현황 확인, 관내의 모니터 현황 관리
  - 시 · 군 · 구: 관내 모니터망 연계 및 감염병 발생현황 확인, 관내의 모니터 현황 관리
- 모니터 지정대상
  - 병 · 의원 등의 의료기관
  - 각급학교(보건교사), 사회복지시설(양로원 · 고아원), 산업체 집단급식소(보건관리자) 등

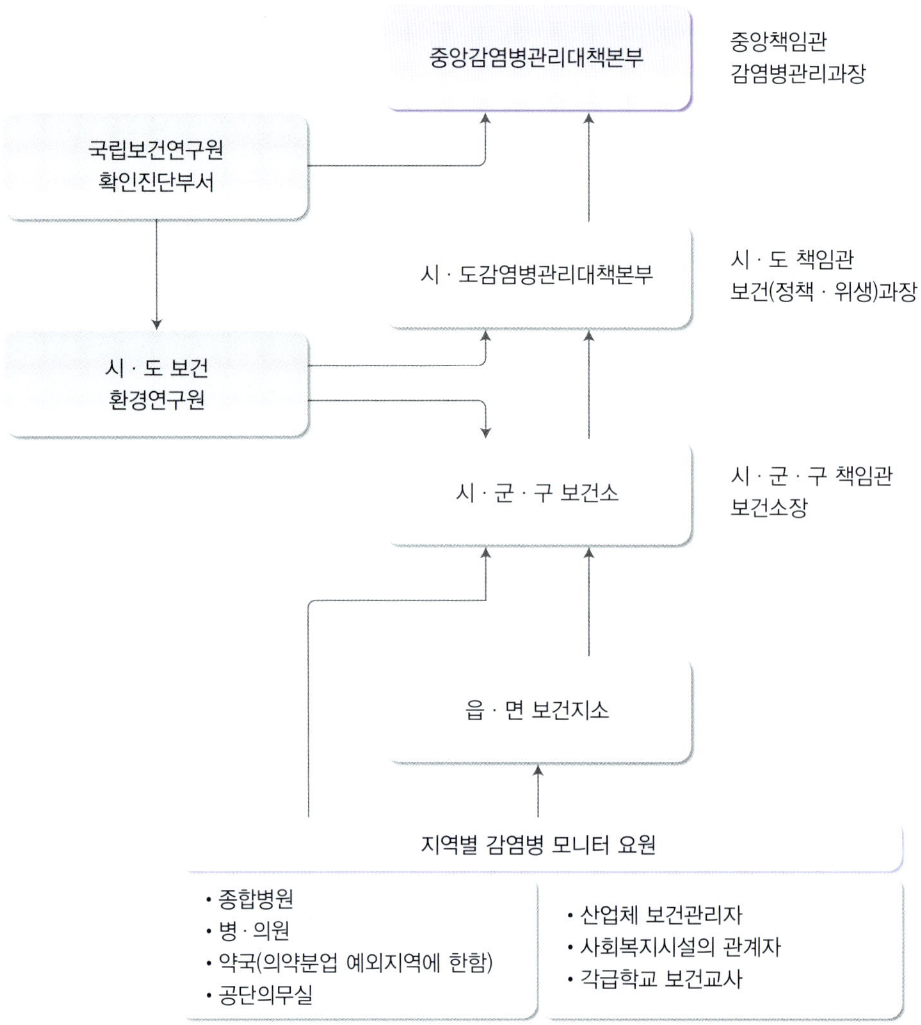

그림 9-3 모니터망 운영 체계도

출처: 질병관리본부(2017). 2017년 감염병관리사업지침.

- 기타 보건소장이 필요하다고 인정하는 자

■ 모니터 주요업무

- 감염병 예방관리요령 홍보
- 감염병(의사) 환자 발견 · 진단 시 인적사항 및 발생현황 통보, 검체채취(병 · 의원) 등
- 기타 각종 감염성 질환의 유행상태를 관할 보건기관(보건소, 보건지소, 진료소 등)에 즉시 통보

4. 감염성 질환의 예방 및 관리

감염성 질환의 예방법은 병원소 관리, 전파과정의 차단, 숙주관리의 세 가지로 구분할 수 있다. 즉, 감염성 질환을 예방하기 위해서는 병원소를 제거하거나 병원소로부터 병원체의 탈출이 일어나지 못하도록 함으로써 감염성 질환이 전파되지 않도록 해야 한다. 또한, 감염성 질환의 전파고리를 차단하기 위해 감염 가능성이 있는 병원소를 검역하고 격리하거나 환경·식품위생 및 개인위생관리를 해야 한다. 또한 숙주관리를 위하여 운동 및 영양공급 등으로 전신적인 건강상태를 향상시키고, 주요 감염성 질환에 대한 예방접종을 실시하여 면역력을 증강시켜야 한다.

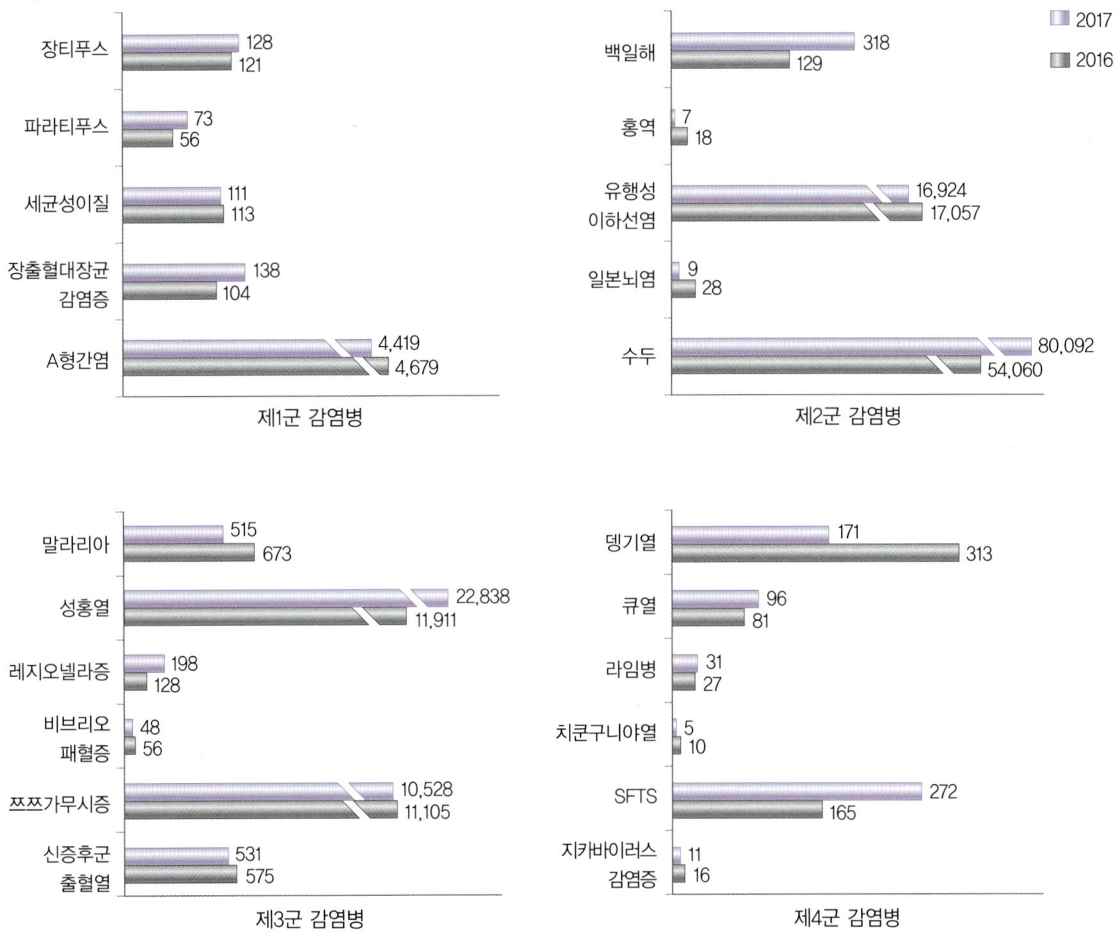

그림 9-4 감염병 군별 발생현황(단위: 명)

출처: 질병관리본부(2018). 2017 감염병 감시연보.

1) 예방 및 관리방법

(1) 병원소관리

병원소의 종류에 따라 관리방법이 다르다. 병원소가 가축일 경우에는 예방접종을 하거나 도살시키는 방법을 사용하며, 사람일 경우에는 감염균이 존재하는 장기를 제거하거나 환자를 격리하는 방법을 사용한다.

(2) 전파과정의 차단

전파과정을 차단하기 위해서는 환경요소를 개선시키려는 노력이 필요하다. 호흡기 질환은 환경 개선으로 효과를 보기 어렵지만 오염된 물, 우유, 음식을 섭취함으로써 발생되는 질환은 음식물을 적절하게 보관하고, 상수도 시설의 개선 등으로 상당한 효과를 거두고 있다. 환경 개선은 국가의 경제상태와 연관되고 시간과 노력이 요구된다.

(3) 숙주관리

질병에 대한 숙주의 면역력을 증강시키는 방법으로 인공능동면역을 활용한다. 생균에 의한 것이 더 효과적이며, 특히 천연두나 홍역의 예방주사는 상당히 효과가 크다.

(4) 검역

검역이란 유행지에서 들어오는 사람의 감염 여부를 확인할 때까지 감시할 수 있도록 떠난 날로부터 계산하여 병원기의 잠복기 동안 유숙하는 곳을 신고하도록 하거나 일정한 장소에 머물게 하는 것을 의미한다. 예방접종이 가능한 감염성 질환의 경우에는 예방접종 카드를 소지한 여행객에 한해 입국을 허가하는 방법도 있고, 국소적으로 검역을 시행할 수도 있다. 예를 들면, 이웃 마을에서 장티푸스가 유행할 때 왕래를 차단해서 막는 것도 좁은 의미의 검역이다.

(5) 전파방지

병원체의 전파 차단을 위해서는 환자와 보균자를 철저히 치료하여 병원체를 배설하지 못하도록 조치하고, 병원체를 배설하는 환자/보균자와 감수성이 있는 건강인이 접촉하지 못하도록 격리한다. 이미 숙주 밖으로 나온 병원체의 사멸에는 세 가지 방법이 있다. 병원체의 전파방지를 위해서 건강보균자나 잠복기 또는 회복기보균자를 모두 찾아내는 것은 실제로는 거의 불가능하다. 그러므로 국가적 차원에서 국민을 감염성 질환으로부터 보호하기 위한 법적 조치를 취하고, 지역사회 차원에서 본인이 속한 지역사회로의 감염병 침입을 사전에 방지하기 위한 구성원의 조직적 노력이 필요하다. 개인적 차원에서도 감염되지 않도록 스스로 노력해야 한다.

(6) 면역의 증강

숙주가 특정한 병원체에 대해 저항하는 방어력을 면역이라고 한다. 면역수준이 높은 숙주는 그 병원체와 결합하여 병원체를 사멸시킬 수 있는 특이항체를 보존하기 때문에 병원체에 감염되지 않을 수 있다. 면역증강은 예방접종을 통해 성취되는데, 이는 개인을 감염으로부터 보호한다는 소극적인 의미도 있지만, 본인이 속해 있는 지역사회의 집단면역 수준을 향상시킴으로써 감염성 질환의 침입 자체를 방어한다는 적극적인 의미가 더욱 크다.

2) 법정감염병 유행 사례 및 관리

① 중증급성호흡기증후군(SARS)

2002년 11월에 중국 광동지방에서 첫 폐렴 환자가 발생하여 갑작스런 고열을 보이며 급성호흡부전에 빠지는 등 급격한 병증의 진행을 보이다가 결과적으로 다장기 부전증을 보였으며, 이후 타인에게 감염되어 높은 감염성과 사망을 초래하였다. 그 이후 2003년 2월에 같은 지역에서 305명이 이환되고 5명이 사망한 '비정형 폐렴'의 유행을 WHO에 공식 보고하였으며, 2003년 3월에 홍콩, 베트남, 싱가포르, 캐나다 등 전 세계로 발생이 급속히 확산되는 양상을 보였다. 4월에 WHO는 이 질환을 Severe Acute Respiratory Sydrome(SARS)으로 공식 명명하였고, 원인체는 변종 corona virus로 밝혀졌다.

신종 감염병인 SARS는 전 세계적인 대혼란을 일으켰고, 아직 예방백신이나 치료제의 개발이 확립되어 있지 않아 심각한 위협으로 간주되고 있다.

WHO가 제시한 SARS의 최대 잠복기는 10일이며, 기본 전파경로는 감염성 호흡기 비말이나 개달물에 직접 눈, 코, 입 등 점막이 직접 노출됨으로써 발생하는 것으로 보고되었고, 밀접한 접촉자나 환자를 직접 돌보는 의료인이 주요 전파대상자였다.

전파경로에서 처음부터 논란이 되고 있던 것 중 하나는 공기매개 전파가능성이었는데, 미국질병관리본부(CDC)에서는 공기 중 바이러스가 24시간까지 생존이 가능할 수 있다는 전망을 내놓았기 때문에, 이것이 사실일 경우 공기매개 감염이 가능할 것으로 보고하였다. 유행종료 후 재집계한 치명률은 발생 환자의 9.6%였다. 2004년 질병관리본부에서 제시한 SARS 환자관리를 위한 지침은 다음과 같다.

- 임시격리공간에서 SARS 의심 환자관리(감염관리 조치)
  - 임시격리공간은 SARS 진료팀에서 책임 운영하는 것을 원칙으로 한다.
  - 지혈대(tourniquets), 체온계, 혈압계, 청진기 등의 물품은 최대한 환자 개인용으로 사용한다.

- 진료 시 가급적 1회용 기구를 사용한 후 적절히 폐기하고, 재활용하는 경우는 철저히 소독한 후에 사용한다.
- 환자의 이동은 최대한 제한하고 환자가 이동할 경우는 N95 마스크를 착용시킨다.
- 의료진을 포함한 방문자를 최소한으로 제한하고, 방문 시 개인보호구를 착용시키고 지도 감독 하에 방문하도록 한다.
- 환자는 의료진이 실내에 있을 때는 항상 N95 마스크를 착용하도록 한다.
- 환자가 N95 마스크를 못 견디는 경우에는 수술용 마스크를 착용하도록 한다.
- SARS 의심환자와 그렇지 않은 환자가 섞이지 않도록 한다.
- 임시격리공간에서 응급혈액검사 및 흉부방사선 촬영을 할 수 있다.
- 원칙적으로 임시격리공간에서 SARS의 진단을 위한 호흡기 검체의 채취는 금한다.

■ SARS 예진실 의사 및 간호사

- 항상 N95 마스크를 착용한다.
- 모든 환자를 SARS 환자로 의심한다.

■ 임시격리실 담당 의료진(의사 및 간호사)

- SARS 예진실에서 SARS 의심환자 발생을 보고 받으면 즉시 임시격리공간으로 이동하여 환자치료에 임한다.
- SARS 의심환자의 진단이 명확해질 때까지는 일단 가능한 보호장비를 갖추고 진료한다.
- 환자진료 시에는 N95보다는 HEPA 마스크(N100)를 착용한다.

② 중동호흡기증후군(MERS)

2015년 중동호흡기증후군(MERS) 유입 이후 국내의 신종감염병 유입 위협은 지속되고 있다. 우리나라에서는 국가방역체계를 개편하고 신종감염병 위기대응 합동교육 및 훈련확대, 국가 지정 입원치료병상 확충, 권역 감염병 전문병원 도입 등의 신종감염병 대유행 대비 인프라 확충 등의 대응체계를 마련하여 관리하고 있다.

MERS는 메르스 코로나바이러스(Middle East Respiratory Syndrome Coronavirus)에 의한 호흡기감염증으로, 2013년 5월 국제바이러스 분류 위원회에서 메르스 코로나바이러스(MERS-Cov)라 명명하였다. 2012년부터 사우디아라비아 등 중동지역을 중심으로 유행하였으며, 국내에는 2015년 유입되었다. 모든 환자들이 직 · 간접적으로 중동(특히, 사우디아라비아)지역과 연관되어 있으며, 주로 발열을 동반한 호흡기 증상이 나타나고, 설사 구토와 같은 소화기 증상도 흔히 관찰된다.

대부분 환자가 중증급성하기도질환(폐렴)증상을 보이고, 일부는 무증상이거나 경한 급성상기도질환을 보이는 경우도 있다. 발열, 기침, 호흡곤란 등이 주증상이며 두통, 오한, 인후통, 콧물, 근육통, 오심, 구토, 복통, 설사 등의 증상이 나타난다.

기저질환(당뇨병, 만성폐질환, 암, 신부전 등)이 있거나 면역기능 저하자는 감염률이 높고 예후도 불량하다. 잠복기는 5일(최소 2일에서 최대 14일)정도이며, 예방법으로는 손 씻기, 기침 재채기 예절 등 개인위생 수칙을 준수해야 한다. 중동지역 여행자에게 아래와 같은 사항을 권고하고 있다.

- 65세 이상, 어린이, 임산부, 암투병자 등 면역 저하자나 당뇨, 고혈압, 심장질환과 같은 기저질환이 있는 경우 여행을 자제
- 사람이 많이 모이는 장소 방문 자제
- 발열이나 호흡기 증상이 있는 사람과 밀접한 접촉을 피함
- 호흡기 증상이 있는 경우 마스크 착용

5. 감염성 질환관리를 위한 지역사회간호사의 역할

1) 감염성 질환의 발생 이전

감염성 질환의 발생 이전단계에서는 예방활동으로 지역사회주민에 대한 보건교육을 실시하여 주변환경의 소독, 개인위생의 청결유지, 영양 및 건강상태를 유지시키도록 한다. 또한 특정 질환의 감수성자 및 미접종자를 파악하고, 예방접종의 시기와 방법을 정확히 지켜 예방접종을 실시하며, 접종액의 보관상태를 잘 관리해야 한다.

2) 질병모니터제 운영

지역사회 내 마을 건강원 및 방역단의 활동을 통해 효율적인 '질병모니터제' 운영을 유지하며, 변동상황에 대해서는 관련 부서에 통보하고, 신속한 대처가 가능하도록 점검한다.

3) 감염성 질환 발생 이후

감염성 질환 발생 이후에는 이상증상자가 발견되면 관련부서에 즉각 보고하여 대처방안을 논의하고, 질환 발생 시 환자는 가능한 한 격리하여 치료하도록 한다. 또한, 발생 의심자 및 환자와의 접촉자에게 경고하여 증상의 진전상태를 관찰 · 보고하도록 하고, 의심되는 질환 확인에 적합한 가검물을 채취하여 적절한 상태로 보관 및 후송한다. 주변 환경을 소독하며 개인위생청결을 유지하고, 이동의 제한을 권고한다. 필요시에는 즉각 예방접종을 실시하고, 역학조사에 참여하거나 적극 협조한다. 질병의 발생상황, 수행한 대책, 앞으로의 관리

방안에 대한 보고서를 작성하여 보고한다. 보건교육적인 측면에서 반상회나 주민모임 등을 통해 주민들에게 발생의 원인, 앞으로의 예방법 등을 알림으로써 예방 및 질병관리에 적극적으로 참여하도록 한다.

제2절 | 만성질환관리사업

1. 만성질환의 개념

만성질환에 대한 정의는 명확한 합의가 이루어져 있지는 않으나, 미국만성질병위원회(national commission on chronic illness)는 정상에서 벗어난 어떤 장애를 말한다고 하였다. 이 장애는 영구적이고 돌이킬 수 없는 병리적 변화에 의한 것으로서 최소한 3개월 이상 지속되는 병적 상태로 정의하고 있다.

또한 WHO에서는 만성질환을 감염성 질환의 반대되는 말로 정의하고 있다.

비감염성질환(Non-communicable Disease, NCD)은 감염성 질환에 반대되는 말로 일반적인 만성질환(Chronic diease)으로 알려져 있으며, 생활습관 관련병(life-style related disease)으로 불리워진다.

최근 우리나라의 질병 양상은 국가경제의 발전, 주거환경과 영양상태의 개선, 치료방법의 발전 등으로 인하여 감염성 질환에 의한 사망률은 뚜렷이 감소하는 반면, 비감염성질환에 의한 사망률은 꾸준히 증가하고 있다.

통계청의 2015년 사망원인통계를 살펴보면 심장질환, 뇌혈관질환, 당뇨병, 고혈압성 질환으로 인한 사망이 전체 사망자 수의 약 25%를 차지하고 있으며, 건강수명 악화의 주요 원인이 되고 있다.

OECD 보고에 의하면, 전 세계 사망원인 중 60% 이상을 차지하고 있는 만성질환의 예방 및 관리는 보건의료 분야의 가장 중요한 정책과제 중 하나로 볼 수 있다. 최근에는 선진국뿐만 아니라 개발도상국에서도 심뇌혈관질환, 암, 당뇨, 만성폐쇄성질환 등 비감염성질환의 높은 사망률과 질병부담으로 이에 대한 부담과 관리가 모든 국가의 핵심 주제가 되고 있다.

간호학적 측면에서 볼 때 만성질병은 심한 불구의 예방, 기능유지, 지지적 간호와 자가간호, 전 인간 환경을 포함한 손상, 비가역적인 상태의 축적이나 질병의 잠재적 상태, 손상으로 정의하고 있다(신경림 외, 2002).

2. 만성질환의 특성

우리나라의 질병발생은 국가경제의 발전, 주거환경과 영양상태의 개선, 치료방법의 발전 등으로 인하여 감염성 질환에 의한 사망률은 뚜렷이 감소한 반면, 만성질환에 의한 사망률은 꾸준히 증가하고 있는 양상이다.

2016년 통계청 사망원인 통계에서 총 사망자 수는 280,827명으로 3대 사망원인은 악성 신생물(폐암, 간암, 위암 순), 심장질환, 뇌혈관질환 순으로 이는 전체의 47.7%를 차지한다. 만성질환이 우리나라 주요 사망원인을 차지하고 있어 급속한 인구의 고령화와 함께 만성 질환의 의료비 및 사회경제적 부담은 급증하고 있는 추세이다.

이러한 만성질환은 몇 가지 특성을 갖고 있다. 만성질환은 직접적인 원인이 존재하지 않고, 장기적인 문제이며, 질환의 진행과정이나 예후 등의 여러 측면에서 불확실성을 가지고 있다. 또한, 만성질환의 완화를 위하여 많은 노력을 기울여야 하며, 여러 가지 원인에서 기인한 복합적인 건강문제로 잠재기간이 길고 질병의 발생 시점이 불분명하다.

환자의 일상생활 측면에서 생활양식이나 활동의 재구조화를 요구하게 되고, 질환의 복잡성과 장애 정도에 따라 다양한 전문인력과 보조인력에 의한 서비스가 필요하다. 또한, 장기간에 걸쳐 나타나며 다양한 서비스에 의해 고가의 비용을 소모하게 되는 등의 여러 가지 특징이 있다(Strauss 외, 1984).

만성질환의 특성

- 일단 발생하면 3개월 이상 오랜 기간의 경과를 취한다.
- 호전과 악화를 반복하다가 결국에는 나쁜 방향으로 진행하게 된다.
- 연령증가와 비례하여 유병률이 증가한다.
- 일부 질환을 제외한 대부분의 질환이 그 원인이 명확하지 않다.

요약하면 만성질환은 여러 요인들이 오랜 시간 동안 축적되어 발현하게 되고, 치료를 위해서는 몇 개월 혹은 몇 년 동안에 걸쳐 질환을 관리해야 하며, 완벽하게 회복되지 못하므로 지속적인 의료서비스의 수혜가 필요하다. 또한, 예후가 불확실하여 질환의 진행과정을 예측하여 삶에 대처해야 한다는 스트레스를 준다. 만성질환자가 경험하는 통증과 불편감, 활동제한, 기능저하는 삶의 질 저하뿐만 아니라 가족과 사회의 부담감으로 확대되며, 지속적으로 통증과 불편감 등을 조절하기 위한 많은 노력이 요구된다. 만성질환은 여러 가지 원인으로 인해 복합적인데, 단일 만성질환도 복합적으로 나타난다. 만성질환의 주요 원인으로 WHO(2003)에서는 고혈압, 고콜레스테롤, 비만, 신체활동 부족, 과일과 야채섭취 부족, 음주, 흡연 등의 일곱 가지를 제시하였다.

감염성 질환과 비교해 볼 때 감염성 질환은 질병의 원인인 병원체가 반드시 존재하나, 만성질환은 여러 원인에 의해 복합적으로 발병한다는 특징을 갖는다. 그리고 만성질환은 감염성 질환이 특이적인 잠복기를 갖는 것에 비해 잠복기가 분명히 알려져 있지 않으며, 감염성 질환은 임상적 검사를 통해 병원체를 밝힐 수 있으나, 만성질환은 역학적 연구방법을 통해 다양한 원인요인을 규명해 낸다는 특징을 가지고 있다. 즉 만성질환은 개인의 생활습관의 영향을 많이 받으며 사회경제적 요인과 환경적인 요인들이 복합적으로 작용하여 발생하며 이러한 복합적인 요인들이 오랜 기간에 걸쳐 누적된 결과라고 볼 수 있다. 따라서 만성질환은 질병발생 이후의 치료적 접근보다는 건강생활의 실천을 통한 예방에 초점이 맞추어져야 한다. 이를 위해 국가에서는 2007년부터 질병감시체계를 생애주기별, 건강행태 및 질환별 감시체계로 분류하여 체계적으로 관리하고 있다(표 9-2).

표 9-2 국가의 만성질환 감시체계

<table>
<tr><th>단위</th><th>영역</th><th colspan="2">감시체계</th><th>소아기</th><th>청소년기</th><th>장년기</th><th>노년기</th></tr>
<tr><td rowspan="13">국가</td><td>포괄적</td><td colspan="2">국민건강영양조사
(건강설문, 검진, 영양)</td><td colspan="4">1998년 도입</td></tr>
<tr><td rowspan="11">특정
영역별</td><td rowspan="2">건강
위험
행태</td><td>청소년건강행태온라인조사</td><td></td><td>2005년 도입</td><td></td><td></td></tr>
<tr><td>건강패널</td><td></td><td colspan="2">2011년 도입</td><td></td></tr>
<tr><td rowspan="9">주요
만성
질환</td><td>심 · 뇌혈관질환감시</td><td></td><td></td><td colspan="2">2008년 도입</td></tr>
<tr><td>고혈압 · 당뇨병 등록감시</td><td></td><td></td><td colspan="2">2008년 도입</td></tr>
<tr><td>천식 · 아토피감시</td><td>2009년 도입</td><td></td><td></td><td></td></tr>
<tr><td>골다공증감시</td><td></td><td></td><td></td><td>2008년 도입</td></tr>
<tr><td>관절염감시</td><td></td><td></td><td></td><td>2008년 도입</td></tr>
<tr><td>암 역학조사</td><td></td><td></td><td></td><td>2008년 도입</td></tr>
<tr><td>퇴원환자조사</td><td colspan="4">2008년 도입</td></tr>
<tr><td>급성심장정지조사</td><td colspan="4">주요 만성질환별 단계별 확대</td></tr>
<tr><td></td><td></td></tr>
<tr><td>손상</td><td colspan="2">국가손상통합감시
• 의료기관 기반 손상감시
• 지역사회 기반 손상감시
• 주요 손상별 통합감시</td><td colspan="4">2010년까지 단계별 추진</td></tr>
<tr><td>지역</td><td colspan="3">지역사회 건강조사
• 순환지표체계
• 핵심공통문항(순환 1년, 2년, 4년, 지표) + 지역선택문항</td><td></td><td></td><td colspan="2">2008년 전국확대,
2011년부터 단계적 실시</td></tr>
</table>

이러한 만성질환의 발생 및 유병의 추세는 앞으로도 인구구조의 노령화, 식생활습관의 변화 등으로 더욱 심화될 것으로 전망된다. 따라서 이들 질병으로 인한 사회 · 경제적 피해

를 최소화하고 국민의 건강수명을 연장시키기 위해서는 만성질환의 사전예방 및 관리사업을 더욱 강화하는 데 중점을 두어야 한다.

3. 만성질환의 위험요인

만성질환의 위험요인으로는 유전, 생활습관성 요인, 사회적 요인 등이 관여한다고 할 수 있다.

1) 유전적 요인

- **고혈압**: 고혈압성 질환 사망률(2016년 보건복지부백서)은 인구 10만 명당 10.6명으로 5,416명이 사망하였다. 국민건강영양조사 결과에 따르면, 30세 이상 고혈압 유병률은 전체 33.5%, 남자 37.7%, 여자 29.4%였으며, 남자와 여자 모두 연령이 높을수록 유병률이 증가하였다. 고혈압성 질환의 원인으로는 과체중, 운동부족, 흡연 등이 원인이 될 수 있으며 연령이 증가할수록 고혈압 발생률도 증가하는 것으로 나타났다.
- **당뇨**: 당뇨병 사망률(2016년 보건복지부백서)은 인구 10만 명당 19.2명으로 9,807명이 사망하였다. 30세 이상 당뇨병 유병률은 전체 13%, 남자 14.2%, 여자 11.8%였으며, 전체 유병률은 연령이 높을수록 증가하였다. 당뇨는 여러 가지 원인이 있지만, 췌장의 동맥경화가 연관된다는 점으로 보아 유전성이 인정되고 있으며, 임산부가 당뇨로 적절한 치료를 받지 않을 경우, 자녀출생 시 대부분이 당뇨에 걸릴 가능성이 높다.
- **대사증후군**: 대사증후군은 일상생활 속에서 나타나는 생활습관병으로 비만, 고혈압, 고지혈증, 기타 합병증을 유발하고 만성질환으로 이어질 가능성이 크다. 만성질환 예방관리의 중요성에 대한 인식 재고를 통해 대사증후군을 예방해야 한다.

2) 생활습관성 요인

고혈압, 당뇨, 고지혈증 등은 우리의 식생활과 밀접한 생활습관병이다. 이를 예방하기 위해서는 과식, 과음, 나트륨과 지방의 섭취 과다 등을 줄이고 규칙적인 운동을 통해 만성질환을 예방해야 한다.

3) 사회 · 경제적 요인

불안, 긴장, 스트레스 등은 만성질환의 유병률을 높이고 악화시킨다. 심혈관, 위장관계 질환 등은 스트레스와 정신적 요인의 영향을 많이 받는다.

4. 만성질환관리의 필요성

우리나라는 1960년대 이후 경제성장과 산업화에 따른 도시로의 인구유입, 생활환경의 변화, 생활양식의 서양화, 의료기술의 발달 등으로 질병양상에 변화를 가져왔다. 1970년대 이후의 주된 사망원인은 급성감염성 질환에서 순환계 질환, 암 등의 만성질환 중심으로 전환되었다.

만성질환으로 인한 사망률과 이환율은 노인인구의 증가와 더불어 증가하고 있고, 최근 우리나라의 주요 사망원인으로 암, 뇌혈관질환, 심장질환 등의 만성질환이 높은 순위로 나타나고 있다. 특히 만성질환은 우리나라의 주요 사망원인으로 의료비 증가, 조기사망률 증가 등으로 인한 경제력 손실을 초래하여 사회 · 경제적 질병부담을 크게 증가시키고 있다. 이로 인해 노령화의 심화 및 만성질환자수와 유병기간이 증가하여 이에 따른 질병부담이 지속적으로 증가추세에 있어 적극적인 질병예방 대책 및 관리가 요구된다(표 9-3).

표 9-3 우리나라 사망원인 순위(2017)

순위	사망원인	사망자 수(명)	구성비(%)	사망률(10만 명당)
1	악성신생물(암)	78,863	27.6	153.9
2	심장질환	30,852	10.8	60.2
3	뇌혈관질환	22,745	8.0	44.4
4	폐렴	19,378	6.8	37.8
5	고의적 자해(자살)	12,463	4.4	24.3
6	당뇨병	9,184	3.2	17.9
7	간질환	6,797	2.4	13.3
8	만성 하기도 질환	6,750	2.4	13.2
9	고혈압성 질환	5,775	2.0	11.3
10	운수사고	5,028	1.8	9.8

출처: 통계청(2018). 2017년 사망원인 통계.

5. 우리나라의 만성질환관리사업

우리나라는 2000년부터 보건소 중심의 고혈압 · 당뇨병관리 시범사업을 시작하였고, 2001년에는 사업예산을 확대하고 민간단체도 포함하여 추진하였다. 2004년 6개 시 · 도를 중심으로 '보건소 만성질환관리사업 지원을 위한 광역자치단체사업'을 추진하여 2006년부터 전국으로 확대 실시하고 있다.

우리나라 사망 및 질병 구조는 점차 만성질환 위주로 변화되고 있다. 10대 사망원인 중 만성질환이 일곱 가지를 차지하고 있으며, 비중도 지속적으로 증가하고 있다.

우리나라 만성질환관리사업의 주요 목적은 만성질환과 관련된 체계적인 정보를 제공하고 국가 차원의 접근을 통해 당뇨병 · 고혈압 등 주요 만성질환의 유병률을 감소시키고 만성질환으로 인한 사망과 장애를 최소화하는 것이다. 이를 통해 건강수명의 연장 및 삶의 질 향상, 질병으로 인한 사회 · 경제적 부담 감소, 지역사회 건강증진 및 질병예방 등의 국가보건사업이 지향하는 궁극적인 목표를 달성하고자 국가와 지방자치단체 등은 암 · 고혈압 등의 주요 만성질환을 관리하기 위해 필요한 시책을 수립 · 시행하고 있다.

중점감시대상 만성질환은 질병부담이 큰 건강문제로 암, 심 · 뇌혈관질환 및 당뇨 등이 포함된다. 보건복지부는 국가보건사업의 궁극적인 목적을 달성하기 위한 접근의 전략적인 틀인 '평생건강관리체계'를 마련하였는데, 그 개념은 크게 세 가지 축으로 구성되어 있다. 출생부터 사망에 이르기까지의 생애주기별 건강관리를 강화하는 것과 개인차원에서의 건강생활 실천운동의 활성화, 정부차원의 주요 질병에 대한 국가중점관리체계를 구축하는 것이다.

암, 고혈압 · 당뇨병 · 이상지질혈증 등의 만성질환은 국가중점관리체계가 필요한 주요 질병 중의 하나로 제시되어 있다.

정부가 추구하는 주요 만성질환관리사업은 넓은 의미에서는 부정적인 정책 및 사회환경 개선, 생활습관 개선, 건강 위험요인 발견 및 관리, 주요 만성질환 급성기 치료, 재활 및 장기요양치료, 말기환자관리를 포함하고 있으며, 좁은 의미에서는 건강 위험요인 발견 및 관리와 보건소의 치료 가능 범위 이내의 주요 만성질환 급성기 치료를 말한다.

국가는 암에 대한 포괄적인 관리를 통해 암을 예방하고 조기에 발견, 치료하며 나아가 암환자의 삶의 질을 높이기 위해 국가단위의 암관리사업도 마련하였다. 국가 암관리사업의 주요내용으로는 암정복추진연구개발사업, 중앙 및 지역암등록통계사업, 암예방 교육 · 홍보사업, 조기암 검진사업(5대 암 검진사업), 재가 암환자 등록 · 관리사업 등이 있으며, 보건복지부(2005)가 조기암 검진대상 및 검진주기를 제시하고 있다(표 9-4).

보건소 지원을 위한 광역자치단체사업은 광역자치단체가 사업 주체로서 고혈압 · 당뇨병 · 이상지질혈증 등 주요 만성질환에 대한 지역사회 진단 및 중 · 장기 기획, 전문가 및 관련단체와의 협력을 통한 광역단위의 사업 추진, 교육 · 홍보자료 개발 및 제작 · 배포, 보건소의 고혈압 · 당뇨병 · 이상지질혈증 관리사업평가 및 담당자 교육 · 훈련 등의 사업을 수행한다.

표 9-4 암 종류별 검진대상 및 검진주기

암의 종류	검진대상	검진주기
위암	만 40세 이상 남녀	2년 마다
유방암	만 40세 이상 여성	2년 마다
자궁경부암	만 20세 이상 여성	2년 마다
간암	만 40세 이상 남녀	6개월 마다
대장암	만 50세 이상 남녀	1년마다

출처: 국가암조기검진관리사업. www.cancer.go.kr.

이러한 사업을 수행하기 위해 보건소에 만성병관리 전문인력을 양성하여 간호사를 포함한 보건소 심·뇌혈관질환관리 및 조사·감시 관련 업무 담당자 등을 대상으로 하는 현장관리자 교육훈련프로그램을 운영하고 있다.

이 밖에도 10개 보건소에서 지역사회 저소득층 및 차상위층의 중증 비만자를 대상으로 등록 및 문진, 검사, 상담 등을 실시하는 비만클리닉 시범사업을 실시하고 있으며, 만성질환 예방·관리를 목적으로 하는 민간단체 중심의 고혈압, 당뇨병, 이상지질혈증 등의 만성질환 관련 교육 및 홍보사업을 보건소사업과 연계하여 사업의 효과를 확대하고자 하고 있다.

최근에는 환자가 의료기관을 방문할 때만 진료가 이루어지는 '레이더 방식'의 현 보건의료체계로는 만성질환의 지속적이고 체계적인 관리에 한계가 있다는 인식이 확신되었다. 이에 따라, 세계 각국은 만성질환의 의료비 부담을 줄이고, 의료서비스의 질을 향상시키기 위한 혁신적인 만성질환 관리체계의 도입을 시도하고 있다.

만성질환에 대한 등록관리, 만성질환의 체계적인 관리를 위한 보건의료 시스템 개혁, 예방관리 서비스 제공 등 혁신적 만성질환 관리체계가 필요하다.

6. 만성질환관리를 위한 접근

만성질환관리의 목표는 질병 발생을 예방하고 질병으로 인한 기능장애를 지연시킴으로써 건강수명 및 삶의 질을 향상시키는 데 있다.

만성질환관리는 질병예방의 측면과 건강증진의 측면에서 살펴볼 수 있다.

1) 질병예방

1차 예방은 질병이 발병하기 이전에 원인에 노출되는 것을 방지함으로써 질병발생을 예방하는 것이다. 1차 예방법에는 질병의 위험인자에 대한 교육과 홍보가 있다. 그러나 대부분의 만성질환은 원인이 명확히 규명되어 있지 않으며, 여러 가지 요인에 의해 복합적으로 나타나므로 1차 예방은 쉽지 않다. 따라서 질병발생을 조기에 발견하고 신속히 치료하는 2차 예방이 더욱 중요하다고 할 수 있다.

1차 예방 교육은 건강인과 고위험군에 대한 교육으로 구분한다. 건강인을 대상으로 한 교육은 대중매체, 보건소, 학교보건수업 등을 이용하여 건강증진을 실천하는 것이다. 고위험군을 대상으로 한 교육에는 당뇨병, 관절염 환자를 대상으로 한 자가간호교육, 금주교실, 흡연교실 등이 해당된다.

2차 예방은 질병에 이환되었으나 증상이 나타나기 이전에 조기진단 및 치료를 통해 유병률을 줄이는 것이다. 2차 예방으로는 건강검진, 5대 암 조기검진사업 등이 실시되고 있다. 2010년부터는 정부차원에서 주요 만성질환의 고혈압, 과체중, 비만, 당뇨병 등의 건강문제를 가진 대상자를 조기검진을 통해 지속적으로 교육 · 치료하여 만성질환을 체계적으로 관리하고 있다.

3차 예방은 만성질환에 의한 합병증과 기능장애를 최소화하기 위하여 재활치료로 기능을 회복시키고 완전불능이나 사망으로의 진행을 방지하는 것이다. 이를 위해 지역사회 내에서의 지속적인 재활사업이 전개되어야 한다.

2) 건강증진

최근 식습관, 운동부족, 스트레스, 흡연, 음주 등의 생활양식이 만성질환의 위험인자로 지목되면서 건강생활 실천을 통한 건강증진에 관심이 증대되고 있다. 따라서 지역사회 내에서의 건강증진프로그램을 개발하고 지속적인 참여를 유도함으로써 국민의 건강수준을 향상시키기 위한 지역사회간호사의 역할이 더욱 중요하다.

제3절 | 방문건강관리사업

1. 방문건강관리사업의 개념

방문건강관리사업은 2007년부터 2011년까지 맞춤형방문건강관리사업으로 명칭이 변경되어 운영되었고, 2012년에 방문건강관리사업으로 명칭이 다시 한 번 변경되어 운영되어오다 지자체의 특성에 맞는 포괄적인 통합서비스를 제공하기 위한 방안으로 2013년부터 지역사회통합건강증진사업의 틀 안에서 방문건강관리를 운영하게 되었다. 방문건강관리사업은 보건기관의 전문인력이 지역사회주민의 가정과 시설을 방문하거나 보건소 내 지역사회 제반시설 등을 이용해 건강문제를 가진 가구원을 발견하여 건강증진, 질병예방 및 관리, 만성질환자 관리에 필요한 보건의료서비스를 제공하거나 의뢰 · 연계함으로써 가족과 지역사 회주민의 자가 건강수준을 향상시켜 주는 포괄적인 사업이다.

1) 사업목적

취약계층의 건강인식을 제고하고, 자가관리능력을 향상시키며 건강상태의 유지 및 개선을 목적으로 한다.

2) 사업목표

취약계층의 건강행태 개선을 통한 건강상태 인식, 건강지식 향상, 건강생활실천의 유도이며, 건강문제관리를 위해 치료순응 향상, 증상 조절, 건강문제의 정기적 스크리닝을 목표로 설정하고 있다.

3) 사업 추진전략

취약계층 건강문제를 포괄적으로 파악하여 맞춤형 건강관리서비스를 제공하며, 보건소 내 · 외 자원과의 연계를 통하여 대상자의 외부활동을 확대하도록 유도하는 것이다.

(1) 생애주기별 건강관리

생애주기별 특성에 맞는 건강생활실천 및 질병예방 프로그램을 다음과 같이 제공한다.

① 신생아, 영 · 유아: 성장 · 발달단계에 따른 건강문제 스크리닝, 예방접종관리, 부모 · 자녀 간 상호작용 강화를 위한 정보를 제공하고 상담한다.

② 임부: 스크리닝을 통해 건강문제를 발견(고위험임부 등)하고, 건강행태와 지식과 관련된 교육 및 상담을 한다.

③ 산부: 산욕기 평가에 따른 산후 건강관리와 모유수유 정보제공 및 상담을 한다.

④ 성인: 건강생활실천을 위한 동기부여, 건강위험요인 및 건강문제별 건강관리서비스 제공, 만성질환관리 및 합병증 예방을 위한 프로그램 제공 및 연계를 한다.

⑤ 노인: 허약예방을 위한 프로그램 제공 및 연계를 한다.

(2) 맞춤형 · 주민참여형 서비스

① 대상자 중심의 보건 · 복지서비스를 제공한다.

- 대상자의 건강위험요인 및 건강문제를 파악하여 다양한 건강관리서비스를 제공한다.
- 보건소 내 · 외 자원 연계를 통해 다양하고 적절한 보건 · 복지서비스를 제공한다.

② 다양한 지역사회 구성원에게 지역사회건강증진사업의 기획, 수행, 평가, 환류의 전 과정을 참여할 수 있도록 유도한다.

(3) 담당제

담당제는 지역사회주민에게 건강관리서비스를 제공하는 접점의 역할을 하여 찾아가는 건강관리서비스를 제공한다. 지역사회의 특성을 반영한 취약계층 건강관리사업계획 및 평가는 담당 대상의 현황 분석 및 대상자의 주요 건강문제를 선정한 후, 사업을 계획하고 사업계획에 근거한 대상자 관리(건강관리서비스 제공 및 방문주기설정 등) 및 결과 평가를 실시한다.

4) 2018년 사업운영방향

(1) 찾아가는 건강관리서비스 강화

- 방문건강관리서비스 대상을 단계적으로 노인 등 건강취약계층으로 확대한다.
- 방문건강관리서비스 확대를 위한 전담인력의 단계적 확충을 추진한다.

(2) 지역사회 통합건강증진사업 예산과 별도로 관리

- 금연지원서비스사업(2015년 분리)과 마찬가지로 2018년부터 방문건강관리 예산은 별도의 내역으로 분리(사례관리전달체계 내 사업)한다.
- 지역사회 통합건강증진사업의 체계 내에서 사업계획을 수립 · 추진하는 것은 변동이 없다.

(3) 방문건강관리사업 활성화 등 관리를 위한 보건소 역할 강화

- 2018년부터 보건소 필수 건강관리사업으로 수행(별도 예산 편성 등에 따름)한다.

- 방문건강관리사업에 대한 위탁수행을 원칙적으로 금지한다.
- 방문건강관리사업의 실적을 관리한다.

5) 법적 근거

- 「국민건강증진법」 제3조
- 「지역보건법」 제11조
- 「보건의료기본법」 제31조
- 「공공보건의료에 관한 법률」 제7조

6) 사업추진경과

방문건강관리사업의 추진경과는 표 9-5의 내용과 같다.

표 9-5 방문건강관리사업 연혁

연도	사업내용
1990	• 일부 지방자치단체에서 보건소를 통하여 방문보건사업을 부분적으로 실시함
1995. 12	• 지역보건법에 보건소 방문보건사업의 법적 근거를 마련함
1999~2000	• 공공근로사업의 일환으로 노인과 저소득층 등 의료사각지대에 있는 계층을 대상으로 한시적 사업을 실시함
2001	• 방문보건사업표준지침을 개발 및 보급함 • 전국 보건소의 정규인력을 통해 방문보건사업을 전면 실시함
2003~2004	• 대도시에 방문보건사업을 시범 실시함
2005	• 지방자치단체에 이관함
2006. 08	• 보건소 방문보건사업의 활성화방안을 수립함 • 인력충원, 교육강화, 업무매뉴얼 보완 등을 추진함
2006. 09	• '보건복지분야 사회서비스 확충 전략'을 보고함
2007. 04	• '맞춤형 방문건강관리사업'으로 서비스제공인력 2,000명을 확보하여 사업을 실시함
2008. 10	• '맞춤형 방문건강관리사업'에 재가암환자관리사업, 지역사회중심재활사업을 통합하여 운영함
2009. 01	• 서비스제공인력을 2,700명으로 확대함
2010. 01	• 집중관리를 확대 실시함

표 9-5 방문건강관리사업의 연혁(계속)

연도	사업 내용
2011. 01	• 서비스제공인력을 2,750명으로 확대함 • 북한이탈주민 건강관리사업을 10개 보건소에 시범 실시함
2012. 01	• 북한이탈주민 건강관리사업을 전국으로 확대 실시함
2013. 01	• 지역사회 통합건강증진사업(포괄보조제도 도입)으로 운영함
2018. 01	• 지역사회 통합건강증진사업으로부터 별도 예산사업으로 분리됨

2. 사업 운영 방법

1) 건강관리서비스 대상

방문건강관리서비스 대상은 건강관리서비스 이용이 어려운 사회 · 문화 · 경제적인 건강취약계층(건강위험군, 질환군)이다.

표 9-6 건강관리서비스 대상

건강취약층(예시)	
경제적 기준	기초생활수급자, 차상위, 건강보험 하위 20% 등
사회적 기준	북한이탈주민, 지역아동센터(빈곤아동), 청소년 쉼터 또는 미인가 시설, 소규모 영세사업자 등
문화적 기준	다문화가족 등
기타	독거 노인, 한부모 가족, 조손 가족, 장애인 가족, 암 및 정신질환자 가족 등

※ 건강위험군은 질환의심군과 건강행태위험군(흡연, 위험음주, 신체활동 부족 등과 같은 생활습관관련 건강위험요인을 가진 인구집단)을 포함

대상자 선정 시 아래 우선순위 기준에 따라 선정	
1순위	기초생활수급자
2순위	차상위 계층
3순위	1, 2순위에 해당되지 않는 다문화가족, 북한이탈주민, 독거노인 등
4순위	지역아동센터(빈곤아동), 미인가시설, 보건소 내 · 외 의뢰자 등

※ 노인 장기요양등급 판정자 제외; 우선순위 기준에 적용되는 대상 중 특히 독거노인(65세 이상), 노인부부세대(75세 이상)를 우선 선정[지역여건 등에 따라 0세(0~12개월)인 자도 포함]

출처: 보건복지부 · 한국건강증진개발원(2018). 2018년 지역사회 통합건강증진사업안내, 방문건강관리.

2) 건강관리서비스 방법

(1) 운영과정

보건소 내 간호사, 물리치료사, 치과위생사 등 전문 인력이 가정 등을 방문하여 개인, 2~4인의 소그룹, 집단을 대상으로 건강문제 스크리닝, 건강관리서비스 제공, 보건소 내·외 자원 연계 등을 실시한다.

표 9-7 건강관리서비스 방법

구분	내용	대상
건강문제 스크리닝	건강행태 및 건강위험 요인 파악	대상자 모두
	건강관리 모니터링	대상자 모두
건강관리서비스 제공	기본 건강관리	대상자 모두
	건강행태개선	일반검진 및 생애전환기검진 결과 '정상B'인 대상자
	만성질환 관리 및 합병증 예방	일반검진 및 생애전환기검진 결과 건강문제 (질환의심, 유질환자)가 있는 대상자
		만성질환자(고혈압, 당뇨, 암, 심·뇌혈관질환 등)
	생애주기별 건강관리문제	신생아 및 영·유아
		임부
		산부
		성인
		노인
	다문화가족 및 북한이탈주민 관리	다문화가족
		북한이탈주민
	장애인재활관리	재가 장애인
보건소 내·외 자원 연계	보건·복지서비스 제공	대상자 모두

출처: 보건복지부·한국건강증진개발원(2018). 2018년 지역사회 통합건강증진사업안내, 방문건강관리.

표 9-8 연간 주요 건강관리

월	대상	내용
1~2월	신생아 및 영 · 유아, 임 · 산부, 노인	• 겨울철 혹한기 대비 건강관리 • 건강검진 안내
3~5월	대상자 모두	• 환절기 황사 및 미세먼지 대비 건강관리 • 재난 대비 건강관리
6~8월	신생아 및 영 · 유아, 임 · 산부, 노인	• 여름철 폭우, 호우 대비 건강관리 • 식중독 관련 건강관리
9~10월	대상자 모두	• 재난 대비 건강관리 • 인플루엔자 예방접종 등
11~12월	신생아 및 영 · 유아, 임 · 산부, 노인	• 겨울철 혹한기 대비 건강관리

출처: 보건복지부 · 한국건강증진개발원(2018). 2018년 지역사회 통합건강증진사업안내, 방문건강관리.

대상자 발굴

- 국민건강보험공단에서 일반 검진자 및 생애전환기 검진자 중 검진사후관리 동의자의 검진결과 정보 연계
- 구청 사회복지과, 주민센터 등에서 방문 건강관리서비스 대상자로 의뢰된 자
- 전화로 안내 및 방문 등의 일정 약속

↓

대상자 등록

〈대상자 등록〉
- 취약계층 및 지역사회기관에서 의뢰된 대상자 중 방문건강관리 대상자로 등록 · 관리에 동의한 경우

〈군분류〉
- 전문 인력은 기초조사표와 건강상담 등으로 대상자의 건강위험요인 및 건강문제를 파악하여 군 분류(자동 분류 및 필요 시 군 조정 가능)
  - 지역여건을 반영하여 2개 군(집중관리군, 자기역량지원군) 또는 3개 군(집중관리군, 정기관리군, 자기역량지원군)으로 운영 가능

↓

군별 관리 내용

- 분류된 군은 건강관리계획에 따라 적절한 건강관리서비스 제공
  - 전문 인력의 판단과 팀 구성에 따라 건강관리서비스 내용 조정 가능

↓

대상자 평가

- 군별 건강관리서비스 제공 후 재평가 등을 통해 추후 관리 시행
- 대상자 재평가 후 건강위험요인 및 건강문제가 없거나 미방문 기간이 총 2년을 초과하는경우 퇴록

그림 9-5 건강관리서비스 제공 과정

출처: 보건복지부 · 한국건강증진개발원(2018). 2018년 지역사회 동합선상증신사업안내, 방문건강관리.

3. 방문건강관리사업 건강관리서비스 세부 내용

1) 대상자 군 분류 및 군별 세부 기준

전문인력이 건강면접조사표 등을 입력하면 군별 세부 기준에 의해 군 분류 되나, 대상자의 건강위험요인 및 건강문제를 포함하여 전문인력의 종합적인 판단에 의해 필요시 군 분류 조정이 가능하다.

표 9-9 대상자 군 분류별 세부사항

군	특성	세부사항
집중관리군 (2~4개월동안 6~10회 방문) 필요시 전화 상담가능	건강위험요인 및 건강문제가 있고 증상조절이 안 되는 경우	• 수축기압 140mmHg 이상 또는 이완기압 90mmHg 이상 • 수축기압 140mmHg 이상 또는 이완기압 90mmHg 이상이고, 흡연 · 위험 음주 · 비만 · 신체활동 미실천 중 2개 이상의 건강행태 개선이 필요 • 당화혈색소 7.0% 이상 또는 공복혈당 126mg/dℓ 이상 또는 식후혈당 200mg/dℓ 이상 • 당화혈색소 7.0% 이상 또는 공복혈당 126mg/dℓ 이상 또는 식후혈당 200mg/dℓ 이상이고, 흡연 · 고위험 음주 · 비만 · 신체활동 미실천 중 2개 이상의 건강행태 개선이 필요 • 관절염, 뇌졸중, 암 등록자로 흡연 · 고위험 음주 · 비만 · 신체활동 미실천 중 2개 이상의 건강 행태 개선이 필요 • 임부 또는 분만 8주 이내 산부, 출생 4주 이내 신생아, 영 · 유아, 다문화가족으로 집중관리가 필요 • 허약노인 판정점수가 4~12점 • 북한이탈주민으로 감염성 질환이 1개 이상이거나, 흡연 · 고위험 음주 · 비만 · 신체활동 미실천 중 2개 이상의 건강행태 개선이 필요 ※ 장애인(기능평가 MBI 49점 이하)으로 고혈압, 당뇨, 관절염, 뇌졸중, 암 질환이 있는 경우 ※ 암 대상자로 암 치료 종료 후 5년이 경과되지 아니한 경우
정기관리군 (2~3개월에 1회 이상 방문) 필요시 전화 상담가능	건강위험요인 및 건강문제가 있고 증상이 있으나 조절이 되는 경우 (위험군)	• 수축기압이 120~139mmHg 또는 이완기압이 80~ 89mmHg • 수축기압이 120~139mmHg 또는 이완기압이 80~ 89mmHg 이고, 흡연 · 고위험 음주 · 비만 · 신체활동 미실천 중 1개 이상의 건강행태 개선이 필요 • 공복혈당이 100~125mg/dℓ 또는 식후혈당이 140~199mg/dℓ • 공복혈당이 100~125mg/dℓ 또는 식후혈당이 140~199mg/dℓ이고, 흡연 · 고위험 음주 · 비만 · 신체 활동 미실천 중 1개 이상의 건강행태 개선이 필요 • 관절염, 뇌졸중, 암 등록자로 흡연 · 고위험 음주 · 비만 · 신체활동 미실천 중 1개의 건강행태 개선이 필요 • 북한이탈주민으로 흡연 · 고위험 음주 · 비만 · 신체 활동 미실천 중 1개 이상의 건강행태 개선이 필요 ※ 장애인(기능평가 MBI 50점 이상)으로 고혈압, 당뇨, 관절염, 뇌졸중, 암 등 질환이 있는 경우 ※ 암 대상자로 암 치료 종료 후 5년이 경과되지 아니한 경우

표 9-9 대상자 군 분류별 세부사항(계속)

군	특성	세부사항
자기역량 지원군 (4~6 개월에 1회 이상 방문) 필요시 전화 상담가능	건강위험요인 및 건강문제가 있으나 증상이 없는 경우 (정상군)	• 수축기압이 120mmHg 미만이고, 이완기압이 80mmHg 미만 • 수축기압이 120mmHg 미만이고, 이완기압이 80mmHg 미만이고 흡연 · 고위험 음주 · 비만 · 신체활동 미실천 중 1개 이상의 건강행태 개선이 필요 • 당화혈색소가 7.0% 미만 또는 공복혈당 100mg/dℓ 미만 또는 식후혈당 140mg/dℓ 미만 • 당화혈색소가 7.0% 미만 또는 공복혈당 100mg/dℓ 미만 또는 식후혈당 140mg/dℓ 미만이고, 흡연 · 고위험 음주 · 비만 · 신체활동 미실천 중 1개 이상의 건강 행태 개선이 필요 • 질환은 없고, 흡연 · 고위험 음주 · 비만 · 신체활동 미실천 중 1개 이상의 건강행태 개선이 필요 • 기타 집중관리군과 정기관리군에 해당되지 않는 경우

※ 군별 세부사항은 지역보건의료정보시스템(PHIS) 군분류 조건과 동일함

출처: 보건복지부 · 한국건강증진개발원(2018). 2018년 지역사회 통합건강증진사업안내, 방문건강관리.

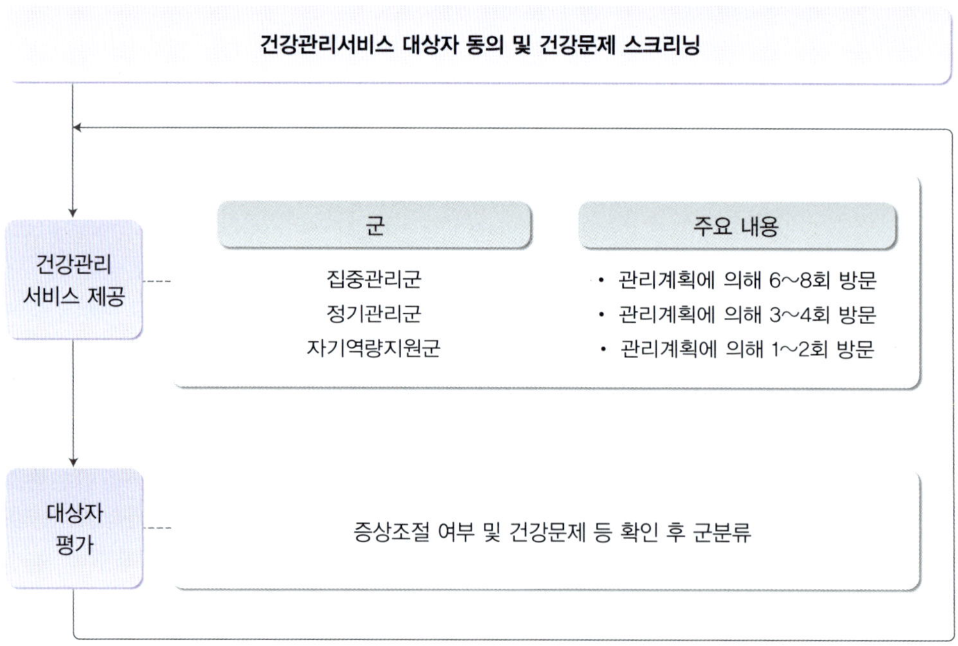

그림 9-6 군별 관리내용

출처: 보건복지부 · 한국건강증진개발원(2018). 2018년 지역사회 통합건강증진사업안내, 방문건강관리.

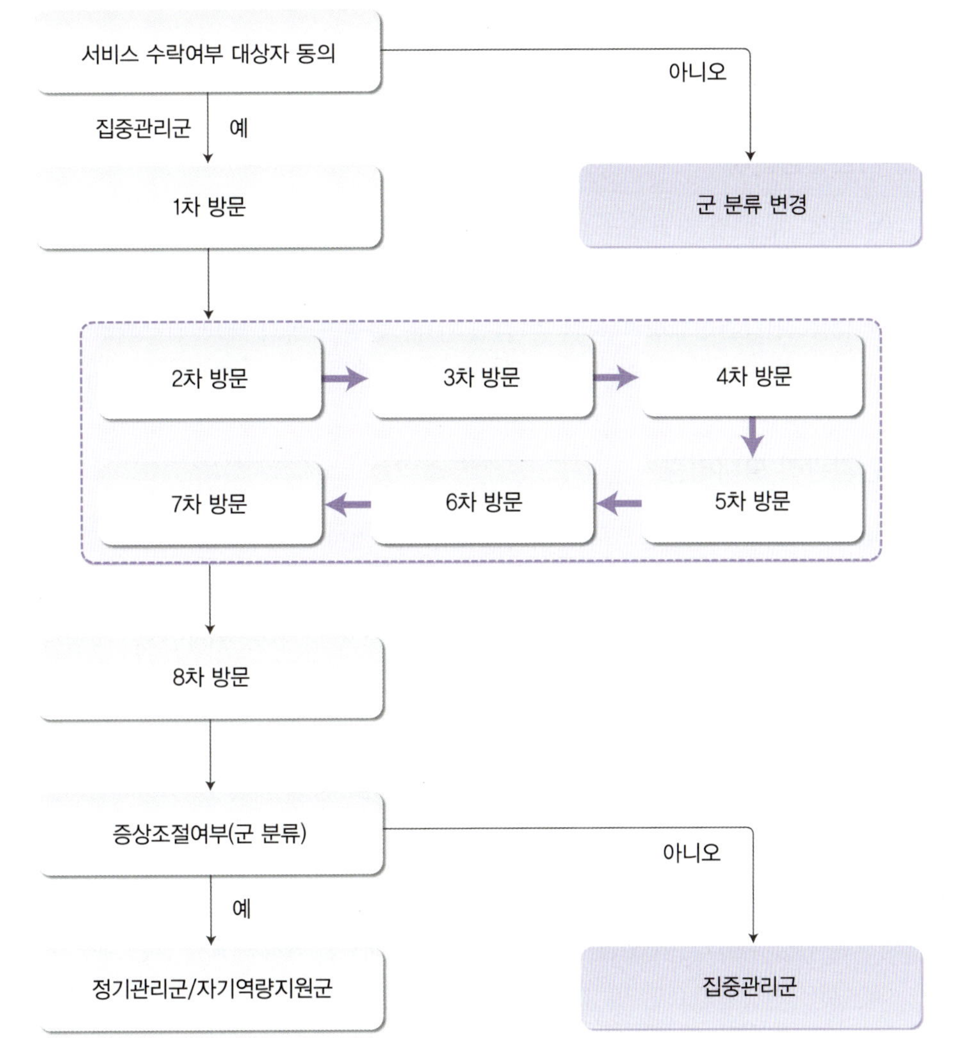

그림 9-7 방문건강관리서비스 흐름도

출처: 보건복지부 · 한국건강증진개발원(2018). 2018년 지역사회 통합건강증진사업안내, 방문건강관리.

(1) 대상자 평가

① 대상자 재평가

- 대상자는 등록 시 건강면접조사표를 조사하고 이후 필요시 조사(건강면접조사 표 일부 문항 매년 조사)한다.
- 재평가 결과 자기건강관리가 가능하거나 미방문 기간이 총 2년을 초과하는 경우에는 퇴록한다.

- 퇴록 기준: 사망, 전출, 노인장기요양보험 대상자로 이관, 장기 입원 및 시설 입소, 건강상태 호전, 거부 및 자격 변경 등

② 정기관리군 및 자기역량 지원군은 필요시 건강평가표를 통해 대상자를 평가한다.

2) 기본건강관리

- 목적: 계절 및 자연재난 관련 사전 안전 교육 및 상담을 통한 자가 건강관리의 역량 강화이다.
- 내용: 건강검진대상자 확인 및 검진 안내, 환절기 황사 대비 건강관리, 여름철 폭염 · 호우 대비 건강관리, 겨울철 한파 대비 건강관리, 지진 등 재난 대비 건강관리 등이다.

3) 건강관리 모니터링

- 목적: 독거, 은둔 등으로 지역사회와 단절되거나 어린이 및 노인의 학대 · 방임, 가정폭력으로 인한 취약 대상(개인, 가정 등) 발굴로 취약계층의 사각지대를 최소화 한다.
- 내용: 건강위험요인 및 건강문제 스크리닝, 보호자(가족, 동거인 등) 상담 등이다

4) 건강행태 개선

- 목적: 금연, 절주, 규칙적 신체활동, 균형 있는 영양 섭취 등 건강생활실천을 통한 질환 발생을 사전에 예방한다.
- 대상: 국민건강보험공단 일반건강검진 및 생애전환기건강진단 결과 정상B(경계)로 판정된 건강위험요인이 있는 대상자, 건강위험요인 및 건강문제가 있는 대상자이다.
- 내용: 건강위험요인 및 건강문제 스크리닝, 일반검진 및 생애전환기검진 결과 확인 및 직접방문상담, 생활습관 상담, 건강생활실천을 위한 동기 부여 및 교육, 대상자 가족에 대한 건강교육 및 정서적 지지 등이다.

5) 만성질환관리 및 합병증 예방

- 목적: 체계적인 건강관리를 통해 고혈압 · 당뇨 · 암 등 주요 만성질환의 유병률을 감소시키고 만성질환으로 인한 사망과 장애를 최소화 한다.
- 대상: 일반검진 및 생애전환기검진 결과, 건강문제(질환의심, 유질환자)가 있는 자, 건강위험요인 및 건강문제가 있는 등록관리 대상자, 보건소 내 진료실, 만성질환관리팀 등 타 부서로부터 의뢰된 만성질환자, 지역사회기관으로부터 의뢰된 만성질환자이다.
- 내용: 건강위험요인 및 건강문제 스크리닝, 일반검진 및 생애전환기검진 결과 확인 및 직접방문상담 실시, 만성질환자의 생활습관 상담, 건강생활실천 동기부여 및 합병증 예

방을 위한 교육, 복용 약물에 대한 점검 및 상담, 암으로 인한 증상 및 통증 조 절을 위한 정보 제공, 대상자 가족에 대한 건강교육 및 정서적 지지 등이다.

보건소 내 연계서비스 내용은 심 · 뇌혈관질환 예방관리사업, 한의약 건강증진사업 연계 등이며, 보건소 외 연계서비스 내용은 통합사례관리사업(희망복지지원단) 의뢰 및 연계, 지역사회보건의료전문기관 의뢰 및 연계, 의료급여사례관리사업 연계 등이다.

6) 임산부, 신생아 및 영 · 유아관리

- 목적: 임산부와 신생아의 잠재적인 건강문제를 조기에 발견하여 체계적으로 관리하고, 건강위험군인 영 · 유아에게 건강관리서비스를 제공하는 것이다.
- 대상: 모자보건팀에 산모신생아 도우미지원사업을 신청한 자, 방문건강관리가 필요한 산모와 영 · 유아, 특히 다문화가족 여성 및 자녀, 임부 혹은 분만 8주 이내 산욕기에 있는 산부, 출생 4주 이내의 신생아 및 영 · 유아이다.
- 내용: 고위험임부 및 정상임부의 건강문제 스크리닝, 산욕기 평가에 따른 산후 건강관리, 모유수유 정보제공 및 상담, 신생아와 영 · 유아의 발달단계에 따른 건강문제 스크리닝 및 예방접종관리, 부모 · 자녀 간 상호작용 강화를 위한 정보제공 및 상담, 대상자 가족에 대한 건강교육 및 정서적 지지 등이다.

보건소 내 연계서비스 내용은 아토피 · 천식 예방관리사업, 모자보건사업(철분제, 엽산 제 지원, 모유수유 클리닉 운영 등), 산모건강관리사업, 영양플러스사업, 미숙아 · 선천성 이상아 의료비 지원사업연계 등이며, 보건소 외 연계서비스 내용은 통합사례관리사업(희 망복지지원단) 의뢰 및 연계, 지역사회 보건의료전문기관 의뢰 및 연계 등이다.

7) 노인허약 예방관리

- 목적: 노인의 신체적 · 인지적 · 정서적 · 사회적 기능의 회복, 유지 및 증진을 통하여 건강한 노후생활을 도모하고 장기요양상태를 사전에 예방하는 것이다.
- 대상: 만 65세 이상 노인의 허약노인 판정평가 결과, 4~12점으로 고위험 허약노인에 해당되는 자이다.
- 내용: 장기요양등급 외 판정자에 대해 허약노인 판정평가 실시, 운 동 · 영양관리 · 구강관리 · 요실금 및 우울 예방 · 인지강화 · 낙상예방을 위한 허약노인 중재프로그램 제공, 저작, 연하, 발음, 타액분비 등의 구강기능 향상을 위한 입 체조 실시, 치매 관련 건강관리 등이다.

보건소 내 연계서비스 내용은 심 · 뇌혈관질환 예방관리사업팀, 치매관리사업팀 또는 치매상담센터, 노인 의치 · 보철사업, 불소도포 · 스케일링 지원 사업, 노인 안검진 및 개안수술 지원 등이며, 보건소 외 연계서비스 내용은 통합사례관리사업(희망복지지원단) 의뢰 및 연계, 지역사회 보건의료전문기관 의뢰 및 연계이다.

8) 다문화가족 및 북한이탈주민관리

- 목적: 다양한 건강위험요인 및 건강문제를 가진 다문화가족과 감염성 및 정신건강문제를 가진 북한이탈주민을 관리하는 것이다.
- 대상자: 다문화가족과 북한이탈주민
- 내용: 생활습관 상담, 건강생활실천을 위한 동기 부여 및 교육, 다문화가족의 문제해결 능력 강화를 위한 중재와 상담, 북한이탈주민의 결핵 · B형 간염 등 감염성 질환을 가진 건강위험군 발굴 및 등록, 북한 이탈주민의 우울 등 정신건강문제 스크리닝, 하나센터에 방문하여 건강상담 및 교육, 대상자 가족에 대한 건강교육 및 정서적 지지 등이다.

  보건소 외 연계서비스 내용은 통합사례관리사업(희망 복지지원단) 의뢰 및 연계, 지역사회 보건의료전문기관 의뢰 및 연계이다.

9) 장애인 재활관리

- 목적: 장애 조기발견, 2차 장애예방 및 재활치료 등 지속적 관리로 장애의 최소화 및 일상생활의 자립능력 증진이며, 대상자는 기초 재활서비스가 필요한 재가 장애인이다.
- 내용: 기능증진을 위한 일상생활수행능력(ADL), 관절구축 예방신체활동 교육, 기본 건강관리로는 위생, 영양, 피부 관리(욕창관리, 체위변경), 구강위생관리 등이며, 연하장애 · 호흡장애 관리, 배변 · 배뇨관리 교육 및 훈련, 저작능력 향상을 위한 신체활동 교육, 장애심화 위험요인을 가진 만성질환자를 위한 자가건강관리 교육, 2차 장애예방을 위한 낙상 및 안전관리 교육, 대상자 가족에 대한 건강교육 및 정서적 지지 등이다.

  보건소 내 연계서비스 내용은 지역사회중심재활사업의 연계이며, 보건소 외 연계서비스 내용은 통합사례관리사업(희망복지지원단 등) 의뢰 및 연계, 지역사회 보건의료전문기관 의뢰 및 연계 등이다.

제4절 | 재활간호사업

1. 재활간호의 개념

재활이라는 개념은 1943년 샌프란시스코에서 개최되었던 미국 재활 전국회의에서 최초로 사용되었으며 '신체적으로 장애를 가지고 있는 사람으로 하여금 그가 가지고 있는 잔존기능을 최대한으로 발휘시킴으로써 신체적 · 정신적 · 사회적 · 직업적 그리고 경제적인 능력을 회복시켜주는 것'이라고 정의하고 있다.

1) 재활간호의 정의

재활(rehabilitation)의 어원은 라틴어인 'habitas(to make able)'로 '할 수 있다'를 의미하며 어떤 원인에 의하여 손상된 권리, 자격, 존엄을 회복시키는 것을 말한다. 즉 유능의 상태에서 어떠한 질병이나 외상 등으로 일상생활동작의 일부를 상실하였다가 그 기능이 다시 활성화되는 과정을 재활이라 하며, 넓은 의미로는 신체적 또는 정신적인 질환을 가진 장애인의 의학적인 치료는 물론, 기능적인 회복과 심리적 · 사회적 · 직업적인 면까지의 회복을 포함하여 사회인으로서의 인간 또는 전체인간으로 복귀하는 것을 의미한다. 재활의 1차적 목표는 장애인의 기능수준을 되찾아 최상의 생활을 유지할 수 있도록 도와주는 것과 장애의 예방, 기능향상 및 사회적 통합으로 설명할 수 있다.

이러한 정의에 따라 재활간호란 질병이나 사고로 인한 장애대상자에게 치료 · 교육 및 훈련이라는 간호과정을 통하여 그가 가진 능력을 최대한으로 개발시켜 사회 속에서 신체적 · 정신적 · 직업적으로 최대의 독립성을 가지고 살 수 있도록 도와주는 과정이라고 정의한다.

2) 재활간호의 목적

신체적 · 정신적 장애의 한계 내에서 모든 심신의 상태가 최고의 기능을 할 수 있도록 돕는 것으로 잠재적 기능을 극대화하여 자급자족의 성취감을 갖게 한다. 즉 환자와 가족을 교육하고 상담하여 상황에 대한 이해의 폭을 넓혀 나가게 함으로써 수용할 만한 삶의 질을 성취하게 하고, 변화된 삶에 적응할 수 있게 하며, 최적의 안녕상태를 유지할 수 있도록 돕고, 가정과 지역사회에 복귀할 수 있도록 하는 데 있다.

3) 재활간호의 대상자 유형

WHO에서는 재활대상자를 연구하기 위한 개념틀을 제공하기 위해 1980년에 국제장애분류

(International Classification of Impairment, Disabilities, and Handicaps, ICIDH)를 발표하였다. 이에 따르면 장애는 세 가지 차원인 손상장애, 능력장애와 사회적 분리로 나뉜다. 손상장애는 심리적 · 생리적 또는 해부학적 구조의 기능상실이나 비정상을 말하며, 능력장애는 손상으로 인한 기능상의 한계나 활동의 제한을 의미하며, 사회적 분리는 손상이나 능력장애로 사회적 역할에서의 개인적 불이익 또는 제한을 뜻한다.

WHO에서는 2001년에 개별적 모형과 사회적 모형을 고려한 국제기능, 장애, 건강분류(Intrnational Classification of Functioning,disability and health, ICF)의 새로운 모형을 발표하였다. 장애를 만들어내는 환경적 요인을 강조하여 손상, 활동제한, 참여제약의 세 가지 영역으로 분류하였다. 손상과 활동제한은 개별적 모형의 개념을, 참여제약은 사회적 모형의 개념을 포함하고 있다.

- 손상(Impairment): 신체기능상의 문제 또는 신체구조의 변형을 의미한다.
  예) 마비와 시각장애
- 활동제한(Activity limitation): 활동을 수행하는데 있어서 어려움을 의미한다.
  예) 걷기나 먹기와 같은 것
- 참여제약(Participation restrictions): 모든 삶의 영역과 연관된 문제를 의미한다.
  예) 고용상의 차별이나 대중교통 이용의 차별에 직면하는 것

우리나라의 경우 '장애인이란 신체적 · 정신적 장애로 오랫동안 일상생활이나 사회생활에서 상당한 제약을 받는 자'로 「장애인복지법」 제2조로 규정하고 있다. 시행령에서 규정하고 있는 구체적 장애유형과 기준은 다음과 같다.

표 9-10 장애인의 종류 및 기준

종류		기준
신체적 장애	지체장애인	• 한 팔, 한 다리 또는 몸통의 기능에 영속적인 장애가 있는 사람 • 한 손의 엄지손가락을 지골관절 이상의 부위에서 잃은 사람 또는 한 손의 둘째손가락을 포함한 두 개 이상의 손가락을 모두 제1지골관절 이상의 부위에서 잃은 사람 • 한 다리를 리스프랑(Lisfranc: 발등뼈와 발목을 이어주는) 관절 이상의 부위에서 잃은 사람 • 두 발의 발가락을 모두 잃은 사람 • 한 손의 엄지손가락 기능을 잃은 사람 또는 한 손의 둘째손가락을 포함한 손가락 두 개 이상의 기능을 잃은 사람 • 왜소증으로 키가 심하게 작거나 척추에 현저한 변형 또는 기형이 있는 사람 • 지체에 위 각 목의 어느 하나에 해당하는 장애 정도 이상의 장애가 있다고 인정되는 사람
	뇌병변장애인	• 뇌성마비, 외상성 뇌손상, 뇌졸중 등 뇌의 기질적 병변으로 인하여 발생한 신체적 장애로 보행이나 일상생활동작 등에 상당한 제약을 받는 사람

표 9-10 장애인의 종류 및 기준(계속)

<table>
<tr><th colspan="2">종류</th><th>기준</th></tr>
<tr><td rowspan="11">신체적 장애</td><td>시각장애인</td><td>• 나쁜 눈의 시력(만국식시력표에 따라 측정된 교정시력)이 0.02 이하인 사람
• 좋은 눈의 시력이 0.2 이하인 사람
• 두 눈의 시야가 각각 주시점에서 10도 이하로 남은 사람
• 두 눈의 시야 2분의 1 이상을 잃은 사람</td></tr>
<tr><td>청각장애인</td><td>• 두 귀의 청력 손실이 각각 60dB 이상인 사람
• 한 귀의 청력 손실이 80dB 이상, 다른 귀의 청력 손실이 40dB 이상인 사람
• 두 귀에 들리는 보통 말소리의 명료도가 50% 이하인 사람
• 평형기능에 상당한 장애가 있는 사람</td></tr>
<tr><td>언어장애인</td><td>• 음성기능이나 언어기능에 영속적으로 상당한 장애가 있는 사람</td></tr>
<tr><td>신장장애인</td><td>• 신장의 기능부전으로 인하여 혈액투석이나 복막투석을 지속적으로 받아야 하거나 신장기능의 영속적인 장애로 인하여 일상생활에 상당한 제약을 받는 사람</td></tr>
<tr><td>심장장애인</td><td>• 심장의 기능부전으로 인한 호흡곤란 등의 장애로 일상생활에 상당한 제약을 받는 사람</td></tr>
<tr><td>호흡기장애인</td><td>• 폐나 기관지 등 호흡기관의 만성적 기능부전으로 인한 호흡기능의 장애로 일상생활에 상당한 제약을 받는 사람</td></tr>
<tr><td>간장애인</td><td>• 간의 만성적 기능부전과 그에 따른 합병증 등으로 인한 간기능의 장애로 일상생활에 상당한 제약을 받는 사람</td></tr>
<tr><td>안면장애인</td><td>• 안면부위의 변형이나 기형으로 사회생활에 상당한 제약을 받는 사람</td></tr>
<tr><td>장루 · 요루 장애인</td><td>• 배변기능이나 배뇨기능의 장애로 인하여 장루 또는 요루를 시술하여 일상생활에 상당한 제약을 받는 사람</td></tr>
<tr><td>뇌전증장애인</td><td>• 뇌전증에 의한 뇌신경세포의 장애로 인하여 일상생활이나 사회생활에 상당한 제약을 받아 다른 사람의 도움이 필요한 사람</td></tr>
<tr><td rowspan="3">정신적 장애</td><td>지적 장애인</td><td>• 정신 발육이 항구적으로 지체되어 지적 능력의 발달이 불충분하거나 불완전하고 자신의 일을 처리하는 것과 사회생활에 적응하는 것이 상당히 곤란한 사람</td></tr>
<tr><td>자폐성 장애인</td><td>• 소아기 자폐증, 비전형적 자폐증에 따른 언어 · 신체표현 · 자기조절 · 사회적응기능 및 능력의 장애로 인하여 일상생활이나 사회생활에 상당한 제약을 받아 다른 사람의 도움이 필요한 사람</td></tr>
<tr><td>정신장애인</td><td>• 지속적인 정신분열병, 분열형 정동장애(여러 현실 상황에서 부적절한 정서 반응을 보이는 장애), 양극성 정동장애 및 반복성 우울장애에 따른 감정조절 · 행동 · 사고 기능 및 능력의 장애로 인하여 일상생활이나 사회생활에 상당한 제약을 받아 다른 사람의 도움이 필요한 사람</td></tr>
</table>

출처: 보건복지부 · 한국건강증진개발원(2018). 2018년 지역사회 통합건강증진사업안내, 지역사회중심재활.

2. 재활사업의 유형

재활간호가 이루어지는 환경은 복잡하고 다양하지만 일반적으로 병원 입원을 통한 재활간호, 외래를 통한 재활간호, 지역사회중심 재활간호 등이 있다.

1) 지역사회중심 재활간호

재활치료기관이나 병원에서 입원치료 및 외래치료를 받은 후에도 독립적 일상생활이 어려운 상태인 재가 장애인을 위해 지역사회 내에서 물리적 · 인적 자원을 활용하여 지속적 재활간호를 제공하는 것을 의미한다. 특히 지역사회중심 재활간호는 1978년 WHO가 알마아타에서 '모두를 위한 건강(Health for all)'을 선언한 후 인간의 삶의 질에 대한 관심이 높아졌고, 1989년 '재가 장애인을 위한 훈련 지침서' CBR(Community Based Rehabilitation) 매뉴얼을 출판하고 2010년 CBR 뉴가이드라인을 제시하였다. 우리나라에서도 「지역보건법」 제9조 보건소의 업무(장애인의 재활사업)를 근거로 하여 1993년 이후 보건소를 중심으로, 장애인의 재활 성취를 위한 사업으로 장애인 자신과 그 가족 및 전 지역사회를 최대한 활용하여 재활촉진 및 사회참여 증진을 도모하고 있다.

(1) 지역사회중심 재활간호의 목적

지역사회의 장애인 건강관리 및 건강사업의 원활한 수행을 위해 보건소를 중심으로 지역사회의 인적 · 물적 자원을 최대한 개발 · 활용하여 재활서비스를 체계적으로 제공함으로써 장애인의 재활 촉진 및 사회참여를 증진시켜, 보다 건강한 삶을 누릴 수 있도록 하고자 하는데 있다.

(2) 지역사회중심 재활간호의 목표

지역사회 장애인의 건강상태 향상과 지역사회 장애인의 지역사회 참여도 제고를 바탕으로 지역사회 장애인의 건강권을 보장하는 것이 목표이다.

(3) 지역사회중심 사업의 기본방향

① 사회통합을 위한 장애인 건강보건관리

지역사회 중심의 장애예방 및 조기발견, 재활치료, 장애인의 건강증진, 가족지지, 지속적 관리체계를 적용함으로써 장애를 최소화하고 일상생활 촉진과 자립능력을 증진시킨다.

② 지역사회 역량강화

지역주민들의 재활의식 개선 및 관련기관 간 연계관계를 구축함으로써 지역사회 내 재활서비스의 제공 역량을 강화한다.

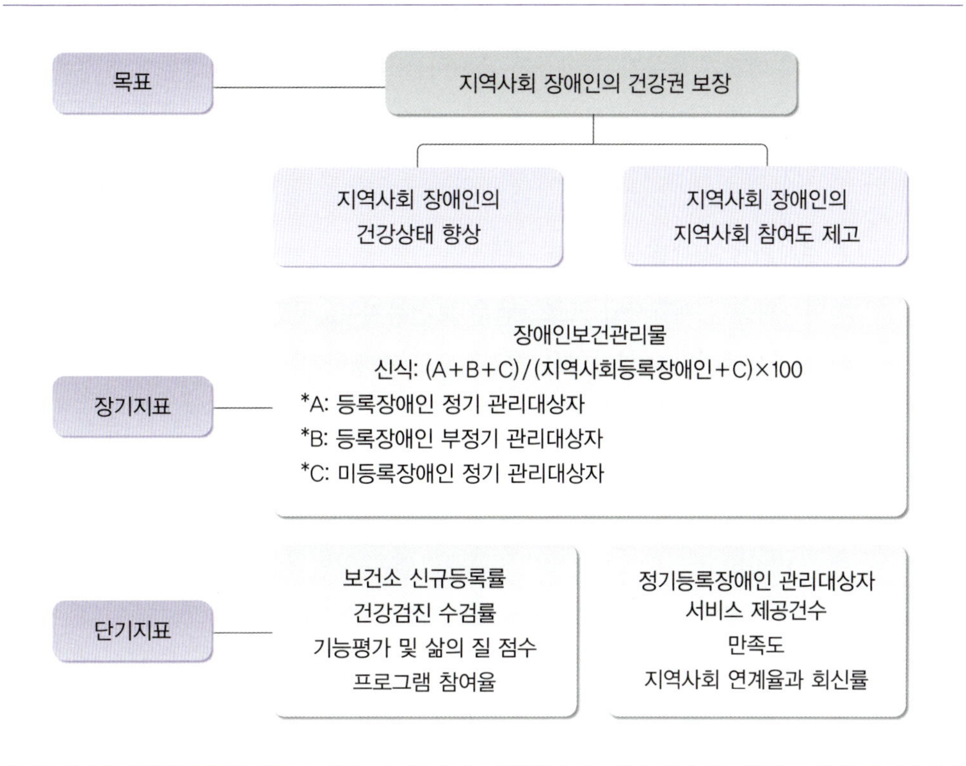

그림 9-8 2018 지역사회중심재활사업 목표

출처: 보건복지부 · 한국건강증진개발원(2018). 2018년 지역사회 통합건강증진사업안내, 지역사회중심재활.

③ 통합적 네트워크 구축

지역사회의 자발적인 참여와 유기적인 연계를 위한 지역사회재활 협의체(회)를 운영하여 다양한 자원을 통한 포괄적인 재활서비스를 제공한다.

④ 지역 특성별 모형 개발

지역사회 여건에 맞는 재활사업의 전략 및 프로그램을 개발 · 시행 · 평가하여 지역특성별 사업모형을 보급 및 확산한다.

⑤ 「장애인 건강권 및 의료접근성 보장에 관한 법률」을 기반으로 사업을 추진한다.

(4) 지역사회중심 사업의 기본원칙

WHO의 CBR 매뉴얼 '재가장애인을 위한 훈련지침서'에서의 지역사회 중심 재활사업의 기본원칙은 첫째, 지역사회 내에서 발생되는 장애를 예방하거나 이미 발생된 장애를 위해 재활 및 복지서비스에 대한 책임을 자체적으로 맡도록 하는 것이다. 둘째, 재활간호 과정에서 지역사회 내의 가능한 인적 · 물적 자원을 최대한으로 개발하고 활용하는 것이다. 우선 재활대상자를 명확히 규정한 후에 그들의 가족이나 이웃, 친구들을 교육시키고 재활에 어떻게 적용할 것인가를 제시하는 것이다. 셋째, 지역사회의 경제적 · 사회적 발전수준에 적합하며, 저렴한 비용으로 효과를 볼 수 있는 간소화된 재활기술을 활용하는 것이다.

(5) 지역사회중심 재활사업 프로그램

지역사회중심 재활사업 프로그램은 보건복지부, 국립재활원 및 지방자치단체를 연계하여 재가장애인의 재활사업을 직접적으로 수행하며, 재활 실무자 양성훈련을 통해 효과적인 재활간호를 하도록 하고 있다. 특히 지역사회 내의 보건소를 중심으로 현장지도와 간담회를 통해 지역실정에 맞는 효과적인 재활사업을 추진하도록 촉구하고 있으며, 지역사회의 자발적인 참여와 유기적인 연계를 통해 포괄적이고 다양한 재활서비스 프로그램을 제공하고 있다. 재활서비스 프로그램은 일반적인 간호요구 사정 및 수행뿐만 아니라 각종 재활간호와 관련된 교육 프로그램을 지속적으로 운영하고 있다.

① 사업수행기관

지역사회중심 재활사업 프로그램의 사업수행기관은 보건소이며, 2017년 필수사업으로 지정되어 재활사업을 운영하는 보건소는 전국의 254개소이다.

② 사업대상

재활사업 중점관리 대상자는 재가 장애인 중 건강관리, 재활훈련 등의 서비스를 지속적으로 필요로 하는 자와 이차 장애예방(고혈압, 당뇨, 심질환 등) 및 안전관리가 필요한 자, 노인장기요양보험 등급에 해당되나 장애 때문에 지속적 재활관리가 필요한 자이다. 2017년 등록 장애인은 2,511,000여명이다.

재활교육대상자는 만성신체질환이 장애로 진전되지 않도록 관리가 필요한 자, 교통사고, 산업재해 등의 사고로 인한 장애발생 위험이 높은 자, 재활서비스 제공자, 장애인 · 가족 · 주민 중에서 장애인식 개선을 해야 할 자, 재활에의 참여활동을 위해 교육이 필요한 자 등이다.

③ 사업내용

재가 장애인의 건강증진, 재가 장애인에게 재활서비스 제공, 재활보조기구 정보제공 및 활용지원(장애인 보조기구 콜센터: 1670-5529), 지역사회 참여 및 가족지지, 지역사회주민의 장애발생예방사업, 지역사회재활협의체 구축 등이다. 구체적인 보건소 사업내용은 표 9-11과 같다.

표 9-11 보건소 유형별 사업내용

영역	광역형(도시형)	일반형(도농복합, 농촌형)
계획수립	• 장애인, 보건소, 관련기관, 대학병원, 전문재활병원, 대학 등과 지역사회재활협의체를 구성하여 기본계획 수립	• 장애인, 보건소, 보건지소, 보건진료소, 지역 내 유관기관과 지역사회재활협의체를 구성하여 기본계획 수립
대상자 관리	• 등록 및 퇴록 체계 구축 • 취약계층 우선선정 • 지역사회 등록장애인 중 5% 이상을 관리대상자(정기, 부정기, 미등록 장애인)로 확보(등록장애인이 10,000명 이상인 경우 500명 이상을 관리대상자로 확보) • 대상자 발굴 확대	• 등록 및 퇴록 체계 구축 • 대상자별 사례관리 중심 • 지역사회 등록장애인 중 6% 이상을 관리대상자(정기, 부정기, 미등록 장애인)로 확보(등록장애인이 10,000명 이상인 경우 500명 이상을 관리대상자로 확보) • 대상자 발굴 확대
재활서비스 제공	• 관리대상자 수가 많으므로 집단교육이나 프로그램 개발 및 적용 • 대상자 욕구를 충족시키기 위해 다양한 지역사회자원과 연계 • 건강검진수검 활성화	• 직접서비스 비율이 높으므로 보건지소, 보건진료소 등의 보건의료 인력과 협력하여 재활서비스 제공 • 주간재활프로그램 등 지역적 특성과 필요성을 고려하여 프로그램 제공 • 건강검진수검 활성화
지역 내 유관기관과 의뢰 및 연계활동	• 다양하고 전문적인 지역사회 자원을 적극적으로 발굴하고 연계 · 협력 강화 • 자원봉사 운영체계 구축 • 전문성이 강화된 지역사회재활협의체 구성	• 보건지소, 보건진료소, 지역 내 유관기관, 부녀회, 청년회 등 민간조직 등과 연계 · 협력체계 구축 • 자원봉사 운영체계 구축 • 활성화된 소규모 지역사회재활협의체 구성
교육 및 홍보계획수립	• 보편적 집단을 대상으로 광범위한 인식 개선 사업 수행 • 인지도 향상을 위한 홍보사업 수행	• 선택적 집단을 대상으로 지식수준 향상을 위한 교육 수행 • 인지도 향상을 위한 홍보사업 수행

④ 법적근거 및 정책

■ 사업운영의 법적 근거

- 「지역보건법」 제11조 보건소의 기능 및 업무(노인 · 장애인의 건강유지 · 증진/가정 등을 방문하여 행하는 보건의료사업)
- 「장애인 건강권 및 의료접근성 보장에 관한 법률」
- 「장애인복지법」 제18조(의료와 재활치료)
- 「장애인차별금지 및 권리구제 등에 관한 법률」 제31조(건강권에서의 차별금지)

- 개인정보 관련 법적근거
  - 「개인정보보호법」 제15조(개인정보의 수집 · 이용)
  - 「장애인건강권법 시행령」 제10조(민감정보 및 고유식별정보의 처리)
- 사업운영 관련 정책
  - 국정과제 3-1-42-5 장애인 소득 및 의료지원을 통한 자립생활 향상
  - 제4차 국민건강증진종합계획 2016~2020, 중점과제 26. 장애인 건강
  - 제5차 장애인정책종합계획 2018~2022, 1-5. 장애인 건강수준 향상을 위한 기반 마련

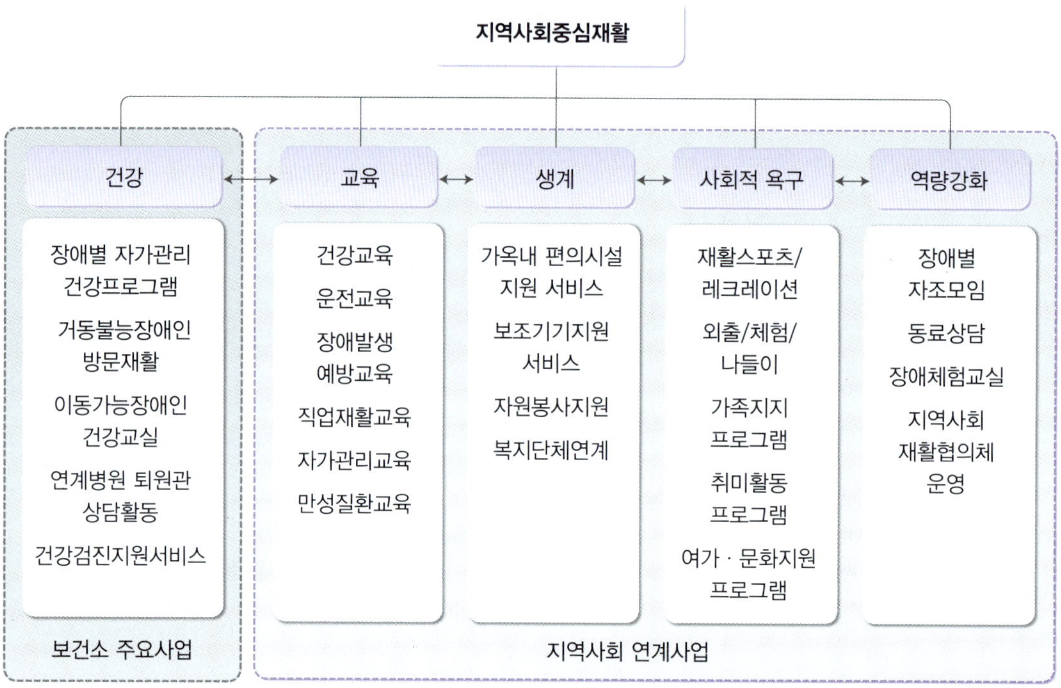

그림 9-9 CBR Matrix 보건소 활용예시

출처: 보건복지부 · 한국건강증진개발원(2018). 2018년 지역사회 통합건강증진사업안내, 지역사회중심재활.

3. 지역사회중심 재활 사업

1) 계획수립

권역재활병원을 비롯한 각급 병원, 장애인 당사자, 복지관, 관련기관, 대학, 보조기기센터 등 유관기관과 지역사회재활협의체(회)를 구성하여 기본계획 수립 시 참여한다.

- 지역사회중심 재활사업의 중 · 장기 목표와 구체적인 단기목표를 수립하여 사업 운영
- 재가장애인의 건강관리 및 보건의료 재활서비스를 중점으로 추진하되 CBR의 개념이 적용되도록 지역 사회 내 관련 기관과의 연계를 통한 통합 서비스 제공
- 지역사회의 장애인에 대한 문제해결 능력 향상 프로그램 개발
- 사업의 목표에 부합하는 실현 가능한 세부 프로그램 수립
- 프로그램별로 평가지표와 효과 설정

2) 사업대상

(1) 관리대상자 분류

보건소의 서비스를 받은 모든 자로 재활기록지를 작성하여 지속적으로 관리한다.

① 등록장애인 정기 관리대상자

- 정기적 건강관리 및 재활서비스가 필요한 장애인으로 분기별 1회(연 4회) 이상 정기서비스 제공
- 재활기록지(I, II) 활용
- 연 2회 또는 서비스 전후 기능평가 및 삶의 질 등의 평가 실시

② 등록장애인 부정기 관리대상자

- 정기적인 재활서비스가 필요하지는 않지만 재활관련 행사 시 참여 등, 연 1회 이상 서비스 제공
- 재활기록지(I) 활용
- 연 1회 이상 재활상태 확인

③ 미등록장애인 정기 관리대상자

- 장애 발생 후 조기퇴원 등으로 장애등급을 받기 전 상태로, 법적 장애등록이 안된 장애인
- 서비스 제공 형태에 따라 등록장애인 관리대상자에 준하여 관리

④ 미등록장애인 부정기 관리대상자

- 고령, 만성질환 등으로 재활이 필요한 대상자로 교육 및 상담 대상에 포함

표 9-12 '국민건강증진종합계획 2020' 장애인 건강 목표치

<table>
<tr><th>지표명</th><th>2008</th><th>2013</th><th>2020</th><th>관련사업코드</th><th>사업명</th></tr>
<tr><td colspan="4">26-1. 국가단위 장애인 건강통계를 강화한다.</td><td rowspan="2">26-가</td><td rowspan="22">가.
국가단위의 장애인 건강 통계 산출 및 확대

나.
장애발생예방사업 강화

다.
장애인의 건강증진 및 이차장애 예방 정책 강화

라.
장애범주와 의료보장의 지속적 확대

마.
지역사회중심의 건강증진시스템 구축

바.
장애인의 건강관련 서비스 요구도 파악

사.
장애인의 건강기능 지표 개발 및 적용</td></tr>
<tr><td>장애인 건강 관련 국가통계 확대</td><td>–</td><td>50%
(2011)</td><td>100.0%</td></tr>
<tr><td colspan="4">26-2. 장애인 건강검진 수검률을 제고시킨다.</td><td rowspan="2">26-나, 다</td></tr>
<tr><td>장애인 건강검진 수검률</td><td>60.1%</td><td>65.9%</td><td>69.3%</td></tr>
<tr><td colspan="4">26-3. 장애인의 건강관리 실천율을 비장애인 수준으로 제고시킨다.</td><td rowspan="7">26-나, 다, 마</td></tr>
<tr><td>현재흡연율(만 12세 이상)</td><td>–</td><td>20.1%
(2014)</td><td>19.1%</td></tr>
<tr><td>현재흡연자의 금연시도율(만 12세 이상)</td><td>–</td><td>39.2%
(2014)</td><td>41.2%</td></tr>
<tr><td>연간음주자의 고위험음주율(만 12세 이상)</td><td>–</td><td>20.8%
(2014)</td><td>19.8%</td></tr>
<tr><td>한달간음주율(만 12세 이상)</td><td>–</td><td>31.3%
(2014)</td><td>29.7%</td></tr>
<tr><td>운동실천율</td><td>–</td><td>61.5%
(2014)</td><td>64.5%</td></tr>
<tr><td>규칙적 식사율</td><td>–</td><td>73.2%
(2014)</td><td>76.8%</td></tr>
<tr><td colspan="4">26-4. 장애인의 비만 유병률을 제고시킨다.</td><td rowspan="2">26-나, 다, 마</td></tr>
<tr><td>장애인 비만 유병률(만 20세 이상)</td><td>42.2%</td><td>39.4%
(2014)</td><td>≤ 32.0%</td></tr>
<tr><td colspan="4">26-5. 장애인의 우울증 치료율을 향상시킨다.</td><td rowspan="2">26-나, 다, 마</td></tr>
<tr><td>장애인 우울증 보유자의 우울증 치료율</td><td>35.6%</td><td>75.5%
(2014)</td><td>79.3%</td></tr>
<tr><td colspan="4">26-6. 장애인의 의료비 부담률을 감소시킨다.</td><td rowspan="2">26-라</td></tr>
<tr><td>보장구 건강보험 급여율</td><td>80.0%</td><td>80.0%</td><td>95.0%</td></tr>
<tr><td colspan="4">26-7. 재가장애인의 재활서비스 수혜율을 높인다.</td><td rowspan="3">26-마, 바, 사</td></tr>
<tr><td>거점보건소 비율</td><td>17.7%</td><td>33.9%</td><td>100.0%</td></tr>
<tr><td>재가장애인 서비스 수혜율</td><td>6.2%</td><td>4.8%</td><td>8.0%</td></tr>
<tr><td colspan="4">26-8. 장애인의 삶에 대한 만족도를 제고시킨다.</td><td rowspan="2">26-사</td></tr>
<tr><td>장애인의 삶의 만족도</td><td>24.2%</td><td>55.6%
(2014)</td><td>58.4%</td></tr>
</table>

출처: 보건복지부 · 한국건강증진개발원(2018). 2018년 지역사회 통합건강증진사업안내, 지역사회중심재활.

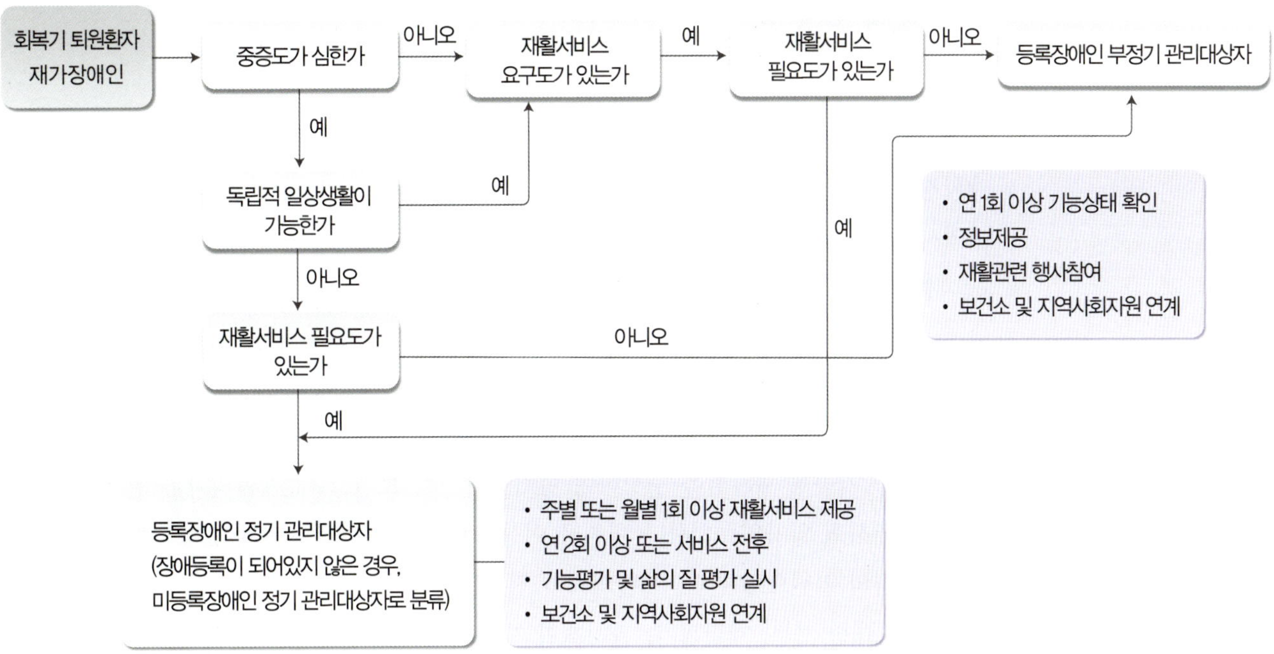

그림 9-10 대상자 등록을 위한 군 분류 및 수행내용

출처: 보건복지부 · 한국건강증진개발원(2018). 2018년 지역사회 통합건강증진사업안내, 지역사회중심재활.

3) 인력구성(기능형 재활팀)

인력은 직제상 팀 구성을 원칙으로 하되, 어려운 경우 기능형 재활팀을 구성할 수 있다. 기능형 재활팀이란 직제상 구성되어 있지 않으나, 재활사업 운영에 필요한 인력을 확보하여 필요시 언제든 활용할 수 있도록 구성된 팀을 지칭한다. 기능형 재활팀은 기본인력과 연계인력 5명 이상으로 구성한다(의사, 간호사, 치료사는 필수인력으로 구성 권장함).

(1) 재활사업에 참여하는 기본인력

정규직 담당자 1명과 재활전담요원 1명 이상을 확보하여야 하며, 보건소는 재활사업 담당자를 지정하여 업무를 담당하게 하고 교체를 최소화하여 사업의 지속성을 유지하여야 한다(담당자 교체 시 보건복지부, 국립재활원에 통보).

① 재활사업 담당(정규직) 업무는 다음과 같다.

- 지역의 재활사업계획수립 및 관리
- 재활사업에 대한 교육 및 홍보
- 재활요원에 대한 실무 조언 및 협조

※ 국립재활원의 지역사회중심 재활교육과정 이수(필수)

② 재활요원(무기계약자 또는 인건비로 채용된 기간제 근로자 등 사업전담)의 담당업무는 다음과 같다.

- 등록장애인 관리체계에 따라 재활사업 대상자 선정
- 대상자별 재활계획수립, 재활서비스 제공
- 재활경과에 대한 보고서 작성
- 지역사회자원 의뢰 및 연계(연계병원 퇴원환자 상담활동 포함)

※ 국립재활원의 지역사회중심 재활교육과정 이수(필수)

(2) 재활사업에 참여하는 연계인력

재활사업과 관련하여 재활의학과 의사, 간호사, 물리치료사 또는 작업치료사, 영양사 또는 사회복지사 등 기능형 재활팀을 구성하여 협력한다. 단, 보건소 내 재활의학과 전문의가 없다면 지역사회 일차의료의사나 병원급 이상에서 전문의 1인을 연계자원으로 확보하여 기능형 팀의 일원으로 한다. 재활의학과 전문의는 전담자의 요청에 따라 관리가 어려운 대상자에 대한 자문, 재활평가, 관리계획 지시 및 팀원교육 등을 수행한다.

4. 중점서비스 활동

1) 등록 및 퇴록 관리

(1) 대상자의 발굴

대상자 발굴은 구청 사회복지과, 동주민센터, 병원, 복지관 등을 통해 중증장애인 명단을 확보하여 사회복지통합관리망(행복e음), 사회보장정보시스템(범정부)을 통해 대상자를 확인하고, 주민자치센터 · 부녀회 등 지역사회기관을 이용한 대상자 확보 및 보건소 내 타 부서로부터 의뢰된 대상자를 확보한다.

(2) 보건소 상황에 맞게 대상자의 등록 및 퇴록

보건소 상황에 맞게 대상자의 등록 및 퇴록 기준 마련할 수 있다(표 9-13).

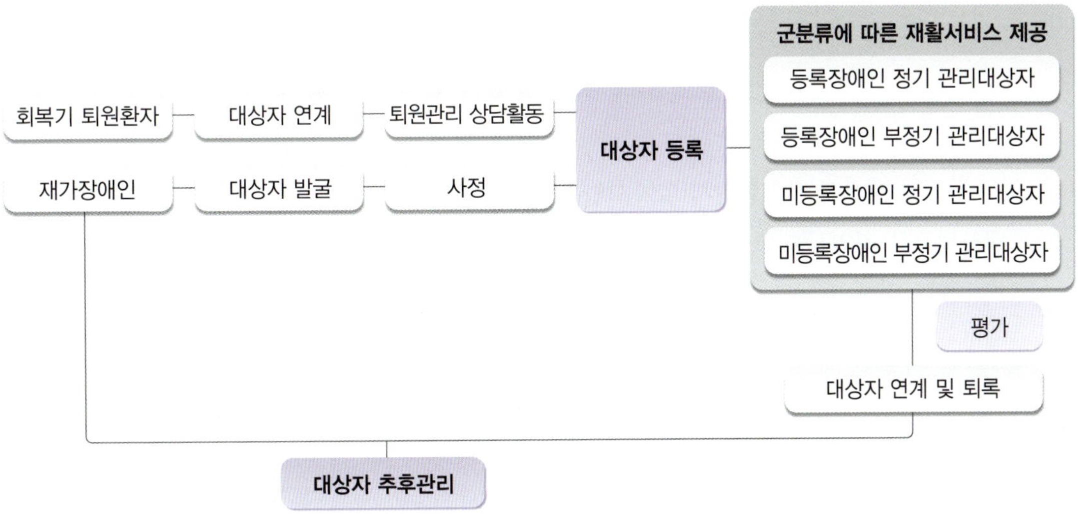

그림 9-11 대상자 관리체계 모형

출처: 보건복지부 · 한국건강증진개발원(2018). 2018년 지역사회 통합건강증진사업안내, 지역사회중심재활.

표 9-13 대상자관리에 따른 등록 및 퇴록기준

구분	등록기준	퇴록기준
등록장애인 정기 관리 대상자	• 뇌병변 · 지체 1~3급 장애인 중 사고나 질환 직후 5년이 경과하지 아니한 자로 재활치료가 필요한 장애인 • 기능평가(MBI) 60점 이하, 삶의 질(EQ-5D) 0.808점 미만인 자 • 와상 상태로 지속적인 의료지원이 필요한 자(욕창, 소변관리, 운동지도 등)	• 재활목표를 달성한 자 • 1년 관리 후 기능평가(MBI) 90점, 삶의 질(EQ-5D) 0.808점 이상인 자 • 재평가하여 정기, 부정기로 다시 등록 • 대상자나 가족이 거부하는 경우 • 전출, 사망하는 경우
등록장애인 부정기 관리대상자	• 연 1회 이상 재활관련행사 참여, 상담, 교육이 필요한 장애인 • MBI 60점 이상, 삶의 질 0.808점 이상인 자 • 손상 후 5년 이상인 자	• 재활목표를 달성한 자 • 대상자나 가족이 거부하는 경우 • 전출, 사망하는 경우
미등록장애인 정기 관리 대상자	• 장애발생 후 조기퇴원 등으로 장애등급 받기 전 상태로 법적 장애등록이 안된 장애인	• 장애 등록 후 등록장애인 관리 대상자로 전환
미등록장애인 부정기 관리대상자	• 고령, 만성질환 등으로 재활이 필요한 대상자(교육 및 상담 대상에 포함되어 실적 관리)	• 프로그램 종료 시

출처: 보건복지부 · 한국건강증진개발원(2018). 2018년 지역사회 통합건강증진사업안내, 지역사회중심재활.

2) 재활프로그램

재활서비스를 제공하기 위해 건강상태 및 재활요구도를 파악하여, 대상자별 장애상태별 적절한 재활서비스를 제공하도록 하며, 서비스 제공 후 적절한 평가(만족도, 기능평가 등)를 실시한다.

독립성 향상과 사회통합서비스 사업은 장애인 사회참여, 자원연계, 장애발생 예방 등 선택사업으로 지역사회 특수성 및 주요대상의 특성을 고려한 맞춤형 프로그램으로 운영되고, 거동불능 장애인은 낙상 · 화상 등 안전사고 예방, 재발방지 교육, 교육 및 상담, 2차 장애 예방 프로그램을 제공한다.

표 9-14 재활프로그램

영역 (대분류)	세부 영역 (중분류)	세부 프로그램 (소분류)	프로그램 예시 (보건소별 선택 운영)
건강관리 증진 (필수)	장애인 건강보건 관리	장애인 건강보건관리 서비스	장애별 자기관리건강프로그램, 교육 · 홍보(자가관리 교육, 만성질환교육, 뇌졸중재발방지, 낙상/화상예방, 안전사고 예방 등)
		거동불능장애인 방문재활	일상생활동작관리, 욕창/피부관리, 삼킴장애관리, 배뇨 · 배변관리, 호흡재활, 보조기기 대여 사용 방법 등 교육과 정보제공
		이동가능장애인 재활교실	재활운동, 관절운동, 보행 및 일상생활 동작훈련, 근력증진, 통증관리, 기능평가, 장애아동 재활교실(삼킴장애관리, 감각통합프로그램, 미술 · 놀이 · 음악치료 등)
		의료기관과의 통합협력 서비스	연계병원 퇴원관리 상담활동, 사례관리, 중증대상자 연계, 권역재활병원 및 재활의료기관 연계
독립성 향상 (선택)	장애인 사회참여	자조모임 및 상담, 가족지지	장애별 자조모임, 동료상담, 보호자교육, 가족소모임, 가정방문 등
		재활스포츠/ 레크레이션	탁구, 게이트볼, 휠체어 에어로빅, 줄넘기, 좌식배구 등
		여가 · 문화지원	외출/나들이/체험프로그램(소풍, 공연 및 영화관람, 박물관 견학 등) 집중력 및 소근육 훈련을 통한 공예 및 도예 만들기, 원예활동 등
사회통합 서비스 (선택)	자원연계	건강검진 지원서비스	직접검진 · 이동검진, 검진기원(수검독려 전화 및 홍보, 이동차량 지원), 검진기관 정보제공 및 연계 등
		보조기기 지원서비스	보조기구 공적급여 및 대여 등 정보제공 및 추후관리, 세척 등 관리 및 사용법 교육, 고장 시 수리

표 9-14 재활프로그램(계속)

영역 (대분류)	세부 영역 (중분류)	세부 프로그램 (소분류)	프로그램 예시 (보건소별 선택 운영)
사회통합 서비스 (선택)	자원연계	가옥내 편의시설 지원서비스	가옥진단, 안전바, 문턱제거, 경사로 등 편의시설 설치
		장애인운전 지원서비스	운전면허 취득교육, 운전적응 교육 등
		인적 자원 연계	자원봉사자 지원, 복지단체 연계 등
		보건소 내 연계서비스	지역사회 통합건강증진사업 연계서비스(금연, 절주, 신체활동, 영양, 비만, 심뇌혈관질환 예방관리, 구강보건, 방문건강관리 등)
	장애발생 예방	장애발생예방 교육 (전국민대상)	낙상예방교육, 뇌졸중예방교육, 교통안전교육, 산업안전교육, 허약노인장애예방, 장애 인식개선활동 등
		장애체험 교육	시각장애 체험, 지체장애의 휠체어 등 체험
	기타	사업홍보	사업홍보 등

출처: 보건복지부 · 한국건강증진개발원(2018). 2018년 지역사회 통합건강증진사업안내, 지역사회중심재활.

5. 재활간호과정

재활간호에서 가장 중요한 부분은 대상자를 위한 다양한 접근과 각 증상에 대한 세심한 관리능력이다. 재활간호는 간호수행 후 결과가 신속히 나타나는 것이 아니므로 지속적인 시간과 노력이 요구되며, 대상자의 상태에 따른 긍정적인 간호자세, 창의적인 간호실무능력과 재활간호방법을 개발하고자 하는 인내와 적극적인 태도가 특별히 요구된다.

재활간호과정은 대상자의 정신적 · 신체적 상태 및 태도에 대한 사정과 관리 및 예방을 위한 계획과 재활실무수행능력이 적용된다. 이러한 과정에는 직접적인 환자간호뿐만 아니라 재활팀과의 지원, 교육 및 상담관리와 지속적인 재활대상자 발견 및 지원 등이 있다.

1) 재활간호 사정

재활간호를 사정하는 목적은 재활이 필요한 대상자들의 잠재적 지능과 자급자족할 수 있는 능력을 파악하는 것이다. 또한 재활에 대한 기대 및 삶의 질을 성취하기 위한 목표 등에 대해 세부적으로 사정하고 파악하는 것이 매우 중요하다. 재활간호사정의 내용은 다음과 같다.

- 기능수준: 독립적이거나 보조장구가 필요한 상태 혹은 보조가 필요한 상태 등의 기능수준을 사정한다.
- 보행 및 이동에 대한 단계: 수동적 서기, 운동을 목적으로 하는 치료적 보행, 실내 · 외에서의 보행상태 및 침상에서 의자로의 이동과 의자에서의 이동, 변기 · 욕조로의 이동 등을 사정하여 간호요구 정도를 파악한다.
- 수행 여부: 옷을 스스로 벗고 입을 수 있는 수행여부를 정확하게 사정한다.
- 식사동작: 스스로 먹을 수 있는 능력, 식사 시 수저나 포크의 사용 동작, 컵을 다루는 능력 등을 파악한다.
- 위생동작: 목욕과 치장, 양치질, 빗질, 면도, 목욕통과 샤워기의 사용, 회음부 청결, 대소변 후의 처리능력 등이다.
- 의사소통능력: 듣기, 쓰기, 읽기, 말하기 등과 관련된 모든 능력을 사정한다.
- 전신증상: 심혈관 증상 및 호흡 관련 증상(호흡곤란, 기좌호흡, 심계항진, 흉통, 감각 이상, 현기증, 통증, 기억장애, 관절운동범위 제한, 관절구축 등)을 사정한다.
- 기타: 개인력, 정신력, 사회력, 직업력 같은 부분을 사정한다.

(1) 자료수집하기

① 지역사회 내 장애인 현황 파악하기

현황분석 시 문제에 대한 정확한 기술, 문제의 직접적 결정요인과 간접적 기여요인을 분석하여, 현 상태에서 용이하고 많은 효과를 거둘 수 있는지 결정요인을 검토해야 한다.

② 지역 내 장애인 요구도 파악

지역사회 내 관련자원의 역할 · 대상 · 내용 등, 보건소 내 다양한 프로그램별 대상과 내용 등을 파악한다.

2) 재활간호진단

(1) 간호진단

재활과 관련된 사정 후 간호진단을 하며 간호진단의 예와 목표는 다음과 같다.

- 기동성 장애: 일상생활 및 보행에서의 독립성 증진을 위한 것이다.
- 배변 · 배뇨장애: 변비완화 및 규칙적 배변습관 유지 및 도뇨관 없이 스스로 배뇨 조절을 하기 위함이다.

- 의사소통장애: 언어지도로 의사소통능력을 증진시키기 위함이다.
- 신체적 손상의 잠재성: 신체균형훈련 등으로 안전한 활동 유지 및 재활에 적합한 가옥 구조 로의 전환 등을 위함이다.
- 비효과적 개인대처: 일상생활 및 사회생활에서의 독립성 증진을 위함이다.
- 피부손상: 욕창치료 및 예방을 위함이다.

(2) 우선순위 결정

간호진단에 대한 우선순위 결정을 하며, 고려할 사항은 공정성, 적절성, 경제성, 수용도, 자원이다.

3) 재활간호계획

(1) 사업목적과 목표설정

사업목적은 지향하는 성취 또는 결과에 대한 일반적인 기술을 하는 것으로서, 얻고자 하는 궁극적인 지향점을 표현하는 것이고, 사업목표는 측정 가능한 용어로 사업수행과정과 목적달성여부에 대한 평가를 가능하도록 작성한다.

(2) 중재전략-사업계획 수립

재활요구도를 파악하여 우선순위대로 문제를 선정하고, 목적과 목표를 설정하였으면, 각 과정목표에 따른 중재전략(사업계획)을 수립한다. 각 사업내용은 현실적으로, 측정 가능하게 작성하도록 한다.

① 프로그램의 일반적 관리체계

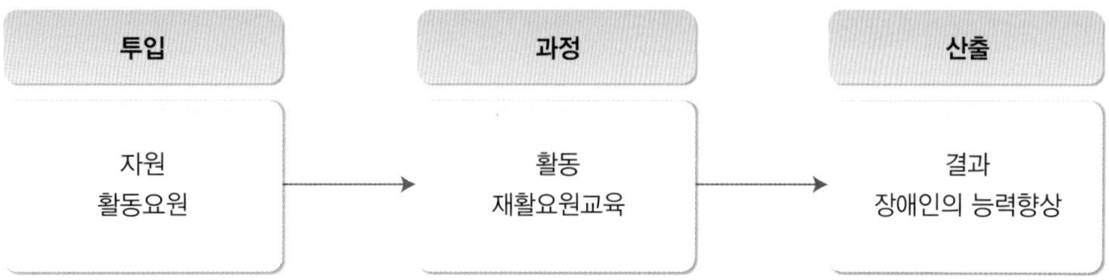

그림 9-12 프로그램의 일반적 관리체계

표 9-15 장애아 돕기 기능향상 프로그램의 체계도(예시)

투입	과정	산출	효과	기대효과
자원	활동	서비스, 결과	지식, 태도, 행동	사회의 상황변화
재활담당	재활담당자 교육	• 활동지침서 • 장애인의 훈련 • 가족지지 • 학교훈련	• 장애아동의 어머니가 지침서를 활용하고 적용 • 보행	학교에서 장애인의 입학 허락

② 지역사회중심 재활사업에서 제공되는 서비스

장애인의 일반적 건강관리, 기능향상훈련(functional training), 능력향상훈련(ability training), 자가관리교육, 안전사고예방 및 재발방지 교육, 자조모임, 주간보호, 의사소통, 장애인 권리향상 등이 있다.

③ 사업 활동 계획 시 고려사항

- 전략: 목표를 성취하기 위한 접근법을 활용한다.
- 활동: 선택한 전략을 어떻게 전개할 것인지, 방해요인과 장애요인은 무엇인지, 극복방안은 무엇인지 자세한 활동계획을 기술한다.
- 어떻게: 누가 할 것인가, 어떤 기술이나 능력이 필요한가, 어떤 장비가 필요한가를 고려한다.
- 언제: 시간표, 어디서 할 것인가를 고려한다.
- 무엇: 활동 및 사업의 장애 요인을 분석하며, 자원활용 계획에 대해서도 기술하도록 한다.

(3) 평가계획 수립

목표대비 사업수행 성과를 비교하는 것으로 사업 전 수행기간 동안 주기적으로 수행하도록 한다.

① 올바른 목표를 수립하였는가?

② 계획을 올바로 수행하였는가?(성과)

4) 재활간호수행

재활간호계획을 통한 세부내용을 지역사회 및 개인, 재활팀과의 연계를 통해 간호인력과 협조하여 수행한다. 재활은 신체적 측면뿐 아니라 사회 · 심리적 측면의 재활까지 동반되므로 간호사 혼자 재활간호를 수행하기에는 많은 한계점이 있다. 그러므로 다른 팀과의 연계 활동은 매우 중요하며 포괄적인 재활팀을 구성해야 한다. 장애인을 위한 재활팀의 구성은 환자와 가족을 중심으로 재활 전문의, 임상심리사, 언어치료사, 물리치료사, 작업치료사, 호흡치료사, 오락치료사, 음악치료사, 무용치료사, 영양사, 보장구 제작 기사, 직업상 담사, 의료사회복지사 등이 있다.

지역사회간호사는 이러한 재활구성팀과 함께 간호에 필요한 부분을 논의하고 진행할 수 있어야 하며, 지역사회의료자원 및 민간정책적인 지원을 활용함으로써 제반 재활과정이 더욱 효과적인 결실을 맺을 수 있도록 해야 한다. 만약 포괄적인 재활팀의 분야 중 어느 한 부분이라도 간과된다면 궁극적인 목표를 달성하지 못하게 되는 경우가 발생하게 된다. 따라서 재활간호사는 제한된 능력 안에서 환자가 신체적 · 정신적 · 영적으로 최상의 기능을 발휘하고 가정과 사회로 복귀할 수 있도록 다른 팀과 긴밀한 협조체제를 이루어야 한다.

재활간호수행의 예는 다음과 같다

- 장애발생 예방을 위한 장애인 조기발견과 등록을 권장한다.
- 재활치료의 방문보건활동으로 지역재활간호사업을 운영한다.
- 자원봉사자관리 및 교육을 실시한다.
- 인적 · 물적 자원 활용을 위한 정보망을 구축한다
- 전반적 위생문제 및 소음, 공해, 위생, 환경 등 장애물을 사정하고 문제해결을 돕는다.
- 재활을 위한 직접적 간호수행을 계획한다.
  - 일상생활동작의 지도 및 이동과 보행지도를 수행한다.
  - 증상관리(통증간호 및 고혈압관리)를 돕는다.

5) 재활간호평가

재활간호평가계획을 통한 세부내용을 다음과 같이 평가한다.

- 재활간호사정, 계획에 대한 내용과 수행방법을 평가한다.
- 재활대상자의 신체적 · 정신적 재활상태를 평가한다.
- 재활간호계획을 수행하기 위해 다른 재활팀과의 관계 및 수행결과를 평가한다.

감염성질환 간호 사례

① 사례

45세 대상자 박씨는 15년 전 결혼을 해서 1남 1녀를 두고 있으며 도장 수리공으로 일하고 있다. 10년 전부터 중증도의 치매를 앓고 있는 부친, 당뇨합병증으로 거동이 불편한 모친과 부인, 자식들과 함께 생활하고 있다. 경제적으로는 넉넉치 않아 치매를 앓고 있는 부친을 집에서 부인과 돌보고 있으며 도장 수리공 일을 마친 뒤에도 부친을 돌보며 수면이 부족한 피곤한 상태로 지내고 있다.

특별한 건강문제는 없으나, 매일 5~7개피의 담배를 피고 있으며 매일 저녁 식사를 잘 하지 않으며 맥주 500cc를 즐겨 마시고 있다.

박씨는 1주일 전부터 미열이 나고, 4일 동안 소변색이 짙어서 걱정이 많이 되었다고 했다. 내원 시 심한 근육통과 오심, 구토, 식욕부진을 호소하였고, 근육통으로 사지를 움직이기도 힘들다고 하였다. 검사 상 간수치가 상승되어 있고, 공막에 약간의 황달이 있으며 복부는 부드럽고 덩어리가 만져지지는 않았다. 복부 초음파 검사에서 중증도의 간 비대가 있었다. 종합적인 검사결과에서 급성간염 진단을 받아 충분한 휴식과 1주일간의 입원치료를 권유받았으나, 가족의 생계를 책임지고 대학교 진학을 앞두고 있는 두 자녀의 등록금을 마련하기 위해서는 입원을 할 수 없는 상황이다.

② 사례와 관련한 간호과정 제시

<table>
<tr><th colspan="2">영역</th><th>문제목록</th><th>중재전략</th><th>자원연계</th></tr>
<tr><td rowspan="6">대상자</td><td rowspan="6">신체적</td><td>미열</td><td rowspan="6">• 영양섭취
• 충분한 수면
• 입원치료
• 약물치료
• 휴식
• 금주</td><td rowspan="6">• 부친을 간호해줄 기관 연계
• 모친을 간호해줄 재가노인 지원서비스 연계
• 경제적 지원을 해줄 서비스 연계</td></tr>
<tr><td>근육통</td></tr>
<tr><td>간비대</td></tr>
<tr><td>짙은 소변</td></tr>
<tr><td>황달</td></tr>
<tr><td>오심, 구토</td></tr>
</table>

③ 사례와 관련된 생각나누기

- 위의 사례에서 가장 우선되어야 할 문제는 무엇일까요?
- 재가노인 지원서비스에 대해 설명해 봅시다.
- 사례관리자로 지역사회 간호사의 역할을 할 때 위의 사례에서는 어떤 역할이 중점이 되어야 할지 토론해 봅시다.
- 재난 간호에서 더욱 발전되어야 할 부분을 생각해 봅시다.

만성질환관리 간호 사례

① 사례

55세 여성 김씨는 남편과 딸 둘이 있고 10년 전부터 남편의 음주문제로 인해 스트레스를 받아 우울증치료를 받고 있다. 5년 전에는 중증도의 고혈압 진단을 받고 집근처 내과에서 불규칙적으로 고혈압 약을 복용하고 있으나, 평소 육류를 즐겨 먹으며, 식사 시간이 불규칙적이고 한번에 폭식을 하고 짠 음식을 좋아하며 채소, 과일 등의 음식은 거의 섭취하지 않고 운동도 거의 하지 않는다. 활동량이라고는 1주일에 한번 집근처 마트를 다니는 정도이고, 거의 남편의 음주문제로 인해 가족 간의 대화는 거의 없고 이런 가정 분위기에 두 딸은 부친을 원망하고 현재는 대학교를 다니기 위해 가족과 떨어져 지내고 연락도 거의 하지 않고 있다.

2년 전부터는 남편과 함께 노점상을 운영하다 만성두통으로 인해 현재는 일을 하지 않고 있는 상황이다. 대상자는 중학교를 졸업했고, 자신이 왜 이 병에 걸렸으며 어떻게 관리해야 하는지를 모르는 상태이다. 3일 전부터 두통을 호소하며 두통약을 매일 복용하고 있으며, 만성적인 변비로 인해 배변 시 통증을 호소하는 상황이다 김씨의 부친도 오래전부터 고혈압 약을 복용중이다.

② 사례와 관련한 간호과정 제시

<table>
<tr><th colspan="2">영역</th><th>문제목록</th><th>중재전략</th><th>자원연계</th></tr>
<tr><td rowspan="5">대상자</td><td rowspan="5">신체적</td><td>만성변비</td><td rowspan="5">• 규칙적인 고혈압약 복용
• 규칙적인 운동
• 섬유질 섭취 증가
• 스트레스 완화를 위한 이완요법</td><td rowspan="5">• 남편의 음주문제 해결을 위한 부부상담
• 고혈압 관리에 대한 교육
• 가족 간의 관계 회복을 위한 가족치료
• 지역사회 지지자원 연계</td></tr>
<tr><td>두통</td></tr>
<tr><td>운동부족</td></tr>
<tr><td>배변시 통증</td></tr>
<tr><td>고혈압</td></tr>
</table>

③ 사례와 관련된 생각나누기

- 위의 사례에서 가장 우선되어야 할 문제는 무엇일까요?
- 만성질환관리에 대해 설명해 봅시다.
- 만성질환 대상자의 심리적 문제발생시 사회, 심리적 지지자원에 대해 설명해 봅시다.
- 사례관리자로 지역사회 간호사의 역할을 힐 때 위의 사례에서는 어떤 역할이 중점이 되어야 할지 토론해 봅시다.

방문건강관리 간호 사례

① 사례

대상자 김씨는 81세 노인으로 손자와 동거하고 있으며, 15년 전부터 당뇨병, 관절염, 심장질환, 만성 호흡기질환를 앓고 있다. 신장은 151cm, 체중은 53kg이다. 현재 혈압은 139/87mmHg, 혈당은 식전 202mg/dl, 식후 231mg/dl이며, MMSE-DS는 27점이다. 만 15세부터 흡연을 시작하여 현재 매일 하루 평균 5개비 정도 흡연 중이고, 한 달에 1번 정도 소주 1~2잔을 마신다. 평소 신체활동 및 운동을 전혀 하지 않고 있으며, 구강청결을 잘 유지하고, 생활하는데 불편함 없이 식사를 규칙적으로 거르지 않고 챙겨먹는다. 현재 질병은 근골격질환(꼬리뼈에 금)으로 요통을 호소하고 있으며, 만성호흡기질환으로 비효율적 호흡양상과 혈류저하로 인해 손발에 청색증이 관찰되었다. 허리통증으로 인해 불완전한 걸음걸이와 관절염 진단받아 약물을 복용 중에 있으며, NRS 통증 점수는 8점이었다. 노인우울척도(GDS) 검사 결과, 중증우울(11점/15점)과 침상에서의 움직임과 계단 오르기 시에 도움이 필요하였다. 부적절한 채광 및 환기, 실내 손잡이와 난간이 없었다. 삶의 질은 9점/15점으로 다소 불안하거나 우울하다 표현하였고, 치매선별검사(KDSQ-C)는 29점/30점으로 정상이었으며, Family APGAR 10점이고, 가족적응력 척도는 21점, 가족결속력 척도 29점이었다. 현재 받고 있는 혜택으로는 65세 경로연금과 방문건강관리서비스의 정기관리군이며 의료급여 1종이다.

② 사례와 관련한 간호과정 제시

<table>
<tr><th colspan="2">영역</th><th>문제목록</th><th>중재전략</th><th>자원연계</th></tr>
<tr><td rowspan="3">신체적</td><td rowspan="3">개인</td><td>당뇨</td><td rowspan="3">• 혈당관리
• 통증관리
• 신체활동</td><td rowspan="3">• 보건소
• 만성질환관리 사업 연계</td></tr>
<tr><td>통증</td></tr>
<tr><td>근육기능 저하</td></tr>
<tr><td>환경적</td><td>가족</td><td>부적절한 주거환경</td><td>• 환경개선</td><td>• 보건소 및 관내 유관기관의 주거개선지원사업 연계</td></tr>
<tr><td>사회심리적</td><td>개인</td><td>중증우울</td><td>• 우울상담
• 치료서비스 제공</td><td>• 정신건강복지센터 연계</td></tr>
<tr><td rowspan="2">건강관련 행위</td><td rowspan="2">개인</td><td>신체적 활동 결핍</td><td rowspan="2">• 혈신체활동 증가
• 금연프로그램 제공</td><td rowspan="2">• 보건소 연계
• 금연클리닉
• 재활운동실</td></tr>
<tr><td>흡연</td></tr>
</table>

방문건강관리 간호 사례 (계속)

③ 사례와 관련된 생각나누기

- 위의 사례에서 가장 우선되어야 할 문제는 무엇일까요?

- 방문건강관리 서비스에 대해 설명해 봅시다.

- 사례관리자로 지역사회 간호사의 역할을 할 때 위의 사례에서는 어떤 역할이 중점이 되어야 할 지 토론해 봅시다.

- 방문건강관리 서비스 제공 시 더욱 발전되어야 할 부분을 생각해 봅시다.

참고문헌

김춘미 외(2017). 지역사회보건간호학. 서울: 수문사.

김화중 외(2013). 지역사회간호학 제9판. 서울: 수문사.

박영임(2009). 지역사회간호. 서울: 도서출판 전국간호.

법제처. 장애인복지법. 시행령.

보건복지부(2006). 2005년 국민건강영양조사.

보건복지부(2014). 2013년 보건복지백서.

보건복지부(2014). 2013년 보건복지백서.

보건복지부(2015). 2014년 보건복지백서.

보건복지부(2018). 장애인 정책목표/추진전략.

보건복지부(2018). 지역사회통합건강증진사업(방문건강관리) 안내.

보건복지부 질병관리본부(2015). 2014년도 감염병 감시연보 보도자료.

안양희 외(2014). 지역사회보건간호학. 서울: 현문사.

오미성 외(2018). 성과기반 지역사회간호학 제3판. 서울: Pacific Book.

이정열 외(2014). 지역사회간호학 이론과 실제 제2판. 서울: 현문사.

이정열 외(2015). 역학과 건강증진. 서울: 수문사.

임경춘 외(2016). 건강사정. 정담미디어.

최희정 외(2018). 지역사회간호학. 서울: 현문사.

질병관리본부(2006). 2006년 감염병관리사업지침.

질병관리본부(2014). 2013년 질병관리백서.

질병관리본부(2014). 2014년 감염병관리사업지침.

질병관리본부(2014). 감염병 감시체계 운영 결과.

질병관리본부(2015). 2014년도 감염병 감시연보 보도자료.

질병관리본부(2015). 감염병관리 사업지침.

질병관리본부(2015). 감염병 감시연보.

질병관리본부(2016). HIVAIDS 관리지침.

최연희 외(2018). 최신 지역사회보건간호학 서울: 수문사.

한국방문건강관리학회(2012). 방문건강관리사업의 이해와 전망.

CDMR(2003). 감염병 발생정보. CDMR, 14(3).

국가암정보센터 www.cancer.go.kr

국립재활원 www.nrc.go.kr

법제처 www.moleg.go.kr

WHO www.who.int/

Community Health Nursing

UNIT 4
안전과 환경관리

Community Health Nursing

CHAPTER **10**

환경보건관리

학습목표

1. 산업재해의 원인과 종류를 설명하고 산업재해예방대책에 대해 설명한다.
2. 작업환경관리의 기본원칙과 유해인자별 작업환경관리방법을 설명한다.
3. 환경보건의 개념을 설명하고 관련 기관의 역할 및 법적 규제를 확인한다.
4. 환경이 건강에 미치는 영향을 설명한다.
5. 지역사회, 산업장, 가정에서 환경에 대해 사정한다.

제1절 | 사고예방

1. 산업피로

현대산업사회 노동의 특성은 육체적 작업에서 정신적 작업으로, 중작업에서 경작업으로, 노동집약적 작업에서 기계화 작업으로 변화하고 있으며, 작업의 세분화로 인한 단순반복 작업 등으로 인간성 소외 현상을 야기하고 있다. 산업피로란 정신적 · 육체적 · 신경적인 노동부하에 반응하는 생체의 태도를 말하며, 피로 자체는 질병이 아니라 원래 가역적인 생체 변화로서 건강장애에 대한 경고반응이라고도 할 수 있다.

'피로'는 고단하다는 느낌이 들면서 작업능률이 떨어지고, 생체기능의 변화를 일으키는 총체적인 현상을 일컫는다. 피로의 종류는 정신피로와 신체피로, 부위에 따라 국소피로와 전신피로, 피로의 정도에 따라 보통피로와 과로 및 곤비 등으로 설명할 수 있다. 정신피로는 중추신경계의 피로를 말하는 것으로 아주 정밀한 작업을 하거나 어려운 계산을 하는 등 정신적 긴장을 할 때 일어난다. 신체피로는 주로 육체적 노동에 의한 근육의 피로로서 관련되는 부위의 동통이 특징이며, 근육의 운동능력이 저하되고 약해진다. 국소피로와 전신피로는 피로현상이 나타난 부위가 어느 정도인가에 따라 상대적으로 표시한 것이다. 보통피로는 하룻밤을 잘 자고 나면 완전히 회복되는 수준이고, 과로는 다음날까지도 피로상태가 계속되는 것이며, 과로상태가 축적된 상태를 곤비라 한다. 산업피로의 판정은 자각적 피로조사법, 전신증상에 의한 조사법, 생화학적 검사법, 생리적 기능검사, 생리 · 심리적 검사, 질병률과 결근 통계에 의한 관찰방법 등 다양한 자료원을 통해 실시한다.

1) 산업피로의 원인

산업피로현상이 나타나는 이유에는 여러 가지 원인이 있을 수 있다.

(1) 작업부하

작업부하는 작업공간이나 작업밀도에서 나타날 수 있다. 작업공간에는 작업자세, 의자, 책상 등의 유무나 면적, 동작 공간 등이 있을 수 있다. 작업밀도로는 작업 속도, 근육강도, 주의집중과 긴장도 정도 등이 있으며, 이 외에도 작업방식에서 동작 순서나 조작방법, 작업의 흐름 등으로 피로가 나타난다.

(2) 작업환경

작업장의 조명, 환기, 온열조건, 소음과 진동 등 작업환경 조건으로 피로가 나타난다.

(3) 작업편성

작업편성과 작업시간으로서, 작업편성에서의 책임분담, 규제제도, 세분화된 작업의 정도, 엄격한 작업관리 등으로 피로가 나타난다.

(4) 생활조건

생활조건에서는 출퇴근조건, 주거, 가정생활, 수면 등 휴양을 취하는 방법, 여가시간의 사용방법, 부업 등으로 피로가 나타난다.

(5) 개인조건

개인조건에서는 개인의 적응능력, 기초체력과 영양상태, 심리적 적응, 숙련도 등으로 피로가 나타난다.

2) 산업피로의 증상

피로는 작업 후 단시간에 오는 급성증상에서부터 오랜 시일에 걸쳐 일어나는 만성증상까지 다양하다. 순환기능의 변화가 오며 맥박이 빨라지고 회복되기까지 시간이 걸린다. 혈압은 높으나 피로가 진행되면 오히려 낮아진다. 또한 호흡이 얕고 빠르며, 심할 때는 호흡곤란이 발생하고 맛 · 냄새 · 시각 · 촉각 등의 지각기능이 둔화되며, 슬관절의 건반사 등의 반사기능이 저하되는 등 순환기능의 변화를 초래한다. 또한 혈액검사상 혈당치 저하와 소변량 감소, 소변검사상 진한 갈색 소견을 보인다. 체온은 높아지나 피로 정도가 심해지면 도리어 낮아지는 경향을 보인다. 피로 정도를 확인할 수 있는 자각증상은 표 10-1과 같다.

표 10-1 피로 정도를 확인할 수 있는 자각증상

1군(졸음과 권태)	2군(주의집중 곤란)	3군(적재된 신체이화감)
1. 머리가 무겁다.	11. 생각이 잘 정리되지 않는다.	21. 머리가 아프다.
2. 온몸이 노곤하다.	12. 말하기가 싫어진다.	22. 어깨가 결린다.
3. 발이 무겁다.	13. 초조해진다.	23. 등이 아프다.
4. 머리가 띵하다.	14. 마음이 산란해진다.	24. 숨이 차다.
5. 하품이 난다.	15. 일에 마음이 쏠리지 않는다.	25. 입안이 마른다.
6. 졸음이 온다.	16. 간단한 일에도 생각이 잘 안 난다.	26. 목소리가 변한다.
7. 눈이 피로하다.	17. 하는 일에 실수가 많아진다.	27. 현기증이 난다.

표 10-1 피로 정도를 확인할 수 있는 자각증상(계속)

1군(졸음과 권태)	2군(주의집중 곤란)	3군(적재된 신체이화감)
8. 동작이 어색해진다.	18. 사소한 일에도 신경이 많이 쓰인다.	28. 눈두덩이와 근육이 실룩거린다.
9. 발걸음이 불안하다.	19. 단정하게 있을 수가 없다.	29. 손과 발이 불안하다.
10. 옆으로 눕고 싶다.	20. 끈기가 없어진다.	30. 기분이 나쁘다.

3) 산업피로의 대책

산업피로를 예방하기 위해서는 피로의 여러 요인을 검토하여 그 원인을 해소하여야 하며, 개인적 차원 및 조직적 차원의 노력이 필요하다.

(1) 개인적 차원의 대책

산업피로를 예방하기 위해 개인적 차원에서는 작업자 스스로 자기능력에 맞게 작업하려는 의식을 가지고, 작업 도중에 충분히 휴식을 취할 수 있도록 해야 한다. 작업의 구획은 정연하게 하고, 휴식 등을 이용하여 시간을 조절한다. 작업은 경작업에서 중작업 순으로 시행하며, 작업대상물의 조작이 용이하도록 숙련된 작업을 하도록 한다. 특히 수면은 피로 회복에서 무엇보다 중요하므로 수면시간을 충분히 확보하도록 한다. 작업자가 충분한 영양을 섭취하는 것 또한 휴식과 더불어 피로방지의 중요한 방법이다. 효율적인 스트레스관리를 위해 기분전환을 적절히 하도록 교육하며, 작업자 개인적 차원에서 작업 후에 목욕이나 마사지를 통해 혈액순환을 활성화시킨다. 다만, 약물은 대부분이 습관성이므로 각별한 주의를 요한다. 적극적으로 여가를 활용하는 습관도 좋은 방법이다.

(2) 조직적 차원의 대책

산업피로를 예방하기 위해 조직적 차원에서는 빠른 작업 속도의 완충방안이 삽입될 수 있도록 하여 작업 속도를 조절해야 한다. 적절한 작업내용의 변화나 교대근무, 자연스런 작업자세 유지, 적절한 작업량, 책임의 분담, 가능한 한 규칙적인 생활리듬을 유지할 수 있는 근무시간제 운영을 통해 평온한 휴일 또는 휴가를 가질 수 있도록 제도를 확립해야 한다. 또한 작업부하 측면의 개선(인간공학 대책, 환경개선 등), 작업편성의 자율화와 작업시간의 조절, 휴식 · 휴양의 확보와 생활조건의 개선, 건강증진을 위한 대책 등을 강구하여 작업환경을 개선해야 한다.

2. 산업재해

산업재해란 근로자가 업무에 관계되는 건설물, 설비, 원재료, 가스, 증기, 분진 등에 의하거나 작업 또는 그 밖의 업무로 인하여 사망 또는 부상을 당하거나 질병에 걸리는 것을 말하며(「산업안전보건법」 제2조), 업무상 사고와 업무상 질병으로 구분한다. 업무상 재해란 업무상의 사유에 따른 근로자의 부상 · 질병 · 장해 또는 사망을 말한다(「산업재해보상보험법」 제5조). 「산업재해보상보험법」 시행령에 의거하면, 업무상 사고로 인정하는 경우는 업무수행 중의 사고, 시설물 등 결함에 의한 사고, 행사 중의 사고, 특수한 장소에서의 사고, 요양 중의 사고, 제3자의 행위에 따른 사고, 출 · 퇴근 중의 사고이다.

1) 산업재해의 지표

산업재해의 발생상황과 정도를 나타내는 지표로는 도수율, 강도율, 건수율이 있다. 국제노동기구가 권장하는 재해통계의 지수는 도수율과 강도율이다. 하지만 실제 연근로시간 수를 정확하게 파악하는 데 어려움이 있어서 연 근로시간 수 대신 평균 근로자 수에 대한 재해건수의 비율을 표시하는 건수율과 매 재해 건당 손실된 작업일수를 의미하는 평균작업 손실일수를 사용하는 경우도 있다.

(1) 도수율

도수율은 위험에 노출된 단위시간당 재해가 얼마나 발생했는가를 나타낸다. 재해발생상황을 파악하기 위한 표준지표로 연 근로시간 100만 시간당 발생한 재해건수를 의미한다. 도수율은 순수한 재해빈도나 건수를 파악하는 데 도움을 주는 자료가 된다.

$$\text{도수율} = \frac{\text{재해건수}}{\text{연 근로시간 수}} \times 1{,}000{,}000$$

(2) 강도율

강도율은 연 근로시간당 손실노동일수로서 재해에 의한 손상의 정도를 나타낸다. 연 근로자 1,000시간당 발생한 손실노동일수를 의미한다. 강도율은 재해로 인해 얼마나 노동손실이 있었는가를 보는 것으로서 재해의 강도를 추정할 수 있는 자료가 된다.

$$\text{강도율} = \frac{\text{손실노동일수}}{\text{연 근로시간 수}} \times 1{,}000$$

(3) 건수율

건수율은 조사기간 중의 산업체 종업원 1,000명당 재해발생 건수를 표시한 것이다. 건수율은 근로자 1,000명에게 발생한 재해건수를 보는 것으로, 산업재해 발생상황을 총괄적으로 파악하기에는 적합하나 작업시간에 대해 고려하지 못하는 한계점이 있다.

$$건수율 = \frac{재해건수}{평균\ 실근로자\ 수} \times 1,000$$

(4) 평균 작업손실일수

평균 작업손실일수는 재해건수당 평균 작업손실 규모가 어느 정도인가를 나타내는 지표이다.

$$평균\ 작업손실일수 = \frac{강도율(손실노동일수)}{도수율(재해건수)}$$

(5) 작업동태 통계

근로자의 작업동태를 파악하는데 사용되는 통계 지표에는 결근도수율, 질병별 결근발생률, 결근 손실 시간율이 있다.

① 결근도수율

$$결근도수율 = \frac{총\ 결근건수}{전체\ 근로자\ 수} \times 1,000$$

② 질병별 결근발생률(질병별 결근건수율)

$$질병별\ 결근발생률(질병별\ 결근건수율) = \frac{각\ 질병으로\ 발생한\ 총\ 결근건수}{전체\ 근로자\ 수}$$

③ 결근 손실 시간율(결근강도율)

$$\text{결근 손실 시간율(결근강도율)} = \frac{\text{총 결근시간}}{\text{총 노동시간}}$$

우리나라의 산업재해 현황을 보면 건수율과 도수율은 비교적 감소하지만, 강도율은 증가와 감소가 계속 되풀이되거나 증가하는 경향을 보이며, 재해의 모든 지표가 선진국에 비해 아직도 현저히 높은 실정이다. 대규모사업장의 재해자 수는 매년 감소추세이나, 소규모사업장의 재해자 수는 매년 증가하고 있어, 대기업과 중소기업 간의 재해율 격차가 심하다. 2016년을 기준으로 50인 미만 영세 소규모사업장은 전체 사업장(2,457,225개소)의 약 98.1%(2,409,318개소)이고, 전체 재해(90,656 건)의 약 81.8%(74,194건)를 차지한다.

최근 우리나라 산업재해는 산업구조가 제조업에서 서비스산업으로 변화함에 따라 서비스산업의 재해비중이 지속적으로 증가하는 추세이다. 2016년을 기준으로 주요 서비스업 근로자 수는 전체 근로자 수의 36.6%를 차지하고, 전체 재해자 수 대비 서비스업 근로자의 재해 비중은 28.9%이었다. 또한 저숙련 · 고위험 업종 근무, 잦은 이직 등으로 취약계층근로자(여성 · 고령자 · 외국인 근로자 등)의 재해자 수도 매년 증가하고 있으며, 산재로 인한 경제적 손실액이 매년 꾸준히 증가하는 추세이다.

50세 이상 장년근로자의 사고재해자 수는 2017년을 기준으로 전체 재해자의 51.6%(46,379명)이었고, 이 중 사고사망자 수는 681명이었다. 근속 1년 미만의 신규근로자 재해자 수는 2016년을 기준으로 70.24%(58,146명)이었다.

2) 산업재해의 원인

산업재해의 원인 중 일차적인 요인은 기계이다. 상해나 재해를 직접 일으키는 기계는 크게 보면 환경요인에 속하는데, 다른 여러 간접요인도 포함이다. 재해 유형의 발생을 가능하게 만든 물리적인 조건이나 상황을 말하는 것으로 시설 결함, 환경 위험, 위험한 작업방법 및 공정, 배치위험, 위험 방지의 미비 등이다. 또 다른 재해의 원인은 재해를 직접 일으키는 건물 및 구조물, 금속류, 굴, 차량, 수공구, 목재류, 기중기, 기계류 등의 재해 매개물이다.

산업재해의 발생에서 개체요인이 차지하는 역할은 최근 학계의 관심대상이 되고 있는바, 인간요인이 재해발생의 원인으로 관여하게 되는 경우는 재해소인으로 설명할 수 있다. 재해소인이란 같은 재해가 모든 근로자에게 균등하게 일어나는 것이 아니라 소수의 사람에게 집중적으로 발생한다는 현상에서 비롯된 말이다. 재해소인설에 의하면 같은 정도의 위험성을 지닌 작업조건이라도 재해소질자는 다른 사람보다 빈번하게 재해를 일으킨다고 본다. 이는 선천적으로나 유아기부터 육체적 · 심리적인 어느 특성을 지니는 것이기 때문에 취업 시 면밀한 선발검사를 한다면 재해발생을 대폭 줄일 수 있다는 것이다. 근로자의 상해 여부와 관계없이 재해발생을 일으키는 요인으로는 근로자의 불완전한 행위로, 보호구 사용 불이행, 안전 확인 경고 미비, 잘못된 장비사용, 부적절한 신체부위의 사용, 주변 환경에 대한 부주의, 작업속도의 과속, 불안전 자세, 정리 미숙, 정보결핍 등이 있다.

3) 산업재해 발생 현황

2016년 산업재해현황분석(고용노동부, 2017)에 따르면, 2016년도 산업재해보상보험법 적용사업장 2,457,225개소에 종사하는 근로자는 18,431,716명이었다. 이 중에서 4일 이상 요양을 요하는 재해자는 90,656명(사망1,777명, 부상 81,548명, 업무상질병 이환자 7,068명)이었다(표 10-2, 그림 10-1, 그림 10-2).

표 10-2 사업장과 근로자수 및 산업재해율 추이

구분	연도									
	2007	2008	2009	2010	2011	2012	2013	2014	2015	2016
사업장수 (개소)	1,429,885 (100)	1,594,793 (112)	1,560,949 (109)	1,608,361 (112)	1,738,196 (122)	1,825,296 (128)	1,977,057 (138)	2,187,391 (153)	2,367,186 (166)	2,457,225 (172)
근로자수 (명)	12,528,879 (100)	13,489,986 (108)	13,884,927 (111)	14,198,748 (113)	14,362,372 (115)	15,548,423 (124)	15,449,228 (123)	17,062,308 (136)	17,968,931 (143)	18,431,716 (147)
재해자수 (명)	90,147 (100)	95,806 (106)	97,821 (109)	98,645 (109)	93,292 (103)	92,256 (102)	91,824 (102)	90,909 (101)	90,129 (100)	90,656 (101)
재해건수 (건)	89,106	94,745	96,984	97,945	92,657	91,417	91,097	90,158	89,354	90,009
천인율 (‰)	7.20	7.10	7.05	6.95	6.50	5.93	5.94	5.33	5.02	4.92
도수율	3.15	3.41	3.37	3.27	3.05	2.81	2.85	2.57	2.40	2.38
강도율	2.26	2.53	1.80	1.89	1.80	1.68	1.65	1.38	1.28	1.24

※ ( )는 2007년도를 기준 연도로 하여 지수 100이라고 했을 때 나타나는 수치임.
출처: 고용노동부(2017). 2016 산업재해현황분석.

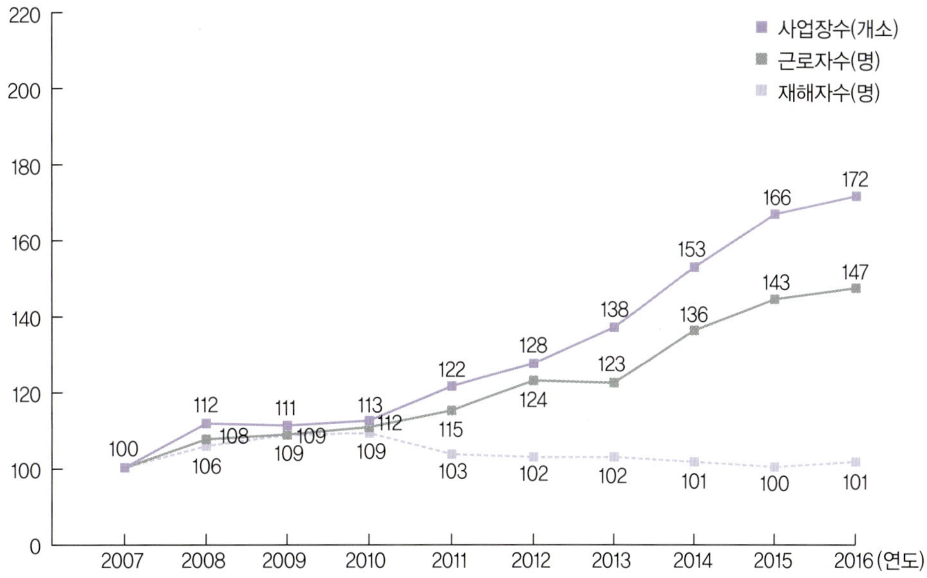

그림 10-1 연도별 사업장 · 근로자 수 및 재해자 수의 변화추이

출처: 고용노동부(2017). 2016 산업재해현황분석.

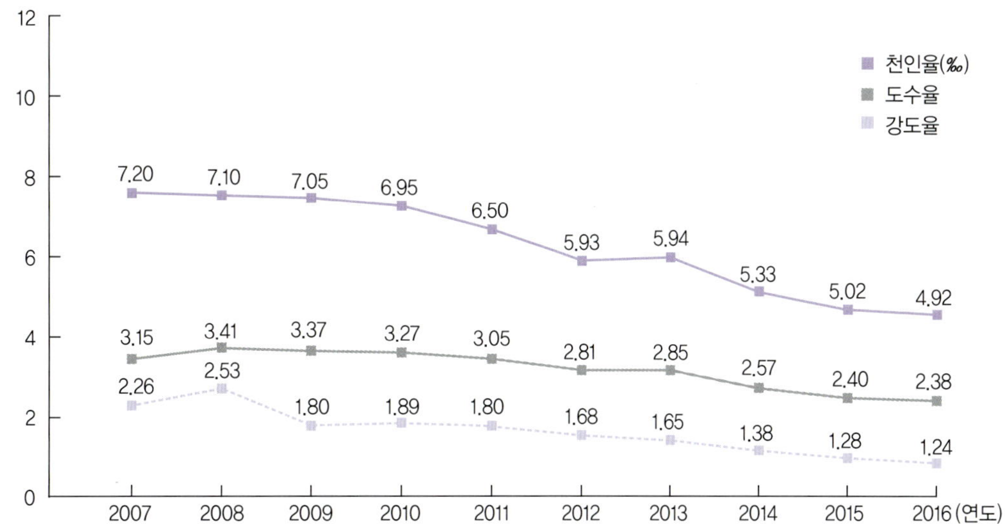

그림 10-2 연도별 재해율 변화추이

출처: 고용노동부(2017). 2016 산업재해현황분석.

2015년도에 비하여 사업장 수는 3.80% 증가하였고, 근로자 수는 2.58% 증가하였으며, 재해자 수는 0.58% 증가하였고, 재해율은 0.01% 감소하였다. 산업재해로 인한 직접손실액(산재보상금 지급액)은 4,280,055백만 원으로 전년 대비 4.93% 증가하여, 직 · 간접손실을 포함한 경제적 손실 추정액은 21,400,275백만 원으로 전년 대비 4.93%가 증가하였으나, 근로손실일수는 47,035,222일로 전년 대비 1.06%가 감소한 것으로 나타났다(표 10-3).

표 10-3 산업재해 발생현황 비교

연도	적용 작업장 수(개소)	대상 근로자 수(명)	재해자 수(명)					재해율[2] (%)	경제적 손실 추정액(단위: 백만원)			근로 손실일수[4] (일)
			계	사망[1]	부상	신체 장해자	업무상 질병 요양자 수		계	산재 보상금	간접 손실액[3]	
2015	2,367,186	17,968,931	90,129	1,810	80,999	34,158	7,064	0.50	20,395,540	4,079,108	16,316,432	47,538,877
2016	2,457,225	18,431,716	90,656	1,777	81,548	32,914	7,068	0.49	21,400,275	4,280,055	17,120,220	47,035,222
증감[5] (%)	90,039 (3.80)	462,785 (2.58)	527 (0.58)	−33 (−1.82)	549 (0.68)	−1,244 (−3.64)	4 (0.06)	−0.01	1,004,735 (4.93)	200,947 (4.93)	803,788 (4.93)	−503,655 (−1.06)

※ 참고

1) 사망자 수는 재해당시의 사망자 수에 요양 중인 사망자 수를 포함. 사망자 수에는 사업장 외 교통사고, 체육행사, 폭력행위, 사고발생일로부터 1년 경과 사고사망자는 제외(다만, 운수업, 음식 및 숙박업의 사업장 외 교통사고 사망자는 포함)

2) $재해율(\%) = \frac{재해자수}{근로자수} \times 100$

3) 간접손실액: 하인리히 방식에 의하여 직접손실액(산재보상금 지급액)의 4배로 계상

4) 근로손실일수: 신체장해자의 등급별 손실일수+사망자 손실일수+부상자 · 업무상 질병요양자의 요양일수

5) $증감(\%) = \frac{2016년도}{2015년도} \times 100 - 100$

출처: 고용노동부(2017). 2016 산업재해현황분석.

2016년도 사망재해자는 1,777명이며 이 중에서 업무상사고 사망자수는 969명, 업무상 질병사망자 수는 808명으로 나타났다. 사망만인율은 0.96‰이며 2015년도 1.01‰에 비하여 0.05‰포인트 감소하였다. 사망만인율(근로자 10,000명당 사망자수)은 2004년 이후 2012년까지 계속 감소 추세를 유지하였으나, 2013년에 일시적으로 증가하였고 2014년 이후 다시 감소추세를 유지하고 있다(표 10-4, 그림 10-3).

2016년 산업재해현황분석(고용노동부, 2017)의 재해유형별 분포를 보면 넘어짐이 전체 재해의 19.27%(15,948명)로 가장 높고, 다음은 떨어짐 17.73%(14,679명), 끼임 16.02%(13,260명), 절단 · 베임 · 찔림 10.32%(8,541명), 물체에 맞음 8.75%(7,246명) 순으로 나타났다. 업무상 사고 중 넘어짐, 끼임, 떨어짐, 부딪힘, 물체에 맞음 등 5대 재해유형은 전체 업무상사고의 70%를 차지하고 있으며, 지난 10년간 큰 변화 없는 상태로 유지되고 있다.

표 10-4 사망재해자 수 추이

구분	연도									
	2007	2008	2009	2010	2011	2012	2013	2014	2015	2016
근로자수(명)	12,528,879	13,489,986	13,884,927	14,198,748	14,362,372	15,548,423	15,449,228	17,062,308	17,968,931	18,431,716
사망자수[1](명)	2,159	2,146	1,916	1,931	1,860	1,864	1,929	1,850	1,810	1,777
사망 만인율[2](‱)	1.72	1.59	1.38	1.36	1.30	1.20	1.25	1.08	1.01	0.96

※ 참고

1) 사망자 수는 재해 당시의 사망자 수에 요양 중 사망자 수를 포함한 것임.
사망자 수 = 업무상사고 사망자 수 + 업무상질병 사망자 수
사망자수에는 사업장 외 교통사고, 체육행사, 폭력행위, 사고발생일로부터 1년 경과 사고사망자는 제외
(다만, 운수업, 음식숙박업의 사업장 외 교통사고 사망자는 포함)

2) 사망만인율(‱) = $\frac{\text{사망자 수}}{\text{근로자 수}} \times 10,000$

출처: 고용노동부(2017). 2016 산업재해현황분석.

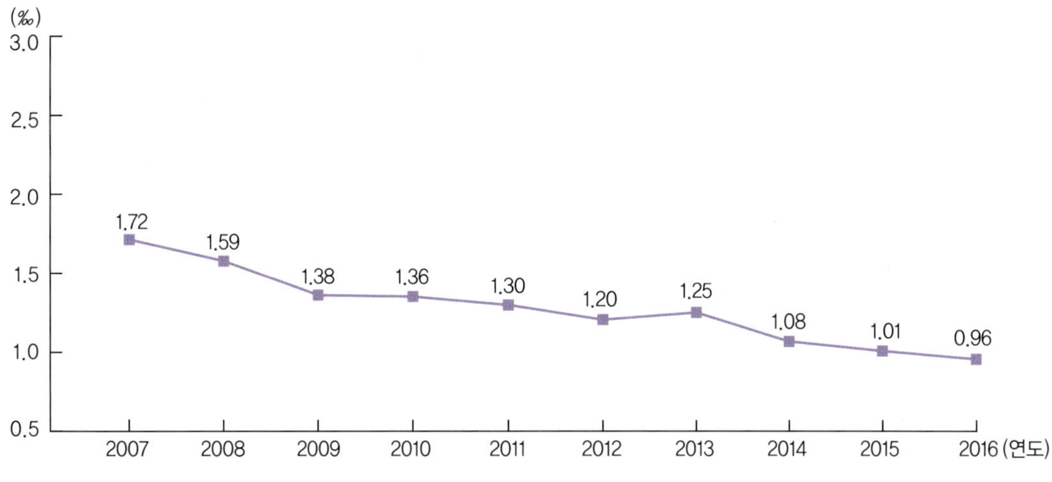

그림 10-3 사망재해 변화 추이(사망만인율)

출처: 고용노동부(2017). 2016 산업재해현황분석.

2016년도 업무상 질병자 수는 7,876명이었고, 이 중에서 진폐, 기타 화학물질 중독 등의 직업병은 2,234명, 작업관련성 질병은 5,642명이었다. 사망재해유형은 진폐 368명, 떨어짐 366명, 심 · 뇌혈관계질환 300명, 끼임 102명 순으로 나타났다.

4) 산업재해의 예방 및 대책

산업재해를 예방하기 위한 원칙은 불안전한 인간의 행동이나 불안전한 기계상태를 제어하기 위해 지식, 태도 및 능력에 기초를 둔 종합 프로그램을 모든 기업에 적용하는 것이다.

우리나라 산업재해 대책의 몇 가지 문제점을 살펴보면 다음과 같다. 먼저 정책적 측면에서 산업구조 및 고용형태 변화 등에 따라 재해원인 및 유형은 다변화하고 있으나, 체계적인 대응이 미흡하다. 산업재해의 취약부분에 대한 정부의 정책개발노력이 부족하며, 특히 50인 미만 영세소규모 사업장이 전체 재해의 81.5%(74,836건)를 차지하고 있지만 투자는 미흡한 실정이다. 또한 제조 · 건설업 중심의 시설개선 위주의 기술지원만으로는 증가하는 서비스산업 재해를 예방하는 데 한계가 있다. 저숙련 · 고위험 업종, 잦은 이직 등으로 취약계층근로자(고령자 · 여성 · 외국인 근로자 등)의 재해도 매년 증가하고 있으나, 이에 대한 정부의 관심과 투자는 미미한 실정이다. 현재의 작업환경 측정 시스템은 문제의 조기파악 기능이 미흡하고, 특수검진도 직업병 유소견자를 조기에 발견하는데 한계가 있다. 지역 · 산업적 특성을 고려하지 않은 획일적 사업 추진에 따라 지역에 적합한 계획 수립 및 사업 추진이 미흡하다.

5) 산업재해보상

「산업재해보상보험법」에 따르면, 산업재해보상은 업무상 재해를 입은 근로자의 요양과 재활 및 산업보건사업 등을 행함으로써 산업재해근로자의 보건향상과 근로자의 복지증진에 기여하는데 목적이 있다. 재해보상의 보험급여 종류는 다음과 같다.

(1) 요양급여

근로자가 업무상 사유에 의하여 부상을 당하거나, 질병에 걸린 경우에 지급한다(3일 이내의 요양으로 치유될 수 있는 때에는 요양급여를 지급하지 아니한다). 요양급여의 범위는 다음과 같다.

① 진찰 및 검사
② 약제 또는 진료재료와 의지(義肢) 그 밖의 보조기의 지급
③ 처치, 수술, 그 밖의 치료
④ 재활치료
⑤ 입원
⑥ 간호 및 간병
⑦ 이송
⑧ 그 밖에 고용노동부령으로 정하는 사항

(2) 휴업급여

업무상 사유로 부상을 당하거나 질병에 걸린 근로자에게 요양으로 취업하지 못한 기간에 대하여 지급하되, 1일당 지급액은 평균임금의 100분의 70에 상당하는 금액으로 한다. 다만, 취업하지 못한 기간이 3일 이내이면 지급하지 아니한다.

(3) 장해급여

근로자가 업무상의 사유로 부상을 당하거나 질병에 걸려 치유된 후 신체 등에 장해가 있는 경우에 그 근로자에게 지급한다.

- 장해등급: 제1급~제14급(장해보상연금: 제1급~제7급, 장해보상일시금: 제1급~제14급)

(4) 간병급여

요양급여를 받은 자가 치유 후 의학적으로 상시 또는 수시로 간병이 필요한 경우 실제로 간병을 받는 자에게 지급한다.

(5) 유족급여

근로자가 업무상의 사유에 의하여 사망한 경우에 유족에게 지급한다.

- 유족보상연금 기본금액: 급여기초연액(평균임금에 365를 곱하여 얻은 금액)의 100분의 47에 상당하는 금액
- 유족보상일시금: 평균임금의 1,300일분

(6) 상병보상연금

요양급여를 받는 근로자가 요양을 시작한 지 2년이 지난 날 이후에 다음 각 호의 요건 모두에 해당하는 상태가 계속되면 휴업급여 대신 상병보상연금을 그 근로자에게 지급한다.

① 그 부상이나 질병이 치유되지 아니한 상태일 것
② 그 부상이나 질병에 따른 폐질(廢疾)의 정도가 대통령령으로 정하는 폐질등급 기준에 해당할 것(제1급~제3급)
③ 요양으로 인하여 취업하지 못하였을 것

(7) 장의비

장의비는 근로자가 업무상의 사유로 사망한 경우에 지급하되, 평균임금의 120일분에 상당하는 금액을 그 장제(葬祭)를 지낸 유족에게 지급한다. 다만, 장제를 지낼 유족이 없

거나 그 밖에 부득이한 사유로 유족이 아닌 자가 장제를 지낸 경우에는 평균임금의 120일분에 상당하는 금액의 범위에서 실제 드는 비용을 그 장제를 지낸 자에게 지급한다.

(8) 직업재활급여

① 장해급여 또는 진폐보상연금을 받은 자나 장해급여를 받을 것이 명백한 자로서 대통령령으로 정하는 자(이하 "장해급여자"라 한다) 중 취업을 위하여 직업훈련이 필요한 자(이하 "훈련대상자"라 한다)에 대하여 실시하는 직업훈련에 드는 비용 및 직업훈련수당이다.

② 업무상의 재해가 발생할 당시의 사업에 복귀한 장해급여자에 대하여 사업주가 고용을 유지하거나 직장적응훈련 또는 재활운동을 실시하는 경우에 각각 지급하는 직장복귀지원금, 직장적응훈련비 및 재활운동비이다.

제2절 | 작업환경관리

작업환경관리의 목적은 사업장에서 일어날 수 있는 잠재적인 건강장해를 인식하고 작업이 안고 있는 위험과 유해성을 평가하며, 이에 대한 대책을 수립하고 실천하기 위함이다. 작업환경을 관리하기 위해서는 먼저 작업환경을 평가해야 한다. 작업환경평가의 목적은 작업환경을 측정한 자료를 바탕으로 작업자의 건강에 미치는 부정적 영향을 방지하기 위한 것이다. 작업장의 유해요인 유무를 파악하고, 유해요인의 농도와 노출시간, 작업장의 시설을 평가한다. 또한 역학조사 시 근로자의 노출량을 파악하고 정부의 허용농도와 비교하여 작업환경을 효율적으로 관리하기 위해 작업환경을 측정한다. 일반적으로 개인용 시료편집과 지역시료표집이 있는데, 개인용 시료표집은 작업자의 노출 정도를 평가하는 것으로 포집기기를 작업자의 호흡 영역인 호흡기를 중심으로 반경 30cm 이내 위치에 부착하도록 하여 작업자의 호흡 영역에서 오염물질을 포집한다. 지역시료표집은 환경관리나 방호시설의 설계 또는 시설 대책의 유용성 등을 점검하는 것으로 발생원 근처나 작업실 전반에 걸쳐 시행하는 표본포집법이며 보조적으로 실시한다. 지역시료표집은 작업장소를 일정한 간격으로 나누고 대표성 있는 장소를 선정하거나 각 격자 위치마다 측정하며 지상 1.5m 정도에 포집기의 유입구가 위치하도록 한다.

1. 작업환경관리의 원리

작업환경의 위험요인은 기계적인 것, 화재 · 폭발의 원인이 되는 것, 인체에 흡수되어 건강장해를 일으키는 것, 자극을 주는 물질에 의한 것과 같은 직접적인 것과 소음 · 진동 · 복사열과 같은 에너지의 형태로서 환경적인 것 등 다양하다. 이러한 유해요인은 작업자의 건강에 위협이 되므로 대책을 수립하여 관리하는데 이것이 작업환경관리이다. 작업환경관리는 일단 시설이 설치되고 난 후에는 다시 고치기 어렵고, 비용이 많이 소요되기 때문에 대책수립에 가장 적절한 시기는 바로 설계단계라고 할 수 있다. 설계 시 유해인자와 농도 등을 예측하여 어떠한 대책을 적용할 것인가를 선정하는 것이 중요하다.

작업환경관리 대책은 행정적 대책, 관리적 · 공학적 대책, 개인보호구 사용 등 세 가지로 구분할 수 있다. 행정적 대책은 경영진의 참여, 근로자 훈련 및 교육, 순환배치, 의학적 검진, 정리정돈 및 청소 등을 들 수 있고, 공학적 대책은 유해성이 낮은 물질이나 공정으로 대치 · 격리 · 환기를 들 수 있다(표 10-5). 개인보호구는 개인이 사용하는 모든 보호장구로서 호흡보호구 · 청력보호구 · 작업복 · 장갑 · 장화 · 안전모 · 보안경 등을 말한다.

1) 공학적 대책

(1) 대치

대치는 작업장의 유해물질을 완전히 제거하거나 덜 해로운 물질로 대체하여 노출원인을 최소화하는 것이다. 대치는 작업환경관리방법 중 가장 기본적이며, 중요한 방법으로 물질변경, 공정변경, 시설변경 등의 방법이 있다.

물질변경은 가장 흔히 사용하는 대책으로 성냥 제조 시 황인에서 인체에 덜 해로운 물질인 적인으로 대치하는 것이다. 공정변경은 공정과정 중 유해한 과정인 페인트 분사 공정방법을 안전하고 효율적인 페인트 함침 공정방법으로 바꾸는 것을 의미한다. 시설변경은 공정을 변경하는 일이 도움이 되지 않는다고 판단될 때 시설이나 기구를 바꾸는 것으로 물질변경보다 비용이 덜 들 수 있어서 산업장에서 자주 이용된다. 그 외에 대치의 예로는 석면섬유를 함유한 단열제를 제거한다든지, 수동기계 대신 자동기계를 사용한다든지 분무하기보다는 담아서 코팅하여 흡입의 위험성을 감소시키는 사례를 들 수 있다. 가연성물질을 저장할 때는 깨지기 쉬운 유리병 대신 깨지지 않는 아크릴 혹은 열가소성 플라스틱 제품을 이용한다. 칠하는 방법을 정전도장으로 하여 흡입을 줄이거나 휘발유 엔진 대신 알코올, 전기, 디젤 사용, 연마작업 시 전기톱이나 프레스작업의 이용, 야광 자판의 라듐 대신 인을 사용하는 예 등을 들 수 있다(표 10-5).

(2) 격리

격리는 유해인자에 영향을 받는 작업자와 유해인자 사이에 물체, 거리, 시간 등의 장벽을 만들어 작업자를 보호하는 작업환경관리방법으로 공정격리, 시간-거리-차폐 등이 있다. 조정실에서 원격 컴퓨터를 이용하여 작동하는 방법은 공정격리의 한 방법이다. 유해물질은 지하탱크나 격리창고에 두거나, 방음벽을 설치하며, 용접 아크 주변의 사람에게 노출되지 않도록 방호물을 설치하는 것도 격리이다. 시간-거리-차폐는 이온화 방사선으로부터 근로자를 보호하기 위해 일반적으로 많이 사용하는 방법이다. 방사원에 폭로되는 시간의 양을 조정하며, 가능한 한 방사능에서 멀리 떨어진 거리에서 작업하며, 근로자와 방사원 사이에 방사선이 투과할 수 없는 장치를 설치한다. 또 다른 예로는 인화성 물질의 저장 시 제방을 쌓거나 간격을 두고, 원격조정 · 자동화 · 현장감시 모니터 · 카메라 등을 통해 현장감시 등을 하는 것이다(표 10-5).

(3) 환기

환기는 실내의 공기정화 또는 온열환경 조건의 개선 등을 위해 거주자가 의도적으로 실내외의 공기를 교환하는 것으로, 작업장에서의 환기는 공기매개 오염을 감소 또는 희석시킨다. 산업환기는 목적에 따라 일반환기(희석환기)와 국소배기로 구분한다. 일반환기

(희석환기)는 냉 · 난방이나 조절된 공기 공급, 오염공기 희석, 오염공기의 외부배출 또는 제거로 깨끗한 공기를 유지하기 위하여 적절한 공기조성을 얻을 때까지 희석하는 방법이다. 희석환기는 오염물질의 발생이 낮을 때, 작업자와 오염원 사이가 원거리일 때, 오염물질의 독성이 낮을 때, 오염물질의 발생이 균등할 때 적용한다. 국소배기시설이란 유해물질이 발생원에서 이탈하여 작업장 내 비오염지역으로 확산되기 전에 포집 · 제거하는 장치를 말한다. 국소배기시설이 유해물질을 후드 내로 끌어들일 수 있는 힘은 압력차에 의해 공기가 이동하기 때문에 발생한다. 국소배기시설은 유해물질의 발생량이 많고, 유해물질의 독성이 높으며, 근로자의 작업위치가 유해물질 발생원에 근접해 있고, 발생 주기가 균일하지 않은 상황이며, 발생원이 고정되어 있는 경우 반드시 설치해야 한다. 국소배기의 장점은 오염물질을 발생원에서 제거하고, 필요 환기량이 적어 배출되는 공기량이 적으므로 희석환기보다는 경제적이며 고농도의 유해물질 희석이 쉽다. 청소비와 청소인력도 절약되고 오염물질이 작업장 내로 배출되지 않으므로 오염물질에 의해 기구나 제품 등이 손상되거나 부식될 경우가 적다(표 10-5).

표 10-5 공학적 작업환경관리대책(가동 중인 시설에 대한 작업환경관리)

종류	세부내용	현실 적용 예	유의사항
대치	물질변경	• 페인트 내 납 → 아연, 이산화티탄 유연 휘발유 → 무연 휘발유 • 세척 시 석유나프타 → 사염화탄소 → 퍼클로로에틸렌 • 성냥 제조 시 황인 → 적인 • 블라스팅 재료로서 모래 → 철 구슬 • 페인트 희석제로 벤젠 → 톨루엔 • 야광시계의 자판 라듐 → 인	• 경우에 따라서는 지금까지 알려지지 않았던 전혀 다른 장애를 주는 예도 있음 • 노말헥산 중독사건 • 석면을 유리섬유로 대체한 것 • 2-브로모프로판에 의한 생식독성 발생사건
	시설변경	• 내연기관 → 알코올, 전기, 수소 등을 이용하는 엔진의 개발 • 금속 연마용 고속: 회전식 그라인더 → 저속 왕복 운동식 연마기로 변경 • 소음발생 압축공기 사용 임팩트렌치 → 유입식 렌치 • 압축공기를 이용한 페인트 분무기(spraying) → 공기없는 분사노즐	• 적절한 대치방법의 개발이 쉽지 않음 • 개발된 방법에 대한 위해성 검토 필요
	공정변경	• 페인트 분사공정 → 함침(dipping) → 정전기 흡착식 페인트 살포공정 • 금속 접합 용접 → 볼트 이용 방식 • 손으로 부품 내 기름 제거작업 → 증기 탈지조 이용	• 대용할 시설에 대한 지식 필요 • 안전관계시설에 대한 지식 필요 예: 네오프렌장갑은 염화탄화수소가 묻으면 사용 불가하나 폴리비닐 알코올 장갑은 염화탄화수소 취급에 사용할 수 있음

표 10-5 공학적 작업환경관리대책(가동 중인 시설에 대한 작업환경관리)(계속)

종류	세부내용	현실 적용 예	유의사항
격리	거리	• 인화물질, 격리가 필요한 물질 → 저장탱크와 탱크 사이에 도랑, 제방 • 맹독성 물질 → 캐비넷에 격리 저장 • 현장 감시는 텔레비전 카메라 또는 거울이나 전망경(periscope)을 사용	• 일반적으로 비용이 가장 많이 드는 방법
	시간	• 유해한 작업을 별도로 모아 일정한 시간에 처리 – 예: 주물 탈사 작업을 일과 후에 실시	
	공정	• 방사선 동위원소 취급 → 격리와 밀폐 정유공장 → 원격자동조정	
	작업자	• 고열, 소음작업 근로자용 부스 설치	
환기	일반환기	• 냉난방, 쾌적한 실내 유지	• 설계, 시설 설치, 유지보수 필요
	국소배기	• 유해물질의 발생원 처리, 이동식 국소배기	–

출처: 유광수 외(2013). 지역사회간호학 개정판. 정담미디어.

2) 개인보호구

개인보호구는 유해인자가 인체 내에 들어오는 것을 막아주는 최후의 방어수단으로서 이 보호막을 통과하면 유해인자가 바로 인체에 들어가게 되므로 매우 중요하다. 보호구는 이미 발생한 유해인자를 감소시키지 못하므로 최후의 수단으로 보호구를 사용해야 하고, 보호구 성능상 유해인자를 완벽하게 차단해주지 못하기 때문에 작업환경관리대책으로서는 우선순위가 가장 낮다. 개인보호구는 산업재해를 예방하기 위하여 작업자의 신체 일부 혹은 전부에 착용하는 각종 보호장구들이다.

사업주는 작업장에서 문제되는 각종 유해물질로부터 근로자들의 건강을 보호하기 위하여 소정의 필요한 조치를 해야 한다(「산업안전보건법」 제24조 보건상의 조치). 필요한 조치란 환기시설, 작업장 격리 등과 같은 적극적인 환경개선을 말하는 것으로 만약 공정상 개선이 불가능할 경우에는 적절한 보호구를 제공해야 한다. 보호구는 유해물질로부터 작업자의 건강장해를 예방하고, 각종 위험으로부터 작업자를 사전에 보호하여 사고성 재해를 예방한다.

산업안전보건기준에 관한 규칙

[시행 2018.6.29.] [고용노동부령 제206호, 2017.12.28., 일부개정]

제32조(보호구의 지급 등) ① 사업주는 다음 각 호의 어느 하나에 해당하는 작업을 하는 근로자에 대해서는 다음 각 호의 구분에 따라 그 작업조건에 맞는 보호구를 작업하는 근로자 수 이상으로 지급하고 착용하도록 하여야 한다. 〈개정 2017.3.3.〉

1. 물체가 떨어지거나 날아올 위험 또는 근로자가 추락할 위험이 있는 작업: 안전모
2. 높이 또는 깊이 2미터 이상의 추락할 위험이 있는 장소에서 하는 작업: 안전대(安全帶)
3. 물체의 낙하 · 충격, 물체에의 끼임, 감전 또는 정전기의 대전(帶電)에 의한 위험이 있는 작업: 안전화
4. 물체가 흩날릴 위험이 있는 작업: 보안경
5. 용접 시 불꽃이나 물체가 흩날릴 위험이 있는 작업: 보안면
6. 감전의 위험이 있는 작업: 절연용 보호구
7. 고열에 의한 화상 등의 위험이 있는 작업: 방열복
8. 선창 등에서 분진(粉塵)이 심하게 발생하는 하역작업: 방진마스크
9. 섭씨 영하 18도 이하인 급냉동어창에서 하는 하역작업: 방한모 · 방한복 · 방한화 · 방한장갑
10. 물건을 운반하거나 수거 · 배달하기 위하여 「자동차관리법」 제3조제1항제5호에 따른 이륜자동차(이하 "이륜자동차"라 한다)를 운행하는 작업: 「도로교통법 시행규칙」 제32조제1항 각 호의 기준에 적합한 승차용 안전모 ② 사업주로부터 제1항에 따른 보호구를 받거나 착용지시를 받은 근로자는 그 보호구를 착용하여야 한다.

(1) 보호구 관리단계

올바른 보호구의 선택과 착용을 위한 관리 5단계는 다음과 같다.

① 제1단계: 작업의 내용과 특성 파악

- 동시에 복합적인 유해물질이 발생되는 작업장
- 작업이 중(重)작업이어서 많은 호흡량이 필요한 작업장
- 사고의 위험요소가 많아 충분한 시계와 청력이 확보되어야 하는 작업장
- 지하 맨홀 같은 산소결핍의 위험이 있는 작업장
- 특정물질에 부식성이 있는 유해물질이 발생되는 작업장
- 유해물질이 비산하는 작업장
- 장시간 작업을 해야 하는 작업장
- 작업장 내 수분이 많이 존재하는 작업장
- 고온작업장
- 유해물질의 발생농도가 고농도인 작업장

② 제2단계: 유해물질의 형태와 특성 파악

- 호흡기에 건강장해를 주는 유해물질의 형태를 파악한다(분진, 흄, 미스트, 증기, 가스 등).
- 기타 물리적인 유해인자인 소음, 진동, 유해광선, 고열 등을 파악한다.

③ 제3단계: 유해물질의 작업자 폭로농도를 파악

- 농도의 개념 및 종류를 확인한다. 유해물질의 농도는 공기 중에 존재하는 어떤 물질의 부피, 무게, 개수 등으로 표시한다.
- 농도에 따른 보호구를 선택한다. 유해가스의 농도가 비교적 저농도일 때나, 유해가스의 농도가 비교적 고농도일 때 등의 상황을 고려하여 적절한 보호구를 선택한다.

④ 제4단계: 최종적으로 보호구를 선택하기 위한 확인단계

- 보호 목적에 맞게 선택되었는지 확인한다.
- 작업 특성에 맞게 선택되었는지 확인한다.
- 유해물질의 특성에 맞게 선택되었는지 확인한다.
- 유해물질의 농도에 맞게 선택되었는지 확인한다.
- 유해물질의 종류에 맞게 선택되었는지 확인한다.

⑤ 제5단계: 사용 및 보관방법 등에 대한 관리교육을 실시(사후관리단계)

- 유해물질의 유해성에 대한 교육을 실시한다.
- 착용방법에 대한 교육을 실시한다.
- 착용검사에 대한 교육으로 음압 착용검사, 양압 착용검사를 실시한다.
- 보호구의 사용한도 시간(파괴시간)에 대한 교육을 실시한다. 사용한도에 영향을 주는 요인, 보호구의 교체시기 결정방법 등
- 관리 및 보수에 대한 교육을 실시한다.

보호구를 선택할 때의 일반적 기준은 다음과 같다.

- 가벼워야 하며, 사용이 간편해야 한다.
- 착용감이 좋아야 하며, 흡기나 배기저항이 작아 호흡하기 편해야 한다.
- 시야가 우수해야 하고, 보안경 착용이 용이해야 한다(특히 용접작업, 산 세척작업 등).
- 대화가 가능해야 하고, 안면부가 부드럽고, 위생적이어야 한다.
- 보관 및 세척이 편리하고, 보수가 간편해야 한다.

- 머리끈 조절이 용이하고 얼굴체형에 맞게 밀착이 잘 되어야 한다.
- 반드시 공인기관으로부터 성능에 대한 검정을 받아야 한다. 또한 인증 받은 보호구를 착용했다 하더라도 보호구의 능력을 과대평가하지 말아야 한다.
- 충분한 보호계수를 가진 보호구를 선정해야 한다.
- 지속적으로 사용하여야 효과가 있다는 것을 명심해야 한다.

(2) 보호구 종류

보호구의 종류는 호흡용 보호구, 청력보호구(방음보호구), 눈보호구, 안면(얼굴)보호구, 피부보호구 등이 있다.

① 호흡용 보호구

- 방진마스크(분진, 흄 및 미스트용)

  육안으로 확인이 가능한 석탄, 용접 흄, 납이나 카드뮴 같은 금속산화물의 흄과 분진 등이 발생되는 작업장에서 사용한다.

- 방독마스크(가스마스크)

  방독마스크는 황산, 염산, 질산 등의 산성 물질이 배출되는 산 세척작업장에서 사용한다. 각종 복합유기화합물 등이 존재하는 도장 및 인쇄작업장, 기타 암모니아, 일산화탄소 등과 같이 눈에 보이지 않는 가스 상의 물질, 액체나 고체상태의 물질이 고온에 의해서 증발하여 발생하는 증기발생작업장 등에서 사용한다.

- 송기마스크(에어라인 마스크)

  산소결핍의 위험성이 있는 지하 맨홀작업이나 탱크 내 청소작업 그리고 고농도의 유해물질이 존재하는 작업장 등에서 사용한다. 공기정화식은 대기 중 산소가 충분한 곳에서만 사용해야 하며, 산소가 부족한 곳이나 유해물질의 유해성이나 농도를 모르는 경우, 또는 농도가 즉시 생명에 위태로울 정도인 경우에는 반드시 공기공급식 보호구를 사용해야 한다.

② 청력보호구(방음보호구)

청력보호구는 작업환경에서 발생하는 소음이 인체 내에 들어오는 것을 막아주는 보호구로서 많이 사용되는 보호구 중의 하나이다. 「산업안전보건법」상 일반적으로 80dB(A) 이상의 소음작업장이나 해머작업 같은 충격음을 유발하는 곳에서는 반드시 착용해야 한다. 통상적으로 귀마개는 고주파에서 25~35dB(A) 정도, 귀덮개는 35~45dB(A) 정도의 차음효과가 있다.

- 귀마개

 귀마개는 외이도(귀속)에 직접 삽입하여 소음을 차단해주는 것이다. 귀마개를 착용하면 사람들과의 대화에 방해되므로 사람의 회화영역인 1,000Hz 이하의 주파수 영역에서는 25~35dB의 차음효과를 유지해야 한다.

- 귀덮개

 귀덮개는 통신용 헤드폰과 비슷하게 귀 전체를 덮어주는 형태로 되어 있기 때문에 귀마개에 비해서 차음효과가 더 크며, 충격음 같은 고음역의 방음에 적당하다. 특히, 귀마개를 착용하고서 귀덮개를 착용하면 추가로 3~5dB(A)의 감음효과가 있으므로 115dB 이상의 고음 작업장에서는 두 가지(귀마개+귀덮개)를 동시에 착용할 필요가 있다.

③ 눈보호구

눈보호구는 먼지나 이물질로부터 눈을 보호하기 위하여 착용하는 보호구이다. 주로 적외선, 가시광선, 자외선 등의 유해광선이 문제되는 용해, 주조, 용접 작업장과 산이나 알칼리같이 화학물질이 눈에 튀어 들어갈 수 있는 작업 등에서 착용해야 한다. 눈보호구에는 먼지나 화학물질 같은 이물질로부터 눈을 보호해 주는 보안경과 유해광선을 차단해주는 차광안경의 두 가지가 있다.

④ 안면보호구

안면보호구는 여러 가지 이물질과 유해광선으로부터 눈을 포함하여 얼굴 전체를 보호해야 할 용접작업장, 외부 파편이나 화학물질이 안면에 튀어 상처를 입을 염려가 있거나 피부로 흡수될 가능성이 있는 작업장에서 사용한다. 주로 일반작업, 용접작업 시 생기는 파편으로부터 얼굴을 보호하기 위하여 쓰거나 유해광선 정도가 약하여 차광할 정도가 아니거나 또는 보안경을 착용했으나 얼굴을 보호해야 할 때 착용하는 일반보호면과 아크용접 또는 절단작업 시 유해광선이나 파편으로부터 안면을 보호하기 위하여 착용하는 용접보안면이 있다.

⑤ 피부보호구

피부보호구는 신체의 일부 또는 전체에 착용하는 것이다. 주로 도장작업, 산 세척작업, 고열작업처럼 작업장에서 사용하는 유해물질이 직접 피부에 접촉하거나 혹은 작업자의 작업복에 심한 오염을 일으킬 염려가 있을 때, 고열로부터 몸을 보호하고자 할 때 많이 이용한다. 종류는 앞치마, 장갑, 장화같이 신체의 특정부위를 보호할 수 있는 것과 온몸을 전부 둘러싸 인체를 전면적으로 보호해 주는 형태(보호의), 작업 시의 방열복, 한랭작업 시의 방한복, 산이나 알칼리 · 가스 · 강한 산화제 등으로부터의 피부장애를 막아주는 일반 작업복(위생복) 등이 있다.

제3절 | 환경과 건강의 이해

1. 환경의 정의

환경은 모든 생물의 생존과 관련된 자연적이거나 인위적인 사물과 상황을 의미하는 것으로 인간을 포함한 온갖 생물을 둘러싸고 있으며, 생명이 있는 존재에 직 · 간접으로 상호영향을 미치는 외부 세계를 말한다. 인간의 일상생활에 직 · 간접적으로 영향을 미칠 수 있는 생활환경은 인간의 건강수준에 영향을 주는 절대적 요소라고 할 수 있다.

생활환경의 영역은 자연환경과 사회적 환경으로 분류된다.

자연환경은 인간의 활동과 전혀 관계없이 형성된 환경으로 산, 들, 강, 바다, 기후 등으로 모든 생물의 생존에 근원이 되는 존재이다. 인간의 모든 활동은 주로 자연환경 속에서 이루어지기 때문에 인간은 필요에 의해 자연환경을 이용하거나 개발하는 등 여러 가지 사회적 환경을 인공적으로 만들어낸다.

사회적 환경은 인간의 활동을 통해 형성된 환경으로 인간은 사회활동을 위해 집, 공장, 도로, 철도, 댐 등 물리적 시설을 건설하며, 인구집단을 형성하고 경제활동, 법, 사회제도, 사회적 규범, 문화 등 우리 생활에 직접적으로 영향을 끼치는 사회적 제도를 마련하여 사회적 환경을 인공적으로 조성한다. 사회적 환경은 집단, 지역사회, 국가에 따라 서로 다른 양상을 나타낸다.

인간은 자연환경에 절대적 영향을 받지만 인간에 의해 창출된 사회적 환경으로부터도 지대한 영향을 받고 있다. 자연환경과 사회적 환경은 인간에 의해 변화하면서 서로 영향을 주고받는 상호의존적 관계이다.

2. 환경보존을 위한 다양한 논의

오늘날 전 세계는 환경의 개발과 보존이라는 문제에 관해 다양한 논의를 펼치고 있다. 인간을 중심으로 인간의 편리성을 추구하는 인간중심주의와 인간이 환경의 일부라는 환경중심 주의로 대별된다. 이러한 견해의 차이가 논의되면서 '인간중심주의가 인류문명을 치유불가능한 상태로 만들고 있다'라는 인식 하에 환경 자체의 권리를 어디까지 인정하느냐를 중심으로 한 다양한 견해를 도출하였다. 우리나라는 60년대 초반부터 80년대 중반까지는 성장중심의 보수적 기술지향주의였으나 80년대 후반부터는 진보적 기술지향주의로 선회하였다.

최근 국제사회에서도 어떤 제품이 갖는 환경적 특성은 물론, 제조 시 환경오염 정도를 국제무역에서 관세 등에 반영하자는 Green Round가 본격화되면서 환경문제가 새로운 무역장벽으로 떠오를 전망이다. 그러나 님비현상이 여전히 만연하고 있는 것은 사실이다. 님비현상(Not in my backyard, NIMBY)이란 '우리 집 뒤뜰엔 안돼!'라는 의미로 쓰레기 매립장, 분뇨처리장, 하수종말처리장 등 혐오시설의 유입에 대해 해당 지역주민이 반대하는 현상이며 우리나라에서도 흔히 접할 수 있는 지역이기주의 현상이다.

인간의 환경권은 사회적 기본권으로 인간다운 생활을 영위하는 데에 필수적인 권리 중 하나이다. 이러한 권리가 적극적으로 보장될 수 있도록 환경의 개발과 보존이 적절하게 유지되어야 할 것이다. '환경개발인가? 아니면 환경보존인가?'라는 질문에 다양한 논의가 있으나 가장 대표적인 관점은 인간중심의 환경관리주의와 환경중심의 생태주의이다.

1) 환경관리주의

환경위기가 기존의 기술과 과학의 한계에서 유래한 것임을 인정하면서도 과학과 기술의 힘을 빌려 환경문제를 충분히 해결할 수 있다는 견해이다. 환경보존보다는 인간의 경제적 욕구를 중요시하는 것으로 생물윤리를 무시하는 경향이 있다. 인간중심주의이며 과학기술중심주의적 관점이다.

2) 생태주의

(1) 근본생태주의

근본생태주의는 1973년 노르웨이 철학자 네스(Naess)에 의해 시작된 용어로 환경중심주의이다. 근본생태주의는 지구의 수용능력이 유한함을 전제로 하고 있으며, 인간과 자연 모두가 본질적으로 동일한 가치를 가지고 모든 것은 상호연관성이 있다는 것이다. 환경문제를 극복하기 위해서는 인간과 환경이 동등한 상호관계에 있음을 밝히고 환경의 질적 가치를 회복시켜야 한다는 관점이다.

(2) 사회생태주의

1970년대에 시작된 관점으로 북친(Bookchin)을 중심으로 전개되었다. 사회생태론자가 보는 20세기 후반은 군비증강, 동물실험, 핵실험, 지구의 파괴, 인간적인 삶의 파괴 등 위기적 징후로 얼룩져 있으며, 이 징후의 밑에는 각 단계마다 구체화된 강자(남성)에 의한 자연지배라는 인과구조의 뿌리가 있다고 주장한다. 그러므로 지배관계의 소멸을 통해서만 환경문제의 근원적 해결이 가능하다고 강조하는 관점이다.

3. 환경문제

1) 환경문제의 이해

환경은 오염이나 파괴된 부분을 스스로 감당해 낼 수 있는 적정량이 있으며, 이것을 초과할 때 환경문제가 발생한다. 자연의 오염이나 파괴가 인간의 건강, 가치체계, 행위양식, 인간관계, 사회변동 등 기존의 삶의 존재양식에 원하지 않는 부정적 영향을 줄 때 환경문제가 된다. 반대로 자연이 오염되거나 파괴되었다 하더라도 그것이 환경용량의 범위를 벗어나지 않으면, 자연은 본래의 질로 회복될 뿐만 아니라 인간에게 피해를 주지 않기 때문에 환경문제가 되지 않는다.

환경문제와 환경오염과의 관계에서 볼 때 환경문제는 환경오염의 문제를 포함한 그 이상의 개념으로 본다. 환경오염은 인간 활동의 부산물로 오염물질이 대기오염, 수질오염, 토양오염, 해양오염, 소음, 진동, 악취 등을 일으키고, 이것이 인간의 건강이나 환경에 피해를 주는 상태를 말한다. 그러나 환경문제는 단순히 환경오염의 문제만은 아니며 국토의 개발, 자원의 개발, 보건위생, 산업안전의 문제 등 종합적인 성격을 띠고 있다.

2) 환경문제의 원인

환경문제는 우리 생활 전반에 영향을 미치는 매우 복잡한 문제로, 환경문제 발생의 원인도 개인적인 것에서부터 사회구조적인 것까지 매우 다양하다.

(1) 인구증가

인구가 증가할수록 각종 자원의 소비량이 증가하고, 동시에 각종 오염물질, 폐기물이 증가함에 따라 환경 문제가 야기된다. 20세기 이후 폭발적인 인구 증가는 지구의 부양능력과 자정능력을 넘어 지구의 환경용량에 큰 부담요소로 작용하며 환경문제를 심화시키는 요인이 되었다.

세계 인구는 1950년에 25억, 1985년에 48억, 2000년 61억, 2017년 76억에서 2050년에는 약 97억, 2100년에는 110억 명까지 증가할 것으로 예상된다. 또한 2017년 기준 세계인구의 약 60%(45억)가 아시아에 살고 있다. 국가에 따라 한 사람당 자원소비량에 차이가 있으나, 일반적으로 인구가 증가함에 따라 자원소비량과 환경문제도 함께 증가하고 있다.

인구와 환경오염과의 관계는 다음과 같다.

환경오염 = 인구규모 × 단위면적당 공해량

표 10-6 2017년 세계 인구 및 전망

(단위: 백만)

지역	2017	2017	2050	2100
전세계	7,550	8,551	9,772	11,184
아프리카	1,256	1,704	2,528	4,468
아시아	4,504	4,947	5,257	4,780
유럽	742	739	716	653
라틴 아메리카 및 카리브해	646	718	780	712
북아메리카	361	395	435	499
오세아니아	41	48	57	72

출처: United Nations, Department of Economic and Social Affairs, Population Division(2017). World Population Prospects: The 2017 Revision. New York: United Nations.

(2) 경제성장

경제성장은 생활수준 향상이라는 긍정적 측면과 자연자원의 개발을 통한 환경자원의 고갈, 다량의 에너지 사용, 오염물질의 과잉배출 등 부정적 측면의 양면성을 갖는다. 특히, 우리나라는 1960년대 이후 단기간의 경제성장중심의 정책을 실시함에 따라 생태계의 파괴가 초래되었고, 곳곳에서 각종 대규모 개발사업을 둘러싼 사회적 갈등이 발생해 왔다.

(3) 산업화

18세기부터 본격적으로 시작된 산업화는 자연자원 이용증대와 각종 생산, 소비과정에서 오염물질 배출의 증대를 낳는 가장 직접적인 요인이 되었다. 무엇보다도 '환경문제'가 '환경위기'의 수준에 이르게 된 것은 20세기 이후 선진국은 물론 개발도상국까지 급속히 확산된 산업화에 기인한다고 볼 수 있다. 특히 산업화로 인한 석유 · 석탄 등 화석연료의 사용 증가에 따른 화학적 자연파괴는 매우 심각하다.

(4) 도시화

도시화는 제한된 공간 내에 인구집중현상을 일으킴으로써 환경용량을 초과하는 수많은 오염물질을 배출해 자연환경의 자정능력을 초과하게 된다. 우리나라의 경우, 2018년 전체 인구의 약 20%가 서울에 거주하며 수도권(서울, 인천, 경기)에는 전체 인구의 약

49.6%가 거주함으로써 인구의 도시집중도가 매우 높다. 도시화는 수질오염, 대기오염, 쓰레기문제 등의 환경문제와 교통문제, 주택부족, 도시기반시설 미비 등의 사회문제도 유발한다.

(5) 과학기술의 발달

과학기술의 발달은 인간의 삶에 편리성을 제공해 주었다. 그러나 사람들 사이에서는 과학기술의 발달로 환경문제를 모두 해결할 수 있다고 보는 견해와 과학기술의 발달이 오히려 오늘날 환경문제를 낳은 주요인이라고 보는 견해가 서로 대립하고 있다. 환경운동가 중 일부는 '과학기술의 발달에 의해 환원 불가능한 신물질의 개발 및 생산이 오염처리기술의 발달속도를 능가함으로써 생태계의 파괴를 초래한다'라는 견해를 가지고 있기 때문에 과학기술에 의존하는 것은 위험하다고 판단하고 있다.

(6) 환경문제에 대한 인식부족

환경은 공유하는 것이라는 인식을 바탕으로 정부의 정책이 형성되어야 함에도 불구하고 정부의 정책강도가 낮거나, 국민의 환경문제 심각성에 대한 인식의 결여, 국민생활태도의 편의주의적 경향, 이익추구와 개발 위주의 기업정신 등에 의해 환경오염이 가중되고 있다.

3) 환경문제의 특성

대부분의 환경문제는 직접적인 인간관계에서 발생하기보다는 환경과 다양한 요인 간의 관계에서 유발되는 까닭에 독특한 특성을 갖는다. 환경은 문제가 발생하기 전에 환경을 보존하고 유지하려는 노력이 인간의 편리성보다 먼저 고려되어야 할 조건이다.

특별히 산업이 발달한 현대 환경문제의 특성은 오염물질의 다양성에 따른 다양화, 자정능력 상실에 의한 환경오염의 누적화, 환경오염 유발시설 및 인구 등의 산재한 원인으로 인한 오염발생의 다발성과 지속성, 오염물질의 누적과 확산에 의한 광역화 등을 들 수 있다.

4) 환경문제의 해결을 위한 국제사회의 노력

최근 지구환경문제에 관한 세계적인 관심이 고조됨에 따라 환경오염을 비롯한 환경문제를 공동의 문제로 인식하여 각국의 협력을 통한 국제적 공동대처의 필요성이 대두되고 있다. 1972년 6월 세계 113개국 정상들이 스웨덴의 스톡홀름에서 열린 UN인간환경회의에서 '인간환경선언'을 선포함으로써 '하나뿐인 지구'라는 인식을 공유하게 되었고, 인간환경선언 이후 극도로 악화된 지구환경문제를 방치할 경우에는 지구 생명체의 공멸이라는 위기감으로 환경보존에 대한 전세계 각국의 합의가 도출되었다. 지구환경 보존을 위한 UN차원의 논의와 국제기구에서의 환경논의를 중심으로 살펴보고자 한다(표 10-7).

표 10-7 주요 환경국제협약

채택 연도	협약	내용
1971년	람사(르) 협약	습지를 보호하고 지속 가능한 이용에 관한 국제협약
1972년	런던 협약	폐기물 등 물질의 투기를 규제하는 해양오염 방지 협약(선박과 항공기 또는 해양시설에서 발생하는 폐기물 등의 해양 투기 및 해양 소각 규제)
1973년	CITES	멸종위기에 처한 동 · 식물의 국제 교역에 관한 국제협약
1987년	몬트리올 의정서	오존층을 파괴시키는 물질(염화불화탄소)의 생산과 사용 규제에 대한 국제협약
1989년	바젤협약	유해 폐기물에 대한 국제적 수 · 출입의 통제와 규제를 목적으로 한 국제협약
1992년	생물다양성 보전협약	생물 다양성의 보호를 위해 이동을 규제하는 국제협약
1992년	기후변화 방지협약	지구온난화를 유발하는 온실가스를 규제하고 방지하는 국제협약
1992년	사막화 방지협약	심각한 한발 또는 사막화를 겪고 있는 아프리카지역 국가 등 일부 국가들이 사막화 방지를 위해 체결한 국제연합협약
1997년	교토의정서	기후변화 방지협약의 구체적인 방안으로, 온실가스 감축목표에 관한 의정서
2010년	나고야의정서	생물자원을 활용 시 생기는 이익을 국가 간에 공유하기 위한 지침을 담은 의정서

(1) UN환경개발회의(UNCED, 리우회의)

1992년 6월 3~14일까지 브라질 리우데자네이루에서 각국 대표들과 민간단체가 지구 환경보전을 위해서 실시한 회의이다. 이 회의에서는 정부대표가 중심이 된 UN환경개발회의[UN conference on environment and development, UNCED(일명 'earth summit')]와 각국 민간단체가 중심이 된 지구환경회의(Global Forum '92)가 함께 개최되었다. UN환경개발회의에서 여러 협약들이 채택되었다.

- 리우선언: 지구환경질서의 기본규범
- 의제 21(Agenda 21): 21세기를 향한 구체적 환경보전 실천계획
- 기후변화협약: 지구온난화 방지를 위한 협약
- 생물다양성협약: 생물자원의 보전을 위한 협약
- 산림원칙성명: 산림의 보전과 지속가능한 이용에 관한 협약

우리나라는 1996년 10월 '의제 21 국가실천계획'을 작성하여 UN에 제출한 바 있다. 리우회의는 '현재의 개발이 현 세대와 미래 세대의 필요를 공평하게 충족시켜야 한다'라는 지속가능한 개발의 개념이 UN차원에서 공식적으로 환경과 개발을 위한 주요한 목표로 천명되었다는 점에서 큰 의의가 있다.

또한 지구환경보전을 위한 공동의 차별적 책임이 강조되어 지구환경보전에 각국이 공동의 책임을 지며 범세계적인 대응을 해야 하지만, 각국의 다양한 현실과 능력에 맞게 책임이 차별적으로 분배되어야 한다는 원칙이 표명되었다.

(2) UN지속개발위원회

UN지속개발위원회는 1992년 리우회의에서 채택된 의제 21의 이행상황평가 및 감시를 위하여 UN경제사회이사회 산하에 설립되었다. 이 위원회는 UN 차원의 환경논의의 주요한 장으로, 구체적인 환경규범을 제정하기보다는 지속가능한 개발이라는 목표달성을 위한 다양한 대안을 모색하는 토론의 장이다.

(3) 기후변화협약

지구의 온난화를 규제 · 방지하기 위해 1992년 6월 브라질 리우데자네이루에서 '기후변화협약'이 채택되었으며, 이 국제협약의 목적은 이산화탄소를 비롯한 온실가스의 방출을 제한하여 지구온난화를 방지하고자 하는 데 있다. 규제대상 물질은 탄산가스 · 메탄가스 · 프레온가스 등이 대표적 예이다.

기후변화협약은 차별적 책임론, 국가별 특수성 고려, 예방조치 원칙, 개발권, 자유무역의 다섯가지 기본원칙을 제시하였다. 그중 차별적 책임이란 선진국과 개도국이 기후변화에 대해 공동의 책임을 지는 동시에 차별적인 책임을 진다는 것으로, 각국이 개별적인 능력에 따라 기후보존의무를 부담하지만 선진국이 보다 선도적인 역할을 하는 것이다. 이것은 오존층 파괴의 경우와 마찬가지로 기후변화에 대해서도, 개발도상국보다 선진국이 환경피해를 야기시킨 책임이 더 크다는 사실을 인정하는 것으로 받아들여진다.

국가별 특수성 고려의 원칙도 특히 개발도상국의 특수한 여건과 필요를 고려해야 한다는 것으로서, 이 경우도 차별적 책임론과 같은 맥락으로 이해할 수 있다.

① 목적 및 원칙

기후변화협약은 인류의 활동에 의해 발생되는 인위적인 영향을 고려하여 대기 중 온실가스 농도를 안정시키는 것을 목표로 한다.

② 기본원칙

- 기후변화의 예측과 방지를 위한 예방 조치의 시행과 모든 국가의 지속 가능 성장의 보장 등이 기본원칙이다.

- 선진국은 온실가스를 배출한 역사적 책임이 있기 때문에 선도적 역할을 수행하고, 개발도상국은 현재의 개발 상황에 관련하여 사정을 이해하되, 공동의 차별화된 책임과 능력에 입각한 의무부담을 원칙으로 한다.

표 10-8 기후변화협약의 주요 내용

구분		내용
목적		• 지구온난화의 방지가 가능한 수준의 온실가스 농도 안정화
원칙		• 형평성: 역사적 책임이 있는 선진국과 개발도상국의 공동된 책임의 차별화 및 국사별 사정을 고려 • 효율성: 예방 원칙, 정책과 조치, 해당 온실가스의 포괄성 및 공동이행 • 경제: 지속 가능한 개발과 개방적 국제경제체제의 촉진
의무사항	공통	• 온실가스 배출통계 작성 및 발표, 정책과 조치 이행, 연구 및 체계적 관측 실시, 교육훈련 및 공공인식, 정보교환 특정 의무사항
	특정	• 배출원 습수원: 1990년 수준으로 온실가스 배출 안정화에 노력 • 재정지원 및 기술이전에 관한 특정 공약
기구		• 개발도상국의 특수 상황 고려 • 당사국 총회, 사무국, 과학기술자문부속기구, 이행자문기구, 재정기구
제도		• 서약 및 검토제도: 국가보고서 제출 및 당사국 총회 검토 • 이행과 관련된 의문점 해소를 위한 다자 간의 협의과정 · 분쟁조정제도

③ 주요 기후변화협약

- 교토의정서

기후변화협약에 의한 온실가스 감축은 과거 산업혁명을 통해 온실가스 배출의 역사적 책임이 있는 38개국을 대상으로 하는 제1차 공약기간(2008~2012) 동안 1990년도 배출량 대비 5.2% 감축을 규정하는 '교토의정서'를 제3차 당사국 총회(1997년 일본 교토)에서 채택하여 2005년 2월 16일 공식적으로 발효시켰다. 우리나라는 2002년도에 비준하였으며, 2005년 11월 캐나다 몬트리올에서 제11차 교토의정서 당사국 총회를 개최하였고, 제13차 교토의정서 당사국 총회에서 발리로드맵을 채택하였다.

교토의정서에는 비용효과적인 의무부담을 이행하기 위하여 교토매커니즘을 다음과 같이 제시하였다.

- 공동이행제도: 선진국 A국이 선진국 B국에 투자하여 발생된 온실가스 감축분을 A국의 감축실적으로 인정하는 제도

표 10-9 기후변화협약 당사국 총회의 주요 진행

일시	총회	내용
1992. 6	기후변화협약 채택 (리우환경회의)	–
1994. 3	기후변화협약 발효	1993. 12 우리나라 가입
1995. 5	제1차 당사국 총회(COP 1)	2000년도 이후부터 감축논의 시작
1997. 12	제3차 당사국 총회(COP 3)	교토의정서 채택
2001. 3	제7차 당사국 총회(COP 7)	교토의정서 이행방안(마라케쉬 합의문) 채택 미국교토의정서 거부 시사(2001. 3)
2004. 12	제10차 당사국 총회(COP 10)	교토체제 이후에 대한 논의 준비 교토의정서 발표(2005. 2)
2005. 11	제11차 당사국 총회(COP 11)	교토체제 이후에 대한 논의
2006. 11	제12차 당사국 총회(COP 12)	2012년 이후 본격적인 기후변화 대응체제 논의
2007. 12	제13차 당사국 총회(COP 13)	발리 로드맵(post-2012 협상 Framework) 채택을 통해 선진국 및 개발도상국을 광범위하게 참여시키는 계기 마련
2008. 12	제14차 당사국 총회(COP 14)	협상문 초안 작성
2009. 12	제15차 당사국 총회(COP 15)	코펜하겐 협의문 도출
2010. 12	제16차 당사국 총회(COP 16)	칸쿤 합의문 채택
2015. 12	제21차 당사국 총회(COP 21)	파리기후협약 채택

- 청정개발체계: 선진국이 개발도상국에 투자하여 발생된 온실가스 감축분을 선진국의 감축실적으로 인정하는 제도
- 배출권거래제도: 온실가스 감축의무가 있는 국가들에 배출쿼터를 부여한 후, 같은 국가 간 배출쿼터의 거래를 허용하는 제도이다.

■ 발리 로드맵

교토의정서가 종료되는 2012년 이후 조치사항을 결정하였다. 발리 로드맵에 따라 POST-2012체제에서는 모든 선진국과 개발도상국이 온실가스 감축에 동참하는 계기가 되었다.

■ 파리기후협약

2015년 12월 UN 기후변화협약 당사국 총회(COP 12)에서 채택되었다. 교토의정

서 체제(2020년 만료)의 연장선으로 과거 의무감축 대상이 선진국 주도였다면, 파리기후협약은 선진국과 개발도상국 구분 없이 '모든 국가가 자국이 스스로 정한 방식(NCD)에 따라 2020년부터 의무적인 온실가스 배출 감축을 시행해야 하는 195개국 모두의 약속이다.

파리기후협약의 주요 내용은 지구평균기온 산승을 온실가스 배출 전인 산업화 이전에 비해 2℃ 이내보다 낮은 수준으로 유지하고 온도상승을 1.5℃ 이하로 제한하기 위한 노력을 추구하는 것이다.

세계 최대의 탄소배출량 1, 2위인 중국과 미국이 교토의정서 체제에 동참하지 않았으나, 파리기후협약에는 함께 하였고, 개발도상국들도 탄소배출량 감축에 참여하는 대가로 선진국들이 1,000억 달러의 기금을 모아 개발도상국에 지원하기도 하였다. 우리나라도 2030년 배출전망치 대비 37%의 감축목표를 제출한 바 있다.

표 10-10 기후변화협약 당사국 총회의 주요 진행

구분	교토의정서(1997)	파리기후협약(1995)
참여 국가	선진국 38개국	195개 당사국
시행 시기	2020년까지 기후변화 대응방식 규정	2020년 이후 신기후 체제
시행 내용	• 온실가스 총 배출량을 1990년 수준보다 5.2% 감축 • 선진국에만 온실가스 감축 의미부여	• 지구평균온도 상승폭을 산업화 이전과 비교하여 1.5℃까지 제한 • 2020년부터 개발도상국에 1,000억 달러 지원 • 2023년부터 5년 마다 탄소 감축 상황보고

(4) UN환경계획

UN환경계획(United Nations Environment Programme, UNEP)은 1972년 제27차 UN 총회의 결의에 의해 설립되었다. 본부는 케냐 나이로비에 있으며, 주요활동으로는 지구환경상태 평가를 위한 자료의 수집 · 조사 및 분석활동의 일환으로 지구환경감시시스템(global environmental monitoring system, GEMS)을 운영하고 있으며, 국제환경정보원조회제도(INFOTERRA)와 잠재성 유해화학물질의 국제등록제도(IRPIC)를 운영하고 있다.

(5) UN개발계획

UN개발계획(United Nations Development Programme, UNDP)은 개발도상국에 대한 사회적 · 경제적 개발을 촉진하기 위한 기술원조의 제공 등을 목적으로 1965년 제20차

UN 총회 결의에 의해 설립되었으며, 개발 때문에 발생할 수 있는 환경문제를 논의한다. 1997년 선진국의 온실가스감축의무를 부여한 교토의정서에 이어, 2015년 12월 프랑스 파리에서 UN기후변화협약회 2020의 새로운 기후변화체제합의문에 의해 전 세계 온실가스배출량의 90%를 차지하고 있는 195개국이 우리나라를 포함하여 모두 온실가스 감축의무에 참여하게 되었다. 그러나 2017년 미국의 파리기후변화협약탈퇴는 세계적으로 논란을 일으키고 있다.

4. 환경영향평가

1) 환경영향평가의 개념

환경영향평가(environmental impact assessment, EIA)는 '어떤 지역에서 개발 사업을 시행할 경우, 사업의 결과가 환경에 미치게 될 영향을 미리 예측 · 평가하고 그 대처방안을 마련해 환경오염을 사전에 예방하는 제도'이다.

즉, 어떤 대규모 건물이나 댐, 간척사업, 택지조성, 도로, 항만, 공장 등을 건설할 때 주변 환경에 어떤 해가 발생될 것인지를 평가하는 것이다. 예를 들어 댐을 짓게 되면 수량이 증가하여 홍수조절, 생활용수, 산업용수 확보 등 사회경제적 이익이 발생하지만, 수심이 깊어져 대부분의 물고기가 서식처를 잃게 되고 여기에 따른 먹이사슬의 붕괴가 일어날 수도 있다(예: 동강). 간척사업의 경우는 갯벌이 없어지면 철새의 먹이가 없어지고 결국 철새가 올 수 없는 조건이 되어 버린다. 도로의 경우, 산을 뚫고 지나간다면 동물의 이동로가 막히게 되어 산짐승이 수난을 당하는 원인이 된다(예: 천수만 갯벌, 천성산 도롱뇽 사건).

그러므로 환경영향평가란 환경 측면의 배려를 의무화한 의사결정과정으로 각종 개발계획 및 개발사업을 수립 · 시행하는 과정에서 여러 가지 사회경제적 특성과 생태 · 물리적 특성으로 인해 일어날 수 있는 변화를 연구하여, 환경에 미치는 부정적 영향을 미리 예측 · 분석하고 그에 대한 저감방안을 강구함으로써 환경적으로 건전하고 지속가능한 개발을 유도하기 위하여 실시하는 제도이다.

2) 환경영향평가 대상사업

환경영향평가 대상사업은 도시개발, 도로건설, 산업입지 및 공업단지의 조성, 에너지개발 등 18개의 항목이다. 환경영향평가 시 검토항목은 대기환경분야, 수환경분야, 토지환경분야, 자연생태환경분야, 생활환경분야, 사회경제환경분야 등 6개 분야의 총 21개 항목이다(표 10-11)

표 10-11 환경영향평가의 검토 분야

검토 분야(항목 수)	내용
대기환경분야 (4)	기상, 대기질, 악취, 온실가스
수환경분야 (3)	수질(지표 · 지하), 수리 · 수문, 해양환경
토지환경분야 (3)	토지이용, 토양, 지형 · 지질
자연생태환경분야 (2)	동식물, 자연환경자산
생활환경분야 (6)	친환경적 자원순환, 소음 · 진동, 위락 · 경관, 위생 · 공중보건, 전파장애, 일조장애
사회경제환경분야 (3)	인구, 주거(이주 포함), 산업

출처: 환경부(www.me.go.kr). 환경영향평가법 시행령.

3) 환경영향평가의 효과

개발사업 시 미치는 환경상의 악영향(생태계파괴, 수질악화, 대기오염, 소음진동에 따른 민원 증가, 경관상의 문제 등)을 미리 예측하여 그에 대한 적절한 저감방안을 수립하여 개발사업에 따른 환경상의 피해를 최소화하는 효과가 있다.

5. 환경보존을 위한 대책

1) 직접규제

개인, 기업이 지켜야 하는 규칙을 법으로 제정하고, 위반 시 행정상 강제조치 또는 형법상 제제조치를 하는 것이다. 시행방법이 단순하고 신속한 효과가 있으므로 환경목표달성에 있어서 기본적인 정책수단이라 할 수 있다. 예를 들면 배출업소 인 · 허가, 지도 · 점검, 그리고 각종 수질 · 대기 · 소음 · 진동 · 토양보전 및 유독물 관리 등의 환경기준이 있다.

2) 경제적 유인제도

① 환경개선부담금

오염원인자 부담원칙에 의해 유통과 소비과정에서 오염원인자에게 오염물질처리비용을 부담하게 하는 것이다.

② 배출부과금

대기와 수질오염물질로 일어난 환경상의 피해를 방지하기 위해 오염물질을 배출시키는 업소에 부과하는 것이다.

③ 폐기물예치금

다량으로 발생하는 제품이나 용기를 사용 후 회수하여, 재활용 생산 또는 수입업자에게 폐기물을 회수하고 처리하는 비용을 예치하게 만든다. 적절하게 회수 · 처리한 경우에는 실적에 따라 예치비용을 반환함으로써 폐기물 재활용을 촉진하는 것이다.

④ 폐기물부담금

제품에 유해물질을 함유 또는 회수 · 재활용이 곤란한 제품, 재료, 용기에 당해 폐기물 처리비용에 해당하는 비용을 해당 제품의 생산, 수입업자에게 부과함으로써 제품가격의 환경비용을 내재화함으로써 환경비용을 합리적으로 배분하고 제품의 환경친화성을 제고하기 위한 것이다.

⑤ 수질개선부담금

공공의 지하수자원을 보호하고, 먹는 물 수진개선을 위하여 샘물을 개발하여 이를 원료로 사용하여 제품을 판매한 사람과 샘물 수입 판매자에게 부담금을 주는 것이다.

제4절 | 환경이 건강에 미치는 영향

1. 기후의 이해

기후란 어떤 장소에서 매년 반복되는 정상상태에 있는 대기현상의 종합적인 상태이다. 세계의 기후는 기온을 기준으로 할 때에는 열대 · 온대 · 냉대 · 한대 기후 등으로 나누고, 강수량을 기준으로 할 때에는 습윤 기후와 건조 기후로 나눈다.

1) 기후요소

기후는 대기 현상의 각종 요소로 구성되어 있다. 기후를 구성하는 요소를 기후요소라 하며 이들 기후요소의 결합에 따라 각 지역의 기후는 서로 다르게 나타난다. 기후요소에는 기온, 기습, 기류, 강수량, 증발, 일조, 일사 등이 있다. 이 중 기온, 기습, 기류를 기후의 3대 요소라고 한다.

2) 기후인자

기후는 기후요소뿐만 아니라 위도 · 해발고도 · 수륙배치 · 해류 · 지형 및 해안으로부터의 거리 등 여러 가지 지리적 원인에 따라서도 상당한 영향을 받는데, 이러한 요소를 기후인자라 한다. 기후인자는 기후의 분포를 명백히 할 때 매우 중요하다.

3) 기후순화

기후순화란 생물이 다른 지역으로 이주하였을 때 먼저 환경의 새로운 조건에 적응하게 되며, 그 후 이주지역의 기후에 기질적 · 기능적 변화를 일으켜 순응하는 현상을 기후순화라고 한다. 지구상에 생존하는 모든 생물은 기후의 어느 범주까지는 적응해 나가면서 생존하는 순응현상이 생긴다.

기후순화는 먼저 새로운 환경에 생리적 적응현상이 나타나며 장기간의 적응을 통한 생리적 순화가 일어난다. 기후 변화에 순화해 가는 기전은 대상성 순화, 자극적 순화, 수동적 순화가 있다. 대상성 순화는 새로운 환경조건에 세포 또는 기관이 그 기능을 적용시키는 것을 말하며, 자극적 순화는 환경자극에 의해 저하되었던 기능이 정상으로 회복되는 것을 말한다. 수동적 순화란 약한 개체가 자신의 최적 기능을 찾는 것을 의미한다.

4) 도시기후

시골지역의 기후와는 달리 대도시지역에서 나타나는 기후조건의 통칭이다.

도시 고유의 기후, 즉 도시가 발달하고 인구가 증가함에 따라 도시 주변의 다른 곳에 비하여 뚜렷하게 다른 소기후 형태를 나타내는 것을 말한다. 도시는 많은 사람이 모여 생산활동을 하기 때문에, 많은 연료를 사용하고 인공열이나 대기오염 물질을 대기 중에 많이 방출한다. 또한 도시 지표면에 가옥이나 큰 건축물을 구축하여 지표면을 콘크리트나 아스팔트로 덮고, 배수시설을 완비하고 맨땅을 없애는 등 많은 환경 변화를 일으키기 때문에 도시만의 독특한 도시기후가 형성된다. 도시기후는 대도시일수록, 도시 활동이 왕성할수록 현저하게 나타난다. 실제로 도시와 그 주변의 시골에서 하루 중 최저기온을 측정한 결과 도시는 시골보다 6~11℃ 정도 높게 나타난다는 것이 관측되었다. 도시기후는 최저기온의 상승이나 습도의 감소, 안개일수의 증가 등이 현저하게 나타난다. 결과적으로 도시기후는 인위적으로 만들어진 기후이다.

2. 온열조건

공기의 물리적 성상인 기온, 기습, 기류 및 복사열 등은 인간의 체온에 영향을 주게 된다. 체온에 영향을 주는 기온, 기류, 기습 및 복사에너지를 온열요소 또는 온열인자라고 하며, 이들 온열요소는 각각 독립적이기보다는 상호 복합적으로 작용하여 인체의 체온조절에 영향을 미친다. 온열요소에 의한 종합적인 상태를 온열조건이라 한다.

1) 기온

기온(temperature)은 대기의 온도를 말하며, 국제적으로는 지면으로부터 1.25~2.0m의 높이에서 측정하는 것을 기준으로 하고 있으나, 우리나라에서는 1.5m 높이의 백엽상에서 복사온도를 배제한 건구온도를 말한다. 건구온도란 보통 온도계가 가리키는 기온(air temperature)을 말한다. 실제 대기의 온도는 일사량, 복사열 등에 영향을 받는다. 지상 12km 이하의 대기권에서는 고도 100m마다 0.6~1.0℃ 정도 낮아지며, 성층권에서는 고도가 높을수록 온도가 상승한다. 기온은 ℃또는 ℉로 나타낸다.

(1) 지적온도(최적온도)

체온조절에서 가장 적절한 온도를 지적온도 또는 최적온도라 하며, 습도 및 기류와 밀접한 관계가 있다.

인간의 정상체온은 36.1~37.2℃ 사이이며 일반적으로 여름철은 지적온도가 20~22℃, 겨울철은 18~21℃인데 겨울의 지적온도가 낮은 것은 순화현상 때문이다. 실내의 적정온도 및 활동에 적합한 온도는 18±2℃이고, 침실은 15±1℃이며, 병실의 최적온도는 21±2℃이다. 인간의 온도 식별범위는 0.2~1.2℃이고, 피부온도가 27~33℃일 때

가장 민감하며 피부가 순응할 수 있는 범위는 10~40℃이다.

지적온도는 노동의 강도, 착의상태, 성별, 연령, 건강상태 등에 따라 다르게 나타나며 다음의 세 가지 영역으로 분류한다.

- 주관적 지적온도는 감각적으로 가장 쾌적하게 느끼는 쾌적 감각온도를 말한다.
- 생산적 지적온도는 생산능률을 가장 많이 올릴 수 있는 최고 생산온도를 말한다.
- 생리적 지적온도는 최소의 에너지 소모로 최대의 생리적 기능을 발휘할 수 있는 기능적 지적온도를 말한다.

(2) 체감온도(감각온도)

인체가 덥거나 춥다고 느끼는 체감의 정도를 나타낸 온도를 말한다. 체감은 체표면의 열교환 상태에 따라 좌우되는데, 이것은 기온뿐만 아니라 풍속 · 습도 · 일사 등 기상 요인이 종합되어 작용함으로써 결정된다. 그러나 이러한 변화율 외에 착의상태나 거주상태, 심리상태에 따라서도 달라진다.

(3) 일교차

하루 동안에 관측된 기상요소(기온, 기압, 기습 등)의 최대값과 최소값의 차를 말한다. 기온의 일교차는 기후의 지표로서 매우 중요하다. 최저기온은 일출 30분 전이고, 최고기온은 오후 2시 전후이다. 일교차는 산악 분지에서는 크고, 수목이 우거진 곳에서는 작으며, 해안보다는 내륙이 일교차가 크다.

(4) 연교차

기온의 연교차는 보통 '최난월의 평균기온과 최한월의 평균기온의 차'라는 뜻으로 사용되며, 연 최고극기온과 연 최저극기온의 차를 기온의 절대연교차라고 한다. 적도지방에서는 춘분과 추분 때 최고기온이고, 동지와 하지 때는 최저기온이지만 연교차는 극히 작다. 한대지방의 온도는 7월이 최고이고, 1월이 최저로서 연교차가 가장 크다. 온대지방에서는 8월이 최고, 1월이 최저로서 연교차가 큰 편이다.

2) 기류

기류(바람, air movement)는 실외에서는 주로 기압의 차이에 의해, 실내에서는 온도의 차이에 의해 발생한다. 지표는 같은 양의 햇볕을 받더라도 지표 상태에 따라 온도가 다르게 나타나며, 그에 따라 공기의 밀도도 달라진다. 기류는 결국 대기의 균형을 이루기 위하여 밀도가 높은 곳에서 낮은 곳으로 흐르는 공기의 움직임을 말하며, 밀도차가 클수록 기류의 세기도 강해진다. 기류는 기온과 기압의 차이가 생기는 곳이면 어디에서나 불고, 기류의 속도는 공기의 온도차가 클수록, 기압차가 클수록 빠르고 강하게 된다. 기류는 보통 수평 방향의 운동을 말하며, 수직 방향의 운동은 상승기류라고 한다.

기류의 속도를 풍속이라 하며, 풍속은 공기가 이동한 경로의 길이와 이동에 소요된 시간과의 비로 m/sec, knot, km/hr 등으로 표시한다.

(1) 작용

쾌적한 기류는 신체의 신진대사와 방열작용을 촉진시키고 실내의 자연환기의 원동력이 되며, 대기의 확산과 희석에 영향을 미쳐 기후를 변화시키는 작용을 한다. 옥외에는 0.5~3m/sec의 기류가 방열작용을 도우며, 실내의 경우 쾌적기류는 0.2~0.3m/sec이고, 실외에서는 1m/sec 정도이다.

- **불감기류**: 인간이 느낄 수 있는 기류의 최저속도는 0.5m/sec로 이것을 불감기류라 하는데, 실내와 의복 내에는 불감기류가 존재하여 인체의 신진대사를 촉진시킨다.
- **무풍**: 0.1m/sec 이하는 무풍상태라 한다. 특별히 무풍상태에서 고온 · 고습하면 체열 방산이 전혀 이루어지지 않아서 견딜 수 없는 불쾌감과 울혈증이 생길 수 있다.

3) 기습

기습(air humidity)은 흔히 습도라 하며, 일정 온도의 공기 중에 포함될 수 있는 수분의 양이다. 일정 공기에 함유할 수 있는 수증기량에는 한계가 있으며, 일반적으로 공기 중의 건습 상태를 나타내며 공기 중의 수증기량은 최대한계량보다는 낮기 때문에 이를 백분율(%)로 표시한다. 공기는 약 4%의 수증기를 함유하고 있으며, 기온과 포화수증기량은 정비례하며, 온도가 −30℃ 이하일 때는 거의 수증기를 포함하지 못한다.

(1) 작용

기습은 낮에는 태양열을 흡수하여 대지의 과열을 방지하며, 밤에는 지열의 복사를 차단하여 대기의 냉각을 방지하므로 기온을 완충시키는 작용을 한다. 기습은 체열 방산에도 영향을 주기 때문에 습도가 높으면 불쾌감을 주고 습도가 낮으면 상쾌감을 준다.

쾌적습도는 40~70%의 범위로서 15℃에서는 70~80%, 18~20℃에서는 60~70%, 24℃ 이상에서는 40~60%가 적절하다. 실내의 습도가 너무 건조하면 호흡기계 질병이, 너무 습하면 피부질환이 발생하기 쉬우므로 건조한 시기나 겨울철 실내에서는 인공적인 가습이 필요하며, 우기에는 습기를 제거하는 것이 필요하다.

(2) 절대습도

공기 $1m^3$ 속에 포함되어 있는 수증기의 질량을 g 단위로 나타낸 것을 말한다. 수증기밀도라고도 하는데, 공기 중에 있는 수증기의 포화 정도를 나타내는 상대습도와는 그 의미가 다르다. 절대습도와 비습은 공기의 온도와 상관없는 지표이고, 상대습도는 현재 공기의 온도에 의해 좌우된다.

(3) 비습

공기의 상승과 하강에 따라 공기의 부피가 변화되어 절대습도의 개념에 보완이 필요하게 되어 나온 개념으로, 비습은 1kg당 포함되어 있는 수증기의 양을 g으로 나타낸 것이다.

(4) 상대습도

현재 공기 속에 있는 수증기의 양과 그 온도에서의 포화수증기의 양과의 비를 말한다. 즉, 현재 공기온도에서 포함할 수 있는 최대수증기량(포화 수증기량)에 대한 현재의 수증기압의 백분율을 가리킨다. 보통 습도라고 하면 이 상대습도를 말한다. 수증기압은 일정하나, 포화증기압은 기온에 따라 변하므로, 같은 수증기를 함유하여도 온도가 변하면 상대습도도 변한다.

4) 복사에너지

복사에너지(radiation energy)는 태양의 빛, 난로의 열, 전등빛, 뜨거운 아스팔트의 열, 뜨거운 모래의 열 같은 적외선이나 광선 등의 복사선이 운반하는 에너지를 말하며 따뜻한 온감을 준다. 복사열이라고도 하며 검은 물체에 잘 흡수되고, 표면이 하얗거나 광택이 나는 물체에서 반사가 잘된다. 태양에 의한 지구의 가열, 벽난로에 의한 실내의 난방은 복사에 의한 에너지 전달의 한 예이다.

지구는 태양으로부터 햇빛에 수직인 1cm^{2}의 면에 대하여 1분간 약 2cal의 태양복사에너지를 받는다. 태양으로부터 복사되는 전자파는 전체 태양에너지 중 적외선이 약 49%, 가시광선이 약 43%, 그리고 자외선이 약 7%이다.

(1) 측정

흑구온도계(그로브 한란계)로 측정한다. 흑구온도계는 열복사 효과를 측정하기 위해 버넌(Vernon, 1930)이 고안한 특수 온도계이다. 이 온도계는 표면은 검으면서도 광택이 없는 두께 0.5mm의 속이 빈 구리공에 막대 모양의 유리제 온도계를 꽂아, 구부를 구의 중심에 자리잡게 한 것이다. 최근에는 약 7.5cm 크기의 구리공을 사용한 소형 흑구온도계가 많이 사용되고 있다(그림 10-4).

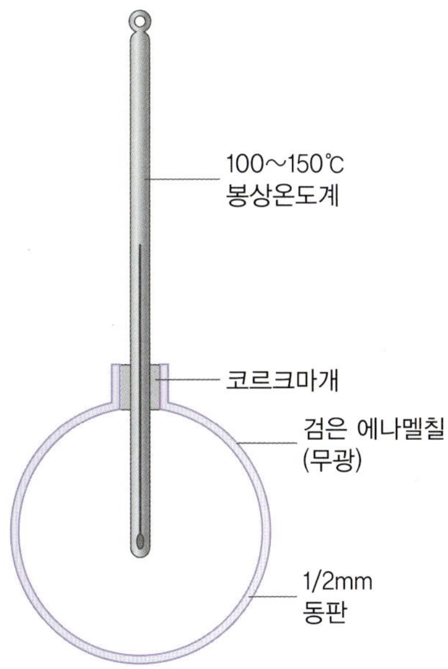

그림 10-4 흑구온도계

(2) 작용

인체의 에너지복사는 외부온도와 피부온도의 차이에 의해 일어나는데, 온도가 같을 때에는 에너지복사가 일어나지 않는다. 그러나 겨울철처럼 외부온도가 낮을수록 복사에너지로 손실되는 열은 많아진다. 복사에너지의 영향은 거리의 제곱에 비례하여 감소하는데, 실생활에서 인체가 느끼는 온감은 대기온도와 복사에너지에 의한 영향이 종합되어 느껴지는 것이다.

3. 온열지수

온열요소의 복합적인 작용에 의해 만들어지는 객관적인 값을 평가하는 지수를 온열지수라 한다. 온열지수는 모두 본질적으로는 경험적인 감각을 기준으로 하고 있다.

즉 온도계가 표시하는 한난의 정도는 사람이 느끼는 체감기후와 반드시 일치하지 않기 때문이다. 그것은 습도나 바람의 상태에 따라 우리 몸에 느껴지는 정도가 다르며 또 사람에 따라서도 일정하지 않다. 신체가 느끼는 체감기후 중 여름 더위와 관련되는 것은 불쾌지수이다. 그러나 우리 생활에 지대한 의미를 갖는 겨울 추위에 대한 체감도 중요하다. 추위에 대한 체감은 바람의 유무에 따라 차이가 있다. 인체가 기후로부터 받는 종합적인 스트레스도 체감 기후의 하나이다. 기후로부터 스트레스를 받지 않는 쾌감대는 지역에 따라 차이가 있다.

1) 쾌감대

일반적으로 성인이 적당한 옷을 입은 안정적인 상태에서 가장 쾌적하게 느끼는 기후범위를 표시한 것이다. 보통 쾌감을 느낄 수 있는 것은 온도 17~18℃, 습도 60~65%일 때이지만 기온, 기습, 기류, 신체적 조건, 의복의 착용상태, 활동량, 계절, 인종 등 여러 가지 여건에 따라서 각각 달라진다.

기온, 기습의 관계에서 가장 쾌감을 느끼는 점을 쾌감점이라 하며, 각각의 온도와 습도에서의 쾌감점을 연결한 곡선을 쾌감선이라 한다. 더위나 추위를 느끼지 않는 저온역을 쾌감대(comfort zone)라 하는데, 쾌감대는 쾌감선 상 · 하 2~3℃ 정도의 기후 범위대에 있다.

쾌감대의 범위는 표 10-12에 나타낸 것과 같이 계절에 따라 또 인종에 따라 다르다.

표 10-12 유효온도(ET)로 본 쾌감대

(단위: ℃)

인종	여름			겨울		
	하한	상한	중앙값	하한	상한	중앙값
동양인	18.9	23.9	21.7	17.2	21.7	18.9
서양인	19.4	22.8	21.1	16.7	20.0	18.3

출처: 기상청(www.kma.go.kr)

2) 유효온도

유효온도(effective temperature)는 인간이 느끼는 감각을 기온, 습도, 풍속 등의 세 요소와의 조합으로 나타낸 것이다.

3) 신유효온도

신유효온도(new effective temperature, ET)는 유효온도를 보완한 것으로 신감각온도, 신체감온도 또는 ET스타라고 한다. 실제의 일상생활 환경에서는 포화된 습도환경에 노출되는 일이 드물기 때문에 상대습도 50%를 기준으로 한다.

ET는 기온, 복사, 습도, 바람, 착의량, 작업량, 기압, 인공공기 등의 환경에 대한 인체의 피부온도, 체내온도, 발한량, 저장열 등의 종합적인 평가가 가능하다. 보통의 환경은 물론

이고 인공공기, 고압, 저압, 물속 등의 특이환경을 포함한 모든 환경에 응용할 수 있기 때문에 미국 냉난방공학회(AsHRAE)에서는 ET가 새로운 온열지수의 표준으로 채용되고 있다.

ET는 앉은 자세, 상대습도 50%, 착의량 0.6 CLO, 무풍인 표준 환경을 기준으로 하여, 80% 이상의 사람이 만족감을 느끼는 환경은 22.2~25.6℃가 된다.

4) 불쾌지수

불쾌지수(discomfort index, DI)는 체감기온을 나타내는 방법으로, 기후상태 때문에 인간이 느끼는 불쾌감을 표시한 것이다. 1957년 미국의 기후학자 톰(Thom)에 의해 제시된 개념이다.

DI는 지수이므로 직접 관측되는 것은 아니며, 기후상태로 인하여 인간이 느끼는 불쾌감을 나타내는 것이다. 같은 조건이라도 민족에 따라, 개인에 따라 대응하는 체감은 다르다. 일반적으로 미국인은 더위와 추위를 많이 탄다. 여러 가지 연구의 결과 미국인이 일반적으로 몹시 덥다고 느끼는 것은 기온이 80℉(27℃)를 넘었을 때이다. 이것에 비해 우리나라 사람들이 몹시 덥다고 느끼는 기온은 30℃이다.

민족에 따라 같은 DI에 대해 불쾌감을 느끼는 인구 비율은 표 10-13에서 살펴볼 수 있다. 한국인의 경우 DI 83일 때 모두가 불쾌감을 느끼는 데 비해, 미국인은 80일 때 모든 사람이 불쾌감을 느낀 것으로 나타났다. 또한 같은 동양인인 일본인의 경우 DI 85에 도달하면 93%의 사람이 불쾌감을 느끼게 되는데, 이는 일본인이 우리보다 더위를 더 잘 참을 수 있음을 나타낸다고 볼 수 있다.

표 10-13 민족별 불쾌지수에 대한 불쾌비율

DI	미국인	DI	한국인	DI	일본인
70	약 10%	72	2%	72	2%
75	약 50%	75	10%	75	9%
80	약 100%	80	50%	80	85%
–	–	83	100%	83	93%

그러나 DI는 기온과 습도만을 고려한 여름철 무더위의 기준으로, 태양복사나 바람 조건은 포함되어 있지 않기 때문에 적정한 사용에는 한계가 있다. 만약 1m/sec의 바람이 분다면 몸의 수분을 증발시켜 체온이 2℃ 정도 내려가는 효과가 나타나며 DI는 낮아진다.

불쾌지수(DI) = 0.72(건구온도℃ + 습구온도℃) + 40.6
= 0.4(건구온도℃ + 습구온도℉) + 15

불쾌지수와 불쾌감

DI ≧ 70의 경우, 약 10%의 사람들이 불쾌감을 느낌

DI ≧ 75의 경우, 약 50%의 사람들이 불쾌감을 느낌

DI ≧ 80의 경우, 거의 모든 사람들이 불쾌감을 느낌

DI ≧ 85의 경우, 모든 사람들이 견딜 수 없을 정도로 불쾌감을 느낌

5) 카타냉각력

냉각력은 온도, 습도, 기류의 세가지 인자가 종합하여 인체의 열을 빼앗는 힘을 말한다. 힐(Hill, 1916)은 인간이 추위와 더위를 느끼는 것은 신체의 발열량에 의해 결정된다는 전제하에 인체 표면에서의 열손실 정도를 측정하였다.

카타냉각력(Kata cooling power)은 카타온도계(Kata thermometer)로 측정한다. 카타온도계는 상하에 구부가 있는 일종의 알코올 온도계이며, 구부가 인체의 방열량과 같도록 고안한 유리제 온도계로서 눈금은 38℃와 35℃만 새겨져 있다. 측정할 때는 40~55℃의 물을 넣은 보온병에 10분 정도 넣어, 온도가 일정해지고 액이 위쪽 구부를 1/3 정도 채웠을 때 측정하고자 하는 환경에 놓는다. 알코올주가 하강하는 시간을 측정하여 단위시간에 단위면적당 손실되는 열량(milli cal/cm^2/sec)을 표시한다. 건구로 측정하면 땀이 나지 않은 인체피부, 습구로 측정하면 땀에 젖은 인체피부에 대한 공기의 냉각력을 나타낸다. 이 냉각력을 카타냉각력이라 한다(그림 10-5).

카타냉각력은 주로 광산의 갱 안의 기상이 노동력에 미치는 영향이나, 불감기류 같은 미세한 기류현상을 정확히 측정할 수 있어 실내기류 측정계로도 사용된다.

4. 대기와 건강

1) 대기

대기란 지구 중력에 의하여 지구를 둘러싸고 있는 기체이며 보통 공기라고 한다. 지구 표면에는 이 대기가 있어서 태양열에도 타는 듯이 뜨겁지 않고, 밤에도 극단적인 저온으로 떨어

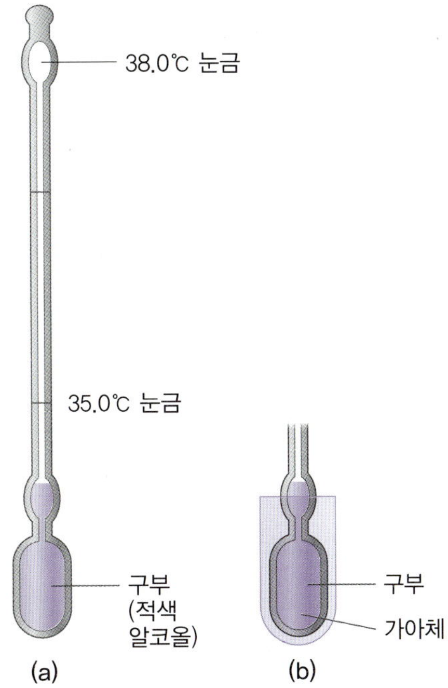

그림 10-5 카타온도계(a: 건카타온도계, b: 습카타온도계)

지지 않으며 호흡할 수 있는 맑은 공기를 공급하고 지구의 모든 생물들이 보호받으며 살 수 있다.

(1) 공기

공기의 하루 총 필요량은 13kL이며 공기 없이는 5분 이상의 생명유지가 불가능하다. 공기의 대부분은 질소와 산소이며, 이는 전체 공기 부피의 약 99%를 차지한다(표 10-14).

표 10-14 공기의 구성성분

(단위: %)

성분	체적	중량
질소(nitrogen, N_2)	78.10	75.51
산소(oxygen, O_2)	20.93	23.01
아르곤(argon, Ar)	0.9325	1.286
탄산가스(carbon dioxide, CO_2)	0.03	0.04
네온(neon, Ne)	0.0018	0.0012

표 10-14 공기의 구성성분(계속)

성분	체적	중량
헬륨(helium, He)	0.0005	0.00007
크립톤(krypton, Kr)	0.0001	0.0003
크세논(xenon, Xe)	0.000009	0.00001
수소(hydrogen, H_2)	미량	미량
오존(ozone, O_3)	미량	미량
기타	미량	미량

기체의 부피비는 지상 20km 이하에서는 그 성분이 거의 일정한 비율로 존재하며, 아주 높은 곳에서는 공기의 상하운동이 거의 없기 때문에 기체 중 무거운 기체는 아래쪽으로, 가벼운 기체는 위쪽으로 분리되어 있다.

① 산소

성인이 안정상태에서 소모하는 1일 산소(O_2)의 양은 2,500~3,000L이며 1회 호흡 시 소비하는 산소량은 매회 4~5%이다. 인체는 공기 중 산소의 양이 15~50% 정도까지 적응할 수 있으며 저산소증은 산소가 공기 중 14% 이하, 폐포 내 분압 46mmHg에서 발생된다. 그러나 공기가 10% 이하 시 호흡곤란, 7% 이하 시 질식이 초래된다. 지표면으로부터 4.5km 이상에서는 호흡곤란이 올 가능성이 있으므로 인위적인 산소공급을 고려해야 한다.

산소중독증은 공기 중 산소가 21% 이상, 폐포 내 분압 160mmHg 이상일 때 나타나며 주로 고기압의 고농도 산소흡입 시 발생한다. 주 증상으로는 폐부종, 충혈, 흉통, 이명 등이다.

② 질소

질소(N)는 공기 중 가장 많은 비중을 차지하고 있는 생리적 불활성화 가스이며, 정상기압에서는 호흡 시 기도를 출입할 뿐이다. 그러나 3기압 이상의 고기압에서는 자극작용, 4기압 이상에서는 마취작용을 일으키며, 10기압 이상일 때 의식상실이 나타난다. 또한 고기압 하에서 액화된 질소가 감압 시 기화되어 기포를 형성하고 모세혈관에 혈전현상을 초래하여 동통성 관절장애 등을 수반한다. 이는 해저작업을 하는 잠수부에게서 발생되기 때문에 잠함병 또는 감압병으로 불린다. 바다 수심이 10m씩 깊어질 때마다 기압은 1기압씩 높아진다.

③ 이산화탄소

이산화탄소(CO_2)는 무색, 무취의 비독성 가스로 성인은 안정 시에 흡기 시 0.03%를 흡입하고 호기 시 4%의 이산화탄소를 배출하여 1시간에 약 20L를 배출한다. 폐포의 이산화탄소 농도는 5~6%로 이 범위 안에서는 분압 현상으로 가스교환이 이루어지지만 8%에서는 호흡곤란, 10% 이상에서는 질식하게 된다.

CO_2는 실내에 다수인이 밀집해 있을 때 농도가 증가하며, 이는 군집독의 주요 요인으로 실내공기오염의 지표로 널리 사용된다. 위생학적 허용농도는 일반적으로 0.1%이고 광산의 경우에는 0.1~1.5%이다.

④ 일산화탄소(CO)

일산화탄소는 무색 · 무취 · 무자극성 기체로서 맹독성이고, 비중이 공기와 거의 같아 공기와 혼합되기 쉽고 주로 물체가 불완전연소할 때 많이 발생한다. 일산화탄소는 헤모글로빈(Hb)과의 친화성이 산소에 비해서 250~300배나 강하여 혈액 중에서 COHb를 형성하여 인체의 산소운반장애로 생체조직의 산소결핍증을 일으킨다. 인체는 혈중의 COHb 포화도가 10% 미만이어야 하며 50%에서는 구토증, 60%에서는 혼수상태를 보이다가 70% 이상에서는 사망한다. 특히 저농도의 일산화탄소 가스에 장기간 노출될 때 지각이상, 시력장애, 보행장애 등 만성중독 증상이 나타난다.

흡기 중 CO가스가 0.05~0.1% 이상이면 일산화탄소중독을 일으킬 수 있는데, CO의 최고 허용한도는 1시간에 400ppm, 8시간에 0.01%이고 0.1% 이상이면 생명이 위험하다. 옥탄가스는 4~13%, 석탄가스는 7~10%, 담배연기는 0.5~1.5%의 CO 가스를 발생시킨다.

2) 대기현상

세계기상기구(World Meteorological Organization, WMO)에서는 대기현상이란 '대기 중에서 일어나는 물리적 자연현상으로 대기나 지상에 물, 먼지, 빛, 전기가 있는 현상'이라고 하였다.

(1) 물현상

대기 중의 물현상이란 물 또는 얼음 입자가 대기 중에서 부유 또는 낙하하거나, 바람에 의해서 불어 오거나, 지면이나 지상의 물체에 붙어있는 현상을 말한다. 예를 들면, 비, 눈, 진눈개비, 싸락눈, 가루눈, 싸락우박, 우박, 안개, 날린눈, 눈보라, 이슬, 서리, 적설, 결빙, 해빙 등이다. 구름은 대기 중의 물현상에 포함되지만 따로 설명되는 것이 일반적이다.

(2) 먼지현상

대기 중의 먼지현상이란 먼지 · 연기 등과 같이 수분을 거의 함유하지 않은 미세한 고체 입자가 무수히 많이 떠 있거나 또는 지상에 있던 것이 바람 때문에 날려 올라가 있는 현상이다. 예를 들면, 연무, 먼지연무, 황사, 연기, 날린 먼지, 먼지보라, 회오리바람 등이다.

(3) 빛현상

대기 중의 빛현상이란 해나 달빛의 반사 · 굴절 · 회절 · 간섭에 의해서 생기는 광학적인 현상을 말한다. 예를 들면, 달무리, 햇무리, 코로나, 무지개, 신기루, 아지랑이, 노을 등이다.

(4) 전기현상

대기 중의 전기현상이란 대기 중에서 일어나는 전기적인 현상을 말한다. 예를 들면, 천둥, 번개, 천개, 센트에르모의 불, 오로라 등이다.

3) 대기오염

세계보건기구(World Health Organization, WHO)는 대기오염이란 '대기 중에 인위적으로 배출된 오염물질이 한 가지 또는 그 이상 존재하여, 오염물질의 양 · 농도 및 지속시간이 어떤 지역의 불특정 다수인에게 불쾌감을 일으키거나 해당지역에 공중보건상 위해를 끼치고, 인간이나 동 · 식물의 활동에 해를 주어 생활과 재산을 향유할 정당한 권리를 방해받는 상태'라고 정의하였다.

대기오염(air pollution)이란 그을음, 재, 먼지, 유독가스 등으로 공기가 더럽혀진 상태로 생물이나 환경에 직접적인 해나 불쾌감을 줄 만큼 많은 양의 오염물질이 대기 중에 존재하는 상태이다.

배출된 오염물질은 대기 중에 떠다니면서 퍼져 나가는데, 역전층이 발생하거나 풍속이 약해지면 오염물질이 한 곳에 오래 머물게 되어 오염도가 더욱 높아진다. 반면 배출된 오염물질이 강한 바람에 실려 고농도인 채로 날아가는 도중 오염물질 사이에서 서로 반응하여 새로운 오염물질을 생성하기도 한다.

4) 대기오염물질

대기오염은 자연적으로 발생되기도 하지만 대부분이 인간활동에 의해 인위적으로 발생된다. 인체에 큰 영향을 미치는 대기오염은 주로 자동차 배기가스와 산업활동에 의해 발생되는 경우가 많다. 자동차는 가장 많은 대기오염 배출원이며, 가솔린 엔진의 경우에는 일산화탄소(CO), 탄화수소(HC), 질소산화물(NOx)이 주 배출물인 반면, 디젤엔진은 질소산화물(NOx)과 입자상 물질이 주 유해가스로 생성되며, 일산화탄소(CO)와 탄화수소(HC) 농도는 가솔린 엔진에 비해 상대적으로 적다. 탄화수소는 휘발유 및 디젤 차량의 감속운행 시, 질소산화물은 휘발유, 디젤, LPG 등 모든 차량의 가속 · 등속운행 시 가장 많이 배출되며 아황산가스(SO_2)는 디젤유에서 가장 많이 배출된다.

또한 배출원을 물리적 배출형태로 볼 때, 고정 배출원과 이동 배출원으로 나눌 수 있다. 고정 배출원은 점오염과 면오염이라고도 하며 주택, 공공건물, 산업체, 화력발전소 등 고정되어 있는 배출원을 말한다. 이동 배출원은 선오염이라고도 하며 자동차, 선박, 기차, 항공기 등 움직이는 것을 말한다.

우리나라는 종전 「대기환경보전법」 제2조의 규정에 따라 대기오염의 원인이 되는 가스상 물질 또는 입자상 물질을 대기오염물질(air pollutant)로 정하여 관리하고 있으며, 일산화탄소, 암모니아, 질소산화물, 황산화물 등 61종이 대기오염물질로 지정되어 있다. 대기오염물질 중에서 사람의 건강 · 재산이나 동 · 식물의 생육에 직접 또는 간접으로 위해를 줄 우려가 있는 다이옥신, 벤젠, 사염화탄소, 폼알데하이드 등 35종이 특정대기유해물질로 지정 · 관리되어 왔다. 환경부는 대기오염물질의 체계적인 관리를 위해 「대기환경보전법」을 개정('12. 5. 23)하여 대기오염물질 분류체계를 기존 대기오염물질과 특정대기유해물질에서 대기오염물질, 유해성대기감시물질 및 특정대기유해물질로 세분화하였다. 또한 국립환경과학원에 대기오염물질 심사 · 평가위원회를 구성하여 매년 물질독성, 생태계에 미치는 영향, 대기 중 배출량, 오염도 등 위해성을 심사 · 평가하여 신규물질을 지정 및 재분류하도록 하는 등 지정 관리를 체계화하였다. 「대기환경보전법」 시행규칙을 개정('17.1.26)하여, 미규제 대상 오염물질 중 국내 배출량, 위해성, 모니터링 가능여부 등을 고려하여 아세트산비닐, 비스(2-에틸헥실)프탈레이트, 디메틸포름아미드 3종을 추가하여 대기오염물질을 64종으로 확대하였으며, 대기오염물질 중 지속적인 감시 · 관찰이 필요한 43종을 유해성대기감시물질로 신규 지정하였다. 또한 우리나라는 황산화물 등 28개 대기오염물질에 대해 배출허용기준을 설정하고 있다(2018 환경백서).

(1) 자연적 배출원

자연적으로 배출되는 오염물질은 화산의 폭발로 발생되는 먼지, 아황산가스, 황화수소(H_2S), 메탄(CH_4) 등과 사막의 모래, 강가의 황사현상, 온천의 유황, 바다의 해염, 동 · 식물의 부패에서 발생되는 물질, 자연적인 산불의 발생에 의한 다량의 매연, 미연소 탄화수소, 일산화탄소, 질소산화물, 재 등이다. 이러한 물질은 인간에게 많은 피해를 주지는 않지만 인간이 관리하기도 쉽지 않은 자연발생적인 오염물질이다. 자연적인 사건으로는 1883년 인도네시아의 크라카타우섬에서 발생한 화산 폭발이 그 대표적이며, 인도

네시아의 산불도 많은 대기오염물질을 일으켰다.

(2) 인위적 배출원

인위적인 발생은 인간이 생산활동이나 난방 및 취사를 위해 사용한 연료, 생산활동, 제품의 생산공정, 자동차운행, 병충해 방제를 위한 농약분무 등으로부터 발생한다. 인공오염물질은 1차 오염물질과 2차 오염물질로 구분한다. 1차 오염물질은 대기 중에 직접 배출되는 오염물질이며, 2차 오염물질은 1차 오염물질이 대기 중에서 자외선의 영향을 받아 광화학반응을 일으켜 2차적으로 생성된 물질을 말한다.

① 1차 오염물질

공장 굴뚝, 자동차 배기관 등 각종 발생원으로부터 대기 중에 직접 배출되는 가스나 입자상의 물질을 말한다(표 10-15).

표 10-15 1차 오염물질의 생성 및 특징

분류		내용
입자상물질	먼지	대기 중에 떠다니거나 흩날려 내려오는 입자상 물질을 말한다. 분쇄, 폭파, 운송 등 물질의 이송과 분괴될 때 생성되는 1~100μm 이상의 비교적 큰 고체입자이다.
	분진	강하분진과 부유분진으로 분류되며 부유분진은 겨울에 가장 많고 그중 출퇴근 시간에 가장 많다.
	매연, 연기	불완전 연소 시 생기는 유리 탄소가 주가 되는 미세한 입자상 물질을 말한다. 보통 1μm 이하의 탄소입자이다. 가스를 함유하며 주로 탄소성분과 연소물질로 구성되어 있다.
	검댕	불완전연소할 때에 생기는 유리 탄소가 응결하여 입자의 지름이 1μm 이상이 되는 입자상 물질을 말한다.
	훈연	물체의 승화, 휘발, 연소 또는 화학반응 등으로 생성된 기체가 응축할 때 형성된 0.03~0.3μm 크기의 고체입자이다.
	안개	매우 작은 물방울이 대기 중에 떠다니고 있는 현상으로 수평 시정이 1km 미만인 경우를 말한다.
	박무	엷은 안개로 시정거리 1km 이상으로, 무수히 많은 미세한 물방울이나 습한 흡습성 알갱이가 대기 중에 떠 있어서 먼 곳의 물체가 흐려 보이는 현상을 말한다. 연무보다 습도가 높고, 회색을 띠는 것이 특징이다.
	연무	시정거리 1km 이상으로, 습도가 비교적 낮을 때 대기 중에 연기 · 먼지 등 미세한 입자가 떠 있어서 공기의 색이 우윳빛으로 뿌옇게 보이는 현상을 말한다.

표 10-15 1차 오염물질의 생성 및 특징(계속)

분류		내용
가스상물질	황산화물 (SO_x)	자연에 존재하는 석탄과 석유의 연료가 연소할 때 배기가스 내에서 주로 아황산가스(SO_2), 삼산화황(SO_3) 형태가 주를 이루며 그중 아황산가스가 대부분이다. 아황산가스는 공기 중에서 삼산화황으로 산화되어 수분과 함께 황산(H_2SO_4)으로 변화되므로, 대기의 습도가 높을 때는 부식성이 높은 황산 박무를 형성하여 산성비의 원인이 된다. 산성비는 금속에 대하여 부식성이 강하며 시야의 감소와 빛의 분산, 가죽 · 종이 · 금속 · 재료의 부식, 식물의 잎에 황색이나 황갈색의 반점이 생기는 피해를 준다. 아황산가스는 호흡기질환으로는 폐기종, 기관지염 및 폐렴을 일으키며 천식까지 진전된다. 급성 피해로는 불쾌취기, 시야감축, 생리적 장애, 압박감, 기도저항 증가 현상이 나타나고, 만성 피해는 폐렴, 기관지염, 천식, 폐기종, 폐쇄성 질환 등을 유발한다.
	질소산화물 (NO_x)	질소산화물은 아황산가스 및 일산화탄소와 함께 중요시되고 있다. 석탄과 석유가 연소하는 과정에서 공기 중에 포함된 질소 및 연료 중에 함유된 질소분이 연소온도에 영향을 받아 산소와 결합하여 생성한다. 산성비 생성과 옥시던트(O_3, PAN, PBN) 생성에 주요 원인 물질이 되기도 한다. 식물보다도 사람이 피해를 받기 쉽다. 이산화질소(NO_2)는 적갈색의 자극성 기체로서 무색의 NO보다 독성이 5~7배 강하다. 이산화질소는 자동차의 가속과 고온연소 시 다량 발생하며 폭약 · 비료 · 필름의 제조 등에 사용되며 금속을 부식시킨다. 기관지염, 폐기종 및 폐렴 등 호흡기질환을 일으키며 섬유성 폐쇄성기관지염, 폐암을 일으킨다. 이산화질소는 혈색소(Hb)와 친화력이 강하며 용혈을 일으키는 것이 특이하다.
	탄화수소 (HC)	탄소와 수소의 화합물로서 자동차 같은 수송기관에서 많이 발생하며 자연계에서는 유기물질이 썩을 때, 매립장 · 쓰레기 소각 · 산불 · 소와 흰개미 등에서도 발생한다. 메탄가스가 대부분을 차지하며 자체는 인체나 동식물에 피해를 별로 주지 않는다. 주로 에탄(C_2H_6)이 대기오염의 주범이며. 옥시던트를 생성하기 때문에 문제가 된다.
	일산화탄소 (CO)	산소가 충분하지 않은 상태에서 연료가 연소되면서 생성되는 물질이다. 무색, 무미, 무취의 질식성 가스로 혈색소와의 친화력이 산소에 비해 약 210배 강하여 일산화탄소 흡입 시 산소의 공급이 차단되어 중독을 일으키게 된다.
	이산화탄소 (CO_2)	정상 대기 중의 농도는 303~320ppm이다. 실내 공기오염의 지표로 사용되며 이산화탄소는 지구의 온실효과를 유발하는 온실가스이다. 매년 약 0.7ppm 정도 증가하는 것으로 추정한다.
	암모니아 (NH_3)	무색의 자극성 기체로 유기물의 부패 시 생성된다.
	불화수소 (HF)	알루미늄 공업, 인산비료공업, 유리공업, 초자공업 등에서 발생하며 인체보다 농작물 및 식품, 가축에 피해가 더 크다.

■ 입자상 물질(부유물질: particulate matter)

대기 속에 미세한 고체나 액체 등이 분산되어 있는 것으로 0.01~100μm 이상의 입자이다. 우리나라에서는 주로 부유물질이라는 용어로, 서양에서는 에어로졸로

부르고 있다. 입자상 오염물질은 대기오염물질 총량의 10% 정도를 차지하며, 먼지, 연기, 안개, 스모그 등의 상태로 존재한다. 이러한 입자상태의 오염물질은 불완전연소 과정, 기계적 분쇄 과정, 응축 및 화학적 과정을 통하여 생성된다. 인간의 건강, 재산, 가시거리에 직·간접적 영향을 준다.

- 먼지: 대기 중에 떠다니거나 흩날려 내려오는 입자상 물질을 말한다. 분쇄, 폭파 등 물질이 분괴될 때 생성되는 1μm 이상의 고체입자이다.
- 분진: 강하분진과 부유분진으로 분류되며 부유분진은 겨울에 가장 많고 출퇴근 시간에 가장 많다.
- 연기(smoke): 연료가 연소할 때 공기의 부족으로 생성된다. 보통 1μm 이하의 탄소입자이다.
- 훈연(fume): 물체의 승화, 휘발, 연소 또는 화학반응 등으로 생성된 기체가 응축할 때 형성된 0.03~0.3μm 크기의 고체입자이다. 예를 들면 아연과 납산화물의 훈연은 고온에서 휘발된 금속의 산화와 응축과정에서 생성된다.
- 안개(fog): 매우 작은 물방울이 대기 중에 떠다니고 있는 현상으로 수평 시정이 1km 미만인 경우를 말한다.
- 박무(mist): 엷은 안개로 시정거리 1km 이상으로, 무수히 많은 미세한 물방울이나 습한 흡습성 알갱이가 대기 중에 떠 있어서 먼 곳의 물체가 흐려 보이는 현상을 말한다. 연무보다 습도가 높고, 회색을 띠는 것이 특징이다.
- 연무(haze): 시정거리 1km 이상으로, 습도가 비교적 낮을 때 대기 중에 연기·먼지 등 미세한 입자가 떠 있어서 공기의 색이 우윳빛으로 부옇게 보이는 현상을 말한다.

가스상 물질

액체나 고체물질이 기화하여 증기상태로 된 경우 또는 물질의 연소, 합성, 분해시 발생한다. 즉 가스상 오염물질은 가스 자체에 오염물질이 포함되어 있는 경우이다. 대표적인 것에는 환경기준이 설정되어 있는 아황산가스·질소산화물·일산화탄소·옥시던트 등이 있다. 이 밖에도 중금속의 증기, 솔벤트, 악취물질, 다이옥신 등이 포함된다.

주로 인간의 건강이나 동·식물의 생육에 영향을 미치며, 건물·장치·문화재를 부식시켜 인간에게 재산상 손해를 끼치는 오염물질을 말한다.

- 아황산가스(SO_2)

  자연에 존재하는 석탄과 석유류는 모두 0.1~0.5% 이상의 유황을 함유하며 이들 연료가 연소할 때 아황산가스(SO_2), 삼산화황(SO_3) 등의 황산화물(SO_x:

Sulfur Oxides)이 생성된다. 총 배출량의 80%는 연기로 배출되며 나머지 20%는 재와 함께 황산염으로 배출된다. 배기가스 내에서 주로 아황산가스와 삼산화황 형태가 주를 이루나 아황산가스가 대부분이다.

아황산가스는 무수아황산, 이산화황이라고도 하며 불쾌한 자극취가 있는 무색의 불연성 기체로서 공기 중에서 시간당 약 0.1~0.2%씩 태양광선에 의해 산화된다. 공기 중에 질소산화물(NO_x)이 존재할 경우, 산화율은 약 10배 정도 증가하게 되며 수분과 함께 황산(H_2SO_4)으로 쉽게 변화한다. 대기에 안개가 끼었거나 습도가 높을 때 부식성이 높은 황산 박무를 형성하여 산성비의 원인이 된다. 산성비는 금속에 대하여 부식성이 강하며 시야의 감소와 빛의 분산, 가죽 · 종이 · 금속 · 재료의 부식, 식물의 잎맥 사이의 표백과 백화현상을 일으키며 잎에 황색이나 황갈색의 반점이 생기는 피해를 준다.

아황산가스의 사용 용도는 농업용 훈증제, 살균 · 살충제, 과일 및 야채의 부패를 방지하기 위한 보존제, 표백제, 펄프공업, 광유의 정제(방향족 성분의 용제추출), 각종 아황산염과 화학약품의 제조 등이다.

아황산가스가 인체에 미치는 영향은 그 농도와 노출시간이 문제된다. 아황산가스는 고농도일수록 비강 또는 인후에서 많이 흡수되며, 저농도인 경우에는 극히 저율로 흡수된다고 한다. 고농도일수록 기관까지 도달하는 양이 많고 비강과 인후에 미치는 피해가 크다. 또한 호흡을 빨리하면 할수록 많이 도달한다. 눈에도 자극을 주어 안질환을 일으키며, 급성 피해로는 불쾌취기, 시야방해, 생리적 장애, 압박감, 기도저항 증가 현상이 나타나고, 만성피해로는 폐기종, 기관지염, 폐쇄성 질환 및 폐렴을 일으키며 천식으로까지 진전된다.

- 황화수소(H_2S)

맹독성 물질로 계란 썩는 냄새를 낸다. 황산화물 중 자연계에 84% 존재한다. 일반적으로는 황화수소가 연소되어 아황산가스로 쉽게 변하기 때문에 연소과정 중 황화수소는 거의 배출되지 않는다. 석유정유공장, 동물처리공장, 황산염 사용공장, 비스코스공장 및 고무제품공장 등에서 배출된다. 금속의 표면에 검은 피막을 형성하여 외관상 피해를 주며 페인트 · 도료 등을 변색시킨다.

- 이산화질소(NO_2)

질소산화물은 아황산가스 및 일산화탄소와 함께 중요시되고 있다. 석탄과 석유가 연소하는 과정에서 공기 중에 포함된 질소 및 연료 중에 함유된 질소분이 연소온도에 영향을 받아 산소와 결합하여 여러 가지 질소산화물(NO_2, NO, N_2O, N_2O_3, N_2O_4, N_2O_5)을 생성한다. 질소산화물은 산성비 생성과 옥시던트

생성에 주요 원인 물질이 되기도 한다. 식물보다도 사람이 피해를 받기 쉽다.

질소산화물은 연소온도가 높을수록 많이 생성되며, 이산화질소는 대기오염에 제일 많은 영향을 주며 연소과정에서 배출된 일산화질소(NO)가 증기 중에서 산화하여 생성되기도 한다.

이산화질소는 온도에 따라 변화가 심하여 온도가 20℃ 이하가 되면 무색기체인 사산화이질소(N_2O_4)가 되고, 온도가 20℃ 이상이 되면 무색기체인 일산화질소로 분해되기도 한다.

일산화질소는 무색, 무취의 기체이며 이산화질소는 적갈색의 자극성 기체로서 무색의 일산화질소보다 독성이 5~7배 강하다. 이산화질소, 일산화질소 모두 대기 중 고농도로 존재할 경우 단독으로 독성을 가진다.

이산화질소는 자동차의 가속과 고온연소 시 다량 발생하며 폭약, 비료, 필름의 제조 등에 사용되며 금속을 부식시킨다.

이산화질소는 그 자체가 직접적으로 눈에 대한 자극이 없다는 것을 제외하고는 아황산가스의 피해와 거의 비슷한 호흡기 질환, 즉 기관지염, 폐기종 및 폐렴 등을 일으키며 섬유성 폐쇄성기관지염, 폐암을 일으킨다. 이산화질소는 혈색소(Hb)과 결합하여 메트헤모글로빈(metHb) 혈증을 유발하고 용혈을 일으키는 것이 특이하다.

- 아산화질소(N_2O)

약간 달콤한 냄새를 가진 공기보다 무거운 무색의 불활성 기체로 흡입 시 웃음을 일으키고 기분을 좋게 해준다고 알려진 웃음가스이다. 치과에서 마취제로도 사용한다. 아산화질소는 체내에서 분해되지 않고 폐를 통해서 배출된다. 대기에서 매우 안정되며 체류시간이 20~100년이어서 온실가스로 주목받고 있다. 성층권의 오존(O_3)을 분해하는 물질로 알려져 있다.

- 탄화수소(HC)

탄소와 수소의 화합물로서 자동차 같은 수송기관에서 많이 발생한다. 자연계에서는 유기물질이 썩을 때, 매립장, 쓰레기 소각, 산불, 소와 흰개미 등에서도 발생한다. 메탄가스가 대부분을 차지하며 자체로서는 인체나 동 · 식물에 피해를 별로 주지 않는다. 그러나 대기 중에서 산소, 질소, 염소 및 황과 반응하여 여러 종류의 탄화수소 유도체를 생성한다. 주로 에탄(C_2H_6)이 대기오염의 주범이다. 탄화수소는 이산화질소와 반응하여 자외선을 받으면 광화학적 작용을 일으켜 산성이 강한 2차 오염물질인 옥시던트를 생성하기 때문에 문제가 되고 있다.

- 일산화탄소(CO)

  일산화탄소는 산소가 충분하지 않은 상태에서 연료가 연소되면서 생성되는 물질이다. 무색, 무미, 무취의 질식성 가스로 Hb과의 친화력이 산소에 비해 약 210배 강하여 일산화탄소 흡입 시 산소의 공급이 차단되어 중독을 일으키게 된다. 연탄가스 중독의 원인이다.

- 이산화탄소(CO_2)

  정상 대기 중의 농도는 303~320ppm이다. 실내 공기오염의 지표로 사용되며 이산화탄소는 지구의 온실효과를 유발하는 온실가스이다. 매년 약 0.7ppm 정도 증가하는 것으로 추정한다.

  – ppm(parts per million): 무게기준으로 1g/1백만이다.

- 암모니아(NH_3)

  무색의 자극성 기체로 유기물의 부패 시 생성된다.

- 불화수소(HF)

  알루미늄공업, 인산비료공업, 유리공업 등에서 발생하며 인체보다 농작물 및 식품, 가축에 피해가 더 크다. 불화수소, 불소(F)등은 농작물의 잎을 고사시키고 성장을 지연시킨다.

② 2차 오염물질

대기 중에 방출된 1차 오염물질, 즉 질소산화물과 탄화수소가 대기 중에서 자외선의 영향을 받아 광화학 반응에 의하여 생성한 물질을 말한다. 2차 오염물질은 염화니트로실(NOCL) 과산화수소(H_2O_2), 아크로레인(CH_2CHCHO), PAN(peroxyacetylnitrate: 과산화아세틸질산염), 오존 등으로 코 · 눈 · 점막 등을 자극하는 광화학스모그를 발생시킨다. 2차 오염물질 중 강산성 물질을 옥시던트라고 하며 오존, PAN, PBN (peroxybenzoylnitrate)이 해당되며 주로 태양광선이 있는 낮에 증가한다. PAN은 잎의 하단이 청동색으로 변하게 하며, 생육을 지연시킨다.

- 오존(O_3)

  오존은 3개의 산소원자가 결합하여 대기 중에서 가스로 존재하는 무색의 물질로서, 자극적인 냄새가 있으며, 공기보다 약간 무거우나 물에는 잘 녹지 않는다. 오존은 대기 중에서 자연적으로 발생하거나 주로 자동차 배기가스에 의해 이차적으로 발생한다. 오존 발생의 원인인 질소산화물의 54%, 탄화수소 97%가 자동차에서 배출된다. 햇빛이 많이 쬐이는 여름철 오후 2~3시 사이에 많이 발생하며, 도시지역이 높은 오존농도를 나타내는 경향이 있으나 질소산화물이 바람에 의해 수백 마일 이동하여 도시 외의 지역에서도 높은 오존 농도가 나타날 수 있다.

오존의 80% 정도는 지상 약 10~35km 높이인 성층권에 분포하여 오존층을 형성하며, 10%는 지상 35km 이상의 높이에, 그리고 나머지는 10km 이하에 분포한다.

대기 중 오존농도는 산업혁명 이전에 10ppb이었으나, 현재는 약 40ppb를 유지하고 있다.

– ppb(parts per billion): 무게기준으로 1g/10억이다.

- 오존이 인체에 미치는 영향

  오존은 기체이므로 인체가 오존에 노출될 수 있는 경로는 피부, 인후, 폐이다. 오존이 비록 낮은 농도일지라도 흡입하게 되면 일차적으로 영향을 받는 기관이 호흡기이며, 가슴통증, 기침, 메스꺼움, 인후자극, 충혈 같은 다양한 건강문제를 야기한다. 특히 오존에 반복적으로 노출되면 폐에 비가역적 손상이 초래될 수 있다. 또한 기관지염 · 심장병 · 폐기종 · 천식을 악화시킬 수 있고, 폐용량을 감소시킬 수 있다. 오존에 발암성이 있는가의 여부는 아직 실험적으로는 증명되지 않았으나, 일반적으로 대기오염이 심한 지역에서는 폐암 발병률이 높다.

- 오존에 의한 피해를 줄일 수 있는 방안
  - 자동차 배기가스의 규제기준 강화: 자동차 배기가스의 규제기준을 강화하여 오존의 농도가 높은 상황에 노출되지 않도록 주의해야 한다.
  - 외출 금지: 일반적으로 오존은 태양빛이 강하고, 공기의 이동이 적을 때 많이 발생하므로 여름철이나 정오를 전후하여 태양빛이 강할 때에 어린이나 노약자는 외출을 삼가는 것이 좋다. 특히 오존 경보가 내려진 상황에서는 밖에서 일을 하거나 운동하는 사람도 실외활동을 피해야 한다.
  - 비타민 C와 E 섭취: 비타민 C와 E를 충분히 섭취함으로써 오존에 의한 조직손상을 어느 정도 막을 수 있다. 비타민의 예방효과는 성인보다는 폐의 발육이 진행 중인 어린이에서 더욱 효과적인 것으로 알려져 있다.
  - 대기오염 정화식물의 식재: 식물의 대기오염물질 정화기능을 이용하여 대표적인 오존 생성 전구물질의 하나인 질소산화물을 많이 흡수할 수 있는 식물을 식재함으로써 오존생성 자체를 줄일 수 있다. 현재 전국적으로 많이 식재되어 있는 은행나무는 오존에 대한 내성도 높을 뿐만 아니라 이산화질소의 흡수량도 많아 오존 농도가 높은 도로변에 심기에 적절한 나무이며, 남부지방의 경우 녹나무도 적절하다.

5) 대기오염의 역사적 사건

(1) 뮤즈계곡 사건

- 발생시기와 장소: 1930년 12월 벨기에 뮤즈계곡
- 환경: 분지, 고기압, 무풍상태, 기온역전 등 비정상적인 기상상태가 약 3일간 지속되고 연무가 발생하였다. 계곡에는 24km에 걸쳐 용광로, 화력발전소, 유리공장, 아연제련소, 황산공장, 비료공장 등이 가동 중이었다.
- 피해: 약 60여 명이 사망하고 전 연령층에 걸쳐서 호흡기 및 자극증상환자 수천 명이 발생하였다. 주증상은 해소와 호흡곤란이었으며 사망자는 대부분 만성폐질환 환자였다. 이외 가축, 식물과 재산상의 피해가 일어났다.
- 원인물질: 각종 공장에서 발생되는 아황산가스, 황산박무, 불소화합물, 일산화탄소, 질소화합물, 금속화합물 및 분진 등 미세입자가 원인물질이다.

(2) 요코하마 사건

- 발생시기와 장소: 1946년 일본 요코하마
- 환경: 무풍상태의 공업지대였고 농연무가 발생하였다.
- 피해: 이 지역에 근무하는 미군 및 지역주민에게 천식이 발생하였다.
- 원인물질: 원인불명이나 요코하마 공업지대에서 발생한 대기오염으로 추정하고 있다.

(3) 도노라 사건

- 발생시기와 장소: 1948년 1월 미국 펜실베니아주의 공업도시
- 환경: 분지, 고기압, 무풍상태, 기온역전 등 비정상적인 기상상태가 약 4일간 지속되었으며 연무가 발생하였다. 공장지역으로서 철공장, 전선공장, 아연공장, 황산공장이 밀집되어 있었다.
- 피해: 인구 14,000명 중 중증 11%, 중등증 17%, 경증 15%로서 전 인구의 43%가 피해를 입었고, 17명이 사망하였다. 사망자는 전부 노인이었으며, 이 중 13명은 심장병 또는 호흡기질환의 질병을 가지고 있었다. 주증상은 해소, 호흡곤란, 흉부협착감이며, 평소 동일 기간 중의 사망자는 불과 2명이었다.
- 원인물질: 각종 공장에서 발생하는 황산암모늄, 질소산화물, 아황산가스 및 황산 미세먼지가 혼합된 연무질이 원인이었다. 이때 아황산가스의 농도는 0.32~0.39ppm이었다.

(4) 포자리카 사건

- 발생시기와 장소: 1950년 11월 멕시코 포자리카
- 환경: 황산공장에서 일어난 사고로 황화수소가 다량 배출되었고, 분진과 역전현상이 발생하였다.
- 피해: 황화수소의 누출로 인구 22,000명 중 320명이 급성중독에 걸려 22명이 사망, 주증상은 해소, 호흡 곤란, 점막자극 등이 나타났다.
- 원인물질: 황화수소

(5) 런던 스모그 사건

- 발생시기와 장소: 영국 런던에서 1952년 12월, 1880년, 1892년, 1948년에도 발생하였으나 1952년 살인적 스모그 사건이 발생하였다.
- 환경: 하천유영 평지 무풍상태, 기온역전 등 비정상적인 기상상태가 약 5일간 지속되었으며 연무가 발생하고 온도는 약 10℃, 습도 90% 이상의 저온다습 현상과 안개, 인구조밀, 짙은 연무형 스모그가 발생하였다.
- 피해: 3주간 4,000명 사망하고 그 후 2개월에 걸쳐서 8,000명이 사망하였다. 전 연령층에 걸쳐 심폐증 환자가 발생하였고, 특히 45세 이상은 중증환자가 발생하였다. 사망자 대부분은 만성기관지염, 천식, 기관확장증, 폐섬유증 환자였다.
- 원인물질: 석탄연소 시 발생하는 아황산가스, 에어로졸, 분진 중 60%가 아황산가스로 아황산가스와 분진이 안개와 결합하여 발생하였다. 대기 중 아황산가스의 농도는 최고 0.7~1.3ppm이었다.

(6) 욧가이치 천식 사건

- 발생시기와 장소: 1962년~1963년 일본 욧가이치.
- 환경: 정유공장, 석유화학공장이 밀집된 곳에서 발생하였다.
- 피해: 1962~1964년 사이 총 1,231명에게서 천식이 발생하였고, 80여 명이 사망하였으며, 주증상은 악취, 기침, 천식, 만성기관지염이었다.
- 원인물질: 이산화황, 이산화질소, 포름알데히드 등 대기 중 아황산가스의 농도는 최고 1ppm으로 환경기준(1시간 평균치 0.1ppm 이하)의 10배로서 오염이 안 된 지역보다 8배 이상 높은 수치였다.

(7) 로스앤젤레스 스모그 사건

- **발생시기와 장소**: 1954년, 1955년, 1979년 미국 캘리포니아주 로스앤젤레스
- **환경**: 해안분지, 안개와 기온역전, 백색연무 발생, 인구증가로 인한 자동차 수의 증가 추세가 나타나고 있었다.
- **피해**: 스모그에 의한 눈 · 코 · 기도 · 폐 등의 점막자극과 고무제품 균열, 건축물 손상 등이 있었다.
- **원인물질**: 자동차 배기 등 석유계 연료에 의해서 일산화탄소, 아황산가스, 삼산화황, 이산화질소, 오존, 탄화수소, aldehyde, PAN(RCO_3NO_2), acroleine, formaldehyde, PBN 등 특히 황산화물과 탄화수소가 자외선과 반응하여 광화학 스모그를 형성하였다.

(8) 보팔 사건

- **발생시기와 장소**: 1984년 인도 중부 보팔
- **환경**: 미국의 다국적 기업인 유니온 카바이트회사의 살충제 공장에서 메틸이소시안(MIT, CH_3CNO)의 유독가스가 1시간 동안 누출되었다. 이 가스는 주로 면역기능장애와 기계 독성을 유발하였다.
- **피해**: 주민 70만 명 중 20만 명이 가스를 흡입하여 2,800여 명의 인근 주민이 사망하였고 2만 명 이상이 응급치료를 받았으며, 생존자도 대부분이 실명이나 호흡기장애, 중추신경계와 면역체계의 이상을 경험하였다.

  주증상은 심한 기침, 호흡곤란, 구토, 눈의 충혈, 폐의 팽창 등이 있었으며, 가축의 떼죽음으로 막대한 재산피해가 발생하였다.
- **원인물질**: MIT(CH_3CNO)의 유독가스가 주 원인물질이었다.

(9) 체르노빌 원자로 폭발사건

- **발생시기와 장소**: 1986년 4월 구 소련 체르노빌 원자력 발전소
- **환경**: 원자로의 멜트다운에 의해 방사성 물질이 유출되어 대기 중에 방사성 원료의 증발이 일어났다. 멜트다운이란 평소 1,090℃이던 원자로의 핵심부 온도가 2,200~2,766℃까지 올라가면서 원자로의 봉인된 보호용기가 녹아 원자로의 핵심부가 녹는 현상을 뜻한다.
- **피해**: 세계 최대의 원전사고로 수천 명이 희생되었고, 오염된 채소는 폐기처분되었으며 기형아를 출산하고 40만 명의 난민이 발생하였다. 이때 누출된 방사능 물질

은 구 소련지역에 가장 큰 피해를 주었으나, 기상현상에 따라 계속 이동함으로써 인근 국가인 독일 남부, 그리스, 스칸디나비아 국가와 영국 등의 채소, 과일, 낙농제품 등에서도 방사능 물질이 검출되었다. 이는 지구상에 계속 잔류하게 될 것이므로 장래에 수천 내지 수백만 명의 백혈병 및 암환자가 발생할 것으로 전문가들이 경고하였다.

- 원인물질: 방사성 물질

표 10-16 대기오염 주요 사건

사건	환경	피해	원인
뮤즈계곡 (1930. 12)	곡지, 무풍상태, 저온, 기온역전, 연무발생 공장지대(철, 금속초자, 아연)	60명 사망, 6,000명 이환, 전연령층의 급성 호흡 자극(폐의 염증성 장해 등)	아황산가스, 불소화합물, 일산화탄소, 분진 SO2: 10~38ppm(3일 이상)
요코하마 (1946)	미풍, 비교적 높은 오염, 구릉지 도시 · 공장	천식증상	대기오염물질(불명)
노도라 (1948)	곡지, 무풍상태, 저온, 기온역전, 연무발생 공장지대(철, 황산, 아연)	인구 14,000명 중 환자 6,000명 발생, 전 연령층 폐자극, 20명 사망(폐 염증성 장해)	아황산가스, 기타 황산 SO2: 0.5~2.0ppm(5일간)
포자리카 (1950. 11)	안개, 낮은 역전층, 도시오염, 자동차 공장	22명 사망, 32명 입원, 호흡곤란, 점막자극, 기침	황화수소(20~25분)
런던 스모그 (1952. 12)	하천 평지, 무풍상태, 기온역전, 습도 90%, 한랭	2주간 4,000명 이상 사망, 환자 수 불명, 그 후 2개월 이내 8,000명 사망	아황산가스, 분진 SO2: 최고 0.7ppm TSP: 10.5ug/m2(5일간)
욧가이치 천식 (1962~1963)	해안 평지, 석유화학공장군	기침, 천식, 만성 기관지염, 기관지 천식 등 환자 982명, 사망 80명	SO2, NO2, 포름알데히드
로스앤젤레스 (1954, 1955, 1979)	해안분지, 1년을 통해 해양성 기후, 기온역전이 거의 매일 발생, 급격한 인구증가, 자동차 수 증가, 석유계 연료소비 증가	눈, 코, 기도, 폐 등 점막의 지속적 반복성 자극, 일상생활의 불쾌감, 가축, 식물, 과실의 손해, 고무제품, 건조물의 손해	석유계 연료에서 유래, SO2, SO3, NO2, 알데히드 케톤, 산, 아크롤레인포름알데히드, 오존, 니트로올레핀 등
보팔 (1984)	미국 Union Carbide 공장, 무풍, 지면 먼지, 심야기온 15.5℃	폐수종, 실명, 기침, 호흡곤란, 사망 약 4,000명, 입원 200,000명	Methyl Isocyante(MIC), 카바메이트계 살충제, 포스겐가스
체르노빌 원자로 폭발 (1986. 4)	방사성 물질 유출로 대기 중 방사성 원료 증발	사상자 수천 명, 기형아 출산 증가, 40만 명 난민 발생, 인근 국가에서도 방사능 물질 검출	방사성 물질

표 10-16 대기오염 주요 사건(계속)

사건	환경	피해	원인
뉴욕 (1953, 1963, 1966)	지상 부근의 역전층, 도시 오염, 자동차 공장	사망자 165명 상기도, 심장장해 사망자 200명 사망자 160명(3일간)	SO2: 0.86ppm(4시간)
뉴올리언즈 (1955)	하구삼각주, 미풍, 시내의 집중된 발생원	1일 입원 환자 25명에 비해 200명 천식	대기오염물질(불명)

6) 대기오염이 기상에 미치는 영향

(1) 기온역전

고도가 증가함에 따라 기온이 상승하는 현상이다. 이런 현상은 고도에 따라 기온이 하강하는 대류권에서의 정상적인 기온분포와는 반대이다. 대류권에서는 건조공기의 경우 100m 상승하면 기온이 0.56℃ 하강한다. 그러나 고도가 상승되어도 기온이 상승하여 상부의 기온이 하부기온보다 높아 공기의 수직 확산이 일어나지 않는 현상을 기온역전(temperature inversion)이라 한다. 이 상태가 되면 자동차나 공장굴뚝에서 발생한 대기하층에 있는 대기오염물질은 공기의 상승운동이 제한되고 계속 축적되므로 바람직하지 않다. 과거 대기오염 사건은 거의 역전상태에서 발생되었다.

기온역전은 일반적으로 복사성 역전, 침강성 역전, 난류성 역전, 전선성 역전의 네가지로 구분된다. 이 중 대기오염 사건과 관련있는 것은 복사성 역전과 침강성 역전이다.

① 복사성 역전

복사성 역전은 지표 가까이서 발생하므로 접지성 역전, 지표성 역전 또는 방사성 역전이라고도 하며, 지표 200m 이하에서 발생하고 아침 햇빛이 비치면 쉽게 파괴된다. 낮 동안에 태양복사열에 의해 지표의 온도는 높아지나, 밤엔 지표의 온도가 낮아지므로 자정부터 새벽에 잘 일어난다. 특히 낮 동안은 바람이 적고 구름이 없는 맑은 기후이며, 밤엔 습도가 낮아 지표면이 쉽게 냉각되어 결국 대기층 온도가 지표면 온도보다 높아 공기의 수직 확산이 일어나지 않는 역전이다. 이때 안개가 발생하기 쉬운데, 런던 스모그 사건이 이에 해당된다.

복사성 역전은 지형의 영향을 크게 받는다. 지표면에 기복이 있거나 구릉이 존재하면 지표면의 높은 곳에서 형성된 차가운 공기가 골짜기 쪽으로 이동함으로써 저지대에서는 크고 두꺼운 역전층이 형성되고, 고지대에는 역전층이 거의 생기지 않는다. 뮤즈 계곡 사건이 이에 해당된다.

② 침강성 역전

침강성 역전은 공기층 전체가 하강할 때 형성된다. 침강하는 공기는 압력의 증가 때문에 압축되어 공기층의 하부보다 상부가 더 많이 침강하게 된다. 결과적으로 압축에 의한 열은 하부보다 상부가 훨씬 커지게 된다. 결국 역전층의 상부는 하부보다 온도가 높아져서 기온역전이 발생한다. 겨울철에 대륙의 북부나 아열대의 바다 위에는 커다란 고기압의 중심부가 놓이는 경우가 많아 역전층의 하강이 발생하여 침강성 역전이 발달한다. 침강성 역전은 보통 1,000m 내외의 고도에서 발생하며 역전층의 두께는 약 600m에 이른다. LA 스모그 사건이 이에 해당한다.

(2) 열섬현상

열섬현상(heat island effect)이란 도심의 온도가 대기오염이나 인공열 등의 영향으로 주변지역보다 높게 나타나는 현상을 말한다.

도심과 주변지역의 온도를 연결하는 등온선을 그릴 경우, 섬의 등고선과 비슷하게 나타난다고 해서 도심의 고온부를 '열섬'이라 부른다. 열섬에 의해 마치 도시 전체가 비닐하우스에 둘러싸인 것 같은 온실효과가 나타난다.

열섬이 생기는 가장 큰 원인은 공장의 매연, 자동차 배기가스, 냉 · 난방기기 가동에 의한 인공열의 발산이다. 그 밖에도 아스팔트나 콘크리트 면적 확대로 인한 지표면의 보온효과, 녹지면적 축소 등을 원인으로 볼 수 있다.

열섬현상은 고기압의 영향으로 하늘이 맑고 바람이 약할 때 주로 발생하며, 계절적으로는 여름보다 겨울에 뚜렷하고 낮보다 밤에 심하게 나타난다. 열섬으로 인해 도심 상공에는 오염물질이 흩어지지 않고 머물게 되는데 이것을 먼지 돔이라 한다. 여름철에는 열섬현상이 반복되면서 해가 진 뒤에도 대기온도가 떨어지지 않는 열대야 현상이 나타난다. 열섬을 방지하기 위해서는 냉 · 난방연료 및 자동차의 사용을 줄이고 도심에 공원 · 녹지 등을 충분하게 조성해야 한다.

(3) 온실효과

온실효과(green house effect)란 대기 중의 수증기와 이산화탄소 등이 온실의 유리처럼 작용하여 지구 표면의 온도를 높게 유지하는 효과를 말한다. 대기는 태양에서 복사되는 단파장을 거의 통과시켜 지표면까지 도달하게 하지만, 지표면에서 방출되는 복사는 파장이 길기 때문에 대기 중의 수증기 · 이산화탄소 · 오존 등에 대부분 흡수되거나 다시 열로 변화되어 지표면으로 방출된다. 이 결과, 지표면과 하층대기에는 온도의 상승이 나타나게 된다. 이 효과를 온실효과라고 하며, 이 가스를 온실가스라고 부른다.

이와 같은 온실효과가 없다면 지상의 온도는 현재보다 낮아져서 −20℃ 정도까지 떨어질 것이다. 현재 지구의 평균 지상기온은 15℃로 인간과 생물이 생활하기에 적당한 환경이다. 오늘날에는 화석연료의 사용 증가, 수림 벌채의 증가, 농업 · 공업 등 각종 산업 활동의 확대, 프레온 가스의 사용 등으로 대기 중에 온실가스가 급격히 증가되었다. 이 추세로 가면 온실효과가 더욱 심화되어 지구의 온도가 상승하면서 빙하와 빙산이 녹아내리고 해수면이 상승하는 등 지구온난화로 인해 환경에 커다란 변화가 일어날 것으로 예상된다. 온실효과에 의한 지구기온의 상승은 해수면의 온도를 상승시켜 나타나는 엘니뇨현상 등을 일으키는 것으로 알려져 있다. 뿐만 아니라 오늘날의 기상이변 등의 원인도 온실효과에 의한 지구온난화에서 찾는다.

온실가스란 적외선 복사열을 흡수하거나 다시 방출하여 온실효과를 유발하는 대기 중의 주요 가스를 말한다. 수증기 · 이산화탄소 · 아산화질소 · 메탄 및 오존 등이다. 대기 중에는 '몬트리올 의정서'의 규제를 받는 '할로카본'이나 '염소' 및 '브롬'을 함유하는 물질처럼 순전히 인간에 의해 만들어진 수많은 온실가스도 있다. 지구의 온실효과에 미치는 영향을 이산화탄소가 50%, 메탄가스가 20%, 염화불화탄소(CFC)가 15%, 일산화탄소가 10%, 기타가 5% 정도의 비중인 것으로 알려져 있다.

(4) 지구온난화

지구온난화(global warming)는 지구 표면의 평균온도가 상승하는 현상으로 기온이 올라감에 따라 발생하는 문제를 포함한다. 1972년 로마클럽 보고서에서 처음 공식적으로 지적되었다. 이후 1985년 WMO와 UNEP가 이산화탄소가 온난화의 주범임을 공식적으로 선언하였다. 온실효과를 일으키는 온실가스가 온난화 현상의 가장 중요한 원인이다.

기후변화협약은 지구의 온난화를 규제 · 방지하기 위한 국제협약으로, 리우환경협약이라고도 한다. 이 협약에서 제시한 지구온난화 방지를 위한 규제대상 물질은 이산화탄소를 비롯한 탄산, 메탄가스, 프레온가스 등이 대표적이다.

지구의 연평균기온은 원래 400년에서 500년 정도를 주기로 약 1.5℃ 정도의 범위에서 계속 변화한다. 15세기에서 19세기까지는 비교적 기온이 낮은 시기였으며, 20세기에 들어서는 계속 기온이 오르는 추세이기 때문에 어떤 면에서는 기온 상승이 자연스러운 현상일 수도 있다. 하지만 대기 중의 이산화탄소 양은 1800년대에는 280ppm이었으나 1958년에는 315ppm, 2000년에는 367ppm으로 계속 증가하고 있으며 다른 온실가스도 증가하고 있다.

기후변화에 관한 정부간 패널(IPCC)의 연구에 따르면 1990년부터 2100년까지는 지구의 기온이 1.4℃에서 5.8℃까지 오를 가능성이 있으며, 이에 따른 해수면 상승과 홍수나 가뭄, 각종 기상이변이 예측되고 규모 또한 커질 것으로 예측하고 있다. 2000년 7월 NASA는 지구온난화로 그린란드의 빙하가 녹아내려 지난 100년 동안 해수면이 약 23cm

상승하였다고 발표하였다. 그린란드의 빙하 두께는 매년 2m씩 얇아지고 있으며 이로 인해 1년에 500억 톤 이상의 물이 바다로 흘러들어 해수면이 0.13mm씩 상승하고 있다.

(5) 우산효과

대기 중에 부유하는 미립자(에어로졸)가 햇빛을 가로막아 지구상의 기온 상승을 방해하는 작용을 말한다. 에어로졸과 우산이 비슷한 역할을 하고 있다는 데서 비롯된 말이다. 양산효과 또는 차폐효과라고도 한다.

(6) 산성비

대기 중에는 탄산가스가 보통 0.033% 존재하고 있으며, 비가 올 때는 탄산가스가 빗물에 용해되어 탄산을 형성하여 수소이온농도지수(pH)가 5.6 정도 된다. 그러나 아황산가스나 이산화질소에 오염된 빗물은 황산과 질산을 형성하여 pH 5.6 이하의 더 강한 산성을 나타나게 되는데 이러한 빗물을 산성비(acid rain)라고 한다.

공장이나 자동차 배기가스에서 배출된 황산화물과 질소산화물이 대기 중 산화되어 황산과 질산으로 변환되고, 비 또는 안개의 형태로 지상에 강하하는 것이다.

$$SO_2 + O_2 \rightarrow SO_3\ SO_3 + H_2O \rightarrow H_2SO_4$$

산성비는 호수나 하천의 산성화로 인한 생태계의 교란으로 물고기의 떼죽음과 금속류 · 석조물의 부식으로 인한 문화재와 재산상 손실, 식물의 탈색과 고사 등 농작물이나 삼림에 피해를 준다.

(7) 스모그

스모그(smog)는 연기(smoke)와 안개(fog)라는 용어가 합쳐져 만들어진 말로 원래는 연기와 안개가 섞인 것을 가리키는 말이었지만, 현대에서는 대기오염물질로 하늘이 뿌옇게 보이는 현상을 부르는 말로 쓰이게 되었다.

자동차 배기가스나 화력 발전소 · 공장 등에서 나오는 대기오염물질 때문에 발생하며 대도시에서 많이 생기지만, 바람에 실려가 다른 곳에 피해를 주기도 한다.

① 런던형 스모그

유황스모그라고도 하며 공기 중에 아황산가스의 함량이 많을 때 발생한다. 주로 공장 및 빌딩의 연소시설이나 일반 가정의 난방시설 등에서 배출되는 아황산가스, 연기 등 직접 굴뚝에서 나오는 오염물질에 의하여 생긴다. 유럽과 미국 동부지역의 많은 도시에서 발생하며, 공기 중에 습기와 부유 먼지가 많을 경우 더욱 악화된다.

② LA형 스모그

광화학스모그라고 말하며 대기가 안정되어 있는 상태에서, 주로 자동차 배출가스에서 많이 나오는 질소산화물, 탄화수소 등이 축적되고 강렬한 햇빛(자외선)의 작용으로 강산성 물질인 옥시던트(오존, 알데히드, 과산화아세틸질산염)가 생기는 현상을 말한다. 대기 아래층에서 공기가 엷은 갈색을 띠면서 일어나는 광화학 반사작용에 의해 발생한다. 이 스모그는 맑은 날에도 안개가 낀 것처럼 보이는 상태이다. 이로 인해 식물이 해를 입으며 시야가 흐려지고 눈이 따갑고 눈병이 발생하고 호흡기장애가 생기게 된다. 이 중에서 문제가 되는 것은 유독성이 강한 오존가스이다.

최근 발생하는 스모그 사건들을 살펴보면 런던형과 LA형이 복합된 형태를 취하는 경우가 많다. 예를 들면 1970년 일본 도쿄의 경우, 대기 중 옥시던트 농도가 0.34ppm에 달하였으며 황산박무의 농도가 평상시의 10배 정도 되었고 부유분진도 평상시의 10배 정도인 461μm/m^3였다. 진단결과 두 가지 형태의 스모그 원인이 복합적으로 작용한 것으로 드러났다.

최근 서울에서는 겨울에는 런던형 스모그를, 여름에는 LA형 스모그가 발생되고 있는데, 낮에 근교의 산에 올라가 보면 서울의 도심을 광화학스모그가 뒤덮고 있는 모습을 확실하게 볼 수 있다.

7) 대기오염이 건강에 미치는 영향

일반적으로 오염된 대기에서 생활하면 우선 눈, 코 및 상기도 점막이 먼저 감각적인 영향을 받으며 잇따라 생리적으로 가역적인 반응이 일어난다. 호발집단은 심장질환, 호흡기계, 순환기계 질환 등을 갖고 있는 노약자와 어린이이며 오염물의 종류, 농도, 지형 및 기상조건, 개인차, 인구밀도, 생활환경과 생활조건 등 여러 가지 요인이 관계되기 때문에 원인과 결과의 관계를 밝히기는 어렵다.

(1) 대기오염 피해의 특징

① 대기오염에 의한 피해는 오염물질의 농도와 폭로시간에 비례하여 커진다.
② 단일오염물질보다 혼합오염물에 노출되면 상승작용으로 피해의 정도가 증가된다.
③ 노년층과 유아의 피해가 커진다.
④ 피해지는 주택지역보다 공장지역 주변에서 많이 발생하고 풍속이 낮고, 기온역전이 많은 날에 피해가 증가한다.

(2) 건강장애

대기오염이 일상생활에 미치는 영향을 단시일에 식별하기는 어렵다. 왜냐하면 저농도의

2개 이상의 오염물질이 서로 복합작용하거나, 장기간에 걸쳐 노출되었을 때 피해가 나타나기 때문이다. 대기오염이 인체에 미치는 장애를 세분하여 살펴보면 다음과 같다.

- 호흡기장애: 기관지염, 천식, 기도폐쇄장애, 인후염, 점막자극 및 점막세포 파괴
- 눈의 장애: 각막 및 결막의 자극, 눈 점막의 자극
- 정신적 장애: 정신 및 신경의 증상, 알레르기성 장애
- 대사장애: 혈액학적 · 세포학적 · 효소학적 변화
- 간접적 피해: 시정의 감소로 인한 자연환경 악화, 태양광선의 차단으로 인한 자외선양의 부족

(3) 건강에 영향을 미치는 오염물질

인체에 영향을 미치는 오염물질들은 다음과 같다.

- 폐자극성 물질: SO_2, NO_2, O_3, HCl, Cl_2, HN_3, Br_2
- 눈을 자극하는 물질: PAN, O_3, HCHO, SO_2, HF, NH_3, NO_2
- 질식성 오염물질: CO, H_2S, SO_2, Cl_2
- 폐섬유성 물질: 바륨, 석면, 코발트, 규산
- 발암물질: 3-4 벤조피렌, 석면, 니켈, 크롬, 비소
- 신경장애: CS_2, Pb_3, Hg, Ni, 페놀, 시안, Br_2, CO
- 신장장애: 카드뮴, 페놀
- 발암물질: 망간, 아연과 아연화합물
- 육아종을 일으키는 물질: 베릴륨
- 전신성 독물: 은, 수은, 불화물, 카드뮴, 이산화셀렌
- 알레르기성: 특히 봄철 꽃가루

(4) 초미세먼지

먼지는 입자의 크기에 따라 총먼지(total suspended particles, TSP), 지름이 10μm 이하인 미세먼지, 지름이 2.5μm 이하인 초미세먼지로 나뉜다.

이 가운데 10μm 이하의 미세먼지(PM-10)는 사람의 폐포까지 깊숙이 침투해 각종 호흡기 질환을 일으키는 직접적인 원인이 된다. 황산염, 질산염, 암모니아 등의 이온 성분과 금속화합물, 탄소화합물 등 유해물질로 이루어져 있는데, 주로 자동차 배기가스에서 발생하며 이 때문에 세계 각국에서는 10μm 이하의 먼지를 임계농도(기준)로 정해 엄격하게 규제하고 있다.

초미세먼지(PM-2.5)는 미세먼지의 4분의 1 크기밖에 되지 않는 아주 작은 먼지로, 사람의 눈에는 거의 보이지 않는다. 미세먼지와 마찬가지로 자동차나 화석연료에서 발생한다. 미세먼지보다 훨씬 작기 때문에 기도에서 걸러지지 못하고 대부분 폐포까지 침투해 심장질환과 호흡기 질병 등을 일으킨다. 특히 입자가 큰 먼지와 달리 단기간만 노출되어도 인체에 심각한 영향을 미치기 때문에, 심할 경우 조기 사망으로 이어질 수도 있다.

8) 대기오염대책

대기오염대책의 기본원칙은 인간이 생활하기에 쾌적한 환경을 만드는 것이다. 이러한 목적을 달성하기 위하여 자원의 낭비와 소각 폐기물을 줄이고 사용한 자원을 회수해 재사용하며, 연료의 절약 및 효율의 향상으로 대기오염을 줄여야 한다.

대기오염을 줄이기 위한 방안은 다음과 같다.

- 인간의 건강을 유지하고 쾌적한 환경이 유지되도록 하는 WHO의 권고기준을 적용하는 것이 바람직하다. 우리나라의 경우, 대기환경기준은 1978년 아황산가스에 대한 기준을 최초로 설정하였으며, 1983년에는 일산화탄소, 이산화질소, 총먼지, 오존 및 탄화수소, 1991년 납, 1995년 PM-10, 2010년 벤젠, 2011년 미세먼지 PM-2.5에 대한 환경기준을 추가로 설정(2015년부터 적용)하였다. 이중, 일부 항목은 환경기준을 달성함에 따라 아황산가스는 1995년, 2001년, 일산화탄소는 1995년, 미세먼지 PM-10은 2001, 2007년, 이산화질소는 2007년에 환경기준을 단계적으로 강화하였으며, 2018년 3월 미세먼지 PM-2.5 환경기준을 추가로 강화하였다(2018 환경백서).
- 대도시에서 황산화물을 저감시키기 위해서 탈황시설을 늘리며, 굴뚝을 높게 하고 저유황유를 사용하며 배연탈황설비를 개선하거나 대체하는 것이 중요하다.
- 무연탄 사용량을 감소시키는 방안이다. 무연탄을 많이 사용하는 화력발전소의 경우 열에너지를 얻기 위한 다른 방법의 모색이나 청정연료로 대체가 필요하다.
- 연료정책으로 연료사용 패턴을 조정하고 저공해 대체연료를 개발하여 보급하는 것이 시급하다. 최근 전기자동차, 하이브리드 자동차, 식물성 오일을 이용한 자동차 등을 실용화하기 위한 연구가 거듭되고 있다.
- 자동차 배출가스 규제대책을 강구해야 한다. 신규제작 자동차의 배출가스 허용기준을 강화하고 경유자동차에 대해서는 저공해 엔진을 부착하도록 유도한다. 특히 경유자동차 배출허용기준 강화로 저공해화를 촉진해야 한다.

표 10-17 대기환경 기준

항목		기준	측정방법
아황산가스		• 연간 평균치 0.02ppm 이하 • 24시간 평균치 0.05ppm 이하 • 1시간 평균치 0.15ppm 이하	자외선형광법 (Pulse U.V. Fluorescence Method)
일산화탄소		• 8시간 평균치 9ppm 이하 • 1시간 평균치 25ppm 이하	비분산적외선분석법 (Non-Dispersive Infrared Method)
이산화질소		• 연간 평균치 0.03ppm 이하 • 24시간 평균치 0.06ppm 이하 • 1시간 평균치 0.10ppm 이하	화학발광법 (Chemiluminescence Method)
미세먼지	PM-10	• 연간 평균치 50μg/m^3 이하 • 24시간 평균치 100μg/m^3 이하	베타선흡수법 (β-Ray Absorption Method)
	PM-2.5	• 연간 평균치 15μg/m^3 이하 • 24시간 평균치 35μg/m^3 이하	중량농도법 또는 이에 준하는 자동측정법
오존		• 8시간 평균치 0.06ppm 이하 • 1시간 평균치 0.1ppm 이하	자외선광도법 (U.V. Photometric Method)
납		• 연간 평균치 0.5μg/m^3 이하	원자흡광 광도법 (Atomic Absorption Spectrophotometry)
벤젠		• 연간 평균치 5μg/m^3 이하	가스크로마토그래프법 (Gas Chromatography)

※ 1. 1시간 평균치는 999천분위수의 수의 값이 그 기준을 초과해서는 안 되고, 8시간 및 24시간 평균치는 99백분위수의 수의 값이 그 기준을 초과해서는 안 된다.
2. 미세먼지(PM-10)는 입자의 크기가 10μm 이하인 먼지를 말한다.
3. 미세먼지(PM-2.5)는 입자의 크기가 2.5μm 이하인 먼지를 말한다.

출처: 환경부(2018). 2018 환경백서.

- 차량 연료첨가제를 규제해야 한다. 차량용 연료의 첨가제는 내연기관의 연소 활동을 원활히 하고 불순물의 부착 및 산화 등을 방지 · 제거하기 위하여 삽입한다. 연료첨가제는 안티녹킹제, 옥탄가 향상제, 세척제, 침착물 제거제, 산화방지제, 방부식제, 방빙제, 색소 등이 있으며 그 자체가 연료는 아니다. 특히 휘발유 연료의 첨가제 중 옥탄가 향상제인 4메틸납은 납을 첨가하기 때문에 대기오염의 원인이 된다.
- 오염대비용부담의 원칙을 적용해야 한다.

5. 물과 강

1) 물

물은 자연계에 존재하는 가장 풍부한 물질 중의 하나로 바닷물이 96.5%, 담수가 2.6%로 존재한다. 물은 지구의 온도를 일정하게 유지시켜 주는 거대한 안정제 역할을 한다. 지구가 심한 기후 변동을 겪지 않고 비교적 온화한 기후를 유지할 수 있는 것은 대기 중에 존재하는 수증기 때문이다.

인체의 70~80%가 물인 것을 감안할 때 물은 생명의 근원이자, 생명 그 자체이다. 인간은 체내 수분함량이 부족하면 신진대사에 장애가 생기고 체내에 노폐물과 독소가 축적되면서 사망에 이르게 된다. 물 없이 수명을 유지할 수 있는 기간은 약 1주일 정도(4~9일)에 불과하다. 인간은 하루에 약 2L의 물이 필요하나 목욕수, 세탁수, 화장실용 등 생활용수까지 합하면 하루에 300L 이상이 필요하다.

UN 국제인구행동연구소(PAI)는 1인당 연간 물 사용 가능량 1,000t 미만은 물 기근 국가, 1,000~1,700t은 물 부족 국가로 분류하였는데, UN은 1993년 한국을 물 부족 국가로 경고했다.

다행히 국민 1인당 하루 물사용량이 1997년 이후에는 전반적으로 감소추세에 있으나 가용 수자원 총량 자체가 부족한 점을 감안할 때 무엇보다 안정적인 물 확보와 공급은 계속하여 사회적 이슈가 될 것으로 보인다.

(1) 수자원의 종류

① 지표수

지표수란 지면을 흐르고 있는 하천이나 저수지, 호수 등에 고여 있는 물을 말한다. 하천수는 산간계곡을 흐르는 동안에 낙엽, 고목, 동물사체 등에 의해서 오염되기는 하나, 그 양이 비교적 적으므로 물이 흐르는 동안에 하천의 자정작용능력에 의해서 정화된다. 그러나 인구가 많고 공장이 많은 지역을 통과할 때는 도시하수, 공장폐수 등에 오염될 기회도 많을 뿐 아니라, 오염물질의 양이 많아져 수질이 악화된다. 우리나라는 연평균 강수량은 많으나, 장마철에 집중되어 있기 때문에 지표수가 풍부한 것은 아니다.

② 지하수

지표면에 내린 빗물은 지하로 침투하거나 땅 위를 흐르는 사이에, 일부는 증발하고 일부는 토양으로 침투하게 된다. 지하로 침투한 물을 지하수라 하는데, 지각의 윗부분인 토양층과 암석층에 보관되며 식물의 수분 공급원이 된다. 지하수는 주요 자원으로서 미래의 식수로 사용되게 될 것이다.

그러나 최근 지표수에 비해 지하수 오염이 심각한 데 그 이유는 다음과 같다.

- 산소 공급이 부족하고 적정량의 미생물 수가 부족하여 정상적인 정화작용이 일어나기 어렵다.
- 지하수 오염을 발견하고 그 오염 정도를 추정하며 인위적으로 정화시키는 것이 어렵다.
- 지하수는 매우 천천히 흐르므로(1년에 약 1.5m) 오염물질이 바다로 씻겨 내려가는 데 수십 년에서 수백 년이 걸린다.
- 마구잡이 지하수 개발로 지반이 무너질 우려가 높다.

③ 바다

바다는 지구상에서 가장 큰 수자원 저장소로 육지의 모든 담수가 최종적으로 도달하는 목적지이다. 그러나 염분농도가 높아 직접 음용수나 관개수 또는 세탁용수로 사용할 수는 없다. 그러나 과학기술의 발달로 바닷물로부터 담수를 분리하는 기술이 개발되었고, 이를 상용시키기 위한 노력이 진행중이다.

④ 빙하

빙하는 물이 고체 상태로 존재하는 것으로서 지표수를 구성하는 수자원 중 가장 많은 담수를 저장하고 있으나 이용하는 데 많은 어려움이 있다. 빙하는 남극대륙에 85%, 그린란드에 11%, 기타지역에 4%가 있다. 빙하가 전량 녹으면 해수면은 60m나 상승하여 세계의 주요 도시는 침수될 것이다.

(2) 물의 자정작용

나무에서 떨어진 열매나 낙엽은 빗물에 씻기거나 바람에 날려 개울로 운반되고, 농경지에서 흘러나온 비료나 동물의 배설물, 쓰레기 침출수 등은 빗물에 휩쓸려 개울이나 연못으로 흘러가게 되어 물이 오염된다. 그러나 오염된 물이 깨끗한 상태로 되돌아오는 것을 자정작용이라 하고, 그 능력의 크기를 자정용량이라 한다.

자정작용은 크게 물리적, 생물 · 화학적 작용이 서로 밀접하게 연관되어 이루어진다.

① 물리적 자정작용

물리적 자정작용이란 물의 희석 또는 확산, 여과, 침전 등으로 물이 정화되는 것을 말한다. 희석 또는 확산에 의한 자정작용은 상류에서 흘러 내려온 깨끗한 물에 의해 오염물질의 농도가 상대적으로 줄어드는 것으로 오염물질 총량의 변화는 없다. 여과에 의한 자정작용은 물이 하상의 모래층과 자갈층을 통과할 때 그 양에 비례해서 오염물질이 제거되는 것을 말한다. 침전에 의한 자정작용은 오염물질이 물의 아래로 침전하여 제거되기도 하지만 여과와 침전은 완전히 물 밖으로 제거되는 것이 아니라, 물에 침전 · 퇴적된 오염물질은 항상 물과 접촉하고 있는 상태이기 때문에 수질을 다시 오염시킬 잠재적인 오염원이기도 하다.

② 생물 · 화학적 자정작용

수질오염의 원인은 대부분 유기물인 경우가 많다. 유기물은 물속에 살고 있는 미생물의 작용에 의해 생물 · 화학적인 산화 및 환원으로 분해된다. 유기물이 수중에 유입되면 먼저 수중 미생물이 유기물을 영양원으로 하여 번식한다. 이때 유기물의 일부는 미생물의 세포로 변하고, 나머지는 세포합성과 생명유지를 위한 에너지를 생산하는 데 이용된다. 복잡한 유기물은 미생물에 의해 물과 이산화탄소로 대부분 분해되며, 질소를 포함한 유기물질은 질산화 과정을 거쳐 질산염 같은 안정된 무기물질로 전환된다. 생물 · 화학적 자정작용은 물의 온도나 물속에 녹아있는 산소량, 미생물의 종류 등의 영향을 받으며 충분한 시간이 필요하다.

물이 오염된다고 하더라도 자정작용에 의해 시간이 지나면 오염물질은 분해되어 없어진다. 그러나 물의 자정용량의 한계를 벗어난 과잉오염상태는 결국 자정능력을 상실하고 수질오염을 초래하며 죽은 물이 되어 인간이 사용하지 못하게 된다. 정상적인 수질로 되돌리기 위해서는 많은 시간과 비용이 들어가기 때문에 오염되기 전에 적절한 물관리가 중요하다. 오늘날 물의 자정작용이 빠른 속도로 이루어질 수 있도록 시설을 갖춘 곳이 폐수처리장이나 하수처리장이다.

2) 상 · 하수

「수도법」에 따르면 '수도'란 관로, 그 밖의 공작물을 사용하여 원수나 정수를 공급하는 시설의 전부를 말하며, 크게 세가지로 분류되어 급수인구 5,000명 이상을 상수도라 하고, 5,000명 이하 100명 이상의 수도를 간이수도라 하며, 기숙사 · 사택 등 100명 이하에 공급하는 자가용 수도를 전용수도라 한다.

(1) 상수의 생산과정

상수를 공급하기 위해서는 수량이 풍부하고 공급이 안정적이며, 수질이 양호하고 오염될 가능성이 낮은 수원을 확보하는 것이 중요하다. 좋은 수원의 선택과 유지는 상수 공급의 핵심사항이다.

일반적으로 용천수, 지하수, 산림지역에서 유출된 상류 하천수 등은 양질이며 양적으로도 안정되어 있다. 비교적 소규모의 상수공급에서는 이것들을 수원으로 할 수 있다. 그러나 대도시는 수요를 충당하기 위해 유량이 많은 하천수에 의존해야 할 경우가 많다.

상수공급을 위한 급수의 세가지 요소는 수량, 수압, 수질이다. 급수의 세가지 요소를 충족시키기 위해서는 수원에 물을 모아 도시까지 운반하여 집집마다 급수하는 시스템과 수질의 양호성을 보존하는 시스템이 요구된다.

상수도 생산과정은 취수탑에서 펌프를 통해 퍼올린 물을 침사지, 약품투입, 침전지, 여과지, 염소소독을 한 후 정수지, 배수지를 거쳐 각 가정으로 공급하는 것이다(그림 10-6).

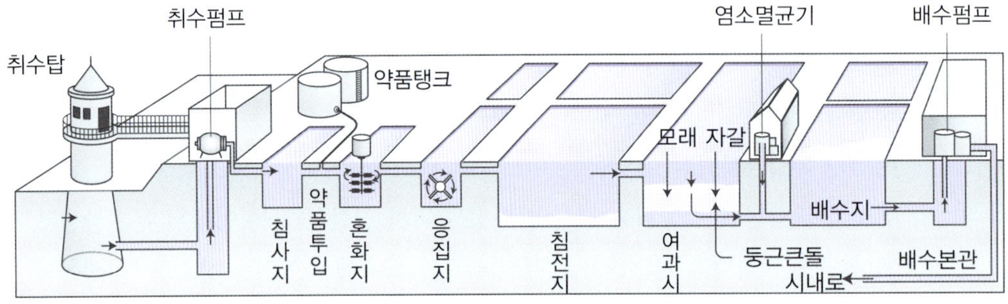

그림 10-6 상수의 생산과정(정수장의 구조)

① 취수탑

펌프를 이용하여 수원으로부터 상수도의 원수를 퍼올리기 위한 시설로 원수에 포함되어 있는 나뭇잎, 플라스틱, 종이, 비닐 등 비교적 큰 협잡물을 제거하기 위해 스크린을 설치한다.

② 침사지

정수장에서 물리적 작용에 의해 물을 정화시키는 과정이다. 원수에 함유된 비교적 비중이 큰 모래, 자갈, 흙 등은 물의 움직임을 줄여 가라앉히고 비중이 작아 물에 뜨는 고체 부유물은 밴드스크린이란 거름체로 분리하거나 제거한다.

③ 약품탱크, 혼화지, 응집지

정수장에서의 화학적 처리과정으로 물에 떠 있는 4~10cm 이하의 입자를 제거하는 과정이다. 사용되는 응집제로는 황산알루미늄 · 폴리염화알루미늄 · 황산철과 염화철 등이 사용되고 보조제로는 소석회 · 소다회 · 가성소다 · 알긴산나트륨 · 활성규산 등이 사용된다.

혼화지는 원수 내의 입자와 응집제가 잘 혼합될 수 있도록 급속혼합을 하는 급속 응결조이며, 응집지는 급속응결조에서 서로 엉킨 입자들이 더 큰 입자를 만들기 위해 완속 교반을 하는 곳이다.

④ 침전지

일반적으로 중력에 의해 침전되지 않는 고운 흙 입자 등의 콜로이드상의 미립자를 제거하기 위해 정수용 약품을 넣어 영겨붙게 하여 가라앉게 하는 화학적 처리과정이다. 주로 백반(K_2SO_4) · 황산알루미늄[$Al_2(SO_4)_3$]을 사용하여 엉기게 한다.

최근에는 침전지를 2~3층으로 건조하여 경사판을 설치하고 소형화시켜 사용하고 있다. 그리고 혼화지와 침전지를 일체로 한 고속 응집침전지가 있는데, 관리하기 어렵지만 용지가 적게 소요되므로 널리 이용되고 있다.

⑤ 여과지

약품처리로 엉긴 찌꺼기는 침전지에서 가라앉으며, 이 과정에서도 제거되지 않은 불순물은 모래로 된 여과지에서 걸러진다.

여과지는 완속여과와 지급속여과지로 나누어지는데 우리나라에서는 거의 대부분이 급속여과 형태로 정수하고 있다.

- 완속여과지: 영국에서 발명된 방법으로, 유럽에서 널리 이용되고 있다. 침전지의 물이 모래층(두께 70~90cm)을 통과하면서 여과되는데, 탁도 · 세균 등이 완전히 제거될 뿐 아니라 암모니아 · 철 · 망간 같은 용해성 물질들도 잘 제거된다. 여과속도는 3~5m/일이며 여과된 물은 세균의 99%가 제거된다.

- 급속여과지: 미국에서 개발되었으며 기계여과라고도 한다. 이는 약품침전지를 겸해야 하며, 여과의 속도는 120~150m/일이다. 완속여과법과는 달리 세균류와 미소한 생물은 여과수 속에 새어나오게 된다. 급속여과지는 여과 시 사용하는 매재의 종류에 따라 단층여과, 2층여과, 다층여과로 나누어진다. 우리나라에서는 일반적으로 매재를 모래로 사용하는 단층여과를 주로 사용하고 있다.

최근에는 급속여과조작의 자동화가 성행되어 단순한 원리로서 자동급속여과장치가 개발되고 있다.

⑥ 염소소독

마지막으로 물에 남아있는 세균을 죽이고 서식하지 못하도록 적당량의 염소를 첨가한 다음, 정수지에 저장한다. 그러나 염소소독은 가격이 싸고 잔류성이 좋은 반면, 냄새가 나고 물속의 유기물질과 반응하여 발암성 물질인 트리할로메탄($CHCl_3$)을 생성하므로 원수의 수질이 좋지 않은 곳에서는 염소 대신 값이 비싸지만 오존을 사용하는 것이 좋다. 우리나라의 경우 원수의 수질이 좋지 않은 남부지역의 정수장에서는 오존소독을 하는 곳이 점차 늘고 있다.

⑦ 정수지, 배수지

깨끗해진 정수지의 물을 펌프로 각 배수지에 보낸 후 각 가정으로 공급한다. 고층건물의 경우에는 일단 지하에 있는 수수(受水) 탱크에 넣은 후, 이것을 펌프로 옥상 탱크에 퍼올려 여기서 급수한다. 급수관은 과거에는 납관을 사용하였으나 지금은 아연도금 강관이나 염화비닐관 · 폴리에틸렌관 · 구리관 등 여러 가지를 사용하고 있다(그림 10-7).

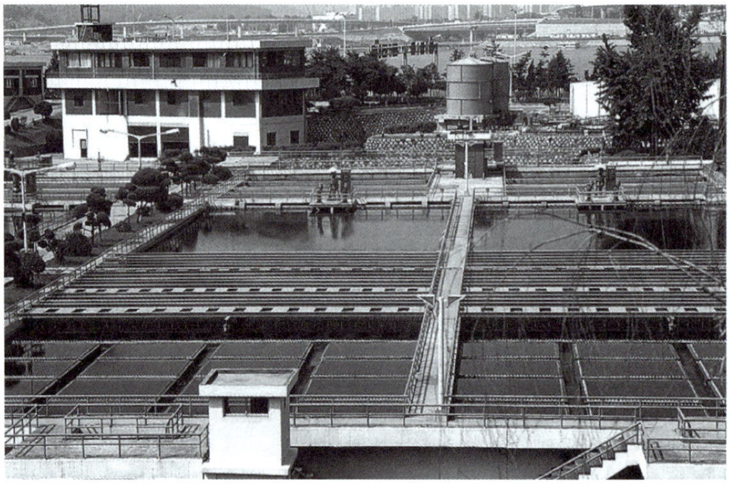

그림 10-7 영등포 정수처리장

(2) 상수의 기준

상수도의 수질기준은 「환경정책기본법」을 기본법으로 하여 「수도법」 등의 영향을 받는다. 먼저 「수도법」 제26조 수질기준에서 수도를 통하여 음용을 목적으로 공급되는 물의 수질검사 기준은 ① 병원성 미생물에 오염되었거나 오염될 우려가 있는 물질 ② 건강에 해로운 영향을 미칠 수 있는 무기물질 또는 유기물질 ③ 심미적 영향을 미칠 수 있는 물질 ④ 그 밖에 건강에 해로운 영향을 미칠 수 있는 물질이 함유되어서는 안 된다고 명시되어 있다.

또한 「먹는 물 수질기준 및 검사 등에 관한 규칙」(개정 2011.12.30)에서 총 64개 항목을 제시하고 있다.

- 일반세균 및 총대장균군 등 미생물에 관한 기준 6개 항목
- 납, 불소, 비소 등 건강상 유해영향 무기물질에 관한 기준 13개 항목
- 페놀, 다이아지논 등 건강상 유해영향 유기물질에 관한 기준 17개 항목

- 잔류염소, 총 트리할로메탄 및 클로로포름 등 소독제 및 소독부산물질에 관한 기준 10개 항목
- 경도, 냄새, 맛, 색도 등 심미적 영향물질에 관한 기준 15개 항목
- 세슘 등 방사능에 관한 기준 3개 항목

(3) 하수

하수란 가정이나 공장에서 쓰고 버린 오수를 말하며 하수를 정화하는 일을 하수처리라고 한다. 근대적인 하수처리시설은 19세기가 되어서야 서구에 도입되었으나, 하수처리의 기원은 바빌론과 고대 그리스 시대까지 거슬러 올라간다. 역사를 살펴보면 강이나 개울의 물은 하수처리와 급수라는 두 가지 목적으로 동시에 사용되어 왔다. 그런 까닭에 물을 매개로 하는 콜레라나 장티푸스 등의 수인성 감염병이 자주 발생하였다. 이러한 문제점을 해결하기 위해 하수처리가 요구되었고, 20세기 중반이 되어 효과적인 하수처리방법이 개발되었다. 우리나라의 경우 2016년 기준 하수도 보급률이 93.2%에 달하고 있다.

① 하수처리시설

하수처리시설은 하수를 자연계로 방출하기 전에 모아 처리하는 것으로 오수뿐만 아니라 빗물(우수)도 처리한다. 빗물은 비교적 깨끗하기 때문에 자연계로 그대로 방출시킬 수 있는 물이다. 선진국의 경우, 오수와 우수를 따로 분류하여 처리하는 분류식을 많이 사용한다. 분류식은 시설투자 비용이 많이 들어가는 단점이 있으나 하수처리 비용은 적게 들어가는 장점이 있다(그림 10-8).

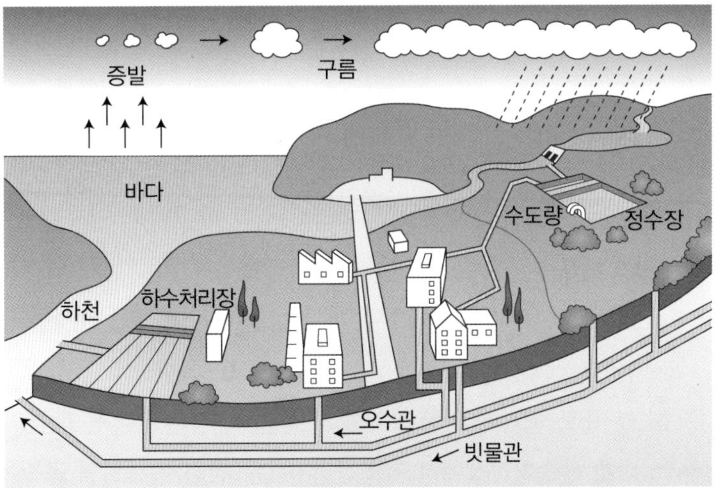

그림 10-8 하수도 시설

오수와 우수를 같이 처리하는 합류식은 시설투자 비용이 적게 드는 반면 하수처리 비용이 많이 든다. 합류식의 경우, 강수량이 많으면 시설의 용량을 초과해 환경오염의 원인이 될 수 있기 때문에 현재 하수관거 시스템은 분류식으로 시설하는 것이 원칙적이다.

② 하수처리방법

하수처리는 하수 중에 포함된 오염물질의 제거를 목적으로 그 처리방식에 따라 1차 처리, 2차 처리, 3차 처리로 분류된다. 하수처리는 보통 3단계로 구성되지만 대부분 3단계를 모두 사용하지는 않는다. 그리고 하수원천, 관련 법규 등에 따라 각기 다른 하수처리법을 사용한다(그림 10-9).

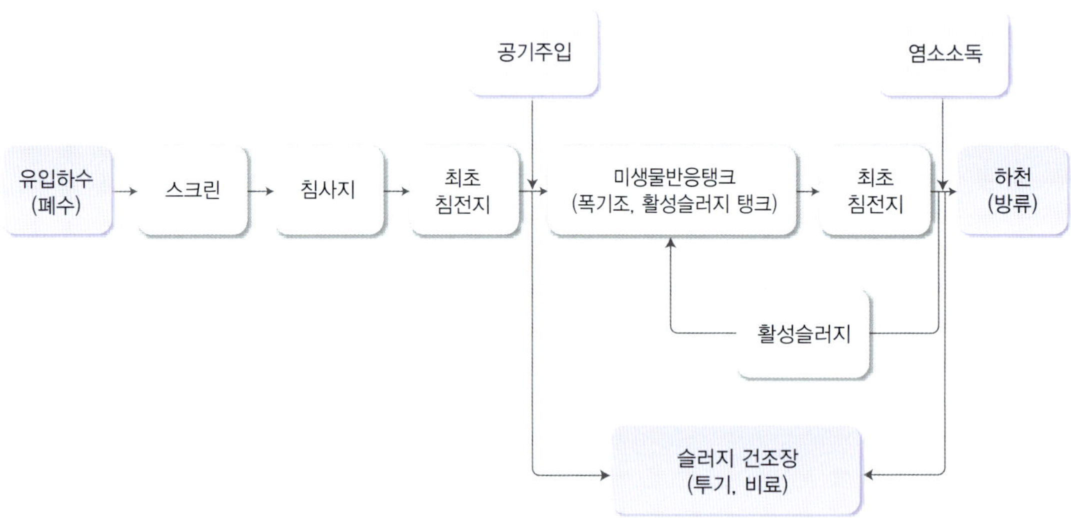

그림 10-9 하수 처리 순서

하수처리 공정과정을 살펴보면 다음과 같다.

- 1차 처리

1차 처리는 하수 중에 부유하는 물질이나 침강성 물질을 물리적으로 제거하는 방법이다.

주로 중력에 의한 부유물의 침강, 부상된 부유물의 분리 등의 방법이 이용되며 대개 하수처리장에서 최초침전지(1차 침전지)까지의 공정이다.

하수관거를 통해 하수처리장으로 최초 유입된 유입하수는 스크린을 통해 협잡물을 제거하고, 침사인양기를 이용해 모래를 제거한다. 스크린을 통과한 하수는 침사지를 통과하면서 0.2~0.1mm의 모래 또는 무기물을 침전시켜 제거한다.

최초 침전탱크는 부유성 고형물을 중력침전으로 제거하는 시설이다. 침전지 체류시간은 2.6시간이며 BOD 제거율은 30%, SS 제거율은 40% 정도이다. 1차 처리에서 하수의 부유고체 및 세균의 약 50%가 제거되고 유기성 오물의 약 30%가 제거된다.

침전탱크를 통과한 하수에 염소를 첨가해 잔존 세균의 대부분을 죽인다. 대도시에서는 화학약품을 사용해 부유고체의 80~90%를 제거한다.

침전탱크로부터 나오는 슬러지(sludge)는 소화조로 들어가면 세균이 슬러지를 소화시켜 이산화탄소, 메탄, 그 밖의 부산물을 만든다. 이 중 가연성 기체는 모아져 소화조와 가열 공정에 필요한 열원을 공급하고 시설 내 가스기관의 연료로 사용된다. 슬러지는 매립에 사용하거나 건조시켜 비료로 사용한다.

■ 2차 처리

오늘날 대도시는 보통 1차 처리와 2차 처리가 모두 필요하다. 왜냐하면 1차 처리로는 30% 정도의 유기물질만 제거할 수 있기 때문이다. 2차 처리는 호기성(好氣性) 및 혐기성 세균을 사용하여 유기성 오물을 분해시키는 미생물반응탱크 과정이다. 호기성세균 이용방법에는 활성오니법, 살수여상법, 산화지법 등이 있는데, 효율을 높이기 위해서는 하수를 가능한 많은 세균에 접촉시키는 한편, 그 세균에 충분한 산소를 공급해야 한다. 이런 종류의 2차 처리법 중 가장 흔한 것은 슬러지를 미생물로 가득 채우거나 활성화시키는 활성 슬러지법이다. 이 방법은 약 95%의 세균과 90% 이상의 부유고체와 유기물질을 제거할 수 있는데, 주로 도시하수의 처리에 이용된다. 살수여상법은 1차 침전을 한 다음 유출수를 미생물 등 점막으로 덮인 돌 등의 위에 뿌려서 폭기시키는데 호기성 세균에 의해 정화작용이 일어나는 것으로 산업폐수, 분뇨 등의 처리에 쓰인다. 산화지법은 하수를 연못 또는 웅덩이에 넣고 자정작용에 의해 안정되도록 하는 방법이다.

■ 3차 처리

2차 처리에서 제거되지 않은 농약, 유기화학물질, 냄새물질, 트리할로메탄 전구물질, 색도, 음이온계면활성제 질소, 인 같은 영양물질을 제거하는 고도의 처리과정이다. 3차 처리의 목적은 이러한 물질을 제거하여 자연계로 방출할 수 있고 공업 용도로 사용할 수 있을 정도의 안전한 물을 만들기 위해 설계되었다. 방사선처리, 인공 연못으로의 배출, 염소처리, 활성탄 및 오존처리 등을 비롯한 상당수의 방법이 사용된다.

보통 도시 하수처리에는 생물학적 2차 처리를 활용해왔는데 최근에 들어서 질소와 인의 법적 규정을 강화하였기 때문에 질소와 인을 제거할 수 있는 3차 처리

공정이 도입되고 있으며, 기존의 2차 처리공정만 되어 있는 하수처리시설도 질소와 인을 제거할 수 있는 3차 처리공정으로 바뀌고 있다.

우리나라의 경우, 주요 상수원인 낙동강 · 금강 등의 수질이 나빠지면서 강 하류 지역의 수질이 3급수 이하가 되어 일반적인 정수방법으로는 오염물질의 제거가 어렵다. 1989년 이후 중금속, THM, 페놀사건, 벤젠 등 각종 수돗물 유기물질 오염사고가 다발하면서 낙동강을 원수로 하는 정수장에서 우선적으로 고도정수시설을 도입하게 되었다.

3) 수질오염

수질오염이란 가정에서 쓰고 버리는 생활하수, 산업활동에 의한 산업폐수, 농촌의 농 · 축산 폐수 등이 정화되지 않고 하천이나 호수로 유입되어 물의 물리 · 화학적 변화가 발생하여 각종 용수로 사용할 수 없게 되거나 수중생물의 서식에 심각한 피해를 줄 정도로 수질이 나빠지는 것을 말한다.

(1) 수질오염의 원인

수질오염의 주원인으로는 생활하수, 산업폐수, 농 · 축산폐수, 가축의 분뇨 등이 있는데 이 중에서도 양적으로 가장 큰 비중을 차지하는 것이 생활하수이다.

생활하수는 사람이 생활하면서 발생시키는 생활폐수와 분뇨로 구분되며 생활폐수는 주방, 목욕, 청소, 세탁 등으로 오염된 물로 하루 평균 1인당 약 400~500L 정도를 발생한다. 분뇨의 배출량은 1인당 1일 평균 1.2L 정도이다. 생활하수는 수질오염의 약 70%를 차지한다.

산업폐수는 식품의 가공 · 제조 과정에서 발생하는 식품폐수, 산업발전과 더불어 각종 오염물질이 함유된 공장폐수, 화학공장의 폐수, 매년 해양으로 유입되는 기름에 의한 기름폐수 등을 들 수 있다.

수질오염원은 방지와 관리의 편리를 목적으로 점오염원과 비점오염원으로 구분된다. 점오염원은 특정 위치에서 하수관이나 도랑을 통하여 폐수가 배출되는 것을 말한다. 공장, 폐수처리장, 발전소, 폐광, 석유탱크, 유정 등이 해당된다. 지금까지 대부분의 수질오염 방지 노력은 이러한 점오염원의 관리에 집중되어 왔는데, 이것은 처리가 용이하고 심각성 또한 쉽게 눈에 띄기 때문이다(표 10-18).

비점오염원은 여기저기 산재해 있는 넓은 지역에서 오염물질이 배출되는 것을 말한다. 경작지, 목장, 삼림 벌채 지역, 도시지역, 공사장, 주차장, 도로 등이 해당된다. 비점오염원에 의한 오염은 비가 올 때 지표수나 눈이 녹아 땅으로 스며드는 물에 오염물질이 포함된다.

표 10-18 점오염원 및 비점오염원 특성

구분	점오염원	비점오염원
배출원	공장, 생활하수, 분뇨처리장, 가두리양식장, 축산농가 등	논, 밭, 임야, 대지, 도로, 대기 중의 오염물질 등
특징	• 인위적 • 배출지점이 특정 • 한 지점으로 집중적 배출 • 자연적 요인에 영향을 적게 받아 계절적인 변화 작음 • 차집 용이, 처리효율 높음	• 인위적 및 자연적 • 배출지점이 불특정 • 희석 · 확산되면서 넓은 지역으로 배출 • 계절에 따른 변화가 심하여 예측이 곤란함 • 차집 곤란, 강우의 영향을 받아 처리효율이 일정치 않음

(2) 수질오염의 지표

오염에 대한 지표는 수질상태와 함께 오염발생원과 그 영향에 대한 관계를 규정하는 역할을 하며, 대용지표 · 간접지표 · 잠재오염도 등도 함께 사용한다. 지표값은 일반적으로 ppm · ppb 등의 농도를 사용한다.

수질오염의 지표는 물리 · 화학적 지표, 생물학적 지표, 부영양화지표, 미량원소오염지표 등으로 분류한다. 수질오염지표는 아니지만 용존산소는 수질을 판단하는 데 주요 항목이다. 본 장에서는 수질오염지표의 이해를 돕기 위해 용존산소를 물리 · 화학적 지표에 포함한다.

① 물리 · 화학적 지표

- 용존산소(Dissolved Oxygen, DO)

물속에 녹아 있는 산소의 양을 표시하는 것으로 DO농도가 포화상태에 접근할수록 그 수역은 건강하며, 생명을 지지하는 능력이 향상된다. 물속의 산소가 완전히 소모되면 혐기성 생물을 제외하고는 모든 생물이 사멸하게 된다. 더구나 혐기성 미생물의 대사 부산물은 황화수소, 암모니아, 메탄처럼 독성을 가지면서 고약한 냄새가 나는 기체를 생성하기 때문에 물속에 물고기가 서식할 수 없고 바닥은 검게 썩어 고약한 악취가 난다.

- 부유물질(Suspended Solids, SS)

부유물질은 유기물질과 무기물질을 함유한 현탁고형물로, 2mm 이하를 말하며 일반적으로 물의 탁도를 결정한다. 맑은 하천의 경우 25ppm, 호수의 경우 1ppm 이면 투명도가 1m 정도이다. 수중의 부유물질이 유기물질인 경우는 용존산소를 소모시키며, 많은 경우 어류의 아가미에 축적되어 폐사를 일으키고, 빛의 수중전달을 방해하거나 수중식물의 광합성에 장애를 일으킨다.

■ 수소이온농도(pH)

pH는 물의 산성 · 알칼리성을 판정하는 지표로 사용된다. 모든 물질은 pH에 따라 용해도가 변하므로 용해도의 변화와 외부물질의 유입여부를 알 수 있다. 지표수의 경우 이산화탄소 함유량이 적어 알칼리성이고, 지하수는 이산화탄소 함유량이 많아 약산성이다. pH 6.0~8.0이 어류 생존에 가장 적합한 농도이다.

■ 생물학적 산소요구량(Biological Oxygen Demand, BOD)

수중에 서식하는 호기성 미생물이 유기물질을 분해할 때 소비되는 용존산소의 양으로 오염유기물질의 강도를 나타낸다. 원래는 수중의 산소부족상태를 나타내는 지표였지만 현재는 생물학적으로 분해 가능한 유기물의 농도에 대한 간접지표로 수질기준을 나타내는 데 많이 사용된다. 수중의 BOD농도가 증가하는 것은 DO 농도는 감소된 오염된 물이다.

통상 상수원으로 적합한 BOD는 2ppm 이하이어야 하며, 5ppm이 넘으면 하천은 자기 정화능력을 상실하기 시작한다. 생활하수에 들어있는 대표적인 유기오염물질은 음식 찌꺼기와 분변이다.

된장국 1L에 들어 있는 유기물을 분해하는 데 산소 52,500mg이 필요하다. 그러나 물 1L에 그렇게 많은 산소가 녹을 수 없다. 수온 10℃를 기준으로 할 때, 물 1L에 최대한으로 녹을 수 있는 산소량(포화 용존 산소량)은 11.33mg에 불과하며 물고기가 살 수 있으려면 최소한 용존 산소량이 5ppm은 되어야 하므로 호기성 미생물이 유기물을 분해할 때 사용할 수 있는 산소량은 6.33ppm이다. 결국 된장국의 BOD를 6.33ppm으로 낮춰야 물고기가 생존하는데 큰 지장이 없게 되며 그렇게 하기 위해서는 오염된 물을 8,300배로 희석해야 한다.

$$52{,}500(mg/L) \times 1(L) = 6.33(mg/L) \times x(L)$$

$$= 52{,}500/6.33 = 8{,}300$$

■ 화학적 산소요구량(Chemical Oxygen Demand, COD)

수중에 있는 모든 유기물, 아질산염, 제1철염, 황화물 등은 물속에 녹아 있는 산소를 소비한다. COD란 이런 유기물질이 들어있는 물에 과망간산칼륨($KMnO_4$)이나 중크롬산칼륨($K2Cr_2O_7$) 등의 수용액을 산화제로 넣으면 유기물질이 산화된다. 이때 산화되는데 필요한 산소요구량을 나타낸 것이 COD이다.

BOD는 생물학적 처리가 가능한 유기물질의 강도만을 나타내는 데 비해 COD는 불가능한 것까지 포함한 전체 유기물질의 강도로서 사용된다. 즉, COD에서는 분해가능한 유기물, 미생물의 양, 분해되지 않는 유기물을 함께 측정하게 되므로 수질에 대한 유기오염의 지표가 된다. COD값이 작을수록 DO농도가 높아지므로 깨끗하고 건강한 물이 된다.

② 생물학적 지표

■ 대장균군

대장균군은 자체적으로는 별로 해가 없으나 인축의 장관 내에 생존하는 균이므로 분변성 오염의 지표로 이용되며, 분뇨에 생존하는 병원성 미생물보다 저항력이 강하기 때문에 수인성 감염병의 지표세균으로 사용된다. 음용수에서는 대장균이 100mL에서, 샘물 및 먹는 샘물의 경우는 250mL에서 검출되지 않아야 한다.

■ 반수치사농도(LC50)

수생생물에 대한 급성독성의 측정에 사용하는 지표로 특정한 물질이 24(48, 72)시간 경과 후 반수가 살아남는 농도를 말하는데, 중금속과 화학물질 등의 복합영향도 조사할 수 있다.

■ 생물학적 오염도(BIP)

BIP는 단세포생물 중 엽록체가 없는 생물군의 백분율을 말하며, 맑고 깨끗한 물일수록 BIP가 적고 오염이 심한 물에서는 100%가 된다.

■ 생물학적 수질계급

수질오염의 정도를 알기 위해 지표생물을 이용하는 경우가 있다. 지표생물이란 독특한 환경조건에서만 살 수 있는 생물을 말하는데, 이러한 지표생물을 이용하면 그 지역의 환경조건이나 오염 정도를 알 수 있다. 1급수는 간단한 정수과정만을 거쳐 식수로 사용이 가능한 깨끗한 수질이다. 1급수에서만 서식하는 개체로는 열목어, 산천어 등이 있다. 이들 지표생물은 대개 강의 최상류나 계곡에서만 볼 수 있다. 2급수는 식수로 사용이 가능하며 수영도 할 수 있는 수질을 말한다. 갈겨니, 은어 외에 대부분의 어류와 곤충 등을 발견할 수 있다. 3급수는 탁류로 참붕어, 거머리, 피라미가 사는데, 이 물은 공업용수로 사용된다. 그리고 4급수에는 실지렁이, 깔따구, 모기유충, 붕어, 잉어, 미꾸라지 등이 서식하는데, 이런 물에서 수영을 했을 경우에는 피부병이 생길 수 있다(표 10-19).

③ 부영양화 지표

호수의 부영양화 현상은 단지 질소나 인뿐만 아니라 일광, 온도, 비타민, 유해 중금

표 10-19 급수별 지표 생물

구분	생물지표종	
	어류	저서생물
1급수 (매우 좋음~좋음)	산천어, 금강모치, 버들치, 열목어	강도래, 가재, 뿔하루살이, 민하루살이
2급수 (좋음~보통)	갈겨니, 쉬리, 은어, 쏘가리	다슬기, 조개넙적거머리, 강하루살이, 동양하루살이
3급수 (보통~약간 나쁨)	피라미, 끄리, 모래무지, 참붕어	물달팽이, 돌거머리, 물벌레, 밀잠자리
4급수 (약간 나쁨~매우 나쁨)	붕어, 잉어, 메기, 미꾸라지	왼돌이물달팽이, 실지렁이, 붉은깔다구, 나방파리류

속의 농도 등 다양한 영향인자에 따라 달라지지만, 주로 질소와 인의 농도가 부영양화 지표로 가장 많이 사용된다. 일반적인 부영양화의 한계값은 질소 0.1~0.2ppm 이상, 인 0.02~0.03ppm이 부영양화의 기준으로 적용되고 있다. 또한 조류에 반드시 함유되어 있는 엽록소 α를 측정하여 10ppb(μm/L) 이상이면 부영양화가 일어나고 있다고 판정한다.

물속의 인은 주로 인산비료나 생활하수에 기인하며, 그 외에 분뇨나 공장폐수 등도 원인이다. 물속의 질소 역시 일단 분뇨나 축산폐수 등에 의한 오염을 의심할 수 있다. 따라서 하수처리 시 질소나 인은 고도처리의 대상물질이다. 부영양화 현상이 발생하면 물은 냉각수로서 가치가 크게 떨어지고, 관광이나 위락시설의 가치도 하락시킨다. 또한 발생한 조류는 상수처리 과정에서 여과지를 폐색시키고 비린 맛과 냄새를 발생시킨다.

④ 미량원소오염 지표

물리적 · 화학적 지표나 생물학적 지표는 간접적인 경우가 많으므로, 독성물질의 경우 매우 낮은 농도를 나타낸다고 해도 그 물질농도를 직접 정량해야 한다.

이러한 물질은 무기물과 유기물로 분류할 수 있으며, 무기물은 다시 중금속류와 비금속류로 분류할 수 있다. 중금속류에서 중요한 종류는 구리, 아연, 수은, 카드뮴, 납, 크롬, 망간 등으로 광산폐수와 업종별 공장폐수나 중금속을 포함한 공장폐수에 포함되어 있다. 비금속류에는 시안, 비소, 플루오르가 중요하며, 광산이나 공장에서 배출된다.

유기물은 인간이나 생물에 급 · 만성 중독을 일으키거나 발암성 · 변이원성이 생기는 다양한 유기화합물이 오염지표화되어 있다. 유기인 · PCB · 계면활성제 · 트리할로메탄(THM) 등 유기 할로겐 화합물이 대표적인 물질이다.

(3) 수질오염의 형태

① 부영양화

강 · 바다 · 호수 등의 수중생태계에 영양물질이 증가하여 조류가 급속히 증식하는 현상이다. 부영양화라는 용어는 '영양분이 풍부하게 공급되었다'라는 뜻의 그리스어에서 유래되었다.

부영양화 과정은 자연적 과정 혹은 인위적 과정으로 발생한다. 자연적 과정의 대표적인 예로 호수가 육지로 변화하는 과정을 들 수 있다. 즉, 빈영양화 상태의 호수가 서서히 중영양화, 부영양화 단계를 거치면서 점진적으로 늪으로 변하고 결국 육지화하는 자연적 과정으로 나타나기도 한다.

그러나 인위적인 부영양화 과정은 수중생태계에 유입되는 생활하수나 산업폐수, 가축의 배설물, 비료 등 식물의 생장에 필요한 영양소를 제공해 주는 암모니아, 질산염, 인산염 등의 영양물질이 늘어나면, 영양소의 순환속도가 빨라져 조류의 광합성량이 급격히 증가하여 최종적으로 대량증식하게 되는데, 이 현상을 인위적 부영양화 또는 문화적 부영양화라고 한다.

■ 부영양화 현상

부영양화가 발생되면 다음과 같은 일반적인 현상이 나타난다.

호수나 댐의 pH는 중성에서 약알칼리성을 띠며 수역 내의 조류가 과다하게 발생하여 물이 녹색이나 갈색으로 변하며 투명도도 감소한다. 과다증식한 식물성 플랑크톤이 물의 표면을 뒤덮어 햇빛을 차단하면 수생식물이 죽게 되며, 조류의 산소소비량이 급속히 증가하여 하천, 호수, 댐에 서식하는 동 · 식물이 다량으로 폐사한다. 폐사한 동식물과 플랑크톤의 사체부패 시 산소를 소모하므로 생물학적 산소 요구량 농도가 증가하고 용존산소 농도는 급격히 감소한다. 용존산소가 부족할 때 유기물의 잔재가 혐기성 세균에 의하여 부패하여 악취가 발생하고 독성물질이 생기므로 급수원으로서 이용가치도 거의 상실된다. 또한 특정 생물의 비정상적인 번식으로 인하여 먹이와 공간에 대한 경쟁이 심화되어 종의 다양성이 급격히 낮아지게 된다.

우리나라에서는 낙동강 하류지역이 부영양화에 의한 수질오염이 가장 심각한 곳으로 이는 하구둑 건설로 호수화되면서 다량의 영양염이 유입 · 퇴적되었기 때문이다.

■ 부영양화 관리법

호수의 수질을 보전하기 위해서는 종합적인 부영양화 방지대책이 요구되는데, 일시적으로 수질을 개선할 수는 있으나, 부영양 호수의 수질회복은 많은 시간과 투자가 필요하다. 장기적인 효과를 거두기 위해서는 오염물질의 유입제한이 병행되어야 한다.

- 수역 내 오폐수 및 영양염류(질소와 인)의 유입을 방지한다. 특히 가정에서 버리는 생활하수 중 세제 성분에 의한 인의 유입이 전체의 60%에 이르는 만큼 호수나 댐으로 유입되는 하수 및 오폐수의 철저한 정화처리가 필요하다.
- 황산구리($CuSO_4$)나 염소제 등을 살포하여 조류의 증식을 억제한다.
- 수중폭기(공기주입), 강제혼합법 등으로 저류수의 수질을 개선한다.
- 바닥의 진흙(저니, 底泥) 제거로 영양염류를 제거한다.
- 진흙을 고화하여 영양염류의 용출을 억제한다.
- 갈대나 부들 등 영양염류를 잘 흡수하는 식물대를 형성시킨다.

② 적조현상

적조현상은 연안 해역에서 대부분 발생되며, 일차적으로 부영양화된 해수가 플랑크톤의 폭발적인 발생으로 붉은빛을 띠는 이차적인 현상이다. 주로 발생하는 플랑크톤은 편모조류 · 규조류 · 야광충 등인데, 적색세균 · 남조류 등에 의해 생기기도 한다. 적조로 인한 바닷물의 색은 보통 붉은색이지만, 플랑크톤의 종류에 따라서 황갈색 · 황녹색 · 암자색을 띠는 경우도 있다.

적조현상의 원인은 표층수의 수온이 상승한 경우나 폭우 · 장마 등으로 인한 담수의 유입으로 영양염이 크게 증가한 경우, 충분한 일사량으로 광합성 작용이 활발하여 조류가 대량 번식할 경우, 또는 무풍상태가 계속되어 해수의 혼합이 잘 되지 않는 경우 등이다.

우리나라의 경우 해수의 온도가 21~26℃(주로 6월 중순에서 9월 하순)인 7, 8월 장마기간 중 육지의 오염물질이 바다로 대량 유입되어 바닷물을 부영양화시키면서 9월부터 적조가 집중 발생하고 있다.

적조의 지속기간은 며칠에서 수십 일 동안이며, 대책으로는 담수(호수)의 경우는 취수과정에서 황산동을 투여하며, 해수의 경우는 진흙 · 황토 등을 살포하나, 대부분은 자연소멸을 기다린다.

적조로 인한 피해는 부영양화 현상의 피해와 같다. 즉 어패류의 대량 폐사, 유독성 적조생물로 인한 인명피해, 관광산업의 피해 등을 들 수 있다.

적조현상을 예방하기 위해 호수나 댐의 부영양화 예방, 담수 및 연안해역의 가두리 양식장에서 사료의 과다사용 억제, 하수 및 폐수 슬러지의 해양투기 금지 등을 들 수 있다.

③ 녹조현상

특히 남조류에 의해 물색을 현저하게 녹색으로 변화시키는 현상을 녹조현상이라 한다. 녹조라는 말은 1996년 우리나라에서 처음 사용된 말로 연안의 해수가 붉게 변하는 적조현상과 비교하여 물색이 녹색으로 변한다고 하여 신문이나 방송 등에서 붙인 이름이다.

④ 중금속 오염

공장폐수 중 수은(Hg), 납(Pb), 카드뮴(Cd), 크롬(Cr) 등은 물에 분해되거나 안정한 화합물로 되지 않고 혼합상태로 남아 수질과 토양을 오염시키므로 먹이연쇄에 따라 물고기 등 각종 음식물을 통하여 인체로 이동 · 축적되며, 아울러 중금속에 의한 신경마비, 언어장애, 사지마비 등을 일으킨다.

중금속에 의한 인체와 식물의 피해는 표 10-20과 같다.

표 10-20 중금속에 의한 인체와 식물의 피해

구분	건강장애	작물 피해현상
카드뮴(Cd)	급성: 구토, 설사, 위염, 호흡곤란 만성: 인후염, 비염, 골격변화	잎의 황백화, 벼 가지치기 억제, 뿌리신장의 저해
수은(Hg)	급성: 단백뇨, 신염, 구내염 만성: 구내염, 치내염, 기억력 손실	뿌리신장의 저해
비소(As)	급성: 구토, 설사, 탈수증 만성: 시각장애, 간경변	뿌리 썩음, 새 뿌리 발생억제 잎의 황화 고사
납(Pb)	급성: 복통, 구토, 설사, 배뇨 이상 만성: 시각장애, 변비, 빈혈	잎의 황백화
구리(Cu)	급성: 점막자극, 설사, 배뇨 이상 만성: 소화관 자극, 건강장애	뿌리신장 저해, 작은 뿌리 발생 억제, 철 결핍 유발, 잎의 황백화
아연(Zn)	급성: 피부변질, 탈모, 구토 만성: 조사자료 없음	새잎의 황백화, 잎의 적갈색 반점

⑤ 합성세제 · 농약의 오염

합성세제는 다른 오염물질과는 달리 수면 위에 거품층을 형성하기 때문에 산소가 물속으로 녹아 들어갈 수 없게 할 뿐 아니라 햇빛을 차단시켜 플랑크톤의 정상적인 번식을 방해하여 미생물에 의한 분해가 어렵고 수질을 오염시킨다.

PCB, DDT, BHC 등이 강, 호수, 바다 등으로 들어가게 되면 분해되거나 감소되지 않고 먹이연쇄에 따라 인체에 축적되어 피부염, 암, 기형아 출산, 불임 등의 원인이 된다.

(4) 수질오염 사건

수질오염은 19세기 중엽 영국 런던의 콜레라 사건 외에도 이질, 장티푸스, 소아마비 등 많은 감염성 질환을 발생시켜 왔다. 그러나 상수도 보급과 더불어 세균에 의한 피해는 줄었으나 환경오염과 연관된 문제가 발생하고 있다.

① 미나마타병

- 발생시기와 장소: 1952년 일본 구마모토현 미나마타만 주변 일대
- 환경: 공장폐수가 어패류를 오염시키고 오염된 어패류를 지역주민이 섭취하였다.
- 피해: 사지마비, 청력장애, 시야협착, 언어장애, 선천성 신경장애가 발생하였다. 장기간에 걸쳐 약 1,600명 정도의 환자 발생되어 300여 명이 사망하였고, 1965년까지 부분적인 중독증상이 나타난 사람은 약 6,000명이었다. 모체에게서 중독증상이 없어도 체내에 축적된 수은이 배출되지 않고 태반을 통해 태아에게 유입되어 선천적 미나마타병(뇌성마비)을 발생시켰다.
- 원인물질: 수은 화합물

② 이타이이타이병

감염자가 일본말로 '아프다'라는 뜻인 '이타이'를 반복한 것에서 병명이 유래되었다.

- 발생시기와 장소: 1954년 일본 도마야현 간쓰천 유역
- 환경: 폐광석에 오염된 하천수를 농업용수로 사용하여 오염된 쌀을 사람이 섭취하였다.
- 피해: 약 20년간 오염된 쌀을 섭취한 중년여성 258명 중 128명이 사망하고, 신세뇨관에 병변이 발생하였다. 심한 요통 · 고관절통, 골연화증, 보행장애(오리걸음), 보행불능, 사지와 늑골의 병적 골절, 전신쇠약 등을 발생시켰다.
- 원인물질: 카드뮴

③ 제임스강 오염

- 발생시기와 장소: 1975년 미국 버지니아주 호스웰시
- 환경: 살충제 제조공장 종업원들에게 살충제로 인한 직업병이 발생하였고 살충제를 하수에 버린 후 제임스강이 오염되었다.

- 피해: 강 하류 100km 구간의 물고기는 떼죽음을 당하였으며, 굴이 오염되고, 키폰 등의 유독물질이 쉽게 분해되지 않고 오염 물질이 하천 바닥에 퇴적되어, 원 상태로 회복되는 데까지는 200년이 걸릴 것으로 예상된다.
- 원인물질: 유독성 살충제

그 외 위스콘신주 우물 페놀오염 사건, 미시시피강 페놀오염 사건, 영국 Dee강의 페놀오염 사건 등 페놀오염 사건이 발생하였으며, 우리나라에서도 수질오염으로 많은 사회문제가 대두되었다. 1989년 수돗물 중금속 사건, 1990년 트리할로메탄(THM) 사건, 1991년의 페놀 사건, 1992년 낙동강에 오염물 유출 사건 등 수질오염으로 인해 식수의 불안을 가져오게 한 사건이 많았다.

(5) 수질오염의 영향

수질오염에 의한 영향은 원인물질의 발생주체, 원인물질의 운반과정, 영향을 미치는 주체와 원인의 종류 등으로 분류할 수 있지만, 명확하게 구분하기 어렵거나 두 종류 이상의 물질이 복합적으로 작용하여 영향을 증가시키기도 한다.

수질오염의 영향은 다음과 같다.

- 인체에 수인성 감염병을 발생시키거나, 중금속 등에 의한 중독현상을 일으킨다.
- 생활환경을 오염시켜 불쾌감을 주고 여가생활에 악영향을 준다.
- 수중생물의 폐사, 용존산소의 부족, 부영양화, 적조현상 등 수중생물에 미치는 영향은 상당히 심각하다.
- 상수의 오염과 상수원의 부영양화는 음료수의 맛과 냄새를 악화시킨다.
- 하수처리에 고도의 기술이 요구된다.
- 지하수는 유입과 유출이 활발히 일어나지 않는 수원이므로 토양에 의한 정화작용의 범위를 넘어 오염이 일어날 경우에 회복이 무척 어렵다. 특히 오염된 물의 지하침투와 폐기물처리장에서 유입된 빗물이 지하수를 오염시킬 수 있다.
- 농작물의 고사 · 수확량 저하 · 농작물 오염 등 급 · 만성 피해가 발생한다.

(6) 수질오염관리

규조류, 남조류, 녹조류 등 조류로 인한 피해가 증가함에 따라 환경부는 수질오염관리를 위해 한강, 금강, 낙동강, 영산강 등에서 조류종을 분석함은 물론 이로 인한 수질상태를 매월 모니터링하고 있다. 수질관리의 일환으로 조류경보제와 수질예보제가 있는데, 조류경보제는 「수질 및 수생태계 보전에 관한 법률」에 따라 '98년부터 주요 상수원으로 사용되는 호소를 대상으로 관심-경계-조류대발생 3단계로 구분하여 상수원의 안전한 먹는 물 공급 및 피해 최소화를 위해 시행된 제도이고, 수질예보제는 수질예보 및 대응조치에 관한 규정(환경부 훈령)에 따라 '12년부터 4대강 하천구간을 대상으로 관심-주의-경계-심각의 4단계로 구분하여 조류발생을 사전 예측하고 대처를 하기위해 시행된 제도이다.

(7) 수질오염대책

수질오염을 방지하기 위해서는 개인, 가정, 기업, 국가 모두의 노력이 필요하다. 음식찌꺼기로 인한 수질오염의 회복에는 엄청난 양의 깨끗한 물이 필요하므로 가정에서는 음식찌꺼기나 각종 세제 등을 줄이고, 기업에서는 오염원의 사용량 및 배출량을 최소화하는 노력과 함께 완벽한 정화처리를 해야 한다. 국가는 하천 및 호수, 댐 등을 효율적으로 관리하여 식수원을 보호하고 하수도 처리시설에도 만전을 기해야 한다.

6. 식품과 건강

1) 식품위생의 이해

식생활은 인간의 생명과 건강을 유지 · 증진하기 위한 중요한 요소이며, 지역적 특성과 개인적 특성에 근거하여 식생활이 형성된다. 오늘날 식품의 제조, 가공, 보존 등 식품공업 기술의 발달은 풍요롭고 편리한 식생활 문화를 발전시켜 왔다. 그러나 식품첨가물, 용기, 포장재, 농약, 항생물질, 환경오염물질 등 화학물질의 안전성 문제가 인간의 생명과 건강을 위협하는 새로운 요소로 대두되고 있다. 최근 우리나라 국민의 식생활 수준이 매우 선진화되었음에도 환경오염에 따른 식품안전성에 대해서는 아직도 많은 부분이 낙후성을 보이고 있다.

식품위생에 대해 1955년 WHO 환경위생전문위원회에서 정의한 바에 의하면 식품위생이란 '식품 그 자체뿐만 아니라 식품의 생육 · 생산 · 제조 · 유통 · 소비까지 일관된 전 과정을 위생적으로 확보하여 최종적으로 사람에게 섭취될 때까지 모든 단계에서 식품의 안전성, 건전성 및 완전무결성을 확보하기 위한 모든 수단'을 뜻한다. 그러므로 식품위생은 식품, 첨가물, 기구 및 용기와 포장까지 포함한 위생을 말한다.

우리나라는 식품의 질적 향상을 도모하기 위한 기준으로 HACCP과 ISO 22000 등의 국제규정을 따른다.

2) 위해요소 중점관리기준

(1) HACCP의 정의

HACCP(hazard analysis critical control point)은 위해요소분석(hazard analysis)과 중

요관리점(critical control point)의 영문 약자로서 '햇썹' 또는 '위해요소중점관리기준'이라 한다. 위해요소분석이란 '어떤 위해를 미리 예측하여 그 위해요인을 사전에 파악하는 것'을 의미하며, 중요관리점이란 '반드시 필수적으로 관리하여야 할 항목'이란 뜻을 내포하고 있기 때문에 HACCP은 위해방지를 위한 사전예방적 식품안전관리체계를 말한다(그림 10-10).

식품안전관리인증
HACCP
식품의약품안전처

HA: 위해요소분석
원료와 공정에서 발생가능한
병원성 미생물 등 생물학적 ·
화학적 · 물리적 위해요소 분석

+

CCP: 중요관리점
위해요소를 예방 · 제거 또는
허용수준으로 감소시킬 수 있는
공정이나 단계를 중점관리

그림 10-10 HACCP의 마크 및 정의

(2) HACCP의 필요성

HACCP제도는 식품의 원재료부터 제조 · 가공 · 보존 · 유통 · 조리단계를 거쳐 최종소비자가 섭취하기 전까지의 각 단계에서 발생할 우려가 있는 위해요소를 규명하고, 이를 중점적으로 관리하기 위한 중요관리점을 결정하여 자율적이며 체계적이고 효율적인 관리로 식품의 안전성을 확보하기 위한 과학적 위생관리체계이기 때문에 식품의 안전을 위해서 반드시 필요하다.

HACCP은 전 세계적으로 가장 효과적이고 효율적인 식품안전관리체계로 인정받고 있으며, 미국 · 일본 · 유럽연합 · 국제기구(COD, WHO, FAO) 등에서도 모든 식품에 HACCP을 적용할 것을 적극 권장하고 있다.

우리나라의 경우, 식품의약품안전처와 농림축산식품부에서 적용하고 있는 HACCP 제도는, 의무적용과 적용희망업소를 대상으로 한 자율적용체제로 운영하고 있다. 더불어 모든 식품분야에 HACCP원칙에 의한 적용과 지정이 가능하다. 그림 10-10은 우리나라의 HACCP의 마크이다. 우리나라는 2017년 한국 식품안전관리인증원을 설립하여 축산물과 식품을 통합하여 인증관리를 하고 있다. 2020년도까지 단계적인 업체의 의무적용을 계획 · 추진하고 있다.

3) 국제표준화기구 22000

(1) ISO의 정의

국제표준화기구(international standards organization for standardization, ISO)는 재화 및 서비스와 관련된 제반설비와 활동의 표준화를 통하여 국제교역을 촉진하고 지적 · 학문적 · 기술적 · 경제적 활동 분야에서의 협력증진을 하기 위한 목적으로 1947년에 창설된 국제기구이다.

ISO는 표준 및 관련활동의 세계적 조화를 촉진하고, 국제규격을 개발 · 발행하며, 회원기관과 관련 국제기구와의 협력을 도모한다. 이러한 국제표준의 적용 및 사용은 New Round의 출범 등과 관련된 국제무역 장벽에 효과적으로 대응할 수 있는 방안을 제시할 수 있으며, 따라서 ISO에서 제정된 국제표준을 적절하게 이해하고 활용한다면 우리 기업들의 대외경쟁력을 한층 강화시킬 수 있을 것이다.

(2) ISO 22000의 도입 배경 및 필요성

ISO 22000은 기존의 HACCP이 가지는 지역성 및 규제 중심의 강제성에서 식품산업의 식품안전관리를 품질경영시스템(ISO 9001) 차원에서 접근하여 국제표준화한 규격이다.

ISO 22000은 식품산업에서 고객만족을 위한 국제적 필수인증으로 요구되고 있고 식품의 위해 · 위험 방지를 위해 HACCP 원칙을 적용하여 식품공급사슬 전 과정의 식품안전성 확보를 위해 식품분야의 국제규격으로 개발되었다.

ISO 9000 인증제도란 제품을 일일이 검사하지 않고 제품의 생산조직을 제3자인 인증기관이 객관적으로 평가하여 업체의 품질보증시스템을 인증하는 제도로서, 기업이나 어떤 조직에서 품질경영을 위해 구비해야 할 최소한의 요구사항을 정한 것이다.

ISO 22000은 ISO 9000시리즈인 ISO 9001 품질경영시스템과 HACCP 시스템을 통합하여 운영할 목적으로 덴마크규격협회(DS)가 발의하고, 2005년 9월 1일에 국제규격이 되었다. 전 세계 14개 국가 및 Codex 국제식품규격위원회(Codex Alimentarius International Food Standards), 국제식품안전협회(Global Food Safety Initiative, GFSI), 유럽식품산업협회(European Food Industry Organization, CIAA) 등의 조직이 ISO 산하 기술분과위원회(WGB)에 참여하여 만들어진 규격이다.

(3) ISO 22000의 적용범위

인증규격의 적용범위에는 식품안전에 직접적으로 영향을 미치는 농작물 재배 · 원료의 생산 · 제품의 제조 · 포장 · 운송 및 판매에 이르는 모든 조직과 간접적으로 영향을 미치는 사료 생산자, 포장재 생산자, 장비 및 세척제 생산자들도 포함하고 있다.

(4) ISO 22000의 도입효과

ISO 22000의 도입은 식품의 안전을 위하여 위해물질관리 등에 대한 사항이 추가된 것으로 식품안전 경영시스템 정비, 품질관리 용이, 관계법규에 따른 시스템의 준수로 신뢰감 부여, 고객만족, 홍보효과, 무역규제에 대한 진입수단 효과가 있는 것으로 본다.

4) 식중독

어떤 미생물 혹은 화학물질에 오염된 음식물을 먹은 후 단시간 내에 복통과 구토, 설사 등을 주증상으로 하는 질환을 묶어서 식중독이라 한다.

식생활의 다양화, 식품의 대량생산 및 조리, 교류의 증가 및 신속화 등으로 식중독의 원인은 다양화되고, 발생이 때와 장소를 가리지 않으며 식중독 사건 또한 대형화되어 인간의 생명이 위협받고 있다.

식중독에 대한 법적 정의는 마련되어 있지 않으나, 「식품위생법」 제2조제10호에서 식중독은 '식품의 섭취로 인하여 인체에 유해한 미생물 또는 유독물질에 의하여 발생하였거나 발생한 것으로 판단되는 감염성 또는 독소형 질환'으로 정의하고 있다.

WHO는 식중독의 정의를 '식품 또는 물의 섭취에 의해 발생되었거나 발생된 것으로 생각되는 감염성 또는 독소형 질환'이라고 규정하고 있다. 식품의약품 안전청은 식중독을 세균성 식중독, 자연독 식중독, 화학성 식중독으로 분류한다(표 10-21).

(1) 세균성 식중독

① 감염형 식중독

식품에서 미리 증식한 균이 식품과 함께 섭취되어 소장에서 더욱 증식한 후, 장 점막을 침범하여 식중독이 생기는 경우로서 잠복기는 6~48시간(보통 12~24시간) 정도이다. 독소에 의한 식중독과 달리 발열이 있으면서 오한, 몸살 등의 전신 증상과 함께 복통, 설사 등의 증상이 발생한다. 대변검사를 해보면 백혈구가 검출된다.

대표적인 원인균은 살모넬라(Salmonella Typhimurium, Salmonella Enteritidis) 장염 비브리오(Vibrio Vulnificus), 캄필로박터(Campylobacter Jejuni/coli) 등이다.

▪ 살모넬라 식중독

살모넬라로 불리는 세균은 약 2,000여 종이 있으며, 이들 균형은 일반적으로 사람에서 사람으로 감염되지 않고 음식에 오염되어 1g당 10만 개 이상 수준으로 증식된 음식을 섭취하면 급성 위장염을 일으키는 세균이다.

표 10-21 식중독의 분류

구분	유형	원인균(물질)	감염원	주요원인식품
세균성 식중독	감염형	살모넬라균 장염비브리오, 캄필로박터	가축, 쥐, 어패류	닭, 달걀, 식육 등, 생선회, 초밥 등, 닭고기 등
	독소형	황색포도상구균 보툴리누스균	사람의 피부, 화농창, 토양	곡류가공식품, 도시락 등, 통조림식품 등
	혼합형	웰치균 병원성 대장균	사람 및 동물의 장관, 토양, 변	가열조리식품, 식육 및 가공품 식육제품, 농산물가공품 등, 식육, 야채, 물 등
자연독 식중독	식물성	식물성 식품에 함유된 각종 독소성분	식물성 식품	독버섯, 감자(눈), 독미나리 등
	동물성	동물성 식품에 함유된 각종 독소성분	동물성 식품	복어, 독꼬치, 조개 등
화학성 식중독	급성 · 만성 알레르기형	오염 및 잔류된 유독 · 유해물질, 알레르기 유발물질 (유해아민 등)	각종식품, 어류	농약, 불량식품첨가물, 중금속류 및 기타 화학물질에 오염된 식품, 꽁치, 고등어 등 붉은색의 어류

출처: 식품의약품안전처.

- 특성

열에 약하여 저온살균(62~65℃에서 30분 가열)으로도 충분히 사멸되기 때문에 가열이 충분치 못하였거나 조리식품에 2차 오염 시 살모넬라에 의한 식중독이 발생한다. 살모넬라균은 저온 및 냉동상태에서뿐만 아니라 건조에도 강하여 6~9월에 가장 많이 발생되며, 겨울에는 발생 빈도가 낮으나 양호한 난방 등으로 인하여 증가되는 경향이 있다. 따라서 미국 · 영국 · 우리나라 등 선진국에서 가장 많이 발생되고 있는 식중독이다.

한편 살모넬라는 산발적 설사병의 원인균으로 주목받고 있으며, 식품을 취급하는 사람의 보균율이 일반 건강자 보균율에 비해 10배 정도로 높다. 특히 최근 개, 고양이 등 애완동물과 녹색 거북이가 살모넬라의 중요한 오염원으로 주목되고 있기 때문에 어린이의 각별한 주의가 요구된다.

- 원인 식품

식육과 난류가 가장 대표적이며, 현대적 시설을 갖춘 양계장에서 생산되는 달걀은 살모넬라의 오염 우려가 적지만 메추리알은 현재에도 상당한 주의를 기울일 필요가 있다. 특히 살모넬라는 적당한 습도가 되면 알 껍질을 통해 내부에 침입하고 그 속에서 증식한다. 메추리알은 껍질이 매우 얇아 취급 중에 금이 가기 쉽고 이를 통해 쉽게 오염될 수 있기 때문에 세심한 주의가 요구된다.

- 증상

살모넬라 식중독의 잠복기는 8~48시간으로서 평균 24시간 전후이며, 주요 증상은 복통, 설사, 발열로 간혹 구토와 어지러움을 수반하기도 한다. 경과는 비교적 양호하며 가벼운 경우 2~3일 내에 회복된다.

항생물질치료를 할 때에는 일시적으로 살모넬라가 소실되지만 투약을 중지한 후 얼마 되지 않아 다시 살모넬라를 배설하는 장기 보균자도 있으므로 살모넬라 장염환자나 건강 보균자에 대한 정확한 치료는 현실적으로 어려운 문제이다.

- 예방

살모넬라는 우리 주변 환경에 널리 분포되어 있기 때문에 인위적으로 모든 살모넬라를 제거하기란 불가능한 상태이다. 즉 도살장의 시설 전체가 높은 수준으로 오염되었다면 식육 등의 오염을 완전히 방지하는 것은 현실적으로 불가능하다.

따라서 식육으로부터 살모넬라 오염을 확산시키지 않기 위하여 저온유통을 철저히 하여 살모넬라의 증식을 억제하는 것이 가장 바람직하다. 따라서 음식물 제공자나 소비자는 오염 우려가 있는 음식물의 가열조리를 철저히 하고, 조리 후 2차 오염 방지와 함께 증식 기회를 주지 않기 위하여 조리된 식품은 가급적 빨리 먹는 것이 바람직하다.

■ 장염비브리오 식중독

- 특성

장염비브리오는 육지에서 비교적 가까운 바다나 갯벌에 분포하며 수온이 20℃가 넘으면 왕성히 증식한다. 저온에서는 활동이 둔화되어 5℃ 이하에는 거의 증식이 불가능하지만 사멸하지는 않는다. 균은 바닷물의 식염 농도와 유사한 3%의 농도에서 활발히 증식하지만, 소금을 함유하지 않은 물에는 매우 약하므로 염류의 표면이나 아가미 등을 수돗물로 깨끗이 씻는 것만으로도 상당량의 균을 줄일 수 있다.

특히, 장염비브리오는 다른 식중독균에 비하여 증식 능력이 매우 좋기 때문에 식중독을 일으킬 수 있는 균량까지 도달하는 시간이 매우 짧다. 그러나 열에 약하여 60℃에서 15분, 100℃에서 수분 내로 사멸되는 식중독균이다.

• 오염경로

장염비브리오는 바닷물에 분포되어 있기 때문에 오염원은 해산 어패류이다. 여름철에 근해산의 고등어, 문어, 오징어, 피조개 등의 표피 · 내장 · 아가미 등에 부착된 장염비브리오가 회로 섭취하는 과정에서 오염되어 시간이 경과됨에 따라 오염된 장염비브리오가 증식하여 직접 식중독을 일으키는 경우가 있다. 또 어패류에 부착된 장염비브리오가 냉장고, 도마, 행주, 칼 및 조리자의 손을 통하여 다른 식품을 오염시키고, 균이 증식된 이들 식품을 섭취하여 식중독을 일으키는 2차 오염에 의한 경우가 있다.

• 증상

장염비브리오 식중독은 일반적으로 식사 후 10~18시간에 대부분 발생하지만 때로는 수 시간 이내에 혹은 수일 경과된 후에 발생하는 경우도 있다. 증상은 다른 세균성 식중독과 마찬가지로 급성 위장염 증상을 보이며, 주요증상으로는 복통, 설사, 발열(통상 40℃ 이하), 구토 등이다.

장염비브리오 식중독 증상의 특징은 상복부의 복통과 설사가 심하며 설사는 일반적으로 물 같은 설사이나 경우에 따라서 혈변을 동반하기도 한다. 심한 설사가 수차례 계속되어 탈수증상을 일으켜 사망할 수도 있기 때문에 의사의 적절한 치료가 요구되며, 통상 2~3일 경과하면 회복되나 정상적인 변으로 회복되기까지는 약 일주일 정도가 소요된다.

• 예방

식품 중에 장염비브리오가 조금 있다고 해서 반드시 식중독에 걸리는 것은 아니다. 장염비브리오가 많이 오염된 식품을 한꺼번에 섭취하지 않는 한 식중독은 발생하지 않는다.

장염비브리오는 증식력이 매우 좋다. 장염비브리오는 겨울에는 안심할 수 있지만 5월경부터 주의해야 하며, 특히 7~9월에는 더욱 주의해야 한다.

장염비브리오는 열에 약하기 때문에 가열 조리가 가장 바람직하나 생선의 특성상 가열이 불가능할 경우도 있으므로, 저온에서 증식이 억제되다는 장염비브리오의 특성을 고려하여 생선을 구입한 즉시 5℃ 이하의 냉장고에 보관해야 한다.

또한 장염비브리오는 소금이 없는 물에 약하기 때문에 수돗물로 잘 씻는 것도 비브리오 식중독 예방에 좋은 수단이 될 수도 있다. 특히 2차 오염을 방지하기 위하여 전용 칼 · 도마를 사용하거나 사용한 조리기구는 잘 씻고 뜨거운 물에 소독하도록 해야 한다.

■ 캄필로박터 식중독

• 특성

캄필로박터의 가장 큰 특징은 산소가 충분한 호기적 조건에서는 완전히 발육할 수 없을 뿐만 아니라, 산소가 완전히 없는 혐기적인 조건에서도 발육하지 않는다. 이 균의 발육에 필요한 산소농도는 대기 중의 산소농도(약 21%)보다 낮은 3~15% 혹은 5%(미호기적 조건) 정도가 최적농도이다.

또한 산소가 충분한 호기적 조건 하에서는 서서히 사멸된다. 그러나 주변 환경 조건, 즉 식품의 종류나 보관온도 등에 따라 사멸하는 정도는 다르다. 일반적으로 10℃ 이하의 저온에 보관하는 경우에는 호기적 조건 하에서도 상당히 오랜 시간 생존할 수 있다.

캄필로박터의 증식 온도는 다른 식중독균과 상당한 차이가 있다. 최저 발육온도는 약 30℃에서부터 최고 발육온도는 46℃이다. 따라서 살모넬라와 장염비브리오 등 식중독균이 증식 가능한 실온(25℃)에서는 캄필로박터는 거의 증식할 수 없다.

• 원인식품 및 오염경로

캄필로박터의 오염원은 사람 · 가축 · 가금류 · 애완동물 · 야생동물 · 어패류 및 하천 등이며, 자연환경에 널리 분포하는 균이다. 가축의 보균율은 소에서 20% 이하, 돼지에서는 30~70%, 닭에서는 20~50%로 살모넬라보다도 높다. 기타 참새 · 비둘기 · 까마귀 등 야생 조류에도 분포한다.

따라서 동물의 분뇨가 우유 · 하천수 · 우물 등을 오염시키거나 가축 · 가금의 도살 시 식육에 오염되어 이를 섭취한 사람이 식중독에 걸리게 된다. 시판되는 생육 중에는 살모넬라와 같은 수준으로 캄필로박터가 오염되어 있다.

캄필로박터의 다양한 분포와 특성으로 인해 오염경로도 다양하다. 즉, 식육 및 그 가공품, 식육으로부터 샐러드 등 기타 식품으로 2차 오염, 우유 · 음료수 · 쥐 · 바퀴 등에 의한 식품오염, 애완동물(개 · 고양이 · 작은 새) · 소 · 돼지 · 닭 등의 접촉감염, 사람에서 사람으로의 감염(주로 어머니에게서 아이로의 감염) 등이 있으나, 캄필로박터는 공기에 노출되면 단시간에 사멸하고 건조에 극도로 약하므로 건조된 식품과 알 표면에는 생존하지 못한다.

• 증상

캄필로박터 식중독의 원인균은 캄필로박터 제주니(Campylobacter jejuni)와 캄필로박터 코리(Campylobacter Coli)지만 거의 캄필로박터 제주니에 의해 발생한다. 캄필로박터 식중독은 일반적으로 어른보다는 소아가 증상이 심하나,

사망하는 예는 드물고 1~2주 내에 회복된다. 잠복기는 2~7일 정도로 길다.

보통 발열 · 권태감 · 두통 · 현기증 · 근육통 등을 전구증상으로 하여 구역질 · 복통을 일으키며, 그 후 수 시간에서 2일간에 걸쳐 일반적으로 물 같은 설사를 하며 점액과 혈액이 섞일 수도 있다. 특히 소아에서는 이질과 같은 설사 증세를 보인다. 하루 설사 횟수는 10회 이상일 수도 있으나 대개는 2~6회 정도이다. 일반적으로 예후는 양호하며 항생물질을 투여하면 치료가 된다.

- 예방

캄필로박터 식중독은 생균에 의한 감염형 식중독이지만 감염을 일으키는 데 필요한 균량은 밝혀지지 않았다. 그러나 이 균은 동물 · 사람의 장관 내에 상재하고 동물의 배설물 중에 존재하며 생육이 1차 오염원이라는 점과 미호기적 조건 하에서 30℃ 이상에서 증식하는 점, 특히 공기 · 열 · 건조에 극도로 약하고 10℃ 이하의 저온에서는 호기적 조건에서도 장기간 생존 가능한 특성 등을 고려했을 때 예방법은 다음과 같다.

- 생균의 감염에 의해 발생하므로 식품을 충분히 가열하여 균을 사멸시킨다. 물 중에서도 장기간 생존이 가능하므로 음료수는 충분히 끓여 먹는다.
- 일반적으로 식육에 많이 오염되어 있으므로 식육으로부터 기타 식품으로 2차 오염을 방지해야 한다. 특히 냉장고의 저온조건에서도 균의 생존이 가능하므로 보관 시 주의가 요구된다.
- 식육을 냉장 보관할 경우 육즙이 다른 식품에 스며들거나 떨어지는 일이 없도록 용기나 포장 비닐에 넣어 보관한다.

② 독소형 식중독

▪ 황색포도상구균 식중독

- 특성

황색포도상구균은 자연계에 널리 분포되어 있는 세균의 하나로 식중독뿐만 아니라 피부의 화농 · 중이염 · 방광염 등 화농성 질환을 일으키는 원인균이다. 우리나라에서 살모넬라 식중독 및 장염비브리오 식중독 다음으로 많이 일어나는 식중독이다.

황색포도상구균은 비교적 열에 강한 세균으로 80℃에서 30분간 가열해야 사멸되나, 황색포도상구균이 생산한 장독소는 100℃에서 30분간 가열하여도 파괴되지 않는다. 황색포도상구균은 살모넬라 등과 달리 7% 정도의 염도와 10~45℃ 온도 영역에서도 발육할 뿐만 아니라 다른 세균에 비해 산성이나 알칼리성에서 생존력이 강한 세균이다.

• 증상

황색포도상구균은 식품에서 증식하는 과정 중 독소를 생산하고 이 독소가 함유된 식품을 섭취함으로써 독소가 위나 장에 흡수되어 구토 · 설사 · 복통을 일으킨다. 이와 같이 세균이 생산하는 독소에 의하여 일어나는 식중독을 독소형 식중독이라 한다. 황색포도상구균 식중독은 보툴리누스 식중독과 함께 대표적인 독소형 식중독으로서, 식품 중에서 대량 증식한 세균의 섭취에 따른 감염형 식중독과는 달리 일반적으로 짧은 시간(평균 3시간)에 식중독을 일으키는 것이 특징이다.

황색포도상구균 식중독 환자의 약 70%가 설사를, 2/3가 복통을, 1/3이 발열증상을 보이지만 38℃ 이상의 고열증상을 보이는 경우는 드물다. 설사에 앞서 구토가 먼저 일어나는 경우가 많으며, 많은 환자가 격심한 구토증상을 일으킨다. 각 증상의 지속 시간은 수 시간 정도이며 특별한 경우를 제외하고 24시간 이내에 회복되고 사망하는 경우는 거의 없다.

황색포도상구균 식중독을 포함한 대부분의 세균성 식중독은 7~9월에 집중적으로 발생하지만 황색포도상구균 식중독은 간혹 겨울철에도 발생한다.

• 원인식품

황색포도상구균은 자연계에 널리 분포되어 있고 여러 종류의 식품에서 증식 가능하기 때문에 그 원인식품은 매우 다양하다. 식생활 형태의 차이에 따라 원인식품이 서로 다르지만 일반적으로 곡류 및 가공품, 복합조리 식품, 유제품 등에서 가장 많이 발생한다.

황색포도상구균 독소는 열에 매우 강하여 끓여도 파괴되지 않기 때문에 감염형 식중독과 달리 열처리한 식품을 섭취할 경우에도 식중독이 발생될 수 있다.

• 예방

건강한 사람의 30~50%가 황색포도상구균의 보균자일 뿐 아니라 자연계에 널리 분포되어 있기 때문에 황색포도상구균의 오염을 완전히 차단하는 것은 사실상 불가능하다.

황색포도상구균 식중독을 예방하기 위해서는 원료의 오염 방지와 함께 충분한 열처리 및 신속한 섭취가 가장 중요하다. 부득이하게 조리식품을 보존해야 할 경우 5℃ 이하의 저온에 보관하여 황색포도상구균의 증식을 억제해야 한다.

특히 황색포도상구균 식중독은 손으로 만든 식품에서 빈번히 발생되므로 식품의 제조 · 조리 전에 손의 화농창 유 · 무를 반드시 점검해야 한다. 경우에 따라서 생과자를 판매하는 사람이 맨손으로 과자를 집거나 용기에 넣는 경우에도 황색포도상구균에 의한 오염이 가능하고, 특히 생과자는 탄수화물과 단백질이 풍부하기 때문에 황색포도상구균의 증식이 용이하므로 주의해야 한다.

또한 감기 기운이 있는 종사자는 마스크를 착용하여 코나 목에 존재하는 황색포도상구균이 기침이나 재채기를 통하여 확산되는 것을 방지해야 하며, 머리카락 · 비듬 및 오염된 의복 등도 황색포도상구균의 오염원이 될 수 있기 때문에 식품의 제조 · 조리에 참여하는 사람은 청결한 위생복과 모자를 착용하여야 한다.

■ 보툴리누스 식중독

• 분포와 성질

이 균은 혐기성균으로 열과 소독제에 저항성이 강한 아포를 생산하는 독소형 식중독균이다. 보툴리누스균 아포는 전 세계적으로 토양에 광범위하게 분포되어 있지만 이 균으로 인한 중독은 그리 흔하지 않다. 이 균의 독소는 항원성에 따라 A형에서 G형까지 7가지의 유형으로 분류되나, 식중독을 일으키는 독소는 A · B · E형 독소이며, F형 중독도 몇몇 발생 사례가 보고되고 있다.

A · B · F형 독소 생산균 아포는 내열성이 강하여 장시간 끓여도 살균되지 않으며 최소 120℃에서 4분 이상 가열하여야 사멸된다. E형 독소 생산균의 아포는 수 분 끓이면 사멸된다. 생산된 독소는 열에 쉽게 파괴되는 단순 단백질로서 80℃에서 20분, 100℃에서 1~2분 가열로 쉽게 파괴된다.

• 특성

보툴리누스 아포는 토양뿐만 아니라 바다나 호수의 바닥에서도 검출된다. 따라서 농산물, 어패류 등 원료 식품에 아포가 오염될 수 있다. 보툴리누스 식중독은 생산된 독소의 섭취로 발생하지만 유아의 경우에는 장관 내에서 생산된 독소에 의해 '유아 보툴리누스증'을 일으키며, 상처에서 증식 · 생산한 독소로 인한 '창상감염'도 있다. 약간의 아포 섭취는 인체에 큰 해가 없으나 식품에서 아포가 발육 · 증식하여 독소를 생산할 경우에는 위험한 식중독을 일으키게 된다.

• 원인식품 및 증상

A, B형 중독의 원인식품은 수분을 함유하고 있고 pH가 4.6 이상의 통조림 식품이며, E형 중독의 원인식품은 어류의 통조림 식품이다. 불량한 통조림의 경우 냉각수로부터 E형 균이 오염되어 식중독을 유발한다.

보툴리누스 식중독의 증상은 독소 섭취 후 8~36시간 후에 나타나며 빠른 경우에는 2시간, 늦은 경우에는 14일째에 증상이 나타난 예도 있다. E형 중독의 잠복기는 짧으며, A, B형 중독은 잠복기간이 길다. 증상은 말단운동신경 마비를 일으켜 치사율이 높으며 특이증상으로 무력감, 권태감, 현기증을 보인다. 증상이 발전되면, 약시 · 복시가 나타나고, 안검하수 · 동공확대 등이 나타난다. 체온은 정상이며 의식은 명료하나, 전형적인 신경증상은 중증의 경우에만 나타난다. 사망원인은 호흡곤란이다. 신경증상이 나타나기 전에 비특이적(보툴리누스 독소 이외의 원인)으로 구역질, 구토, 설사 같은 위장염 증상이 종종 나타난다.

- 예방

A, B형 균이 증식하면 보통 부패가 수반되지만 식품을 1.5℃ 전후에 보존한 부패되지 않은 식품에서도 독소가 검출된 예가 있다. 보존 식품에 의한 보툴리누스 중독방지를 위해서는 아래의 네가지 방법 중 한 가지를 수행하는 것이 좋다.

- 가열에 의한 아포의 완전 살균(120℃에서 4분 또는 100℃에서 30분 이상 가열살균)은 통조림, 병조림, 레토르트 식품에만 적용할 수 있다.
- 물리적 방법(pH 4.5 이하, 수분활성 0.94 이하, 온도 3.3℃ 이하)이나 화학적 방법(아질산나트륨 같은 항균제의 첨가)으로 아포의 발아 및 균의 증식을 방지한다.
- 180℃에서 20분 또는 100℃에서 수분 가열하여 식품 중에 생산된 독소를 섭취 직전 불활성화시킨다.
- 섭취자의 증상 발현 전 항독소를 투여하여 백신접종으로 능동면역 또는 수동면역을 시킨다.

③ 혼합형 식중독

■ 웰치균 식중독

- 특성

웰치균에 의한 식중독은 집단 급식시설 등 다수인의 식사를 조리할 경우에 발생되기 쉬워 집단 조리 식중독이라고도 한다. 웰치균은 열에 강하며 아포는 100℃에서 4시간 가열해도 살아남는다. 웰치균은 열에 강하고 공기가 없는 상태에서 증식하는 혐기성균이기 때문에 대량의 식사를 한꺼번에 가열조리할 경우, 식품내부는 혐기상태가 되어 웰치균이 발육하기 좋은 환경이 된다. 웰치균에 오염된 식품을 먹을 경우, 웰치균은 인체의 소장에서 증식하고, 장독소를 생산함으로써 장관의 조직세포를 자극하기 때문에 모세혈관의 수분이나 염류를 방출하여 설사가 일어난다.

- 증상

웰치균 식중독은 설사와 복통이 특징이다. 잠복기는 8~16시간, 평균 12시간이다. 건강인은 물 같은 형태의 설사를 1일 2~5회 정도 하며, 2일 정도면 회복된다. 대부분의 환자는 복통을 함께 호소하지만 설사만 하는 경우도 있다. 발열은 거의 없으나, 노인의 경우에는 격심한 설사 때문에 쇠약해져서 발열하는 경우도 적지 않다.

- 원인식품

오염원으로 중요한 것은 가축과 가금류이다. 가축이 도살장에서 해체될 때 오염되어 식중독의 발생원이 된다. 따라서 웰치균의 주요 원인식품은 육류이다. 가정에서는 육류를 가열조리 후 빨리 먹기 때문에 위험은 없지만 단체급식 등 대량 조리의 경우에는 시간이 경과하면서 조리식품의 내부에서 웰치균이 증식할 수 있으므로 빨리 냉각시키는 것이 좋다.

- 예방

일반적으로 웰치균 식중독의 발생률은 낮은 수준이지만 일단 발생하면 규모가 큰 경우가 많으나 증상은 가볍다. 또 근래의 조리시설은 편리한 대형기기와 이상적인 냉장 · 가열시설을 갖추고 있으므로 웰치균 식중독 발생우려는 적다.

■ 병원성 대장균 식중독

병원성 대장균은 설사, 장염을 일으키는 대장균으로 해외여행자에게서 자주 일어나는 여행자 설사의 원인균이다. 병원성 대장균은 유아에게서 증상이 심하나 성인의 경우에는 오염이 심한 식품을 섭취할 경우에 급성 장염 등의 증상을 나타내기도 한다.

- 종류

병원성 대장균은 사람 및 동물의 대장 내에 분포하는 균으로서 식품에서 대장균이 검출되었다는 것은 사람이나 동물의 분변에 오염되었음을 암시한다. 대장균은 원칙적으로 사람에게는 무해하기 때문에 식품이나 물과 함께 섭취되어도 발병하지 않지만, 숙주의 국소 저항성이 저하된 경우에는 장관의 조직에 침투해 감염증을 일으키며 전신 저항이 저하된 경우에는 패혈증을 일으키기도 한다.

- 특성

병원성 대장균의 감염증은 일반적으로 아동에게서 산발적으로 발생하며, 성인은 물이나 식품을 통해 집단 감염의 원인이 되기도 하나 이질균과 달리 미량으로는 감염이 되지 않는다. 병원성 대장균의 감염은 영 · 유아에 있어서는 미량으로도 발생이 가능하며, 유아에서 유아로 직접 감염도 가능하다.

병원성 대장균은 장관병원성 대장균, 장관침습성 대장균, 장관독소원성 대장균, 장관출혈성 대장균, 장관접착성 대장균 등 다섯가지 종류로 분류된다.

- **장관침습성 대장균**(Enteroinvasive E.coli): 원칙적으로 동물에게는 병원균으로 작용하지 않지만 사람에게는 대장의 점막 상피세포 내로 침입하여 증식하고 점막을 괴사시켜 궤양을 형성한다.
- **장관독소원성 대장균**(Enterotoxigenic E.coli): 설사를 일으키는 독소를 생산하는 대장균으로 주로 물에 의해 감염된다. 동남아시아, 인도, 아프리카 등 열대지역에서 설사의 원인균으로 자주 발생하며, 여행자에게 자주 발생하기 때문에 여행자 설사병이라고도 한다.
- **장관출혈성 대장균**(Enterohemorrhagic E.coli): 미국, 일본 등에서 집단 발생된 병원성 대장균 O-157로 용혈성 요독증 증후군(HUS)을 수반한 환자는 사망하기도 하며, 특히 소아나 노인은 혈변이나 복통을 동반하는 출혈성 대장염을 일으킨다.

- 오염원 및 증상

병원성 대장균은 가축, 애완동물, 건강보균자 및 자연환경에 널리 분포되어 있기 때문에 햄, 치즈, 소시지, 샐러드, 도시락, 두부 등 여러 종류의 식품이 원인식품이 될 수 있다. 이질이나 장티푸스처럼 물을 매개로 한 집단발생 사례도 있다.

잠복기는 균에 따라 다르지만 위장염형의 경우 12~24시간, 이질형의 경우 12~72시간 정도이다. 일반적으로 영 · 유아는 성인에 비하여 잠복기가 짧고 증상이 심하다.

공통적인 증상은 복통과 설사이며, 복통은 상복부 통증, 설사는 하루 수차례 물 같은 형태로 나타나지만 중증인 경우 피가 섞일 때도 있어 세균성 이질과 구별이 어렵다. 또한 환자의 절반 이상이 발열, 두통, 복통을 일으키며, 구토나 오심이 있다.

- 예방

병원성 대장균은 사람, 동물과 생활 주변에 널리 분포되어 있기 때문에 항상 청결을 유지하고 음료수 및 식품은 가열 · 섭취하는 것이 가장 유효한 예방법이다. 특히, 미국, 일본 등에서 집단적으로 발생한 O-157 병원성 대장균의 예방방법은 다음과 같다.

- 식품을 조리 · 가공 시 위생적으로 취급하고 균의 특성상 열에 약하므로 오염우려 식품을 충분히 가열한다.
- 육류, 특히 분쇄육 등은 중심부까지 충분히 익혀야 하며, 육류와 내장은 분리된 용기에 담아 보관한다.
- 역성비누 또는 알코올 등 소독제에도 쉽게 사멸되므로 식품을 취급할 경우에는 손과 조리기구를 충분히 씻는다.
- 음료수의 위생관리에 힘쓴다.

(2) 자연독 식중독

자연독 식중독은 동 · 식물의 성장과정 중 자연발생적으로 생성되거나 축적된 유독 · 유해물질을 사람이 섭취함으로써 발생하는 식중독이다. 유독 · 유해물질의 생성 · 함유량은 계절 및 환경에 따라 영향을 많이 받으며, 발생경위는 대체로 다음과 같다.

- 유독 동 · 식물을 식용 동 · 식물로 혼돈하여 섭취하는 경우(독버섯 등)
- 특수환경 조건에서 유독화되어 있는 것을 알지 못하고 섭취하는 경우(마비성 조개독 등)
- 특수한 부위 등에 존재하는 유독 · 유해물질을 제거하지 아니하고 섭취하는 경우(복어독, 감자독). 식물성 식중독 중 버섯 식중독 외에 감자독의 경우에는 감자의 녹색 싹 부분의 solanine, 감자의 썩은 부분의 sepsin, 맥각의 ergotoxin 등의 독소가 있으며, 설익은 청매실은 amygdaline을 분해하여 청산을 생성한다.

① 버섯 식중독

버섯에 의한 식중독은 독버섯을 식용버섯으로 오인하여 식용한 경우에 치명적인 식중독을 유발할 수 있으며, 버섯의 독소는 muscaridine과 amanitatoxin 등에 의해 일어난다.

버섯독의 성분은 버섯의 종류에 따라 상이하기 때문에 그 증상 또한 위장형, 콜레라형 및 뇌증상 등 다양하다. 위장형 증상은 구토, 설사, 허탈감 등 위장카타르의 증상을 나타내고 콜레라형 증상은 위장형보다 증상이 심하고 경련, 황달, 창백을 동반한다. 뇌증상은 신경장애를 일으켜 발한, 축동, 근육강직, 침흘림 등의 증상을 보인다.

잠복기는 빠르면 1~2시간 후, 늦어도 수 시간이 지나면 증상이 나타난다. 일반적으로 증상이 나타나기까지의 잠복기가 짧을수록 경증이고, 길수록 중증이다.

일반적으로 버섯의 살이 세로로 쪼개지는 것은 무독하다.

독버섯의 특징

- 색이 아름답고 선명하다.
- 악취가 난다.
- 쓴맛, 신맛이 있다.
- 유즙 분비, 점성의 액 분비, 공기 중에서 색이 변한다.
- 버섯을 끓였을 때 나오는 증기에 은수저를 대면 흑색으로 변한다.

② 복어독 식중독

복어의 어종에 따라 알, 간, 난소 및 껍질 등에 치명적으로 매우 강한 독소인 tetrodotoxin이 있다. 독력의 차이는 종뿐만 아니라 부위에 따라 차이가 있으나, 일반적으로 산란 시 독력이 강하며 난소에 특히 독소가 많이 함유되어 있다.

복어독은 열에 매우 강하여 120℃에서 1시간 이상 가열하여도 불활성화되지 않으나 알칼리에 매우 약하여 4%(NaOH)에서 20분 후면 무독이 된다. 중독증상은 입술의 저림, 구토, 호흡마비, 의식불명 등이며, 일반적으로 30분 내지 4시간 이내에 중독증상이 단계별로 나타나며 8시간이 경과하면 회복하는 예가 많다. 주증상은 지각장애, 운동장애, 호흡장애, 위장장애, 뇌장애이다. 복어독에 의한 중독을 방지하기 위해서는 전문조리사가 조리하는 전문점에서 섭취하는 것이 바람직하다.

③ 조개독 식중독

모시조개, 굴, 홍합 등 조개류에 의한 식중독으로 홍합에 의한 식중독이 가장 중요하다. 홍합의 독소성분(saxitoxin mytilotoxin)은 유독 플랑크톤의 섭취 · 축적에 따른 것이다.

해수 중의 유독 플랑크톤은 해수 온도에 영향을 많이 받으며, 우리나라의 경우에는 늦은 봄부터 초여름까지 남해안 지역 해안에서 자주 발생한다. 따라서 이 시기의 홍합 섭취는 삼가해야 하며, 증상은 말초신경마비와 호흡마비이다.

굴이나 바지락의 독성은 venerupin으로 발열, 비출혈, 복통, 혼수상태를 일으키므로 해양수산부는 조개의 채취시기 지도 및 조기수확 등 적절한 사전관리를 하고 있다. 식품의약품안전처에서는 기준치 이상(80μm/g 이하)의 독소성분이 검출될 경우, 발생지역에서 생산되는 조개류에 대한 판매금지 및 가공식품원료 사용금지를 취하고 있으므로 패독 발생예보에 주의를 기울여야 한다. 잠복기는 12시간 내지 1주일이며 보통 2~3일 후 증상이 나타난다. 증상은 쌀알만 한 피하출혈에 이어 황달이 나타난다.

표 10-22 자연독에 따른 식중독 특성

병인	증상	중독경로	잠복기	감수성 및 면역	발생	발병률	기타 특성
감자	• 복통허탈, 현기증 심하면 호흡중추마비			일반적으로 감수성은 있고, 면역은 없음			여름철 섭취 금지
굴·조개	• 구토, 권태, 두통, 오한, 뇌증상						
독미나리	• 구토, 동공산대, 복통, 설사, 호흡곤란, 간대성 경련						
독초 (식물성 알칼로이드)	• 침 흘림, 위장염 • 신경형 동공산대, 호흡마비		6~7일후				사망률 7%
맥각	• 임신부: 조산, 유산, 위통, 구토, 경련						강한 치사량
버섯류	• 위장형: 구토, 설사, 허탈 • 콜레라형: 위장애, 경련, 황달, 창백동반 • 뇌증상: 신경장애, 근육강직, 침 흘림	독버섯 잘못 사용			7월에 다수 발생하고, 유행은 없음	100%	
복어	• 구토, 설사, 지각이상, 언어장애, 시력장애, 호흡근 마비, 의식명료	복어의 난소, 고환, 내장, 피부 섭취	1~2시간	일반적으로 감수성은 있고, 면역은 없음	겨울에 다수 발생하고 유행은 없음	60%	조리에 의한 섭취
청매	• 오심, 구토, 복통, 설사, 두통, 지각 이상			일반적으로 감수성은 있고, 면역은 없음			
홍합	• 말초신경, 호흡중추 마비						

(3) 화학성 식중독

급속한 산업의 발달과 더불어 식품의 대량생산이 가능해지면서 식품의 제조·가공의 보존성을 증대하고 영양가를 증대시키기 위하여 여러 화학약품을 첨가하게 되었다. 화학성 식중독은 식품 중에 함유된 유독·유해물질이나 금속이온에 의하여 일어나는 식중독으로 원인물질의 발생형태에 따라 화학물질에 의한 식중독과 알레르기 형태의 식중독으로 분류된다.

이들 화학성 식중독의 발생요인은 다음과 같다.

- 유독·유해한 화학물질의 사용 및 오용, 제조가공시설의 결함에 따른 화학물질의 혼입

- 살충제, 살서제, 농약 등 유독 · 유해물질의 부착 및 잔류
- 착색료, 착향료, 감미료, 방부제, 산화방부제 등 부적합한 식품첨가물을 음식에 사용하거나 사용기준을 초과하여 대량으로 사용한 경우에 화학성 식중독이 발생한다.
- 기구 · 용기 · 포장으로부터의 유독 · 유해물질의 용출 및 이행 등으로 화학성 식중독이 발생한다. 예를 들면 구리, 아연, 납 또는 이들의 합금으로 된 용기나 합성수지 제품에서 가해성 금속이 용출되어 중독사고가 일어난다.

① 화학물질에 의한 식중독

화학물질에 의한 식중독의 발생 사례는 세균성 식중독 등에 비해 발생 건수는 적지만 계절에 관계없이 발생하며 때로는 집단적으로 발생하기도 한다. 화학물질에 의한 식중독은 비소, 납, 주석, 아연, 카드뮴 등 중금속의 무기물질에 의한 것과 메틸알코올, 살충제 및 살서제 등 유기물질에 의한 것으로 분류할 수 있다.

화학물질에 의한 식중독의 예를 들면 다음과 같다.

- 농약, 특히 비소를 함유한 살충제가 야채나 과실에 부착되어 섭취되었을 때, 조제분유의 비소중독, 파라치온과 같은 유기인제제의 흡입 등의 중독사고가 일어나기도 한다.
- 우리나라의 경우, 화학적 식중독에 의한 발생 사례보고는 비교적 적지만 70년대 후반 파라치온이 묻은 포장용기에 든 번데기를 섭취하여 4명이 사망한 사례가 대표적이다. 농촌에서 할머니들이 간혹 밀가루 부침의 재료로 농약을 실수로 사용한 경우도 있다.
- 일본의 경우, 50년대의 불량첨가물을 사용한 분유에 의한 비소 중독사건, 60년대에 발생한 통조림에 의한 주석 중독사건 및 쌀기름 제조과정에서 열 매체의 혼입(PCBs)에 따른 식중독 발생사례가 있다.

② 알레르기 형태의 식중독

알레르기 형태의 식중독은 단백질 분해 물질인 히스타민(histamine) 등 유해 아민에 의해 유발되며 식중독 진행속도가 매우 빨리 일어나 빠르게는 5분 정도, 보통 30~60분 사이에 발생한다. 그 원인식품은 꽁치, 고등어 등 붉은살 생선으로 증상은 발적, 안면홍조, 입 또는 눈의 점막 충혈 등이다.

③ 예방

화학물질이 식품에 한번 혼입되면 제거하기가 곤란하기 때문에 혼입되지 않도록 해야 하며 다음 사항을 반드시 준수해야 한다.

- 식품첨가물은 허가된 제품을 사용해야 하며 사용기준에 적합하도록 사용해야 한다.
- 식품첨가물은 다른 용도의 화학물질과 구분하여 보관 · 사용해야 한다.
- 제조과정에서 사용하는 윤활제 등 화학물질은 식품제조과정 중에 식품에 혼입되었는지의 여부를 항상 확인해야 한다.
- 화학물질에 오염되었거나 오염우려가 있는 용기는 식품의 저장 · 운반에 절대 사용해서는 안 된다.
- 화학물질에 의한 오염을 방지하기 위하여 포장된 제품은 청결하고 별도로 구획된 장소에 보관해야 한다.
- 기준 · 규격에 적합하지 아니한 용기 · 포장은 사용해서는 안 된다.
- 부패 · 변질을 방지하기 위하여 보존기준과 유통기준을 준수해야 한다.

(4) 식중독 예보지수

식중독이란 음식물 섭취에 따른 건강장애 중 하나로 식중독을 일으키는 미생물이 식품에 부착 · 증식하거나, 독성물질의 혼입 혹은 잔류에 따른 건강상의 장애를 말한다. 특히, 식품으로 인한 유해의 80~90%를 차지하고 있는 세균성 식중독은 식품의 취급과정에서 적절한 방지대책과 세심한 주의를 기울이면 충분히 예방 가능하다. 이러한 이유로 기상청은 식품의약품안전처와 공동으로 식중독지수 서비스를 제공하고 있다. 식중독지수는 특정 온도와 습도에서의 식중독 발생 확률을 백분율로 수치화 한 지수로서 아래 표 10-23과 같다.

표 10-23 식중독 예보지수의 의미

지수범위	상황조건	주의사항
지수 86 이상	음식물을 방치할 경우 3~4시간이 경과하면 살모넬라균, 황색포도상구균, 장염비브리오균 등의 식중독 발생이 대단히 우려되므로 식품의 취급에 특별히 주의해야 한다.	식중독 위험
지수 50~85	4~6시간이 경과하면 식중독균인 살모넬라균, 황색포도상구균, 장염비브리오균 등이 증식하여 음식이 쉽게 부패할 수 있으므로 음식물을 조리하여 즉시 섭취하고, 조리시설 내 청결에 주의해야 한다.	식중독 경고
지수 35~50	6~11시간이 경과하면 식중독균인 장염비브리오균, 살모넬라균, 황색포도상구균 등에 의한 식중독이 발생할 우려가 있으므로 주의해야 한다.	식중독 주의
지수 35 이하	식중독균인 황색포도상구균, 살모넬라균 등에 의한 식중독이 발생할 우려가 있으므로 식품취급에 주의해야 한다.	음식물 취급 주의

특히 조리실의 온도는 상온보다 5℃ 이상이 높기 때문에 음식물이 상하기 쉬우므로 음식물의 보관 등에 주의를 요하고, 음식물의 저장 · 운반 시 적정온도에서 취급되어야 식중독을 예방할 수 있다.

(5) 식중독 예방

식중독의 대부분은 세균에 의한 것이다. 식중독을 예방하기 위해서는 다음의 주의사항을지키는 것이 중요하다.

① 세균이 손, 조리기구, 다른 식품 등에 오염되지 않도록 주의한다.

식중독균이 손이나 조리기구를 통해서 식품에 부착 · 증식하여 식중독을 일으킬 수 있다. 그러므로 손이나 조리기구를 잘 씻도록 하며 칼이나 도마는 식용, 어용, 야채용으로 나누어 사용한다. 생선, 육류 등을 보존할 때는 다른 식품에 생선과 육류의 수분이 들어가지 않도록 나누어 보관한다.

② 세균을 증식시키지 않는다.

일반적으로 식중독균은 실온상태(10~40℃)에서 급속히 증식한다. 그러므로 냉장고에 보존해야 할 식품을 구입한 경우에는 빨리 냉장고에 넣어 두며, 냉장고와 냉동실에 너무 많은 식품을 넣어두지 않도록 주의한다. 특히, 냉동식품의 해동을 실온에서 하는 것은 금물이다. 중심부가 해동되는 동안 표면온도가 실온과 같은 상태가 계속되므로 세균이 증식하게 된다. 냉동된 식품의 해동은 냉장고 내에서 하거나, 전자레인지를 사용하도록 한다. 조리한 식품은 빨리 먹도록 한다.

③ 세균을 없앤다.

가열하고 조리한 식품은 중심부 온도가 75℃ 이상에서 1분 이상, 충분히 가열하도록 하며 남은 식품을 따뜻하게 할 때도 충분히 가열하도록 한다. 조리기구는 표백제나 뜨거운 물 등에 정기적으로 소독하여 세균을 제거한다. 그러나 식품의 가열로 모든 식중독이 제거되는 것은 아니다. 황색포도상구균이 만드는 enterotoxin은 오염된 식품을 가열해도 잘 파괴되지 않으므로 가열을 과신하는 것은 금물이다.

5) 식품의 보존

초기 인류가 식품을 저장하기 위해 나뭇잎, 조개 등을 사용했던 것과 달리 19세기 초엽에는 병조림 · 통조림 기술이 개발됨으로써 식품의 장기저장 문제가 해결되었다. 저장용기는 깡통과 병이며 이것에 원료를 완전히 충전하여 가열살균을 하고, 외부와의 접촉을 완전히 차단하여 저장하는 것이다. 충전하는 원료의 pH와 염, 당 등의 농도가 효소작용과 미생물의 번식을 충분히 억제할 수 있을 때에는 가열 살균을 하지 않아도 비교적 저온에서 처리하면 장기간 저장할 수도 있다.

1955년경부터는 합성고분자공업이 발전함에 따라 폴리에틸렌 등 많은 플라스틱 필름이 개발되었는데, 이 재질은 경량성, 투명성, 성형자유의 유연성, 열접착성, 인쇄성 등의 특징을 가지며, 오늘날 통조림이나 병조림보다도 더 많이 이용되고 있다. 또 저장효과 면에서도 머지않아 통조림 용기를 대체할 수 있을 것이다. 식품의 포장에 의한 밀봉저장은 현재 실시되고 있는 저장법 중 가장 많이 이용되고 있는 식품저장법이다. 이 방법은 부패 · 변질하기 쉬운 식품을 완전히 저장할 수 있으며 직접 식탁에 공급할 수 있다는 점에서 중요한 식품가공법이다.

6) 식품의 보존방법

식품의 변질과정은 미생물의 번식 등과 관련이 있다. 부패는 식품의 미생물이 증식하여 질소함유 단백질을 분해한 후 유효성 물질이 만들어진 상태이고, 변패는 질소 비함유 식품(당질, 지질)이 미생물의 번식으로 인해 변질하는 것을 나타낸다. 식품 보존법은 미생물의 생장과 번식에 필수적인 조건 즉, 공기, 수분, 온도, 빛 등을 물리 · 화학적으로 차단하여 미생물의 성장을 저지하는 방법이다.

① 물리적 보존법

- 건조법: 세균은 수분이 15% 이하에서 현저하게 억제되므로 식품을 건조하면 세균 발육이 억제된다. 일광건조법과 인공건조법이 있으며 곡류, 육류, 어류, 과실 등의 보존에 이용된다.
- 가열법: 끓이거나 삶아서 식품의 미생물을 사멸시키는 방법으로 80℃에서 30분 이상이면 대부분의 세균이 사멸된다. 우유의 경우 저온살균법(pasteurization, 63~65℃로 30분간 또는 72~73℃로 15초 동안 열처리 후 급속 냉각)을 이용하고 있다.
- 냉동냉장법: 10℃ 이하면 세균발육이 억제되고 −5℃ 이하면 대부분의 미생물발육이 억제된다. 냉동법(−10℃ 이하)으로 급랭법과 냉장(1~4℃), 냉장법으로 움저장(감자, 고구마, 채소 등)이 있다.
- 자외선, 방사선 이용법: 2500~2700Å의 자외선 또는 방사선을 이용하여 식품의 보존이 가능하나 식품의 본질이 변화하는 단점이 있다.
- 밀봉법: 곡류나 마른식품은 흡습성이 있어서 공기 중에 방치하면 며칠 내에 12~14%의 수분을 흡수하기 때문에 밀봉으로 외기와의 접촉을 차단함으로써 흡

습 및 충해를 막는 방법이다.

- 통조림법: 밀봉법의 종류로서 캔 속의 가스를 제거하고 밀봉 후 다시 가열함으로써 흡습 및 충해를 막음과 동시에 효소의 비활성화, 세균의 발육억제로 변질 없이 장기간 보존이 가능한 방법이다.

② 화학적 보존법

- 지입법
  - 염지법(salting): 주로 해산물, 축산물과 야채류를 식염에 절여 식품의 탈수 및 세균의 원형질을 분리함으로써 부패를 방지한다. 염수법과 건조법이 이용된다.
  - 산저장(pickling): pH가 낮은 초산을 이용하여 세균, 곰팡이, 효모 등의 미생물 발육을 억제하여 부패를 방지하고 과실, 야채류의 저장에 이용된다.
  - 당장 당분이 50% 이상이 되면 효모, 곰팡이, 세균 등의 발육이 억제된다. 과실, 잼, 젤리, 가당연유 등에 많이 이용되고 있다.

- 가스저장법

  이산화탄소, N_4 등의 가스를 사용하여 호기성 부패균의 번식을 막는 방법으로 어육류, 난류 및 야채류의 저장에 이용된다.

- 훈연법

  매연형성이 잘되는 참나무, 벚나무, 떡갈나무 등을 불완전연소함으로써 나오는 연기의 알데하이드 석탄산 등의 물질을 어육류의 조직에 침투시켜 살균 및 건조함과 동시에 저장성과 향미를 증진시키는 방법이다.

- 훈증법

  클로로폼, 이산화질소 등의 훈증가스제를 이용하여 곡류 등에 침투시켜 충해를 방지하고 미생물을 사멸시키는 방법이다.

- 방부제

  식염, 알코올, 초산 등을 이용하여 방부제로 사용하는 방법이다.

7. 주거와 건강

주거공간은 인간이 살아가는데 필수적인 공간으로 가족관계를 유지하고 휴식과 수면 등 생활의 기본적인 공간이다. 또한 현대 사회생활의 대부분 시간을 건물 안에서 보내므로 주거공간의 환경은 건강의 유지 증진에 매우 중요한 공간이다.

1) 주거공간의 기능

① 외부환경의 더위, 추위, 소음, 환경오염 등으로부터 인간을 보호해 주어야 한다.
② 일상생활에 편리하며 알맞은 공간이 확보되어야 한다.
③ 질병발생의 위험이나 각종 사고의 위험이 없어야 한다.
④ 경제성과 능률성이 있어야 한다.
⑤ 생리적으로 적합하고 심리적 안정감을 제공해야 한다.

2) 주거공간의 보건학적 환경

(1) 실내 최적온도

실내 최적온도는 18℃ 정도이며, 여름 22℃ 봄 · 가을 20~21℃, 겨울 19℃에서 쾌적함을 느낄 수 있다. 인체는 겨울에는 추위에 대해, 여름에는 더위에 대해 민감하므로 최적온도는 겨울에는 낮아지고 여름에는 높아진다. 방의 용도에 맞춰 살펴본 권장온도는 표 10-24와 같다.

표 10-24 실내 최적온도

구분	거실과 식당	욕실과 화장실	공부방	침실	복도 및 현관
온도	16~20℃	18~20℃	15~17℃	12~14℃	10~15℃

(2) 실내 최적습도

실내의 쾌적함을 유지하려면 온도 외에도 습도를 고려해야 하는데, 쾌적습도는 40~70%이다. 실제로 쾌적함을 주는 습도는 온도에 따라 달라진다. 15℃에서는 70% 정도, 18~20℃에서는 60%, 21~23℃에서는 50%, 24℃ 이상에서는 40%가 적당한 습도이다.

(3) 실내 난방

인체는 더운 여름철에는 체온이 지나치게 올라가는 것을 방지하기 위해 물질대사를 촉진하는 갑상선호르몬의 분비량을 줄여 신체 내에서의 열생산을 억제하고 겨울에는 반대로 열생산을 촉진한다. 그러나 환절기에 일교차가 커지게 되면 여름철에 알맞게 설정된 우리 몸의 시스템을 일교차에 알맞은 시스템으로 전환하게 되는데, 환절기 과대 일교차에서는 인체가 제대로 적응하지 못하여 쉽게 피로해지고, 면역 시스템이 제대로 반응하지 못해 저항능력도 떨어지게 된다. 이러한 상태에서 과로를 하게 되면 각종 질병이 악화되거나 감기 등 크고 작은 질병에 시달릴 수 있다. 특히 어린이나 여성, 스트레스에 시달리는 직장인은 환절기의 과대 일교차에 주의해야 한다. 적절한 난방과 얇은 옷을 여러 겹 껴입어 체온유지를 해야 한다. 얇은 옷을 여러 벌 입으면 런닝셔츠만 입는 것에 비해 6~7℃ 정도 실내온도를 낮출 수 있다.

실내 보조 난방기구를 사용할 때는 난방기구가 창을 등지도록 설치한다. 난방기구를 창 쪽에서 떨어진 안쪽에다 놓으면 창쪽은 항상 차갑고 안쪽은 항상 온도가 높아 실내 온도 차이가 커 난방효과가 떨어진다. 따라서 창측의 냉기가 들어오는 위치에 난방기구가 창을 등지도록 설치하면 온기가 냉기 위로 올라가기 때문에 공기의 교류가 원활히 이루어져 효과적인 난방을 할 수 있다. 또한 난방기구는 사람이 앉아있는 높이로 설치하면 실제로 사람이 느끼는 온도가 높아 훨씬 따뜻한 난방을 할 수 있다.

보통 태양 복사열은 85% 정도가 실내로 들어오며, 10%는 반사되고 5%는 유리창에 흡수된다. 차양을 창 외부에 달면 75% 정도 열의 흡수가 줄어들고 창 내부에 블라인드를 설치하면 35% 정도 차단할 수 있다. 창에 붙이는 필터 중 콜드필터(Cold Filter)가 있는데 투명한 콜드필터를 붙이면 가시광선은 90% 이상 투과되고 적외선(열)은 투과하기 힘들어 여름에는 시원하고 겨울에는 실내에서 열이 빠져나가는 것을 막을 수 있어 따뜻하다.

(4) 환기

환기는 실내의 공기를 창 밖의 공기와 교환하는 것으로서, 창문이나 환기통 등을 이용하는 자연환기(natural ventilation)와 송풍기나 환풍기를 사용하는 인공환기(기계, 강제환기)로 나눈다. 일반적인 환기의 목적은 더러워진 공기를 교환하고 열이나 습기 등을 제거하는 것이다. 실내 공기의 오염 판단은 공기 중의 이산화탄소의 농도를 지표로 사용한다.

① 자연환기

자연환기란 자연적으로 환기가 이루어지는 것으로 바람을 이용한 풍력환기(wind ventilation)와 실내 외의 온도차를 이용한 중력환기(gravity ventilation)가 있다.

풍력환기는 바람이 불어오는 건물의 창으로부터 외기가 들어와서 반대쪽 창으로 실내의 더러워진 공기를 배출하여 교환되는 것이다. 그러나 바람은 시시각각으로 그 강도와 풍향이 변하므로 풍력환기에 의하여 일정한 환기량을 유지하기는 어렵다.

중력환기는 실내외의 온도 차이에 의해 이루어지는 환기이다. 실내의 온도가 외부보다 높을 때 압력의 차이로 인해 실내로 유입된 공기는 하부로, 실내의 따뜻한 공기는 상부쪽으로 이동하여 환기가 되는 것을 말한다. 이와 같은 현상은 건물 전체에서도 일어난다. 지붕에 가까운 개구부에서는 밖으로, 지표에 가까운 개구부에서는 안으로, 건물 내부에서는 위쪽으로 공기의 흐름이 생기며, 특히 고층건물에서는 이 현상이 뚜렷하다. 이 흐름은 바람에 의하여 큰 영향을 받으며, 또 건물 내외의 온도차도 수시로 변하므로 언제나 일정한 환기량을 기대할 수는 없다.

② 인공환기

자연환기는 불안정하고 환기량도 불충분할 때가 많아 다수인이 밀집하는 극장, 강당, 밀폐된 실험실, 선박, 탄광 등의 환기를 위해 송풍기나 환풍기를 사용하게 되었다.

1500년경 다빈치가 수력을 이용한 환기선을 고안한 것이 기계를 이용한 최초의 환기였다. 보통 실내에서 인공환기는 담배연기나 인간의 체취를 없애기 위하여 실시한다.

인공환기의 보조환기로 지붕이나 천장을 이용한 자연환기에 의한 옥배환기법을 병행하기도 한다. 인공환기는 실내 수용인원이 분명한 경우에는 1인당 1시간에 $35m^3$의 외기를 공급하며, 수용인원이 확실하지 않을 때는 사무실은 바닥면적 $1m^2$당 1시간에 $10m^3$, 흡연실에서는 $20m^3$ 이상의 외기를 공급하여 실내 유해가스를 허용농도 이하로 내리도록 환기량을 정한다.

3) 주거환경이 건강에 미치는 영향

(1) 실내공기오염

산업화와 자동차 증가로 인한 대기오염, 생활양식 변화로 인한 건축자재 재료의 다양화, 에너지 절약으로 인한 건물의 밀폐화, 토지의 유한성과 건설기술 발달로 인한 실내공간 이용의 증가 등은 실내공기의 오염을 유발시키고 있다.

① 실내공기오염물질

실내공기오염물질로는 인체 호흡 이산화탄소, 수증기, 냄새, 재채기, 기침, 대화, 각질, 비듬, 암모니아 냄새, 의류섬유, 모래먼지, 세균, 곰팡이, 진드기, 화장품 냄새, 각종 미량물질과 사람의 활동으로 인한 먼지, 흡연 분진, 타르, 니코틴, 건축자재로부터 방출되는 각종 발암물질, 대기오염물질, 오존, 모래먼지, 살충제, 소독제, 방충제 등 다양하다.

실내 공기의 오염조건은 이산화탄소 0.1% 이하, 먼지 $0.1mg/m^3$ 이하, 세균 수(낙하 5분 노출) 30 이하이다.

② 실내공기오염물질 방지대책

실내공기오염물질 방지대책은 실내의 청결과 함께 실내환기, 실내 적정온도 · 습도유지가 최선의 대책이다. 그러나 현재 대기가 심각하게 오염됨에 따라 오염물질의 실내 유입은 또 하나의 보건학적 문제이다. 공기정화기를 이용해 실내 공기오염을 줄이는 것도 하나의 방법이다.

(2) 새집증후군

빌딩증후군 등으로 불리기도 하는 새집증후군(sick house syndrome)은 새로 지은 주택이나 빌딩을 새로 지을 때 사용하는 건축자재나 벽지 등에서 나오는 유해물질로 인해 건강이 나빠지거나 질환이 생기는 현상을 말한다.

미국의 경우, 이미 80년대에 일본에서도 90년대부터 사회문제로 등장한 새집증후군은 석유화학 문명이 만들어 낸 환경공해병이다. 새집일수록 벽지, 바닥재, 페인트 등 각종 건축자재에서 나오는 포름알데히드, 벤젠, 톨루엔, 클로로포름, 아세톤, 스틸렌 등의 발암물질이 많다. 우리나라 공동주택의 공기오염은 매우 심각하다.

최근 아파트 같은 대규모 주거시설이 보편화되면서 시멘트를 비롯한 많은 화학재료가 건축에 사용되며 본드로 벽지와 장판을 바르고, 포름알데히드가 많은 목재로 가구를 만들어 집안이 각종 화학물질로 가득 차게 되었다. 또 실내 난방을 위해 이중창을 설치하여 나쁜 실내공기가 밖으로 빠져나가기 힘들게 된 밀폐된 환경도 새집증후군을 일으키는 한 원인이다. 특히, 집 안에서 생활하는 시간이 많은 아이나 노인에게 새집증후군은 더욱 심각한 실정이다.

또 집을 지을 때 발생한 라돈, 석면, 일산화탄소, 이산화탄소, 질소산화물, 오존, 미세먼지, 부유세균, 곰팡이, 바이러스, 진드기, 애완동물 등의 생물도 실내공기를 오염시킬 수 있다. 이러한 오염물질이 건물 밖으로 배출되지 못하고 실내에 축적되면 각종 문제를 일으키게 된다.

① 새집증후군을 일으키는 물질과 인체에 미치는 영향

새집증후군을 일으키는 대표적인 실내 유해물질 종류와 인체에 생길 수 있는 증상은 다음과 같다.

- **포름알데히드**: 대표적인 실내오염물질이다. 포름알데히드를 물에 섞은 포르말린은 단열재나 합판, 섬유, 가구 등의 접착제로 건축자재에 널리 쓰이며, 방출수준이 절반으로 줄어드는 데 2~4년이 걸릴 만큼 장기간에 걸쳐 유해물질을 내뿜는다.

  포름알데히드는 피부질환, 점막자극, 호흡기장애, 중추신경장애, 발암, 정서적 불안감, 비염, 정신집중곤란, 기억력상실, 호흡기(눈, 코, 입) 자극 및 만성 염증을 유발한다.

  한편 여름철에 온도와 습도가 높아지면 포름알데히드와 톨루엔이 일시적으로 증가하는 양상을 나타낸다.

- **방부제, 염화메틸렌**: 피부를 자극하며 호흡기질환을 일으킨다.

- **일산화탄소, 미세입자, 연소가스**: 만성두통, 기관지염, 현기증, 피로감, 정신기능 저

하를 유발한다.

- 접착제, 방부제의 톨루엔 등 유기화합물: 바닥접착제, 칩보드, 페인트 등 건축마감재에서 주로 방출되며, 눈 자극, 의욕저하, 두통, 현기증, 불면증, 천식을 유발하고, 톨루엔은 피부, 눈, 목을 자극하여 두통과 현기증, 피로를 일으킨다.
- 방부제의 붕산염: 눈을 자극하며 생식기능을 저하시킨다.
- 곰팡이, 음식냄새: 호흡기 질환을 일으킨다.

새집증후군의 증상은 바로 나타날 수 있고, 심하게 되면 갑작스럽게 나타날 수도 있다. 새집증후군은 크게 '자극반응'과 '알레르기반응'으로 나눌 수 있다. 자극반응은 눈과 코 · 후두점막이 자극을 받아 일어나는 증상이며, 주로 기침을 하거나 목이 쉬고, 두통이 생기고 쉽게 피로감을 느낀다. 알레르기성 질환은 원인을 알 수 없는 아토피 피부염, 두드러기, 기관지 천식 등이 발생하거나 악화될 수도 있다. 한번 증상이 나타난 후에는 내성이 약해지기 때문에 영 · 유아는 작은 먼지에도 아토피를 일으킬 수 있다.

오염에 짧은 기간 노출이 되면 두통, 눈 · 코 · 목의 자극, 기침, 가려움증, 현기증, 피로감, 집중력 저하 등의 증상이 생길 수 있으나, 오랜 기간 노출되면 호흡기질환, 심장병, 암 등의 질병이 나타날 수 있다.

새집증후군에 적절하게 대처하지 않을 경우에는 화학물질 과민증에 걸릴 위험도 높아진다. 실내공기 오염정도는 집 안팎의 환경조건, 사용한 건축자재의 종류와 공법, 환기시설에 따라 큰 차이가 난다. 극심한 새집증후군의 경우, 실내공기에서 1천여 가지의 화학물질이 발견되기도 하며, 새집의 오염물질은 입주 후 6개월 정도에 최고조에 달한다.

② 새집증후군 예방법

새집증후군의 피해를 줄이기 위한 방법은 다음과 같다.

- 화학물질을 함유하고 있는 마감재 대신 친환경 소재를 사용한다.
  환경전문가는 화학물질을 함유한 마감재를 처음부터 사용하지 않는 것이 최선의 방법이라고 진단한다. 참숯 · 황토 · 옥 등 다양한 자연재료를 사용한 벽지나 바닥재로 마감재를 교체한 이후 통증이 70% 이상 줄었다는 사례도 있다.
- 환기를 적절하게 하고 온도와 습도를 조절한다.
  특히 겨울철엔 문을 닫아 놓고 난방을 하기 때문에 휘발성 유기화합물 등에 의한 실내 공기오염이 훨씬 심화된다. 새 아파트의 경우, 실험 결과에서 실외의 공기보다 실내의 공기가 8배까지 오염된 것으로 나타났다. 따라서 최소한 아침 · 저녁으로 아파트 앞뒤 창문을 마주 열어 집안의 공기를 완전히 교체해야 한다.

또 코, 눈, 목 등 점막이 따갑고 자극되는 등의 증상은 온도가 높을수록, 습도가 낮을수록 심해지므로 실내 온도는 18~22℃, 습도는 60% 정도로 조절하는 게 좋다.

이 밖에도 실내 흡연을 삼가하고, 가스레인지로 조리 시 환풍기를 돌려 일산화탄소나 이산화질소를 배출시키고, 살충제, 방향제, 세정제, 향수 등 화학물질 사용을 줄일 것, 드라이클리닝한 옷은 햇볕에 잘 말릴 것, 좁은 방에 컴퓨터나 프린터 등 전자기기를 지나치게 많이 들여놓지 말 것 등을 권고한다.

■ 실내공기 가열방법을 한다.

이는 난방을 통해 실내온도를 높여 가구, 바닥, 벽지 등 깊숙이 배어있는 각종 오염 물질을 빼내는 방식으로 베이킹 아웃(baking out)이라 한다. 집안의 가구를 모두 열어놓고, 창문은 완전히 닫은 상태에서 실내온도를 35~40℃까지 올린다. 이때 주의할 점은 갑자기 온도를 올릴 경우, 가구재의 손상 · 마루바닥의 뒤틀림이 생길 수 있으므로, 3℃ 정도씩 천천히 올린 후, 4시간 정도 온도를 유지하고 4시간 정도를 환기해 주는 것이 좋다. 이 경우 포름알데히드는 상당부분 방출되는 것으로 알려져 있다. 특히 어린이나 노약자가 있는 가정에선 최소 2~3일간 베이킹 아웃을 한 뒤 이사하는 게 좋으며, 도배나 페인트칠 등 집단장을 새로 한 뒤에도 베이킹 아웃이 필요하다. 올바른 베이킹 아웃이 되었을 때 전체 유해물질의 30~40%가 해소된다. 그러나 환기를 시키지 않으면 유해물질이 그대로 실내에 남아 있게 되며, 때에 따라서는 새집증후군 유해물질이 다시 결합한다.

■ 공기정화용품을 사용한다.

실내에 잎이 큰 식물을 가급적 많이 들여놓는 것도 이산화탄소 제거 등 실내 공기 정화에 도움이 된다. 키가 크고 잎이 넓은 관엽식물을 실내에 놓아두면 공기오염물질과 냄새 제거, 음이온 발생, 전자파 차단, 소음 차폐, 심신 안정 등의 효과를 얻을 수 있다. 그러나 제거되는 양은 미량이기 때문에 새 집에 입주 시 당장 큰 효과를 기대하기는 어렵다. 국화, 파키라, 잉글리시 아이비, 보스턴 고사리, 종려국, 관음죽, 벤자민 고무나무 등이 대표적 공기정화식물이다.

■ 촉매활용법

일반적으로는 실내공기 가열방법과 환기를 하면 실내 공기질을 개선하여 새집증후군을 해결할 수 있지만, 매우 유해한 건설자재나 가구를 사용한 경우에는 유해물질 흡착제 및 분해제 사용이 권장된다. 최근 새집증후군 처리제로 광촉매가 널리 알려져 있다. 촉매는 자신은 반응 전후에 변화하지 않지만, 화학반응에서 반응

속도를 조절해 주는 물질이다. 새집증후군의 경우, 반응속도를 빠르게 해주는 촉매를 사용한다. 촉매는 새집증후군을 일으키는 환경호르몬을 차단하는 물질이 아니기 때문에 촉매 시공 후 필히 환기를 해야 한다.

광촉매는 빛(자외선)에 의해 반응하여 산화작용을 통해 벽이나 자재 안에 있는 포름알데히드 등의 유해물질이나 환경호르몬 등을 분리 · 배출시키는 촉매역할을 한다. 광촉매로는 이산화티탄(TiO_2)이 가장 많이 사용되고 있다. 그 외 형광빛 등에서도 반응하는 가시광촉매, 공기 중의 산소와 반응하는 산소촉매, 피톤치드(삼림욕)효과를 극대화시키는 식물촉매 등이 있다.

그러나 광촉매의 경우, 실내에 들어오는 자외선의 양이 25%인 것을 감안할 때 그 효과를 크게 기대하기 어려우며, 여러 가지 촉매를 단일제품으로 만든 복합촉매가 유리하다. 광촉매가 가지고 있는 취약점과 단일 촉매제품으로서의 한계를 뛰어넘는 새로운 복합촉매는 96~99%의 포름알데이드 제거 효과를 가지고 있다.

(3) 헌집증후군

헌집증후군이란 오래된 집이 건강에 나쁜 영향을 주는 현상으로 병든집증후군(sick house syndrome)이라고도 한다.

헌집증후군의 원인은 습기찬 벽지와 벽 안에 피는 곰팡이, 배수관에서 새어 나오는 각종 유해가스, 인테리어 공사 뒤 발생할 수 있는 휘발성 유기화합물 등이다.

곰팡이는 기관지염이나 천식, 알레르기 등을 유발하며, 오래된 배수관이나 가스관에서 새어나오는 메탄가스와 암모니아, 일산화탄소, 이산화질소, 이산화황 등은 두통 또는 현기증을 유발할 수 있다. 벽지와 장판, 가구 등을 새 것으로 바꿀 경우 새집증후군에서처럼 아세톤, 벤젠, 포름알데히드 등 각종 유기화합물이 발생하여 두통이나 알레르기 같은 만성질환을 일으킬 가능성이 크다.

헌집증후군을 예방하기 위해서는 환풍장치를 설치하여 습기를 제거하고 낡은 배수관을 교체하거나 환기를 자주 시켜주어야 한다.

(4) 냉방병

냉방이 원인이 되어 발생하는 질병으로 장시간 동안 환기가 안 되는 사무실이나 가정에서 에어컨을 가동시킨 상태로 생활할 때에 실내 · 외의 큰 온도 차이에 적응하지 못해서 생기는 일종의 신체 부적응증후군이다. 냉방병은 이미 신체가 여름철 기온에 어느 정도 적응한 상태에서 냉방 가동으로 저온 환경에 노출됨으로써 일어난다.

① 냉방병의 원인

냉방병의 주원인으로는 실내온도와 외부온도의 심한 차이, 실내습도의 급격한 감소,

환기의 부족을 들 수 있다. 보통 냉방 시 외부와의 온도차는 보통 5℃ 정도가 알맞다.

고온다습한 날에는 습도만을 내리게 하는 것으로도 더위는 훨씬 참기가 쉬워지며, 장시간 냉방 상태에 있게 되는 경우에는 의복으로 체온을 조절해야 한다. 냉방병은 냉방시설이 되어 있는 사무실 · 공장 · 백화점 등에서 일하는 사람이 흔히 걸리며, 여성에게 많다.

또한 대형건물의 에어컨 냉각수를 오염시키는 레지오넬라균도 냉방병의 주범이므로 레지오넬라증을 예방하려면 에어컨 청소를 자주 해야 한다.

② 냉방병의 증상

냉방병의 증상은 두통 · 식욕부진 · 코막힘 등 감기와 비슷한 증상, 위장장애, 현기증, 신경통 등의 지병이 나타나고, 팔 · 다리 · 허리 · 등줄기가 냉하고 몸이 무거워진다. 몸, 특히 발의 나른함, 관절의 중압감이나 통증, 여성의 경우는 월경통, 월경 불순 등의 폭넓은 증상이 나타난다.

③ 냉방병 예방

냉방병을 예방하기 위해서는 다음과 같은 환경을 유지해야 한다.

- 실내 · 외 온도차를 5℃ 이상 높이지 않고, 평균 실내온도를 25℃ 정도로 유지한다.
- 중앙집중식 냉방이 국소적 냉방보다 더 좋다.
- 2시간에 5분 정도는 환기를 시켜준다.
- 에어컨으로부터 나오는 찬 공기를 직접 접촉하지 않는다.
- 냉방실 내에서 장시간 근무를 할 경우, 때때로 몸을 움직여 준다.
- 에어컨 가동 중에는 긴팔 옷이나 스타킹을 착용하여 보온에 유의한다.
- 과로나 수면부족도 냉방병의 원인이 되므로 평소에 주의해야 한다.

여름철에는 습도에도 유의해야 한다. 여름철 습도는 60~70% 정도지만 냉방장치를 1시간 이상 가동하면 실내 수분이 응결돼 습도가 30~40%로 내려가게 된다. 이렇게 되면 호흡기점막이 건조해지면서 레지오넬라증과 인후염이 생길 가능성이 높아진다. 이때는 감기에 걸린 듯한 증세를 일으킨다. 따라서 냉방이 잘 되는 사무실에서는 근무시간 중 따뜻한 물이나 차를 마셔 수분을 충분히 섭취하도록 한다.

8. 폐기물과 건강

1) 폐기물의 이해

폐기물이란 쓰레기, 연소재, 폐유, 폐산, 폐알칼리, 동물의 사체 등 사람의 생활이나 사업활동에 필요없게 된 물질을 말한다. 일반적 개념으로는 쓰레기라고도 하지만「폐기물관리법」에 의하면 '버리는 것은 모두 폐기물'이라고 볼 수 있다(표 10-25).

표 10-25 폐기물정책 패러다임의 변화

구분	이전 정책	새로운 정책
정책여건	폐기물로 인한 환경오염 심화	기후변화, 원자재 · 에너지 고갈
목표	쾌적한 생활환경 조성	자원순환사회 구축
추진전략	감량 → 재활용 → 처리	효율적 생산 · 소비 → 물질재활용 → 에너지회수 → 처리선진화
주요과제	쓰레기종량제, 생산자책임재활용 제도 및 처리시설 설치	자원순환성평가, 재활용품질인증, 폐자원 등 에너지화, 처리광역화
핵심개념	폐기물	자원(순환/천연)

2) 폐기물의 종류와 특성

(1) 도시폐기물

도시쓰레기란 도시에서 배출되는 쓰레기로서 생활쓰레기와 상업쓰레기가 주종을 이루며, 도시하수처리 슬러지와 가로 청소물 및 건설폐기물도 도시폐기물에 포함된다.

도시쓰레기 소각은 생활폐기물 중 분리수거되는 재활용품, 대형쓰레기, 음식물쓰레기 등을 제외한 가연성 폐기물을 주로 소각한다. 보통 도시지역 가까이 건설하여 생활폐기물의 운반비용을 절감하고 소각할 때 발생하는 열에너지로 증기터빈을 가동하여 발전하거나 폐열을 인근지역의 난방과 온수를 공급하는 열병합 발전의 에너지원으로 활용한다.

(2) 농업폐기물

농촌지역의 논농사나 밭농사 과정에서 발생하는 폐기물로 각종 농약병, 비료, 폐비닐과 보온재, 각종 폐종이류가 대부분이다. 특히 지나친 농약사용과 비료투입은 수질오염과 토양오염의 주요한 원인이 된다. 사용한 농약병의 잔류물을 그대로 토양이나 하천에 버리는 경우에는 적은 양이라 할지라도 매우 유독한 물질이므로 오염의 정도가 심각하여 별도로 수거하여 보관한 뒤 처리해야 한다. 또한 이러한 폐기물을 수거한 뒤에는 적절하게 처리해야 한다.

(3) 고형폐기물

액상이나 가스상이 아닌 불용성 물질의 폐기물을 말하며 도시폐기물, 하수오물, 농업쓰레기, 파쇄물 및 광산 잔재물 같은 산업폐기물을 포함한다. 쓰레기, 폐가전제품, 폐가구류, 동물의 사체와 산업활동에서 발생되는 오니, 분진, 연소재, 폐주사물, 폐합성수지 등을 말한다.

비위험 고형폐기물(solid waste)의 98.5%는 석유와 천연가스 제품으로 광산 및 산업활동에서 발생한다. 광산폐기물은 종종 광산부지 근처에 쌓인 채 방치됨으로써 대기와 수질을 오염시킬 가능성이 있으며 산업폐기물로는 금속파편, 플라스틱, 종이, 발전소 분진 및 산업폐기물의 찌꺼기 등이 있다.

(4) 유해폐기물

독성 · 부식성 · 점화성 또는 반응성이 높은 폐기물을 말한다. 폐건전지, 폐형광등, 체온계 및 수은온도계 등의 수은함유 폐기물, 카드뮴–니켈 전지, 폐플라스틱 등 카드뮴을 함유한 폐기물, 기타 유해물질을 포함한 폐기물 등이 있다. 유해폐기물을 소각하면 대기오염, 수질오염, 토양오염 등의 문제를 일으킬 염려가 있어 이들 유해물질을 함유한 폐기물을 유해폐기물(hazardous waste/harmful waste)로 지정하여 분리 · 수집하고 있다.

「폐기물관리법」에서는 산업폐기물 중 연소찌꺼기, 오니, 폐산, 폐알칼리 등 사업장에서 파생한 유해물질이 소정검정방법에서 판정기준을 초월한 것을 유해산업폐기물로 정하여 특별규제하고 있다.

(5) 산업폐기물

산업활동에 수반하여 발생하는 폐기물로 사업장폐기물이라고도 한다. 유해성의 유무에 따라 유해폐기물과 일반폐기물로 구분된다. 폐기물의 90% 이상은 일반폐기물이지만 유해폐기물은 그 유해성 때문에 취급과 처리 · 처분 시 특별한 법적 규제를 받고 있다.

산업폐기물(industrial waste)의 종류와 속성은 다음과 같다.

- **폐산 · 폐알칼리**: pH가 2.0 이하 및 12.5 이상 되는 폐기물로서 부식성이 있다.
- **폐유기용제**: 할로겐족(디클로로메탄 · 트리클로로메탄)과 비할로겐족(벤젠 · 톨루엔 · 아세톤 등)의 용매성분을 함유한 폐기물로서 물이나 기타 물질과 강력하게 반응하는 성질이 있다.
- **폐유**: 기름 성분이 5% 이상인 폐기물로서 인화성이 있다.
- **함유 폐기물**: PCB 콘덴서, 트랜스의 절연체, 열처리용 열매체 등 광범하게 사용되고 있으며 독성이 크다.

- 슬러지(sludge: 광재), 분진, 폐주물사, 소각잔재물, 도자기편류, 폐촉매, 폐흡착제: 이들은 용출특성 시험을 거쳐서 납, 구리, 수은, 카드뮴, 비소, 6가크롬, 시안, 유기인, 테트라클로로에틸렌, 트리클로로에틸렌이 일정한 농도 이상으로 검출되면 독성을 띠는 것으로 판정한다.
- 폐석면 · 폐농약: 각기 발암성과 유독성이 있는 폐기물이다. 폐석면은 건물의 절연제와 내화제로 널리 쓰였던 것인데, 발암물질로 알려져 지금은 사용이 금지되어 있다.
- 폐합성고분자화합물: 플라스틱 등의 합성고분자물질로서 난분해성 때문에 유해폐기물로 분류된다.
- 기타: 환경부 장관이 정하는 것 등이있다.

(6) 방사성 폐기물

원자력 시설이나 방사성 물질을 다루는 작업장과 실험실에서 나오는 폐기물을 말한다. 핵분열 생성물, 방사화된 냉각수, 냉각가스 등의 누출물, 실험실과 작업장에서 사용한 헝겊, 종이, 세척수 등의 오물 · 폐액 등이 포함된다. 폐기 및 처리에서는 그것에 의한 주변의 자연 방사능에 대한 영향이 최대 허용선량의 1/10 이하여야 한다는 것이 법적으로 규정되어 있다.

처리방법으로는 첫째, 고체폐기물은 불연물과 가연물로 나누어 가연물은 소각한 후, 재를 불연물과 함께 드럼통에 넣고, 이것을 콘크리트로 굳힌 후 깊은 바다 또는 땅 속에 묻는다.

둘째, 액체 폐기물은 이온교환법으로 농축해서 드럼통에 넣거나 또는 화학적으로 처리한 후 대량의 물로 희석해서 방류한다.

셋째, 기체상태인 폐기물은 반감기가 짧은 핵종의 감쇄를 기다려 필터로 여과하여, 공중의 방사성 물질의 농도가 최대 허용농도의 1/10 이하임을 확인하면서 배기설비부터 방출하는 방법이 취해지고 있다.

이러한 방법도 방사능에 의한 환경오염을 방지하는 근본적인 해결법이라고는 할 수 없으며, 원자력 이용이 본격화됨에 따라 증대하는 폐기물 처리문제는 중요한 과제가 되었다.

우리나라의 경우 1989년 방사능 핵폐기물 처리장 건설문제가 제기되었으며 뚜렷한 지역적 님비현상으로 사회문제였다. 그러나 정부와 민관의 노력으로 2011년 한국원자력환경공단은 경주로 이전하여 방폐장을 건설하였고 2015년 중 · 저준위 방사성 폐기물을 최초로 처분하였다.

(7) 핵폐기물

원자력발전소 및 각종 연구소 등에서 나오는 원자력 부산물을 말한다. 핵폐기물은 고준위폐기물과 중저준위폐기물로 구분된다.

고준위폐기물이란 사용 후의 핵연료를 말하는 것으로서 원전연료를 핵분열시키고 난 후 재활용이 가능한 우라늄과 플루토늄을 제외한 나머지 찌꺼기를 말한다. 우라늄과 플루토늄의 재활용을 위해 주로 물속에 넣어 보관한다.

중저준위폐기물이란 원자로 내의 방사능을 흡착하는 이온교환수지, 방사능을 걸러낸 필터, 액체폐기물 처리과정을 거친 뒤 남은 찌꺼기, 방사능 처리과정에 사용된 각종 도구(비닐 주머니, 걸레 따위) 등을 태우고 남은 재 등을 말한다.

핵폐기물의 보관방법은 보통 콘크리트나 아스팔트로 혼합하여 드럼에 넣어 응고시키는 방법으로 보관한다. 우리나라의 경우 1978년 이후 원자력발전이 시작되어 1997년 12기의 원전을 가동하였으며, 2016년 25기가 가동 중에 있다.

(8) 건축폐기물

건축물의 신축과 해체하는 과정에서 발생하는 토사, 폐벽돌, 폐콘트리트, 폐목재, 폐합성수지, 철근 등의 폐기물을 말한다. 발생 종류로는 토사, 폐벽돌 및 폐블록, 폐콘크리트, 폐아스콘, 폐목재, 폐합성수지, 철근을 포함한 폐금속편류 등이 있다.

건축폐기물(construction waste)은 한 번 발생하면 대량이며, 재활용 가능성이 높지만 공사현장에서 혼합 · 배출되기 때문에 재활용률이 낮을 뿐만 아니라 효율적인 처리체계를 구축하지 못한 실정이어서 어렵게 조성한 매립지의 수명을 단축한다.

(9) 포장폐기물

포장폐기물(packaging waste)은 제품포장에 사용되고 나서 버려지는 물질을 말한다. 포장용기, 포장재, 완충재로 분류할 수 있는데, 포장용기의 종류는 크게 유리병, 금속캔, 플라스틱병, 종이팩 등으로 구분할 수 있다. 우리나라에서 사용되는 용기로는 유리병이 주종을 이루어 왔으나, 근래에 와서는 금속캔류와 플라스틱병, 종이팩 등의 이용률이 크게 신장되고 있으며 재활용률은 아직 낮은 편이다.

포장폐기물은 생활쓰레기의 25%를 차지하고 있고, 필요 이상의 과다포장으로 포장재 사용량이 연평균 8.4%씩 증가 추세에 있다. 또한 대부분 한 번 쓰고 버려지는 스티로폴 등 합성수지류 포장재는 부피도 과대하고 난분해성이어서 쓰레기 관리 및 처리가 곤란하다. 포장폐기물관리에 대한 엄격한 규제와 선구적 재활용시스템을 구축한 독일은 1998년 개정된 포장폐기물법에 원료재활용률을 처음으로 도입하여 플라스틱제품 용기 포장에 대한 재활용률을 60% 이상으로 규정하고 이 중에서 원료 재활용률을 60% 이상으로 규정하였다.

3) 폐기물처리

폐기물을 인위적으로 조작하여 감량화 · 무해화하거나 재생을 시도하는 공정이다. 폐기물은 분류체계에 따라 정해진 과정을 거쳐 처리된다. 일반적으로 생활폐기물은 재활용이 가능한 것을 제외한 폐기물을 수집 · 운반하여 적환장에 모은 다음, 종류에 따라 곧바로 매립하거나 소각처리하고, 사업장폐기물은 폐기물처리업자가 수집한 뒤 소각 등의 중간처리과정을 거쳐 처리된다.

폐기물처리는 기능적으로 발생억제, 재활용, 중간처리, 최종처리의 4단계를 거친다. 발생억제는 기본적으로 쓰레기종량제와 음식물쓰레기 감소 등 자원을 절약하여 폐기물이 생기지 않도록 노력하는 것이다. 재활용단계는 자원을 다시 쓸 수 있도록 가공과정이 필요한 단계이고, 중간처리는 파쇄, 압축, 고형화, 여과, 중화, 소각, 흡착, 소화 등의 물리, 화학, 생물학적 공정을 말하며, 최종처리는 매립 또는 해역배출 등의 방법으로 처분하는 것이다. 모든 폐기물은 중간처리를 철저히 하면 자원절약과 에너지회수 효과를 얻을 수 있고 최종처리의 부담을 덜 수 있다.

생활폐기물 매립처리비율은 지속적으로 낮아지는 반면, 폐자원에너지화 정책에 따라 소각 비율은 증가하는 추세로, 2016년에는 25.3%를 소각처리하였다. 재활용 비율은 2008년 59.0%를 넘어섰으며, 2016년에는 60.0%를 재활용하였다. 쓰레기종량제 실시, 재활용정책 및 폐자원에너지화 등 정책에 힘입어 폐기물처리구조가 단순 매립 위주에서 폐자원을 선순환시키는 자원순환형으로 전환되고 있는 추세이다(2018 환경백서, 표 10-26).

표 10-26 생활 폐기물 처리 현황 추이

(단위: 톤/일)

구분	2003	2005	2007	2009	2010	2011	2012	2013	2014	2015	2016
계	50,736	48,398	50,346	50,906	49,159	48,934	48,990	48,728	49,915	51,247	53,772
매립	20,450	13,402	11,882	9,471	8,797	8,391	7,778	7,613	7,813	7,719	7,909
소각	7,348	7,753	9,348	10,309	10,609	11,604	12,261	12,331	12,648	13,176	13,610
재활용	22,938	27,243	29,116	31,126	29,753	28,939	28,951	28,784	29,454	30,352	32,253

출처: 환경부(2018). 2018 환경백서.

(1) 폐기물의 중간처리

폐기물의 최종처리에 앞서 감량화 · 무해화 · 안정화 등을 실시하는 인위적인 처리과정이다. 흔히 폐기물관리체계에서 처리는 중간처리만을 뜻하기도 한다.

① 중간처리

중간처리의 목적은 폐기물 관리운영과 체계의 효율 증진, 재활용 물질 회수, 퇴비 등의 처리생성물이나 열 · 가스 등의 에너지 회수이다.

② 중간처리방법

중간처리방법은 재생처리 및 물리적, 화학적, 생물학적 방법으로 나뉜다.

- 재생처리방법은 폐기물의 형태와 기능을 현재 상태 그대로 재사용하기 위해 골라내는 것을 말한다.
- 물리적 방법에는 파쇄, 선별, 여과, 탈수, 건조, 고형화, 압축 등이 있는데, 파쇄는 고형물의 크기를 작게 만드는 것이고, 탈수는 폐기물용적을 감소시켜 취급 · 운반 및 간편하게 한다. 고형화는 시멘트, 아스팔트 등의 고화제를 넣어 고화처리의 유해물질 용출을 막는다. 이러한 공정을 거치면 처리과정의 효율이 높아질 뿐 아니라 폐기물의 부피가 줄어들어 운반과 가공이 편리하고 비용도 줄어든다.
- 화학적 · 생물학적 처리는 부피와 무게를 줄이고 처리부산물 및 에너지를 회수하는 효과가 있다. 일반적인 화학적 처리방법은 소각인데 무게와 부피를 줄이기에 효과적일 뿐만 아니라 열의 형태로 에너지를 얻을 수도 있어 점차 사용비율이 증가하는 추세이다.
- 생물학적 처리방법에는 퇴비를 얻는 호기성소화와 메탄가스를 얻는 혐기성소화가 있다. 이러한 과정을 거치면 폐기물의 형태와 성질이 화학적으로 안정되므로 환경에 끼치는 영향이 줄어들고, 매립대상물질의 부피가 크게 감소하므로 최종처리 장소인 매립지 공간이 절약되고 매립지 사용기한이 늘어나는 효과가 있다.

(2) 폐기물의 최종처리

중간처리를 거친 폐기물의 잔재를 육지에 묻거나 바다 등에 버려 폐기물을 자연환경으로 돌려보내는 것을 말하며 처분 또는 최종처분이라고도 한다. 더 이상 사용할 수 없거나 재활용할 수 없는 물질이나 재활용품 회수시설에서 골라내고 남은 찌꺼기, 중간처리 공정에서 생긴 물질과 에너지를 회수한 뒤, 남은 잔재물 등은 어떤 방법을 통해서라도 최종적으로 처분해야 한다.

처리방법은 현행 「폐기물관리법」에서 인정하는 방법이 육지매립과 해역배출이다. 육지매립은 가장 일반적인 방법으로 폐기물을 지표 또는 지하에 묻는 방법으로, 매립은 폐기물의 처리를 위한 모든 노력을 다한 뒤에 취하는 마지막 수단이므로 폐기물종합관리 체계의 최종단계에서 실행한다. 해역배출은 오염물질의 국가 간 이동문제 때문에 더욱 제한된 규정에 따라 처리하는 방법으로, 국내법뿐 아니라 해양관련 국제법의 규제를 받는다.

4) 폐기물이 인체에 미치는 영향

(1) 소각처리와 다이옥신

1977년에는 올리(Olie) 등이 도시쓰레기 소각로의 비산재(Fly Ash) 중에 다이옥신류가 포함되어 있다고 발표한 이후, 캐나다, 미국, 유럽 등에서 활발한 조사가 진행되어 도시쓰레기 소각로 이외에도 각종 연소시설로부터 다이옥신류가 배출되고 있다는 것이 확인되었다. 일본에서도 타치가와(1983) 교수가 도시쓰레기 소각로 비산재에 2, 3, 7, 8-TCDD 등 다이옥신류가 함유되어 있다고 발표한 이후, 일본 후생성은 전문가 회의 및 긴급 실태조사하여 폐기물처리 시 다이옥신 등의 발생 메커니즘 등에 관한 연구를 5년에 걸쳐 진행하였고, 1990년 12월에는 '다이옥신류 발생방지 등에 관한 가이드라인'을 제정 · 발표했다.

① 다이옥신의 속성

다이옥신(dioxin)이란 polychlorinated dibenzoparadioxin을 말하며, 화학적으로 매우 안정된 화합물이다. 상온에서는 무색의 결정성 고체이고 염소 수가 증가함에 따라 물에 쉽게 용해되지 않는다. 또한 다이옥신은 증기압이 매우 낮으며, 유기용매에는 용해되지만 용해성은 낮으며, 열화학적으로도 안정하고, 미생물에 의한 분해도 거의 일어나지 않는다. 그러나 약 310nm의 자외선을 흡수하면 광화학분해를 거쳐 대기 중에서 분해된다. 다이옥신의 독성은 청산가리(KCN)에 비해 10,000배나 강하기 때문에 지금까지 인간이 만들어 낸 물질 중 가장 독성이 강한 물질로 알려져 있다.

② 인체에 미치는 영향

인체에 대한 영향으로는 간과 피부에 영향을 미치고, 기형아 출산의 증가와 암 발생률을 높인다.

③ 발생원

다이옥신류의 발생원으로는 폴리염소화비페닐(PCBs), 클로로페놀, 페녹시(phenoxy)계 제초제의 불순물질, 도시쓰레기 소각, 자동차 배출가스, 금속(Fe, Mg, Ni, Al)제조, 펄프표백, 부식물질(humic), 하 · 폐수슬러지, 염소사용 등이다. 다이옥신의 주요 발생원은 표 10-27과 같다.

표 10-27 다이옥신 주요 발생원

발생원분류		대상시설	주요 세부내용
1차 발생원	인위적인 발생	화합물 제조	염화페놀 관련물질의 제조 공정(제초, 곰팡이 방지,살충제의 용도)
		폐기물 소각	도시폐기물, 산업폐기물, 의료폐기물, 슬러지의 소각에 따른 연료배출물, 비산재 및 잔재의 매립지
		펄프, 종이제조	염소화합물에 의한 표백처리 공정
		자동차	휘발류 첨가제(사에틸납), 포착제(1-염화-1-브로모에탄) 사용
		기타	담배연기, 에너지 소비가 많은 산업시설 등
	자연적인 발생		화산, 화재, 번개 및 산불 등
2차 발생원	식품섭취, 음용수 섭취, 공기흡입, 피부접촉, 토양, 하수오니, 퇴비 및 퇴적물 등		

출처: 한국환경정책 · 평가연구원(http://www.kei.re.kr).

9. 토양과 건강

1) 토양오염의 이해

토양오염이란 토양 속에 오염물질이 함유되는 현상으로 대부분의 경우, 대기오염물질의 강하, 폐수 · 하수 · 폐기물의 투기(投棄), 농약 · 비료살포 등에 의해서 오염된다. 오염된 토양에서 성장한 각종 식물 중 특히 농산물이 유해한 물질을 흡수함으로써, 농산물을 섭취하는 인간이나 동물에게 해를 끼치거나 토양의 물리 · 화학적 성질을 저해하는 현상을 말한다. 토양오염은 곧 지하수의 오염원, 하천수의 오염원이 될 가능성도 있다.

또한 「토양환경보존법」 제2조에서는 '토양오염이라 함은 사업활동, 기타 사람의 활동에 따라 토양이 오염되는 것으로서 사람의 건강, 재산이나 환경에 피해를 주는 상태를 말한다'라고 명시하고 있다.

(1) 토양오염의 특성

일반적으로 토양은 고체상태의 흙, 액체상태의 지하수, 기체상태의 공기가 토양 내에 어우러진 것으로 그 자체가 자정능력을 가지고 있다. 이런 토양의 자정능력에도 불구하고 외부의 방대한 오염물질의 유입은 토양의 오염을 초래하게 된다. 토양은 각종 오염물질로부터 직접적인 영향을 받을 수 있지만 대부분 대기나 수질에 의해 오염되기 때문에 토양오염이 문제화되기 시작한 것은 최근이다. 토양오염은 인간에게 직접적인 위험을 주지는 않지만 토양작물의 생육을 저해할 뿐만 아니라 인간이 오염된 작물을 섭취하게 되므로 간접적이지만 심각한 위험을 초래하게 된다.

토양오염의 특성은 다음과 같다.

- 토양이 오염되면 토양생물과 지하수가 오염되고 결국 간접적으로 인간에게 피해를 주게 된다.
- 급성적인 피해보다는 오랜 기간 누적되어 피해를 일으키는 만성적인 영향을 주게 된다.
- 토양오염은 대부분의 환경오염처럼 한번 오염되면 회복이 어려워 대기나 수질에 비해 훨씬 많은 시간과 경제적 투자를 해야 한다.

그러므로 토양오염은 간접적이고 만성적이며, 회복의 어려움이 있다.

(2) 토양오염의 원인

① 농약의 과다사용

최근에 많이 사용되는 여러 가지 독성물질의 농약은 미생물의 작용을 억제하여 토양의 정화능력을 감소시킨다. 그러므로 과도한 농약사용은 토양의 정화능력을 훨씬 넘는 토양오염을 유발한다. 또한 농약은 토양 내에서 물리, 화학 및 생물학적 반응을 일으켜 유해한 성질로 변화될 수 있기 때문에 장기간 일정한 장소에 계속 살포하게 되면 작물의 수확이 감소되는 경향이 있다.

② 비료의 과다사용

농산물의 수확량 증가를 위해 화학비료를 사용한다. 그러나 화학비료의 투여량 중 농작물이 이용하는 것은 비교적 낮아 상당량의 비료 성분이 토양 중에 남게 된다. 잔존 비료의 일부는 빗물에 의해 지하로 스며들고 나머지는 농지에 계속 축적되어 염류집적 현상이 일어나 심할 경우에는 작물이 말라 죽는다. 또한 비료 중의 중금속에 의해서도 토양오염이 발생되는데 이들 물질은 비소(As), 카드뮴(Cd), 크롬(Cr), 코발트(Co), 납(Pb), 니켈(Ni) 및 아연(Zn) 등으로 농작물에 흡수되어 인간에게 피해를 준다.

③ 생활폐수 및 산업폐수

대부분의 유기물은 토양 속의 미생물에 의해 분해되며, 무기염류도 흙에 흡착되거나 녹아서 식물에 흡수된 후 그 성분이 줄어들어 토양은 복원된다. 그러나 중금속은 오랜 기간 토양 속에 남아 농작물을 오염시키고, 그것을 먹은 가축이나 인체에 축적되는 가장 심각하고도 위험한 토양오염 물질이다.

중금속을 함유한 생활폐수와 산업폐수의 배출은 토양오염을 시키는 유독한 오염원이 될 수 있으며, 중금속 중 가장 해로운 것은 카드뮴, 아연, 구리, 비소, 수은, 납 등이 있다. 이러한 중금속들은 화학공장 등 유해물질을 생산 · 저장하는 공장에서 유해 화학물질의 누출에 의해 토양이 오염될 수 있다. 또한 오니(sewage sludge)의 방출도 토양오염의 원인이 된다.

④ 유류

주유소나 기름 저장탱크의 저장시설이 노후되면 파이프 연결 부위의 파손이나 저장탱크의 파손으로 기름이 새어나와 토양을 오염시키며, 토양의 기공을 막아 토양 생태계를 마비시킨다. 기름 오염원으로 군부대의 정비창, 비행장 등도 거론된다.

⑤ 광산폐기물

방치된 폐광산이 지하에 있는 광석과 광석 더미를 광산 주변에 방치하는 경우, 광석에 있는 각종 유해 중금속이 빗물과 함께 녹아내려 심각한 토양오염을 유발한다.

⑥ 대기 및 수질오염

자동차, 공장, 주택에서 배출된 대기오염물질이 공기 중에 떠다니다가 빗물에 의해 땅속으로 들어가는 경우이다. 수질오염물질도 토양오염의 원인이 된다.

(3) 토양오염물질

토양오염물질은 토양에서 분해되지 않고 장시간 잔류하는 물질로 농작물의 생육을 저해하거나 지하수를 오염시키는 등의 작용으로 사람의 건강에 좋지 않은 영향을 미친다.

토양환경보전법 시행규칙 1조의2(일부개정 2015.11.30 환경부령 제622호)에 의하면 카드뮴, 구리, 비소, 수은, 납, 6가크롬화합물, 아연, 니켈, 불소화합물, 유기인화합물, 폴리클로리네이티 드비페닐, 시안화합물, 페놀류, 벤젠, 톨루엔, 에틸벤젠, 크실렌, 석유계총탄화수소, 트리클로로에틸렌, 테트라클로로에틸렌, 벤조피렌, 기타 위 물질과 유사한 토양오염물질로서 토양오염의 방지를 위하여 특별히 관리할 필요가 있다고 인정되는 물질들은 환경부장관이 고시하는 물질로 규정하고 있다.

2) 토양오염의 형태

(1) 토양의 산성화

토양의 산성화(acid soil)는 기후나 공해에 의해 토양의 pH가 낮아지는 현상을 말한다. 토양의 산성화가 나타나는 현상은 토양에서의 증발량의 증가, 부식이나 비료에 의한 산성화, 산성비와 공해물질 유입으로 인한 산성화 등에 기인한다.

토양이 산성화되면 식물이 제대로 자라지 못하고, 낙엽이나 동물 사체의 분해가 제대로 되지 않아 토양 동물의 영양공급이나 먹이제공에 직접적으로 영향을 주게 된다. 따라서 산에 있는 흙을 넣거나 석회를 뿌려서 중화시키기도 한다.

(2) 토양의 알칼리화

토양의 알칼리화(alkali soil)는 토양이 나트륨, 마그네슘, 칼슘 같은 가용성 염류를 많이 포함하고 있어 약알칼리성을 나타내는 토양을 말한다. 흔히 세계 각지의 스텝지대, 열대 또는 온대의 사막지대의 낮은 지대에서 많이 보인다.

토양에 알칼리성이 강해지면 일반 작물은 자라지 않는다. 개량은 관개용수에 의한 가용성 염류의 유출, 석고의 시용에 의한 탈알칼리화, 황산철 · 황산암모늄 · 황 등 산성 시약의 시용, 객토 등이 있다.

3) 토양오염 방지대책

토양오염은 물질의 최종 도착지이기 때문에 적절한 관리 외에 방지책은 없다고 볼 수 있다. 몇 가지 관리방법을 살펴보면 다음과 같다.

(1) 적절한 농약과 비료의 사용

농약은 안전 사용법에 따라 적절한 시기에 적당량을 사용하고 특히 유기염소제나 유기수은제 농약, 비산연같이 오랫동안 토양이나 생물체에 잔류하거나 생물체에 커다란 해를 주는 맹독성 농약은 사용하지 않도록 한다.

(2) 유기농법 사용

최근에 토양을 보호하기 위해 농약과 화학비료 대신에 천적을 이용하고 퇴비 등 유기질 비료를 사용하는 유기농법이 전파되고 있다.

(3) 가정하수 · 산업폐수의 철저한 관리

물의 재이용 확대를 위해 「물의 재이용 촉진 및 지원에 관한 법률」을 제정하고 2020년까지 25.4억톤의 물을 재이용하기 위하여 하수처리수 재이용 및 빗물이용 등을 확대해 나가고 있다.

산업폐수의 배출허용기준은 「수질 및 수생태계 보전에 관한 법률」에서 규정하고 있으며, 폐수배출량 규모에 따라 1종에서 5종으로 차등화하고, 또한 지역에 따라 '청정'지역(가장 엄격). '가'지역(보통), '나'지역(느슨함), 특례지역 등 4단계로 차등화하여 구분, 적용하고 있다.

(4) 위생매립 방식 적용

폐기물 · 독성물질의 매립방식을 위생매립으로 철저히 관리한다.

(5) 객토

정화능력이 크게 떨어진 토양이나 오염된 토양을 개량하는 데에는 오염된 흙을 제거하고 깨끗한 흙으로 바꾸는 객토 또는 토양교환법이 이용되기도 한다. 그러나 객토는 매우 효과적이지만 비용이 많이 드는 단점이 있다.

제5절 | 환경보건과 간호사의 역할

1. 환경유해요인 노출 가능집단 파악

지역사회간호사는 먼저 환경유해요인에 노출될 가능성이 있는 집단을 파악해야 한다. 환경유해요인은 자연적 · 인위적으로 발생하는데 특성별로는 세균, 바이러스, 기생충 같은 생물학적 유해요인과 농약, 유기용제, 대기오염물질 같은 화학적 유해요인 그리고 방사선, 소음, 온도와 같은 물리적 유해요인으로 나눌 수 있다. 이 외에 교통사고, 산업재해 같은 기계적 요인과 스트레스, 실직 같은 정신사회적 요인도 위험요인이다.

화학적 유해요인은 탄소(Carbon)가 있으면 유기물질, 없으면 무기물질로 구분되는데, 주요 무기물질로는 중금속이 있다. 중금속의 종류로는 카드뮴, 크롬, 수은, 망간, 동, 니켈, 비소 등이 있는데 이 중 납과 수은은 신경독성물질이고, 카드뮴은 신장과 뼈에 치명적인 독성이 있는 물질이다. 또한 유기물질은 환경에 분해되지 않은 채로 장기간 보존되는 지속성물질(POPs)로 환경문제를 유발한다. 유기물질은 신경계와 면역계에 대한 독성물질로 암을 유발할 가능성이 있다. 대표적 유기물질은 DDT와 다이옥신 등이다.

휘발성유기화합물(Volatile Organic Solvents, VOCs)은 벤젠, 톨루엔과 포름알데히드 등이 있는데, 기관지를 자극하고 두통을 유발한다.

물리적 유해요인은 방사선, 소음, 진동 등으로서 소음은 가장 대표적인 환경오염문제다. 소음의 크기는 데시벨(dB)로 측정되는데, 85dB 이상 소음에 지속적으로 노출되면 소음성 난청을 유발하고, 85dB보다 낮은 상태에서도 정신적인 피해와 심혈관질환을 유발한다.

2. 환경사정

지역사회간호사는 인구집단별 건강문제 사정 시 자연환경 및 생활환경을 포함시켜야 한다. 그리고 공기, 물, 식품, 토양 등 환경문제와 건강과의 관련성은 물론 생물, 화학, 물리학적 위험요인 노출에 대한 수준측정 결과에 따른 관련 정보도 수집해야 한다.

특히 개인이나 가족의 건강사정 시에 환경 위험요인 관련 질문을 포함시켜야 하며, 지역사회사정 시에는 환경적 요인인 음료수 공급상태(수질오염, 불소처리, 식수상태), 하수처리방법, 쓰레기 처리방법, 대기오염, 환경오염, 사고가능성, 주거환경(주택, 부엌, 화장실형태) 등도 포함해야 한다.

3. 환경보건 관련 위해 의사소통의 주요역할

지역사회간호사는 환경보건과 관련하여 위해 의사소통(risk communication)에서 주도적 역할을 담당해야 한다.

위해 의사소통은 1980년대 후반 서구에서 사용되기 시작하여 용어로 정착되었고 1989년 미국연구평의회(National Research Council)에 의해 정의로 확정되었다.

위해 의사소통은 관련관계자 사이에서 인체건강 및 환경 위해성에 관한 정보를 어떤 목적 아래 교환하는 것(OECD)으로서, 정부공무원, 국민, 사업자, 시민단체 등 모든 사람들이 환경위해성에 관한 정보를 공유하면서 상호 의사소통을 도모하는 것(일본 환경성), 위해 평가자, 위해 관리자 및 관련자들 사이에서 위해(risk)에 대한 정보와 결정사항을 상호 교환하는 과정(FAO/WHO)이다.

위해 의사소통의 목표는 특정한 대상을 위하여 명확하고 이해하기 쉬운 용어로 정확하고 적절한 정보를 전달하여 기관 역량과 책임감을 바탕으로 한 정책신뢰성 구축 및 강화를 추구하는 것이다.

위해 의사소통의 기본원칙은 다음과 같다.

- 신속성: 신속히 대응해야 한다.
- 개방성: 정직하게 공개하고 공유해야 한다.
- 일관성: 한 목소리로 말해야 한다.
- 공감성: 책임여부와 별개로 피해자에 대해 적극적으로 관심을 표명하고 대중에 대한 책임을 져야 한다.
- 신뢰성: 정확한 자료를 제시하여 국민에게 신뢰를 얻어야 한다.

그러므로 지역사회간호사는 위해 의사소통에서 주요 역할을 담당할 수 있도록 자질을 개발함과 동시에 정보를 표현하고 경청하며 논리적으로 정리하고 열린 마음으로 지역사회 주민들의 신뢰를 얻을 수 있도록 노력하여야 한다.

4. 환경보건자원 파악 및 의뢰

지역사회간호사는 환경보건 관련 모든 자원에 대한 목록은 물론 업무 내용을 숙지하고 있어야 한다. 또한 자원의 위치, 주소, 연락처 및 자원이 제공하고 있는 사업의 목적, 업무, 접촉방법, 이용범위, 조건 등을 파악하는 것과 동시에 언제, 어디서, 어떻게 도움을 줄 것인가를 알아야 신속하게 의뢰할 수 있다.

5. 환경보건교육

지역사회간호사는 인구집단을 대상으로 교육할 때 환경보건에 대한 내용을 포함시켜야 한다. 특히 환경위험요인 등을 파악하여 생활주변 화학물질 노출관련 모니터링을 실시하여 예방교육을 하여야 한다.

① 석면

석면은 건물의 바닥, 천장, 벽 등을 구성하는 석고로, 소음방지용 텍스(tax)로, 화장실 칸막이 등 다양한 건축자재로 쓰이고 있다. 2011년 환경부는「석면안전관리법」을 제정하고 생활주변 석면관리를 강화하고 있다. 석면으로 인한 질병은 악성중피종암 및 흉막질환, 폐암, 석면폐증 등이 있다. 예방법은 공공건물이나 학교시설 등의 정기적 관리점검과 석면노출위험시설물을 전문기관이 철거 및 개보수하는 것 등이 있다. 특히 어린이들이 이용하는 학교 등의 석면관리는 더욱 더 철저히 이루어져야 한다.

② 수은

수은은 온도계나 형광등을 깨뜨리는 경우를 제외하고 일상생활에서의 노출은 거의 없다. 만일 가정에서 온도계를 파손 시 수은을 만지거나 증기를 흡입하지 않도록 유의하고 어린이는 빨리 대피시켜야 한다. 수은은 급성독성물질이므로 청소 시 환기를 시키고 종이를 이용하여 수은방울을 다른 종이로 굴리거나 안약 용기 등을 이용하여 빨아들이도록 하며, 사용된 종이와 안약 용기 등은 즉시 밀폐용기에 담아 폐기해야 한다. 수은 제거를 위하여 진공청소기를 사용하면 수은 증기가 배출구를 통해 공기 중으로 퍼질 우려가 있으므로 금기이다. 청소 후에는 몸을 깨끗이 씻고 오염된 의류는 밀봉 후 폐기해야 한다.

③ 포름알데히드

포름알데히드는 수지원료로서 플라스틱 제품, 식기제품, 전기 및 전자 부품, 페인트, 종이, 카펫, 사진 현상 등에 사용된다. 특히 새집증후군 및 새 가구 등에서 포름알데히드 문제가 제기되고 있다. 실외보다는 실내공기 중 농도가 높은 포름알데히드는 면역체계가 약한 어린이에게 더욱 큰 영향을 미친다.

④ 카드뮴

카드뮴은 석유, 윤활류, 디젤연료 등의 구성물질이고, 금속도금과 배터리산업에 주로 이용되고 있다. 성분 및 생산지가 미확인된 제품인 반지, 팔찌, 목걸이 등 어린이 장신구는 카드뮴 이외 납 등 중금속이 다량 검출되므로 반드시 안전 확인마크를 확인해야 한다. 또한 체내 카드뮴 축적으로 인한 피해를 줄이기 위해서는 중금속이 많이 함유되어 있는 수산물의 내장 등은 섭취하지 않는 것이 좋다.

⑤ 벤젠

벤젠은 플라스틱, 드라이클리닝, 살충제, 소독제, 세정제, 농약 등의 원료로 이용되며, 페인트, 시너, 왁스, 고무, 접착제와 점착제 등에 들어 있다. 또한 대기 중의 벤젠은 80% 이상이 자동차 배기가스로 인한 것이다.

⑥ 클로로포름

클로로포름은 일상생활에서 사용되는 살충제, 곰팡이 제거제, 바닥 광택제, 얼룩제거를 위한 드라이클리닝 제품 등에 이용된다. 이에 환경부는 1990년 이후 클로로포름 등 8개 항목을 먹는 물 소독부산물 기준항목으로 관리하고 있다. 클로로포름은 염소 소독부산물로 염소가 유기화합물과 반응 시 간접적으로 생성되므로 수돗물을 음용수로 사용할 때에는 반드시 15~20분 정도 끓이거나 정수기를 사용해야 한다. 지하수를 음용수로 사용 시에는 최근 수질검사 결과표를 확인하고 식수로 이용한다. 또한 염소 소독이 되고 있는 수영장을 이용한 후에는 물로 씻어내는 습관을 가져야 한다. 그리고 염소가 포함된 살충제 및 곰팡이 제거제를 사용할 때에는 그 공간에 머물지 말고 창문을 활짝 열고 환기시켜야 한다.

우리 생활주변에는 이러한 유해하고 다양한 화학물질들이 많이 존재하므로, 지역사회 간호사는 이런 유해물질들을 알리고 교육하는 것은 물론 지역사회주민들을 보호할 수 있는 환경조성에 적극적으로 나서야 할 것이다.

참고문헌

가톨릭대학교 의과대학 예방의학교실 가톨릭 산업의학센터(2003). 산업보건학. 서울: 수문사.

간호학대사전(2002). 대한간호학회편. 한국사전연구사.

강순환 외(2007). 개정 산업간호 직무지침. 한국산업간호협회.

고용노동부(2014). 산업재해 통계자료.

고용노동부(2015). 산업안전보건법.

고용노동부(2015). 산업안전보건법 시행령.

고용노동부(2015). 산업안전보건법 시행규칙.

고용노동부(2017). 산업재해 통계자료.

권백순(2005). 중소규모 사업장의 안전관리실태 및 관리방법에 관한 연구. 충주대학교 산업대학원 석사학위논문.

김모임 외(1999). 대상자 중심의 지역사회 간호학. 서울: 현문사.

김성실 외(2000). 지역사회간호학. 서울: 정문각.

김연옥(1989). 한국의 기후와 문화. 이화여대 출판부.

김영임(1997). 산업전문간호사의 교육과정(산업전문간호사 제도의 추진방향에서). 한국산업간호협회.

김정남 외(2008). 지역사회 간호학. 서울: 수문사.

김화중(1992). 산업간호학. 서울: 수문사.

김화중 외(2008). 지역사회 간호학 제8판. 서울: 수문사.

산업보건공공학술대회(2000). 산업보건 공동 학술대회: 5인 미만 사업장의 산업보건 관리방안. 한국산업간호학회, 노동부 외 4개단체 연합.

안양희 외(2017). 제2판 지역사회보건간호학. 서울: 현문사.

오미성 외(2015). 성과기반 지역사회간호학. 서울: 퍼시픽북.

왕명자 외(2010). 제5판 지역사회 간호학-분야별. 서울: 현문사.

유광수 외(2013). 지역사회간호학 3판. 서울: 정담미디어.

유호신 외(2011). 제3판 지역사회간호학 II. 서울: 수문사.

윤재현 (2011). 고 소음 유발 작업기기의 소음특성 및 저감방법에 관한 연구. 원광대학교 박사학위논문.

조동란 외(2005). 미국의 산업간호실무. 서울: 현문사.

조유향 외(2014). 지역사회간호학 제7판. 서울: 수문사.

최연희 · 이지현 외(2014). 지역사회보건간호학 II. 서울: 수문사.

통계청. 주민등록인구통계.

한국간호과학회(2008). 산업전문간호사제도.

한국산업간호협회(2008). 산업간호 개요.

한국산업보건협회(2008). 유해물질 허용기준.

한국산업안전공단(1999). 사업장 건강증진 운동 우수사례집. 한국산업안전공단.

환경부. 환경영향평가법.

환경부. 환경정책기본법(법, 시행령, 시행규칙).

환경부(2018). 2018 환경백서.

ILO(1997). *International directory of Occupational health and safety services and institutions: OHS Series No. 16*. Geneva.

Levy B. S. & Wegman D. H.(2000). *Occupational Health: recognizing and prevention work- related disease and injury*. Philadelphia: Lippincott Williams & Wilkins.

Lewis, R.(1997). *Metals. Occupational & Environmental Medicine. 2nd ed*. Appleton & Lange. Stanford.

Ruth B. Freeman & Janet Heinrich(1981). *Community Health Nursing Practice. 2nd ed*. W. B. Saunders Company.

Stanhope, M & Lancaster, J.(1992). *Community health nursing*. Mosby.

United Nations(2004). World Population to 2300.

United Nations(2017). World Population to 2100.

고용노동부 www.moel.go.kr

국가통계포털 www.kosis.kr

근로복지공단 www.kcomwel.or.kr

대한산업보건협회 www.kiha21.or.kr

대한산업안전협회 www.safety.or.kr

법제처 www.moleg.go.kr

보건복지부 www.mohw.go.kr

안전보건공단 www.kosha.or.kr

질병관리본부 국가건강정보포털 http://health.cdc.go.kr

통계청 http://kostat.go.kr

한국MSDS시험원 www.msdskorea.com

한국보건산업진흥원www.khidi.or.kr

한국산업간호협회 www.kaohn.or.kr

한국수자원공사 www.kwater.or.kr

한국원자력환경공단 www.korad.or.kr

한국특수건강진단협회 www.kasod.or.kr

환경부 www.me.go.kr

Community
Health Nursing

CHAPTER

11

재난관리

학습목표

1. 재난예방의 중요성을 설명한다.
2. 재난안전관리체계를 이해한다.
3. 국제 재난구호 활동의 내용을 확인한다.
4. 국제 재난구호 활동에 참여하는 간호사의 역할을 설명한다.

제1절 재난예방

1. 재난의 개요

1) 재난의 개념

'재난(disaster)'이라는 단어에서 'dis'는 '분리', '떨어짐'을, 'asteo'는 별을 뜻하며 재난, 재해, 참사, 재앙이라는 의미를 가지고 있다. 재난은 국가와 시대별 및 사회적 배경에 따라 다르게 정의되고 있다. 「자연재난대책법」에서 자연재난은 자연현상 때문에 발생하는 피해로 정의하고, 「재난 및 안전관리 기본법」에서 재난은 국민의 생명 · 신체 · 재산과 국가에 피해를 주거나 줄 수 있는 것으로 크게 자연재난과 사회재난으로 구분한다.

재난은 물리적 요인(재난규모의 측면)만으로 정의하기 어렵다. 왜냐하면 사람이 거주하지 않는 계곡의 홍수와 산사태는 재난으로 보기 어렵기 때문이다. 그러므로 재난은 인간생활의 영역에 영향을 미치는 사회적 요인(재난의 사회적 충격 정도)도 고려되어야 한다.

따라서, 재난이란 그 지역사회의 기본조직 및 정상기능을 와해시키는 갑작스럽고 큰 규모의 사건으로서 재난의 영향을 받은 지역사회가 외부의 도움 없이 극복할 수 없고, 일상적인 능력으로 처리할 수 없는 생명과 재산 · 사회 간접시설 · 생활수단의 피해를 일으키는 단일 또는 일련의 사건으로 정의될 수 있다.

2003년 대구지하철 참사를 겪은 정부는 범정부적인 재난대응체제 마련에 나서 각 부처에 흩어져 있던 재난대응기능을 통합하고, 2004년 6월 재난관리를 총괄하는 정부기관으로서 행정자치부 산하 소방방재청을 신설하였고, 「재난 및 안전관리기본법」은 통합된 재난관리 관련법으로서 「소방기본법」, 「민방위법」과 함께 우리나라 재난을 관리하는 관련법으로 거듭나게 되었다.

2014년 세월호 사태 이후, 국민의 재난안전의식 고취와 재난안전 및 대응체계에 대한 큰 변화가 일어났다. 그리하여 각종 재난에 안전한 선진국가 건설을 위한 정부조직개편에 의해 국민안전처가 출범되었다. 재난안전 컨트롤타워 구축을 목적으로 육상과 해상, 자연재난과 사회재난으로 분산된 재난대응체계를 총괄하고 안전행정부, 소방방재청 및 해양경찰청 등에 분산되어 있는 재난안전기능이 국민안전처로 통합 · 개편됨에 따라 이에 맞추어 재난대응체계를 정비하였다. 대규모 재난 발생 시 효과적인 재난수습을 위하여 필요한 경우에는 국무총리가 중앙대책본부장의 권한을 행사할 수 있도록 하며, 국민안전처장관이 재난 및 안전관리체계를 강화하는 한편, 그 밖에 현행제도의 운영상 나타난 일부 미비점을 개선 · 보완하였다.

2017년 7월 국가재난에 대한 대응 역량을 강화하고 안전에 대한 국가와 지방자치단체 간 유기적 연계가 가능하도록 국민안전처와 행정자치부를 통합하여 행정안전부를 신설하였다. 신설되는 행정안전부에 재난 및 안전관리를 전담할 재난안전관리본부를 설치하여 재난의 효과적인 수습을 위하여 국무총리가 중앙대책본부장의 권한을 행사할 수 있으며, 행정안전부 장관이 재난안전관리본부를 총괄 · 지휘하고 있다.

2) 재난의 유형 및 현황

(1) 재난의 유형

일반적으로 재난발생 원인에 따라 분류하는데, 재난발생 과정의 시간적 차이, 재난발생 지역에 따른 차이, 피해의 규모에 따른 분류 등 다양한 방법이 사용되고 있다.

「재난 및 안전관리기본법」에서는 재난을 크게 자연재난과 사회재난으로 구분하고 있다.

① 자연재난

태풍, 홍수, 호우, 강풍, 풍랑, 해일, 대설, 낙뢰, 가뭄, 폭염, 지진, 황사, 조류 대발생, 조수, 화산활동, 소행성 · 유성체 등 자연우주물체의 추락 · 충돌, 그 밖에 이에 준하는 자연현상으로 인하여 발생하는 재해이다.

② 사회재난

화재 · 붕괴 · 폭발 · 교통사고(항공사고 및 해상사고 포함) · 화생방사고 · 환경오염사고 등으로 인하여 발생하는 대통령령으로 정하는 규모 이상의 피해와 에너지 · 통신 · 교통 · 금융 · 의료 · 수도 등 국가기반체계(이하 "국가기반체계"라 한다)의 마비, 「감염병의 예방 및 관리에 관한 법률」에 따른 감염병 또는 「가축전염병예방법」에 따른 가축전염병의 확산 등으로 인한 피해이다.

③ 해외재난은 대한민국의 영역 밖에서 대한민국 국민의 생명 · 신체 및 재산에 피해를 주거나 줄 수 있는 재난으로서 정부차원에서 대처할 필요가 있는 재난을 말한다.

(2) 재난 현황

① 자연재난 현황

최근 자연재난으로 인한 피해는 점점 다양화, 대형화되는 추세이다. 오늘날 자연재해는 모든 사회와 모든 사람들의 안전을 위협하고 있고, 위협의 정도도 전례를 찾기 어려울 만큼 증대했기 때문에 사람들의 웰빙을 크게 해치고 있다. 최근 지구온난화의 영향으로 여름은 더 더워지고 겨울은 더 추워지는 경향이 나타나면서 자연재해의 발생빈도와 피해도 점점 커지고 있다. 한국에서도 여름에 폭염과 더불어 폭우와 태풍이 빈번하게 일어나고 겨울에는 한파가 이어지면서 삶에 영향을 미치고 있다. 자연재해 중에서 한국에 가장 큰 피해를 끼치는 것은 태풍과 호우이며, 겨울철 대설의 발생 빈도도 증가하면서 피해가 커지고 있다. 1991년 이후 호우와 대설 발생횟수의 증가가 관찰되는데, 특히 2000년대 초반 이후로 그 증가세가 두드러지게 나타난다.

한국에서 발생한 자연재해 피해를 살펴보면, 특정 태풍과 호우의 강도에 따라 피해의 정도가 상당히 큰 등락을 보인다. 1987년 태풍 셀마로 인해 1,000명 이상의 사망 · 실종자가 발생하였고, 1998년 태풍 예니와 1989년 호남지역 홍수로 각각 384명과 307명의 사망 · 실종자가 발생하였다. 또한 1984년부터 1990년 사이에는 홍수와 태풍으로 대규모 이재민이 발생하였다. 1984년에는 수도권의 홍수로 36만 명이 넘는 이재민이 발생하였고, 1990년에는 중부지방의 대홍수로 20만 명이 넘는 이재민과 1조 원 이상의 재산 피해를 입었다. 2000년 이후 자연재해로 인한 피해자 수는 줄어들었지만 피해액은 증가하는 추세가 관찰되었다. 지난 30년 사이에 가장 큰 피해액을 남긴 자연재해는 2002년의 태풍 루사로, 피해규모가 8조 원을 넘었다. 2003년에는 태풍 매미의 영향으로 6조 원에 가까운 피해를 입었으며, 2006년의 태풍 에위니아도 2조 원 이상의 피해를 입혔다. 2014년에는 브라질의 가뭄, 인도-파키스탄의 홍수 등 전 세계적으로 980건의 대규모 자연재해가 발생하여 7,700여 명의 사망자와 약 121조 원의 경제적 손실이 발생하였으며, 이는 과거 10년 평균 발생횟수 830회, 사망자수 580명을 훨씬 상회하는 것으로 집계되었다.

우리나라는 2014년 2월 대설과 8월 집중호우 등 총 23회의 자연재해로 2명의 사망자와 7,691명의 이재민, 1,800억 원의 재산피해가 있었으며, 특히 8월 25일 남부지방의 국지성 집중호우로 부산, 울산, 경남지역에 상당한 피해가 발생하였다.

2016년 9월 경주 지진 피해, 9월 태풍 차바로 경남, 부산 지역의 피해가 높았으며, 2017년 11월 포항 지진은 계기 관측이 시작된 이래 국내에서는 두 번째로 강한 지진이었다.

우리나라에서는 매년 호우, 태풍, 대설 등 자연재난으로 인하여 많은 피해가 발생하고 있으며 연평균(2008~2017) 인명피해(사망 · 실종)는 15.2명, 재산피해는 3,486억원(2017년도 환산 기준)이었다. 2017년도에는 총 25회의 재난이 발생하였으며 이로 인해 1,873억원의 재산피해가 발생하였다. 자연재난의 발생추이는 그림 11-1, 11-2와 같다.

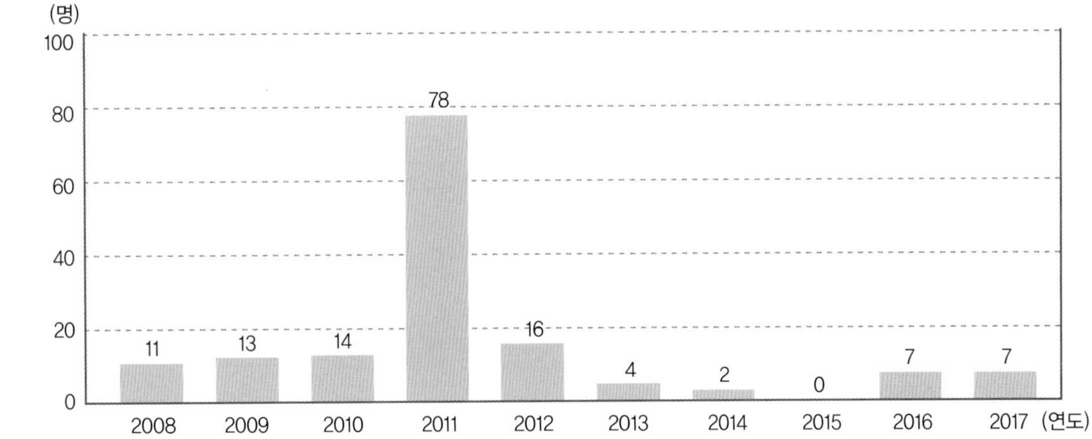

그림 11-1 자연재난 인명피해 발생 현황 추이

출처: 행정안전부(2018). 2017 재해연보.

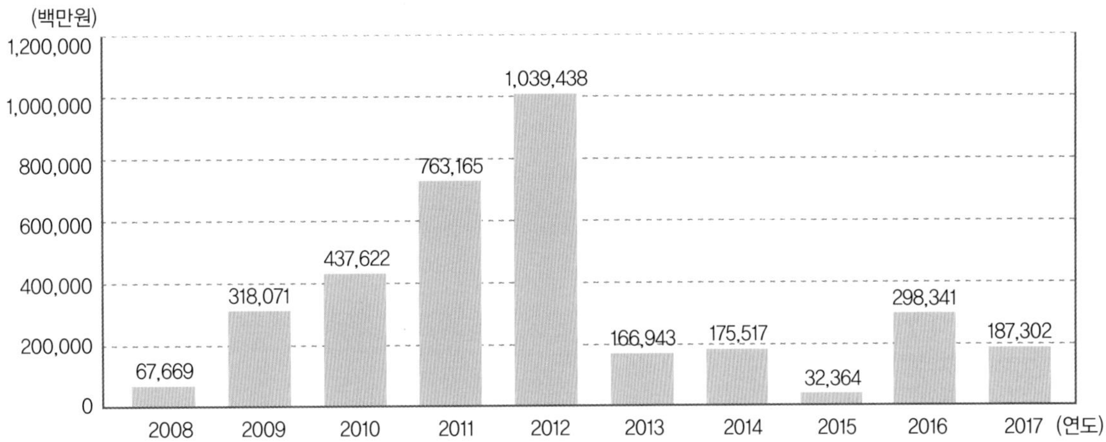

그림 11-2 자연재난 재산피해 발생 현황 추이

출처: 행정안전부(2018). 2017 재해연보.

② 사회재난 현황

- 사고 유형: 도로교통, 화재, 산불, 철도, 폭발, 해양, 가스, 유도선, 환경오염, 공단내시설, 광산, 전기(감전), 승강기, 보일러, 항공기, 붕괴, 수난, 등산, 추락, 농기계, 자전거, 레저, 놀이시설

표 11-1 사회재난 발생 현황 추이

구분		2009	2010	2011	2012	2013	2014	2015	2016	2017
발생건수		292,287	280,607	286,851	303,707	294,707	297,337	315,736	303,578	291,285
인명피해(명)	계	376,835	366,911	365,947	383,129	366,591	367,757	386,391	367,851	351,496
	사망	7,257	6,758	6,709	7,322	7,147	6,848	6,434	6,531	5,960
	부상	369,578	360,153	359,191	375,807	359,444	360,909	379,922	361,270	345,329

※사고발생현황(23종) 소관 기관

1. 중앙부처 소관 사고통계(15종)
   - 도로교통사고: 경찰청 교통안전과
   - 화재사고: 소방청 화재대응조사과
   - 산불사고: 산림청 산불방지과
   - 철도사고: 국토교통부 철도운행안전과
   - 항공기사고: 국토교통부 항공철도사고조사위원회
   - 승강기: 행정안전부 승강기안전과
   - 유도선사고: 행정안전부 안전제도과, 해양경찰청 해양안전과
   - 광산사고: 산업통상자원부 산업재난담당관실
   - 가스사고: 산업통상자원부 산업재난담당관실
   - 환경오염사고: 환경부 비상안전담당관
   - 폭발사고: 산업통상자원부 산업재난담당관실
   - 공단내시설사고: 산업통상자원부 산업재난담당관실
   - 보일러사고: 산업통상자원부 산업재난담당관실
   - 해양사고: 해양경찰청 수색구조과
   - 전기(감전)사고: 한국전기안전공사
2. 지방자치단체 소관(8종)
   - 붕괴, 수난(익사 등), 등산, 추락, 농기계, 자전거, 레저, 놀이시설 사고

출처: 행정안전부(2018). 2017 재난연감.

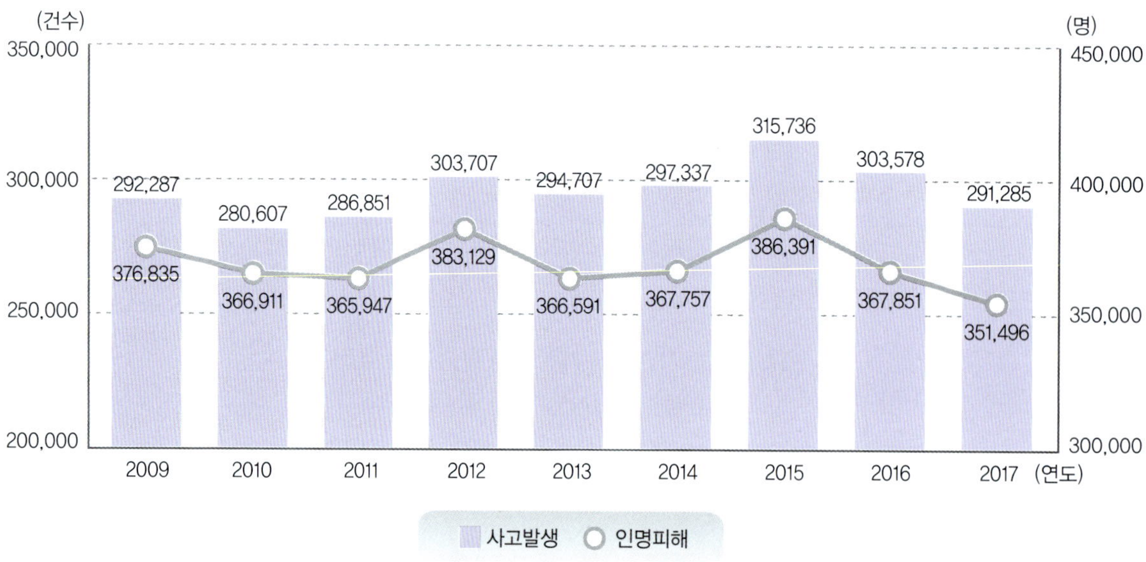

그림 11-3 사회재난 발생 현황 추이

출처: 행정안전부(2018). 2017 재해연보.

2017년 사고(화재, 붕괴 등 23개 유형) 발생은 291,285건으로 전년대비 12,293건(4%)감소, 인명피해는 351,496명으로 전년대비 16,355명(4.4%) 감소하였으며, 사회재난의 발생추이는 표 11-1, 그림 11-3과 같다. 사고발생현황 소관 기관은 중앙부처와 지방자치단체로 구분할 수 있다.

재난의 종류를 발생지역에 따라 구분하기도 하며 재난으로 인한 인명피해 정도와 이차적 피해발생 가능성, 의료시설의 상황변화를 중심으로 모든 재난을 원인과 관계없이 도시형과 지방형으로 구분하기도 한다. 건강서비스를 제공하는 방법과 기간에 따라 긴급형, 응급형, 장기형으로도 구분할 수 있다.

재난의 규모에 따른 분류는 재난발생 지역 내에서 복구할 수 있는 정도는 1급 재난, 재난발생 지역 주변의 도움이 필요한 경우는 2급 재난, 국가적 차원의 도움이 필요한 경우는 3급 재난으로 구분한다.

3) 재난관리

재난관리란 각종 재난을 관리하는 것으로서 재난으로 인한 피해를 극소화하기 위해 재난의 발달단계에 따른 정책의 개발과 집행과정을 포함한 일련의 회환과정이라고 할 수 있다.

재난의 예방, 대응, 복구 과정이 보다 과학적이고 효과적으로 이루어질 때 인적 · 물적 피해를 줄일 수 있다. 미국, 프랑스 등에서 취하고 있는 응급의료중심체계는 재난현장에서의 구조와 응급의료 제공에 중점을 두어 신속하고 체계적인 환자관리가 가능하지만 재난발생 시 구조인력 동원에 한계가 있으며, 평상시 전문 인력의 양성과 유지에 많은 비용이 드는 단점이 있다.

(1) 재난관리의 개념과 유형

재난 및 안전관리기본법에서도 재난관리를 재난의 예방, 완화, 대비, 대응 및 복구를 위하여 행하는 모든 활동으로 정의하고 있다. 또한, 재난관리의 시간적 업무처리 순서에 따라 예방 · 완화단계, 대비단계, 대응단계, 복구단계로 구분한다(표 11-2).

재난관리 과정은 보는 시각에 따라 다르게 분류하기도 하지만 일반적으로 재난 발생 시점이나 관리시기를 기준으로 구분한다.

재난관리유형은 주민중심체계와 응급의료중심체계로 구분된다. 주민중심체계는 재난복구에 중점을 두며, 재난현장에서의 기능은 미리 훈련된 전문 인력의 부재로 임기응변적이고 비효율적이며 혼란스러울 수 있다. 그러나 운영비용 측면에서는 대규모 인원동원이 가능하며 비교적 적은 비용으로 유지되는 장점이 있다.

표 11-2 재난관리의 단계별 정의 및 활동

단계	정의	활동
예방 · 완화	재난예방 · 완화란 인간의 생명과 재산에 영향을 미치는 자연적 또는 인위적 위험성 정도를 줄이거나 제거하기 위해 장기적 관점에서 취해지는 모든 활동을 말한다. 예방 · 완화단계는 당해 사회가 과거에 비상상황이 발생했는지의 여부를 떠나 어떤 위험성에 노출되어 있다는 것을 전제로 한다.	• 건축법규, 재난보험, 소송(기소) • 토지사용관리 • 공공예방 · 완화안전교육, 과학적 연구 • 위험지도제작 • 안전법규, 기타 관련법령 및 조례 • 세금경감 및 세금인상정책
대비	재난대비란 비상시 효과적인 대응을 용이하게 하고 작전능력을 향상시키기 위해 취해지는 사전 준비활동을 말한다.	• 비상방송시스템구축 • 대응활동을 위한 비상통신시스템 구축 및 관리 • 대응조직(기구)관리 • 긴급대응계획의 수립 및 연습 • 재난방송 및 공공정보자료 • 대응시스템의 가동연습 • 재난위험성 분석 • 지역 간 상호응원협정체결 • 자원동원관리체계 구축 • 대응요원에 대한 교육훈련 • 정보통신시스템 구축
대응	재난대응이란 재난발생 직전과 직후 또는 재난이 진행되고 있는 동안에 취해지는 인명구조, 재산손실의 경감 긴급복구활동을 총칭하는 개념이다.	• 비상시스템의 가동 • 시민들에 대한 비상대비 및 방어활동을 유발하도록 하는 긴급지시 • 응급의료지원활동 전개 • 긴급대응계획의 가동 • 대책본부 및 긴급구조 통제단의 가동 • 공식적으로 승인된 대 주민 비상 경고 • 피해주민 수용 및 구호 • 긴급대피 및 은신 • 탐색 및 구조 • 대응자원동원 • 경보시스템의 가동
복구	재난복구는 일반적으로 단기 복구와 중장기 복구활동으로 구분하여 관리한다. 단기 복구는 최소한의 필수불가결한 생활지원활동을 말하며, 중장기 복구는 정상적인 생활상태로의 복구 및 보다 향상된 상태로의 복귀를 위해 취해지는 활동을 말한다.	• 피해주민 및 대응활동요원에 대한 재난심리상담(외상 후 스트레스 장애 관리) • 피해평가 • 잔해물 제거 • 보험금 지급 • 대부 및 보조금 지원 • 재난으로 인한 실직자 지원 • 유익한 재난관련 공공정보 제공 • 대응계획 평가 • 대응계획 수정 및 수정내용 배포 • 임시거주지 마련

(2) 우리나라의 재난관리체계

① 재난관리 및 조직

2017년 국민안전처와 행정자치부가 통합하여 행정안전부로 명칭이 변경되었다. 국민안전처의 재난관리기능이 한층 강화되어 2차관에 해당하는 차관급 재난안전관리본부가 설치되며, 소방 기능은 대한민국 소방청으로 독립하여 해양수산부 소속이다. 재난 및 안전관리 기본법 제6조(2017)에 의해 행정안전부장관은 재난관리를 위하여 국가 및 지방자치단체가 행하는 재난 및 안전관리 업무를 총괄 · 조정하고, 필요한 조치를 하기 위하여 행정안전부에 중앙재난안전대책본부를 두고 재난중앙대책본부의 장이 되며 구조 · 구급 · 수색 등의 활동을 신속하게 지원하기 위하여 행정안전부 · 소방청 또는 해양경찰청 소속의 전문 인력으로 구성된 특수기동구조대를 편성하여 재난현장에 파견할 수 있다(재난 및 안전관리 기본법 제14조, 2017). 행정안전부의 조직은 **그림 11-4**와 같다.

- 안전정책실
  - 정부 안전관리 정책의 총괄
  - 안전기준의 통합적 관리 및 불합리한 기준 개선
  - 재난안전예산의 합리적 확충 및 사업 효율성 제고
  - 재난안전산업 육성 및 기술 개발
  - 긴급신고 통합체계 구축 · 운영
  - 생활안전 분야 정책의 총괄 · 지원
  - 현장과 점검 중심의 안전관리
  - 국민 안전교육 추진 및 안전문화 향상
  - 승강기 안전관리 강화
  - 재난 예방정책 총괄 · 조정
  - 재해예방사업 추진
  - 재해예방제도 운영 · 지원
- 재난관리실
  - 여름철 · 겨울철 자연재난 선제적 대응체계 추진
  - 지진재난관리 선진화로 국민안전 실현
  - 현장에서 작동하는 지진 대응역량 강화
  - 사회재난 전문성 강화를 통한 조정 · 지원 역할 강화
  - 매뉴얼과 훈련의 일체화로 재난대응역량 제고
  - 재난 대비 · 대응 인프라 확충

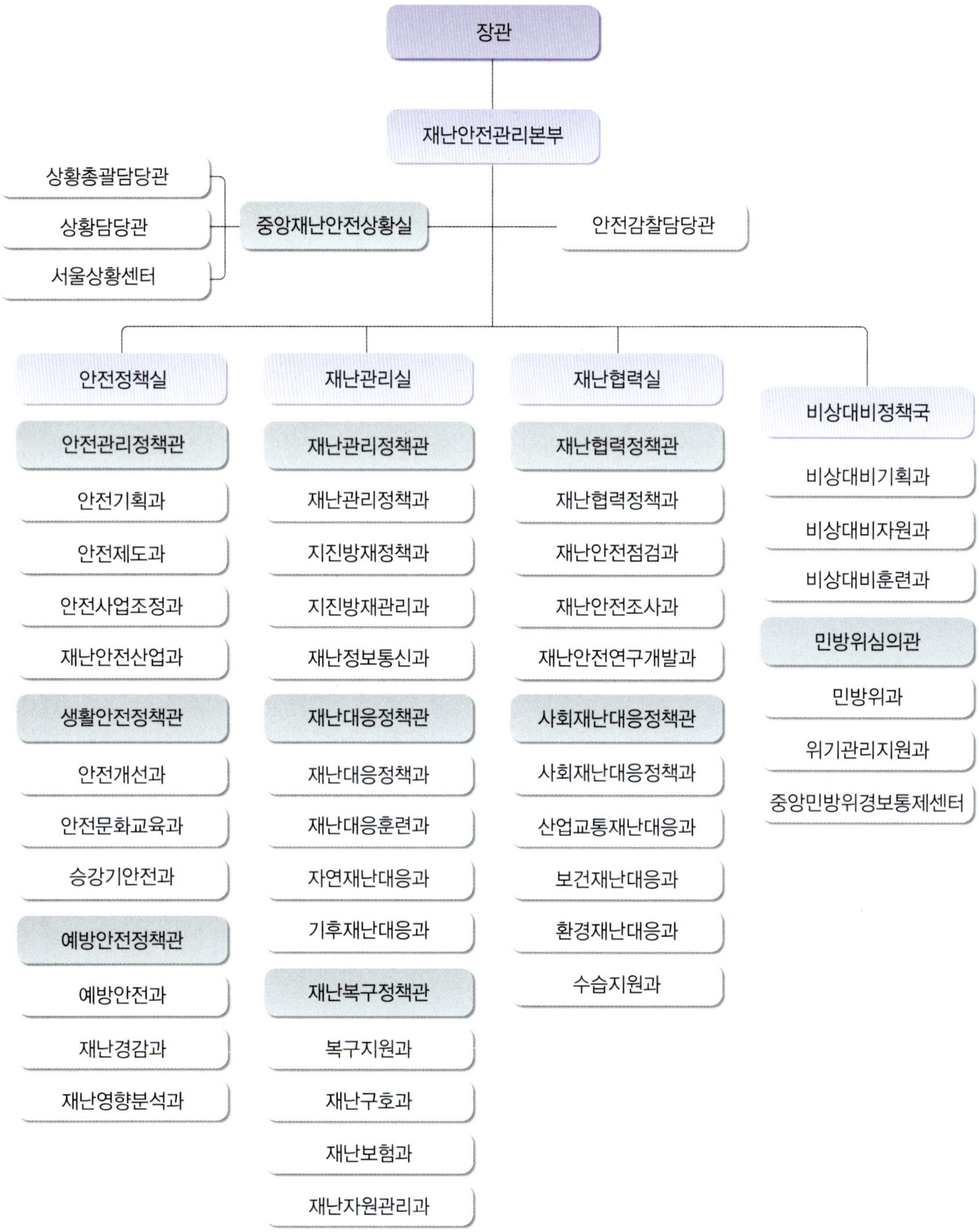

그림 11-4 행정안전부 조직도(2018)

- 재난안전통신망 구축 및 운영
- 국민 불편의 최소화를 위한 복구지원체계 운영
- 민 · 관 협력을 통한 구호물자 신속 지원

■ 재난협력실

- 사회재난 대응
- 현장과 점검 중심의 안전관리
- 재난사고 원인조사

■ 비상대비정책국

- 안보환경에 대응한 비상대비태세 강화
- 민방위제도 운영 및 민방위대 편성 · 관리
- 실전과 같은 비상대비훈련 · 교육 실시

전시 국민행동요령 주요내용

- 준비 : 가장 가까운 대피장소 알아두기, 전시 대비물품 준비하기 등
- 대피 : 화학 · 생물학 · 핵무기 공격 시 대피요령 및 주의사항 등
- 듣기 : 정부방송 청취, 상호 격려 및 구호 · 헌혈 참여, 안전질서 유지 등

2. 재난관리

1) 재난건강서비스

(1) 재난이 건강에 미치는 영향

재난은 인명과 재산피해를 발생시키고, 예기치 못한 사건 경험으로 인한 신체적 · 정신적 손상을 입힌다. 신체적 손상이 없다 하더라도 생존자는 재산상의 손실로 인한 정신적 충격과 악화된 생활환경으로 인한 2차적 건강문제를 경험하게 되며, 이들을 돕는 구호 담당 직원이나 자원봉사자 역시 제2의 피해자가 될 수 있다.

재난은 대대적인 물리적 손상뿐만 아니라 인간의 건강과 삶의 질에도 많은 영향을 끼치게 되어 일반 응급상황과는 다른 건강요구가 발생하게 된다. 재난은 인간의 삶의 질에서 개인에게 또는 지역사회 전체에 많은 부정적인 영향을 미치게 되는데 개인에 대한 재난피해는 사상자 발생, 거주지 상실, 생필품 공급차단, 신체적 · 정신적 외상, 구매능력의 상실 등을 들 수 있다.

(2) 재난단계별 건강서비스

재난으로 변화된 환경은 단순한 외상치료로는 해결하기 어려운 복잡한 건강요구를 가지고 있으며, 이에 적절히 대응하기 위한 전략이 요구된다. 즉, 재난건강서비스는 재난발달단계 전체에 걸쳐 제공되어야 하며, 환경의 변화로 인한 건강위협요인까지 고려해야 한다.

국제적십자위원회와 WHO는 HELP(health emergency in large population)프로그램을 개발하면서 건강서비스 영역은 단순한 의료서비스가 아님을 분명히 하고 있다.

3. 재난간호

1) 재난간호의 정의

나이팅게일(Nightingale)의 간호활동은 크림전쟁에서 보여준 재난간호에서 시작되었다. 전장에 마련된 스쿠타리(Scutari) 병원의 시설과 인력이 열악하여 전쟁으로 인한 손상보다는 이차적 감염에 의한 손상이 더욱 컸다.

최근 빈번한 재난발생과 대형사고 발생은 재난간호의 영역을 구분하고 재난관리의 커다란 테두리 안에서 공조체제 구축과 명확한 역할분담이 이루어져야 할 필요를 절감하게 되었다.

재난간호는 간호제공 환경이 일반적인 임상간호나 지역사회에서 제공되는 간호와는 상황적으로 매우 다르며, 재난의 유형과 이에 대처하는 재난관리체계에 따라 다루어지는 비중도 각기 다르다.

국내 · 외에서 빈번하게 발생되는 재난에 대해 간호영역에서도 재난간호 교육과정 개발과 보수교육, 재난간호사 민간자격제를 추진하기에 이르렀다.

2) 재난간호의 특성

재난간호는 '재난으로 인하여 변화된 환경에서 스스로 문제를 해결할 수 없는 대상자를 돕기 위해 재난의 발달단계별 간호를 제공하는 것'이라고 정의할 수 있다.

재난간호 대상자는 재난피해자, 피해자의 가족, 재난구호요원 모두가 포함되며, 간호제공 단위는 개인, 가족, 집단, 지역사회 등 다양하다. 또한 재난간호 대상자는 건강문제와 연령층이 다양하여 아동, 노인, 임산부에 대한 간호는 물론 정신간호 문제 등에 직면하게 되므로 재난간호를 제공하는 간호사는 한 영역에 전문적인 간호능력보다는 일반적이고 다양한 요구를 수용할 수 있는 간호능력이 요구된다.

그 밖에 재난간호를 수행하는 데 필요한 최소한의 능력은 건강요구사정, 적응력, 융통성, 창의성이라 할 수 있다.

(1) 재난간호를 제공하는 간호사가 갖추어야 할 능력

- 통합적이고 상호협력적인 마인드를 갖춘다.
- 재난간호를 제공할 지식과 능력을 갖춘다.
- 리더로서의 자질을 발휘한다.

(2) 재난의 특성

- 실질적인 위험이 크더라도 그것을 체감하지 못하였거나 방심하게 된다.
- 본인 및 가족과의 직접적인 피해 외에는 무관심하게 된다.
- 시간과 기술, 산업발전에 따라 발생빈도 및 피해 규모가 다르다.
- 인간의 면밀한 노력이나 철저한 관리에 의해 상당부분 근절이 가능하다.
- 발생과정이 돌발적이며 강한 충격을 지니지만, 같은 유형의 재난이라도 피해의 형태나 규모, 영향 범위가 다르다.
- 재난발생 가능성과 상황변화를 예측하기 어렵다.
- 고의든 과실이든 타인에게 준 피해는 배상의 책임을 가지는 일반적인 특성이 있다.

(3) 재난간호 제공 시 지켜야 할 수칙

- 자신의 안전을 최우선으로 한다.
- 대상자의 건강요구 우선순위를 안다.
- 의료법과 응급의료법을 따른다.
- 공조체계 내에서 지시에 따른다.
- 대다수를 위해 최선을 다한다.
- 경고신호의 의미를 알고, 자신 및 대상자의 안전을 확보한다.
- 필요시 리더십을 발휘한다.
- 필요시 적절한 기관에 의뢰한다.
- 이용 가능한 자원과 인력을 이용한다.
- 건강의 위협을 감소시키기 위한 환경과 조직 활동의 변화를 관찰한다.

제2절 | 재난대응 및 복구

1. 재난단계별 간호

1) 재난완화 · 대비단계의 간호

(1) 긴급신고

긴급재난신고체계는 다섯 가지로 구분이 가능하며 다음과 같다.

① 119 안전신고센터

119 안전신고센터에서는 재해 및 안전에 대한 신고체계를 확립하여 인터넷을 통한 재해 및 안전 관련 민원접수를 24시간 받고 있다. 각종 재해는 물론 사고위험성이 있는 위험요소에 대한 신고를 할 수 있으며, 신고 접수 시 '119 안전신고센터'에서 각 시 · 도 종합상황실로 즉시 정보가 전달되어 신속한 처리가 가능하며, 권역별로 긴급 구조를 위한 특수구조대를 설치하여 인근에서 바로 현장에 출동할 수 있도록 운영하고 있다.

② Emergency Ready

Emergency Ready는 외국인을 위한 재난안전정보 영문 앱으로 국내 거주 외국인과 관광객 등에게 재난안전정보를 제공하기 위한 서비스로 외국인이 유사 시 손쉽게 활용할 수 있는 국민행동요령(동영상) 및 전국 대피소 정보, 외국인이 위급 시 빠른 신고를 할 수 있도록 119 신고 기능을 제공하고 있다.

③ 섬지역 긴급이송지원시스템

U-IT기반 섬지역 긴급이송지원시스템은 섬 지역의 응급환자 발생 시 119 종합상황실에서 가장 가까운 나르미선에 현장 출동을 요청하고, 이송 중인 나르미선의 실시간 모니터링을 통해 인근 구조 · 구급인력을 지원, 의료시설과의 정보공유 등으로 응급환자의 골든타임을 확보하여 신속한 긴급 이송체계를 확보하게 되는 시스템이다.

④ 안전신문고

'안전신문고'는 생활주변에 안전사고를 유발할 수 있는 각종 위험요소의 민원접수창구로서 국민의 제보를 받아 안전관리를 개선해 나가는 국민참여형 안전진단 시스템이다. 안전신문고 홈페이지뿐만 아니라 스마트폰에 설치한 앱으로 언제, 어디서나 간편하게 사진만 찍어 신고하면 국민안전처에서 소관 정부기관에 전달하여 개선조치를 하도록 하고 있다(안전사고 위험요소 주변 시설물: 도로 훼손, 보도블럭 파손, 가로등 파손, 전기선 노출, 맨홀 파손, 교통표지판 안보임, 교통안내 표지판 개선, 어린이놀이시설 파손, 급경사지, 안전지대 유도봉 훼손, 주변 공사현장 위험물 방치 등).

⑤ U-119 신고시스템

U-119 신고시스템은 요구호자 및 재난취약 계층에게 맞춤형 서비스를 제공하기 위해 '안심콜' 서비스를 제공하고 있다. 안심콜 서비스는 본인 또는 대리인이 전화로 신고할 경우, 미리 등록한 이용자 정보를 바탕으로 신속하고 적절한 응급처치가 가능한 119 구급차를 이용할 수 있어 긴급상황 발생에 대비할 수 있다. 또한 움직임 센서 등을 갖춘 가정에서 환자가 넘어지거나, 움직일 수 없는 상황이 발생한 경우 시스템을 통해 119로 자동 신고해 주는 기능 및 긴급상황에 처해있는 외국어 사용자와 상황실 간의 의사소통을 지원해주는 Help Me 119 등으로 구성되어 있다.

(2) 상황전파

긴급재난상황알림체계는 현재 다음과 같이 운영되고 있다.

① 긴급재난문자전송서비스(CBS)

긴급재난문자는 재난 · 재해 발생 예상지역과 재난발생 지역 주변에 있는 국민에게 재난정보 및 행동요령 등을 신속히 전파하는 대국민 재난문자 서비스이다.

② 안전디딤돌

안전디딤돌 앱은 재난문자와 재난뉴스를 확인하고 국민행동요령에 따라 대처할 수 있도록 재난안전정보를 제공하는 정부 재난안전의 대표 '앱(App)'이다.

③ 재난알리미

재난알리미는 국민안전처에서 운영하는 카카오톡 플러스친구로, 풍랑주의보, 폭설주의보, 미세먼지 경보 등의 다양한 주의사항 정보를 톡(talk 메시지)으로 알려주는 서비스이다.

④ DMB 재난경보

DMB 재난경보는 디지털 멀티미디어 방송(digital multimedia broadcasting) 서비스로 KBS 지상파 기지국을 통해 음성, 문자 등의 데이터 방송으로 재난경보 해당 지역에 있는 주민과 행락객 등에게 재난 정보와 행동요령을 신속히 전파하고 있다.

⑤ TV 자막방송

TV 자막방송(disaster informaton transform system, DITS)은 기상특보 및 국민행동요령 등의 재난정보를 실시간으로 TV에 방송자막으로 서비스한다.

- 전파대상(방송사): KBS, MBC, SBS, YTN, TV조선, JTBC, 채널A
- 운용절차: 기상청(기상특보 발생시) → 국민안전처 → 미래창조과학부 → 각 방송사(수도권, 지방)

⑥ 민방위경보

민방위경보는 민방공경보와 재난경보로 구분하며, 민방위사태(적의 침공이나 호우, 태풍, 지진 등)가 발생하거나 발생할 우려가 있는 경우, 국민들에게 상황을 신속히 알리기 위해 전국 2,035개소 민방위 경보단말과 방송매체(라디오, TV, DMB, CBS)를 통해 단계별 민방공경보(경계 · 공습, 화생방) 또는 재난경보(재난경계 · 재난위험)를 사이렌과 음성 · 문자방송 등을 통해 알려주고 있다. 이중 사이렌은 국민들이 긴급대피가 필요한 경우에 취명하며, 민방공대피훈련과 같이 연 5회 대응훈련을 위해서도 취명하고 있다.

(3) 예방교육

① 재난관리 역량강화

국민행동요령은 각종 재난 발생 시 재난상황(자연재난, 사회재난, 인적 재난, 생활안전 등)에 따른 행동방법이다.

안전체험교육은 국가재난 및 화재, 대형사고에서 국민의 재난대처 능력을 기를 수 있는 가상 재난체험시설 교육서비스로 재난유형별 대응체험(소화기 사용법, 지진, 풍수해, 연기피난, 응급처치, 영상관 등)을 운영하고 있다.

② 해양경비안전관리

- 바다로 캠프

  국민의 해양안전의식 고취와 해양재난 사고대응 능력 향상을 위하여 최첨단 교육훈련시설을 활용한 해양재난 안전체험 프로그램을 개발하여 운영하고 있다.

③ 현장대응 역량강화

- 민방위 교육과 훈련

  민방위 교육과 훈련이란 민방위 대원이 전시, 사변 또는 이에 준하는 비상사태나 국가적 재난 등의 사태가 발생했을 때 효율적으로 대처함으로써 주민의 생명과 재산을 보호할 수 있도록 그 임무와 역할수행에 필요한 지식과 기술(민방위 제도, 안보 및 재난, 생활안전 등 체험실습교육)을 습득하는 일련의 과정을 말한다.

(4) 대응 · 훈련

① 재난관리 역량강화

- 이재민 구호시설

이재민 구호시설은 자연재해(주택 침수, 파손, 반파, 전파 등) 발생 시 이재민 및 일시대피자에게 임시주거시설을 제공하고 재해구호물자(생필품) 등을 지원함으로써 이재민 구호와 생활안정에 기여할 수 있는 서비스를 말한다.

- 무더위 쉼터

무더위 쉼터란 한여름 폭염발생 시 폭염취약 계층(노약자)을 보호하기 위하여 6~9월 말까지 경로당과 복지관 및 동주민센터의 실내온도를 26~28℃로 유지하여 시민들이 휴식을 취하고 응급조치를 받을 수 있도록 운영하고 있는 서비스이다.

② 비상대비 민방위역량제고

- 민방위비상대피소

민방위사태 발생 시 주민의 생명과 재산을 보호하기 위하여 정부지원으로 설치하거나 지정한 공공장소의 지하 대피시설이다. 지역별로 지정된 민방위비상대피시설은 국민재난안전포털사이트에서 위치와 정보를 조회할 수 있다.

- 을지훈련

을지훈련은 비상사태의 대비 절차와 방법을 숙달하여 비상사태 발생 시 국민의 안전한 삶을 보장하기 위한 전국 시, 군, 구 이상의 행정기관과 주요 민간업체 등 약 4,000여 기관에서 참가 실시하는 연습이다.

③ 재난현장대응 역량강화

- 재난대응 안전한국훈련

재난대응 안전한국훈련은 국민안전처 출범을 계기로 범국가적 총력 재난대응체계 확립을 위해 발생 가능한 모든 재난유형에 대비한 실전위주 국가종합훈련 서비스이다.

(5) 재난피해복구제도

① 피해복구절차/피해복구비 신청절차-1

피해복구비 신청절차는 시 · 군 · 구청에 직접 방문하여 하는 신고 및 인터넷을 통해 접수하여 처리할 수 있으며, 재난이 종료된 날로부터 10일 이내에 사유재산 피해신고를 해야만 지원을 받을 수 있다(외국인에 대한 사유재산 피해는 각 해당 동사무소에 신고).

② 피해복구절차/피해주민 간접지원 원스톱-2

피해주민 간접지원 원스톱서비스는 피해주민이 피해신고만으로 '재난지원금' 뿐만 아니라 '세제 · 융자 등' 간접지원까지 지원받을 수 있도록 행정절차 및 구비서류 등을 간소화하여 원스톱으로 제공하는 서비스이다.

③ 피해복구절차/재해구호물자 지원-3

재해구호물자 지원은 민간 물류센터를 이용하여 생필품 등 재해구호물자를 신속하게 지원하고 접근성이 떨어지는 구호의 사각지대에 해당하는 이재민에게 긴급구호 서비스를 제공한다.

④ 풍수해보험

풍수해보험은 국민안전처가 관장하고 민영보험사가 운영하는 정책보험으로써 보험가입자가 부담해야 하는 보험료의 일부를 국가 및 지자체에서 보조함으로써 국민은 저렴한 보험료로 예기치 못한 풍수해(태풍, 홍수, 호우, 해일, 강풍, 풍랑, 대설, 지진)에 대해 스스로 대처할 수 있도록 하는 선진국형 재난관리제도이다.

⑤ 다중이용업소 화재배상책임보험

화재배상책임보험은 「다중이용업소의 안전관리에 관한 특별법」 제13조의2에 따라 다중이용업주가 의무적으로 가입해야 하는 보험으로, 화재(폭발)로 인한 타인의 신체 또는 재산 피해를 보상하는 보험이다.

⑥ 특별재난지역선포

특별재난지역선포는 자연재난과 사회재난으로 인한 피해를 정부차원의 사고 수습이 필요하다고 선포하는 정책으로, 선포 시 구호물품 및 복구에 필요한 행정, 재정, 금융, 의료, 특별지원, 세제상 혜택을 받게 된다.

- 재난심리상담센터

  재난심리상담센터는 재난을 당하거나 사고 경험 충격을 해소하고 정신건강증진 및 심리지원을 하고자 여러 가지 활동을 하며, 크고 작은 재난경험이 있는 국민들에게 언제든지 도움을 주기 위한 대국민 서비스 센터이다.

- 화재피해주민 지원센터

  화재피해주민 지원센터는 화재발생 시 화재보험에 가입하지 않은 피해 국민에게 소방관서 및 일부 사회봉사 기관들이 생활, 의료, 국세, 지방세제 지원 등 각종 피해복구지원 절차와 구호제도 등의 행정정보를 제공하여 조속한 생활안정을 돕기 위한 대국민 서비스 센터이다.

(6) 병원재난대책

의료기관에서는 재난에 대해 '병원 내 재난'과 '병원 외 재난'으로 구분한다. 병원 내 재난은 병원의 정상기능을 마비시키는 병원직원의 외상이나 죽음, 병원 내 화재, 전기나 가스공급의 중단, 오염 등이 이에 해당한다. 병원 외 재난은 병원의 기반시설이나 인적자원의 손상은 없으면서 대량의 환자가 한꺼번에 유입되는 상황으로서 병원이 속한 지역사회에서 재난이 발생한 경우가 이에 속한다.

재난발생은 병원 밖의 지역사회의 영향으로 또는 내부시설의 문제로 병원자체 내에서도 발생할 수 있다. 우리나라의 경우 대개의 응급실 또는 응급의료센터를 운영하고 있는 대형의료기관에서는 심폐정지 환자발생 시 사용하는 '코드블루(code blue)' 체제를 갖추고 있으나, 병원 내 각종 재난대책으로서 종합적인 '코드(code)' 체계를 갖추고 있는 경우는 드물다.

(7) 안전문화의식 고취

재난에 대처하고 이를 신속히 복구하는 일보다 중요한 것은 재난을 예방하기 위한 방재의식과 주민들의 안전문화의식 고취라 할 수 있다. 안전문화의식의 정착을 위해서는 현재 위험요소에 노출된 상태에서 주거하고 있거나 산업장에 소속되어 있는 근로자는 물론 유아에서 청소년에 이르는 다양한 교육대상층에 초점을 두어야 한다.

(8) 대피로 및 대피소 지정

주민을 대상으로 하는 대피훈련은 기존 주민대상의 민방위훈련, 건물사용자와 소방대의 소방훈련, 재난발생과 관련된 부처의 소속요원들이 참가하는 재난상황 종합 구호훈련 등이 있다. 일반주민은 평상시 거주지나 직장 건물의 대피로를 확인해 두어야 하며, 재난 시 대피를 유도하는 소방대원의 지시를 따라야 한다.

(9) 전문요원의 양성

① 국내 재난 관련 교육프로그램

행정자치부에서 2008년 재난관리종사자에 대한 직무교육 위주의 교육프로그램을 개발하고 전문교육훈련센터 설립방안을 제시하였다. 우리나라 대학에서는 산업재난을 예방하고자 하는 안전공학과, 소방학과, 응급구조학과가 있으며, 전문대학 과정으로는 소방시설과와 응급구조과 등이 있다.

재난 · 재해가 복합적이고 연쇄적 · 대형화되면서 재해경감 활동의 필요성이 증대되고 있으며 기업의 위기관리도 기존 재무적 리스크 관리에서 비재무적 리스크 관리로 중심이 이동하고 있다.

② 외국의 재난 관련 교육프로그램

미국의 국토안보부(Department of Homeland Security, DHS)의 재난안전기구인 연방재난관리청(Federal Emergency Management Agency, FEMA)에서는 '재난은 통상적으로 사망이나 상해, 재산의 피해를 가져오고 실질적인 절차나 정부의 자원으로 관리할 수 없는 심각하고 규모가 큰 사건을 말하며, 갑작스럽게 발생하기 때문에 신속한 복구를 위해서는 정부와 민간조직들이 즉각적이고 협력적으로 대처해야 하는 사건'이라고 정의했다. 미국의 재난관리 관련 단기교육 및 훈련과정은 매우 다양하다. 국내 재난중심 훈련과정은 연방재난관리청(FEMA) 산하 비상관리연구소(Emergency Management Institute, EMI)에서 표준화된 학습모듈을 개발하여 보급하고 있고, 미국적십자사에서도 구호 중심의 요원을 훈련시키기 위한 과정을 개발하고 있다.

2) 재난단계의 간호

(1) 현장진료소 설치 및 운영

① 현장지휘소

우리나라의 경우 현장지휘소의 소장은 소방청 관계자가 담당하게 되어 있으며, 그 밖에 경찰팀, 의료팀, 이송팀, 통신팀, 지원팀 등에서 파견된 대표들로 구성된다.

② 환자수용소

최초로 현장에 도착한 응급구조반 또는 의료팀은 재난현장으로부터 안전한 곳에 환자수용소가 위치할 장소를 선정하고 현장에서 구출되는 환자들의 중증도를 분류하고 기본적인 응급처치를 수행한다.

③ 현장진료소

대개의 경우 재난현장에서 환자를 즉시 병원으로 이송하게 되나, 대량의 환자 발생으로 이송이 늦어지거나 재난현장이 의료시설과 먼 거리에 있는 격리된 곳이라면 응급처치소에서 응급처치를 시행한 후 이송하게 된다.

④ 환자이송부

환자를 이송할 이송부는 응급차량의 진입이 용이하고, 응급처치로와 인접한 곳으로 무선 통신이 방해받지 않는 곳이어야 한다. 또한 필요에 따라 헬기의 이착륙이 가능한 곳이 바람직하다.

(2) 중증도 분류

중증도 분류는 현장에서의 환자 응급처치와 병원으로의 환자이송 우선순위를 결정하기 위한 것이다. 대량 환자 발생 시 현재 가장 많이 사용되는 체계는 색상으로써 환자를 중증도별로 구분하는 것이다.

① 중증도 분류횟수

환자의 응급상황은 시시각각 변할 수 있어 재난현장에서의 중증도 분류는 보통 2~4회 정도 시행된다.

② 중증도 분류와 이송

환자의 이송은 중증도 분류와 밀접한 관계를 갖는데 표 11-3의 분류에 따라 긴급환자, 응급환자, 비응급환자, 지연환자의 순으로 이송하며 이용하는 차량을 구분한다.

표 11-3 중증도 분류체계의 정의 · 증상 및 징후

구분	정의 · 증상 및 징후
긴급환자(적색)	• 수분 또는 수 시간 이내에 응급처치를 요하는 중증환자의 기도 폐쇄 • 개방성 흉부손상 • 심한 호흡곤란 또는 호흡정지 • 대량출혈 또는 수축기 혈압 30mmHg 이하 혼수상태의 중증 두부손상 • 개방성 복부 손상, 골반골 골절을 동반한 복부손상, 기도화상을 동반한 중증화상 • 경추손상이 의심되는 경우 • 원위부 맥박이 촉지되지 않는 골절 • 심장병, 저체온증, 지속적인 천식 혹은 경련
응급환자(황색)	• 수 시간 이내에 응급처치를 요하는 중증환자, 중증의 화상 • 경추를 제외한 척추손상, 중증의 출혈 • 다발성 골절
비응급환자(녹색)	• 수 시간 또는 수 일 후에 치료하여도 생명에 관계가 없는 환자, 소량의 출혈 • 경증의 열상 및 화상, 타박상, 단순골절
지연환자(흑색)	• 사망자, 소생의 가능성이 없는 환자, 20분 이상 호흡 · 맥박이 없는 환자, 두부나 몸체가 절단된 경우 • 심폐소생술을 시행해도 효과가 없다고 판단되는 경우

- 긴급환자와 응급환자는 응급차량이나 항공기로 이송하되, 항공이송은 원거리의 특수센터나 3차 진료기관으로 이송하며, 응급차량은 근거리 3차 진료기관으로 이송한다.
- 비응급환자는 대중교통수단을 이용하여 원거리에 위치한 1 · 2차 병원으로 이송한다.

- 사망자는 특수차량을 이용하여 임시영안소 또는 인근병원의 영안소로 이송한다.

(3) 현장진료소에서의 응급처치

응급처치 수준은 기본적으로 전문외상소생술(advanced trauma life support, ATLS)이 시행되어야 한다. 이러한 처치는 응급 의학 의료진, 응급 전문간호사, 1급 응급구조사 등에 의하여 시행되며, 필요한 경우에는 집중처치도 시행하는 것이 바람직하다. 단계적인 응급 처치 순서는 다음과 같다.

① 기도확보

흙, 먼지, 이물질 등과 외상에 의한 구강 내 출혈, 치아손상, 구토에 의한 이물질 등으로 호흡곤란이 나타날 수 있다. 흡입기(suction)나 손가락으로 즉시 제거하고 호흡보조기구를 삽입하거나 기관삽관술을 시행한다.

② 산소투여

호흡곤란 환자, 의식이 명료하지 않은 환자, 혈압저하 환자, 다발성 외상환자 등에게는 산소마스크로 산소를 투여한다. 화학물질이나 기도외상 등으로 호흡곤란이 있는 환자는 기관삽관술과 함께 호기말 양압(positive end expiratory pressure, PEEP)을 이용한 호흡처치를 한다. 가능하면 현장에서 산소포화도 측정기를 이용하여 혈액 내 산소포화 정도를 측정한다.

③ 호흡관찰

다발성 늑골골절, 피하기종 등에 흉관삽관술을 시행할 수 있다.

④ 수액투여

환자가 도착하자마자 수액을 투여한다. 14~16게이지(gauge)의 주사침을 이용하며, 출혈 환자에게는 혈액량 확장제를 투여한다.

⑤ 심기능 관찰

압좌증후군이나 조직손상 등에 의해 고칼륨혈증 등이 발생할 수 있으므로 심전도를 관찰한다.

⑥ MAST 착용

출혈이 동반된 골반골절이나 하지골절 등의 환자는 순식간에 쇼크에 빠지기 쉬우므로 MAST(military anti-shock trousers)를 착용시킨다. 단 임신 3기의 산모, 복강 내 장기가 외부로 돌출된 경우, 이물질이 복부를 관통한 경우 등에서는 MAST를 착용해서는 안 된다.

⑦ 진통제 투여

진통제는 합병증이 적고, 작용시간이 짧은 것이 바람직하다. 모르핀(morphine) 3~5mg을 정맥주입 또는 5~10mg을 근육주사하며, 기타 벤조디아제핀(benzodiazepine)계통, 케타민(ketamine), 바비튜레이트(barbiturate) 등이 이용된다.

(4) 병원의 재난대응

① 응급센터의 재구성

재난이 발생하면 집중적인 처치를 받을 중증환자의 수는 재난의 유형에 따라 차이가 있으나 전체 피해자의 약 15% 정도에 불과하다. 평상시 각 병원은 지역사회에서 일어날 수 있는 재난상황에 대비하여 병원조직과 운영능력에 맞는 재난대책을 세워두어야 한다.

② 대량환자 입원 시 우선순위 결정

재난 시의 의료처치는 평상시와 다르므로 소생의 대상범위를 환자의 손상 정도, 연령, 기왕력 및 의료장비 등을 고려하여 결정하며 소생이 가능한 경우에는 복잡한 시술보다는 신속하고 안전한 방법을 시행한다.

- 1순위: 간단하고 수술시간이 짧게 소요되며 생명을 구할 확률이 매우 높은 환자
- 2순위: 간단하고 수술시간이 짧게 소요되며 생명을 구할 확률이 비교적 낮은 환자
- 3순위: 복잡하고 수술시간이 짧게 소요되며 생명을 구할 확률이 매우 높은 환자
- 4순위: 복잡하고 수술시간이 짧게 소요되며 생명을 구할 확률이 비교적 높은 환자

(5) 현장쇼크관리

대부분의 사람들은 재난현장에서 심리적 충격을 받게 되는데, 일반적으로 멍한 상태인 외상성 우울이나 정상신체반응으로서 오심 · 구토를 경험하게 된다. 그중 4분의 1에 해당하는 사람들은 심한 쇼크, 과잉반응, 전환반응 등을 보이게 되므로 전문적인 치료를 의뢰해야 한다.

- 정상반응: 불안감을 나타내며, 심한 경우 발한 · 오심 · 구토 등을 보인다. 간단한 명령은 수행할 수 있다.
- 외상성 우울: 멍하니 서있거나 앉아있는 상태로 '정상반응'과 같이 간단한 구조업무에 참여할 수 있다.
- 심한 쇼크: 판단력이 소실되어 '집단 공포심'을 일으킬 우려가 크므로 격리시키는 것이 좋다.

- 과잉반응: 협박적인 이야기, 부적절한 유머, 여기저기 뛰어다니는 등의 행동양상은 과민반응으로 조속히 현장에서 격리시킨다.
- 전환반응: 청각장애, 시각장애, 히스테리성 혼수, 마비 등의 신체증상으로 나타나며, 즉시 치료가 필요하다.

3) 재난복구단계에서의 간호

재난복구단계에서 요구되는 건강서비스는 중 · 장기로 진행되면서 지역사회 건강관리자원과 연계된다. 이재민에게 임시거주지를 제공하고 무료진료 및 건강보험료 면제 등을 통한 의료구호, 예방접종, 방역, 감염병관리, 전문치료 의뢰, 심리적 지지 등의 활동이 요구된다.

(1) 요구도 사정

재난복구를 위한 지역사회의 문제를 파악하기 위하여 공식적으로 보고된 재난 관련 행정자료, 현장진료팀의 결과보고, 주민이나 지도자 면담, 가정방문, 설문조사 등을 통하여 재난지역의 건강 관련 요구도 사정을 실시한다.

① 지역사회의 피해 정도
② 재난대상자의 인구학적 특성(연령층, 세대구성 형태 등)
③ 환경상태(식수공급, 하수 및 쓰레기처리, 도로상태 등)
④ 건강상태(사망자 및 부상자 수, 만성질환자 실태, 정신질환자 실태 등)
⑤ 지역사회자원(유용한 보건의료시설, 의료공급품의 목록, 지원체계 및 인력 등)

(2) 집단구호

이재민에 대한 집단구호는 재난의 유형에 따라 수일 또는 수년간 계속될 수 있다. 평상시 지역사회 건강관리자는 재난대책위원회를 통해 대피시설물을 지정하여 유사시 사용할 수 있도록 행정적 조치와 대국민홍보를 해두어야 한다.

① 대피소관리

대피소는 개인 또는 가족이 한정된 공간에서 환경의 위협을 피해 최소한의 생리적 욕구를 해결하기 위한 임시거처이다. 이재민의 임시거처는 안전한 곳으로서 급수, 급식, 환경온도로부터 보호, 통신, 건강관리, 물자 유입 등이 가능한 장소이어야 한다.

이재민의 연령층이 다양하고, 주거환경의 변화와 집단생활에서 건강문제가 발생할 수 있다.

대피소 관리는 급수, 영양, 환경위생, 의료지원의 역학적 관계를 포함해야 하며 이를 수행하기 위해 인적 · 물적 자원의 활용 능력과 리더십이 요구된다.

② 임시진료소 설치 · 운영

재난으로 인해 부상을 당한 이재민은 「의료보호법」에 의거 의료보호 1종 대상자로서 국고 부담으로 치료받게 된다. 진료소의 설치는 대피소 건물 1층에 배치하며, 의료진이 24시간 상주할 수 있도록 한다. 관할 보건소장은 보건소 및 보건지소 등에 비상대기조를 편성하고 운영지휘 및 통제를 할 수 있다.

(3) 심리적 지지

재난은 뜻하지 않은 사건 때문에 일시에 생명과 재산에 피해를 주게 되어 신체적 불편감은 물론 상실감에서 오는 심리적 변화로 인해 재난 피해 이전의 생활로 복귀하는 데 어려움을 겪게 한다. 일반적으로 자연재난의 경우에는 무력감과 공포를 갖게 되며, 인적재난의 경우에는 죄책감과 분노를 갖게 된다.

① 재난과 심리변화

재난의 유형과 관계없이 일반적으로 재난이 발생하는 순간부터 복구기간까지 심리적으로는 쇼크기, 반응기, 회복기를 거치게 된다.

- 쇼크기: 재난발생 후 48시간 이내
  부정, 공황, 회피, 공포, 자제력 상실, 불신
- 반응기: 재난발생 48시간 이후부터 2주 이내
  좌절, 무력감, 강박행동, 우울, 죄책감, 의심, 절망감, 정서불안, 소화불량, 불면
- 회복기: 재난발생 2주 이후부터 6개월
  개인: 자제력 회복
  가족: 가족기능 회복
  지역사회: 안정감, 새로운 희망

대상자에게 도움이 되는 지지적 간호행위는 다음과 같다.

- 대상자를 존중한다.
- 대상자의 눈을 응시하고 몸짓을 주시한다.
- 대상자를 솔직하게 대한다.
- 할 수 있는 것과 할 수 없는 것에 대해 현실적으로 대처한다.
- 대상자의 장점을 강조할 기회를 놓치지 않는다.
- 대상자가 느끼는 방식대로 받아들인다.
- 개방식 질문을 하여 자신의 고통을 자유롭게 표현할 수 있도록 한다.
- 다른 사람이 개입될 때는 대상자의 허락을 받는다.
- 감정의 요점을 파악하되 너무 상세한 설명에 얽매이지 않는다.

- 경청하고 되물어보아 상담자의 이해 내용을 확인한다.
- 현재의 감정이나 정서를 외부로 표출하도록 한다.
- 언제 끝내야 할지를 안다.

② 급성스트레스장애와 위기상황 스트레스

급성스트레스장애 또는 위기상황 스트레스란 비정상적인 상황을 정상인들이 경험한 후 갖는 정상적인 정서를 말한다. 위기상황 스트레스의 대상자는 재난피해자는 물론, 피해자 가족, 인근 주민, 구조 및 구호요원, 자원봉사자 등이 모두 포함될 수 있다.

- 급성스트레스장애(acute stress disorder, ASD)

  신체적 증상으로는 피로, 흉통, 소화기 증상, 식욕 변화, 수면장애 등이 있고 정서적 증상으로는 혼란, 부정, 우울증, 기억손실, 악몽, 공포, 절망감, 난폭함, 무력감 등을 경험한다.

- 위기상황 스트레스(crisis incident stress, CIS)

  본인 또는 다른 이들의 죽음이나 심한 부상에 대한 실질적인 상황이나 위협, 사망의 목격, 신체의 절단 등 극심한 외상성 스트레스 요인에 노출된 후 발달하는 특징적인 증상들이다. 사건 경험 후 3개월 이내에 발현하며 증상은 6개월 이내에 회복되기도 하지만 개인에 따라 차이가 있다. 치료를 위해서는 약물치료와 함께 인지행동치료법, 그룹치료법, 대면치료법 등을 적용한다.

- 외상 후 스트레스장애(post traumatic stress disorder, PTSD)

  전쟁, 고문, 자연재해, 사고 등의 매우 고통스러운 생활사건이나 외상사건 후에 공포, 두려움, 무력감 등의 불안증상이 나타나는 것을 말한다. 사건을 재경험하게 되고 이와 관련된 상황 및 자극을 회피하기 위한 행동을 보이는 것이 주 증상이다. 주목할 점은 증상이 바로 나타날 수도 있지만, 1년 이상이 지난 후에 나타날 수도 있다는 점이다. 치료법으로는 선택적 세로토닌 재흡수 억제제(SSRIs)가 우선적으로 고려되는 약물이며 정신치료요법을 사용할 때는 정신역동적 정신치료를 사용한다. 이 밖에 행동치료, 인지치료, 최면요법 등의 심리요법을 활용한다.

③ 개인지지와 집단지지

- 개인지지

  재난 직후에는 1:1의 개인적 지지와 친밀감 형성이 중요하며, 복구기간에는 감정표출을 유도하기 위한 집단적 지지가 유효하다. 응급상황을 경험하게 되면 환자나 환자의 가족, 친구들은 목격하는 자체만으로도 급성스트레스(위기상황스트레스)를 경험하게 된다. 증상은 호흡곤란이 가장 흔하나 흉통, 메스꺼움, 순환장애로 인한

어지러움 등을 호소한다. 급성스트레스장애는 적절한 시기에 적절한 완화책이 주어지지 않음으로써 외상 후 스트레스장애(PTSD)로 진전될 수 있다. 이러한 심리적 응급처치의 한 방법으로 국제위기상황 스트레스 재단의 Safer Model을 적용해 볼 수 있다.

- 집단지지

집단지지는 재난발생 후 1주일에서 2주일 사이에 적용하는 것이 적절하며, 10~15명 정도의 동질 집단으로 구성하여 실시하는 것이 좋다.

- 공통의 경험을 사실대로 이야기한다.
- 재난에 대한 느낌을 서로 나눈다.
- 긍정적인 결론으로 유도하며 미래에 대한 구상을 한다.

④ 심리적 응급처치

심리적 응급처치는 피해자의 즉각적인 요구에 초점을 맞춘 개입으로써 절차에 따라야 한다. 외상 후 초기에 간단하고 심리치료적인 응급처치를 시행함으로써 피해자는 물론, 배우자나 부모 그리고 자녀와 같은 가족들의 고통을 줄일 수 있다. 실질적인 문제해결 중심으로 접근해야 하며, 목적은 치료에 있는 것이 아니라 재난으로 인한 부정적인 영향을 감소하는데 있다.

심리적 응급처치의 성패를 좌우하는 것은 정확한 평가에 있다. 첫 5분 안에 많은 요인을 빠르게 평가하여야 한다. 전문가는 개인이나 지역사회에 존재하는 자발성, 탄력성 그리고 회복능력을 전제 하에 움직여야 한다. 심리적 응급처치의 목표는 다음과 같다.

- 안전 확보(주관적 & 객관적)
- 스트레스와 관련된 증상 감소
- 휴식과 수면 회복
- 중요한 자원과의 연계
- 사회적 지원체계와의 연계

또한 심리적 응급처치는 이하의 핵심요소를 포함한다.

- 더 큰 피해로부터의 생존자 보호
- 심리적 각성 감소
- 가장 고통스러워하는 사람에 대한 지원
- 가족과 함께 있도록 하고, 사랑하는 사람과의 재회 돕기
- 정보를 제공하고 대화와 교육 촉진
- 위기상황 중 효과적인 의사소통 방법 사용

심리적 응급처치는 다음의 ABC(Disaster Mental Health Response Handbook, NHS Health, 2000) 내용을 포함한다.

표 11-4 심리적 응급처치의 ABC

- Arousal(각성)
  - 아주 높은 각성 수준을 줄이는 것
  - 괴로워하는 피해자들에게 위안을 주는 것
  - 사랑하는 사람들과 재결합할 수 있도록 돕는 것
  - 더 심각한 위협으로부터 보호하는 것
  - 물질적인 필수품을 안전하게 보호해주는 것 등을 포함
- Behavior(행동)
  - 행동 장애를 보여주는 사람은 이로 인한 상해로부터 보호받아야 하므로 다른 지원 시스템과 연결되어야 하며 통제력을 회복하도록 도와주어야 함
- Cognition(인지)
  - 해리와 같은 인지 장애는 현실에 근거한 정보를 제공해주고, 올바른 방향으로 이끄는 방식의 일반적인 지원을 통해 다루어줘야 함.
  - 만약 환자들이 얘기하기를 원한다면 현실적으로 경험한 것을 함께 이야기하도록 함
  - 정신상태 검사를 실시할 때 잠재적인 두부 손상이나 치명적인 결과를 일으킬 수 있는 병적 요소를 파악하는 것이 포함되어야 하며, 환자들은 추후 사회적 지원 시스템으로 연결되도록 함

2. 재난상황에서 간호사의 역할

재난은 재난발생 가능성과 상황변화를 예측하기 어렵고, 발생과정은 돌발적이며 강한 충격을 지니고 있다. 실질적인 위험이 크더라도 그것을 체감하지 못하거나 방심할 수 있으며, 같은 유형의 재난피해라도 형태나 규모, 영향범위가 다르다. 그러나 인간의 면밀한 노력이나 철저한 관리에 의해 상당부분 근절시킬 수 있다.

간호사의 재난교육과 관련하여 재난간호는 응급간호의 확대정도로 생각하는 경향이 있는데, 최근 들어서 국내·외 대형 재난 발생 증가와 재난교육에 대한 간호사의 재난교육의 필요성이 증가하고 있다. 재난간호는 다수의 사상자나 재산상의 피해를 발생시켜 지역사회 전체에 영향을 미치는 재난에 대비·대응하는 것이다. 재난관리에서 가장 중요한 단계는 대비단계로, 최근 재난대비 단계의 중요성을 더욱 강조하고 있다. 재난상황에서 재난간호 역량은 상황발생에 대해 대응뿐 아니라 예방, 대비, 대응 및 복구의 개념까지 포함하는 간호사의 다양한 역할이 요구된다.

재난간호의 대상자는 재난피해자, 피해자의 가족, 재난구호요원이며, 재난간호 제공단위는 개인, 가족, 집단, 지역사회이고 재난간호를 실제적으로 수행하기 위해서 평소에 최소

한의 건강요구사정, 적응력, 융통성, 창의성을 길러야 한다. 재난상황에 대한 통합적이고 상호 협력적인 마인드와 재난간호를 제공할 지식과 능력을 갖추고 리더로서의 자질을 발휘할 수 있는 구비조건을 갖추어야 한다.

WHO는 재난상황에서 요구되는 간호사의 핵심 역량을 다음의 8가지로 제시하고 있다.

- 윤리적 · 법적인 쟁점에 대한 의사결정
- 치료원칙 지키기
- 대상자의 요구사정과 계획
- 간호제공
- 대상자를 안전하게 보호하기
- 의사소통과 대인관계 능력
- 지역사회 건강유지
- 응급상황에서 건강관리 체계와 정책이해하기

2009년 ICN와 WHO는 ICN 재난간호역량틀(ICN Framework of disaster nursing competencies)을 개발하여 재난간호역량을 일반간호사 역량과 긴급대처 교육역량으로 구

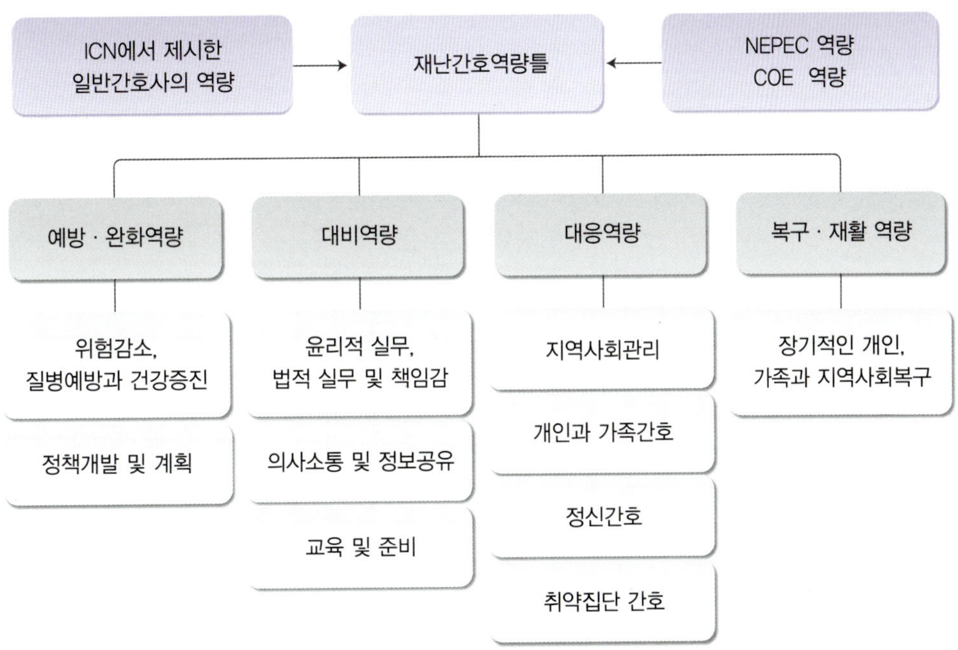

그림 11-5 ICN의 재난간호역량 개념 틀

출처: ICN and WHO Western Pacific Region(2009). ICN Framework of disaster nursing competencies.

분하고 재난 단계별로 제시하고 있다. ICN의 재난간호역량은 4개의 범주 안에 10개의 영역, 각 영역별 구체적 행동 기준은 130개로, 예방 · 완화역량(위험감소, 질병예방과 건강증진, 정책개발 및 계획), 대비역량(윤리적 실무, 법적 실무 및 책임감, 의사소통 및 정보공유, 교육 및 준비), 대응역량(지역사회관리, 개인과 가족간호, 정신간호, 취약집단 간호), 복구 · 재활역량(장기적인 개인, 가족과 지역사회복구)으로 구성되어 있다(그림 11-5).

제3절 | 국제재난구호활동

1. 국제적 협조의 필요성

과거의 자연재난은 현대에 들어서 인적 재난과 국가기반재난으로 변하고 있으며, 더욱이 한 나라만이 대응할 수 없는 대형재난이 증가되고 있는 추세이다. 따라서 재난 극복의 범위를 전 인류가 한 목소리를 내어 공동대응하여야 한다. 지진, 태풍, 홍수 등 자연재해로 긴급재난이 발생했을 때 피해국에서 지원을 요청하거나 국제기구의 피해국 지원 요청이 올 경우, 긴급재난의 정도를 고려하여 긴급구호 지원을 하여 피해국 주민의 인명과 재산의 손실을 최소화하고 피해국 정부의 재건을 위한 국제적인 협조가 필요하다.

1) 국제재난현장의 특성

- 갑작스런 재난으로 인한 피해국가의 각종 수요의 폭증
- 국가기반시설과 통신시설의 손상
- 희생자 발생 및 피해지역 공무원들의 업무 과다
- 상호지원 폭주(outburst)
- 국제지원 쇄도(influx)
- 피해국의 언론압박(media pressure) 심화

2) 국제재난구호의 특성

- 모든 국제지원은 피해국의 요청에 의함(on request)
- 모든 국제적 지원은 피해국을 지원(assistance)하기 위한 보조적(back-up) 기능 수행
- 지원단위(NGOs, GO)는 주체가 될 수 없음
- UN 총회는 의결을 통해 사무차장(Emergency Relief Coordinator, ERC)이 국제재난 대응을 조정(coordination)하도록 만장일치 채택
- 양자 간 지원 우선원칙(bilateral assistance predominates)

3) 대한민국 해외긴급구호대

해외긴급구호는 해외재난이 발생할 경우 피해국에 대한 긴급구호대의 파견, 긴급구호 물품의 지원, 임시 재해복구의 지원 등 해외재난 지역에서의 신속한 인명구조와 재난구호에 기여하는 것을 목적으로 한다. 또한, 국제사회의 책임 있는 일원으로서 해외재난이 발생할 경우 피해국에 대하여 즉각적인 지원을 제공함으로써, 인도주의와 인류애를 실현하여 국가이

미지를 제고하고자 한다.

2007년 3월「해외긴급구호에 관한 법률」 및 2007년 10월「해외긴급구호에 관한 법률 시행령」이 제정되어 해외긴급구호 대책을 수립하고 범정부 차원의 원활하고 신속한 해외긴급구호 수행을 도모하게 되었다.

대한민국 해외긴급구호대 의료지원팀의 파견 및 역할과 활동 수칙을 살펴보면 다음과 같다.

- 모든 국제 재난구호는 피해국을 지원하기 위한 보조적 기능을 수행한다.
- 재난현장으로의 출동단계부터 철수까지 현장구호활동조정센터(onsite operation and coordination centre, OSOCC)를 통한 국제적 공조가 이루어지도록 해야 한다. 즉, 구호활동의 시작부터 철수까지 반드시 국제사회 클러스터(cluster)와 협조해야 한다.
- 국제적 재난구호의 'cluster approach'는 유엔과 국제 재난구호 기관과 단체들의 구호활동을 분야별로 전문화하여 제공하는 것으로 분야별 주도기관은 다음과 같다(표 11-5).

표 11-5 국제 재난구호기관별 분야

주도기관	분야
FAO	농업
IOM	난민촌(캠프) 조율 및 관리
UNDP	조기 복구
UNICEF/SC	교육
UNHCHR/IFRC	응급 및 비 식량 지원
WFP	비상통신, 식량, 물류
WHO/PAHO	보건
UNICEF	영양
UNHCHR/DPC	보호
UNICEF/DINEPA	수질 및 위생

출처: General Assembly Resolution 46/ 182(2005). Humanitarian Reform Agenda.

우리나라는 2014년 12월 13일 총 24명의 의료진과 11명의 지원대가 에볼라 대응 해외긴급구조대로 파견되었고, 이후 약 3개월 간의 긴급구조 활동을 마치고 복귀하였다. 이 긴급구호대는 3개월이라는 대한민국 해외긴급구호대(KDRT) 역사상 가장 긴 기간 동안 파견되었으며, '감염병'이라는 새로운 형태의 재난에 대응하기 위해 파견되었다는 점에서 우리의 인도적 지원의 지평을 개척한 계기로 평가되고 있다.

특히 정부는 해외긴급구호대 파견 과정에서 시에라리온 내 에볼라 대응을 주도하는 영국과 포괄적인 협력체계를 수립하고, 에볼라 치료소 내 민간 NGO와의 협업 및 우리 의료진 후송 시 WHO 및 EU 등과의 협업 등 다층적인 국제협업체제를 구축하였다.

- 대한민국 해외긴급구호는 피해국에 대한 긴급구호대의 파견, 긴급구호 물품의 지원, 임시 재해복구의 지원 등 해외재난 지역에서의 신속한 인명구조와 재난구호에 기여하는 것을 목적으로 한다.
- 대한민국 해외긴급구호대는 구조대 및 의료진을 중심으로 한 2가지 표준 편성표를 기준으로 구성된다.
- 대한민국 해외긴급구호대 의료지원팀은 의료기기 및 장비와 수송기의 지원체계가 확립되어 있다.

4) 국제재난구호단체

(1) 국제적십자사(ICRC)

전쟁터에서 부상당한 병사를 도와주겠다는 한 사람의 자발적 행동에서 시작되어 이제 전 세계 수백만 명의 전쟁 희생자들에게 도움의 손길을 내미는 조직으로 거듭나게 된 국제적십자사(International Committee of the Red Cross, ICRC)는 이미 지난 150여 년간 주요 분쟁지역에서 인도주의를 실천해왔다. ICRC는 각종 인도주의 활동을 실시함과 더불어 무력충돌 상황에 적용되는 국제법을 지속적으로 발전시켜, 무력충돌에 더 이상 참여하지 않거나 참여할 수 없는 이들에 대한 보호활동을 강화해왔다.

ICRC는 중립적이며 공평하고 독립적인 인도주의 기관으로서, 인도적 보호를 보장하고 전쟁 및 무장폭력과 충돌로 인한 희생자를 지원하고 있다. 국제법에 따라 ICRC는 피억류자, 무력충돌로 인한 부상자 및 환자 그리고 민간인에 대한 중립적 지원의 항구적인 책임을 가지고 있다.

(2) 국제연합아동기금(UNICEF)

국제연합아동기금(United Nations Children's Fund, UNICEF)은 2차 세계대전 직후인 1946년에 창립된 유엔기구이다. 지난 약 70여 년 동안 UNICEF는 인종, 종교, 국적, 성별과 관계없이 전 세계 개발도상국에서 거리의 아이들과 어린이 노동자, 난민 어린이 등 어려운 처지에 놓인 어린이를 위하여 영양, 보건, 식수공급 및 위생, 기초교육 분야에서 다양한 보호사업을 펼쳐왔다.

1989년 UN아동권리협약의 채택으로 어린이권리 문제가 국제적인 의제로 떠오르면서 UNICEF의 활동은 어린이 생존과 보호, 발달, 참여 분야에 이르기까지 아동권리 전체로 확대되었다.

현재 UNICEF는 유엔이 채택한 새천년 개발목표 8개항을 달성하기 위해 보건, 에이즈, 식수와 위생, 영양, 교육, 어린이 보호, 사회통합 등 일곱 가지 중점사업 분야를 정하고 190개 이상의 국가 및 영토에서 활동하고 있으며, 156개 개발도상국에서 어린이들의 생명을 구하고, 어린이의 삶을 개선하기 위한 다양한 사업을 펼치고 있다.

(3) 유엔난민기구(UNHCR)

유엔난민기구(United Nations High Commissioner for Refugees, UNHCR)는 제2차 세계대전으로 터전을 잃은 유럽인들을 돕는 목적으로 출범하였다. UNHCR 사무소는 1950년 12월 14일 UN총회에 의해 창설되어 3년간 임무를 수행하고 해산하도록 임무를 부여받았으며 이듬해 7월 28일, 난민 지원에 대한 법적 근거이자 UNHCR의 활동에 지침이 되는 부속서인 1951년 '난민 지위에 관한 협약'이 채택되었다.

1956년 UNHCR은 소비에트 연방이 헝가리 혁명을 강제 진압하여 발생한 난민 사태라는 최우선 긴급 상황에 직면하였다. 1960년대 아프리카 식민지 시대가 종료되자 UNHCR의 개입이 필요한 대륙 규모의 대규모 난민위기가 발생하였다. 이후 20년 이상 UNHCR은 아시아 및 라틴 아메리카 지역에서 발생하는 실향 위기를 도와야만 했다. 20세기 말에는 아프리카에서 새로운 난민문제가 발생하였으며, 발칸반도에서 잇달아 발생한 전쟁으로 유럽에서 새로운 난민사태가 발생하였다.

21세기 초 UNHCR은 콩고민주공화국, 소말리아 및 아시아와 특히 30년간 발생한 아프간 난민 문제 같은 아프리카에서 발생한 난민위기 사태를 돕고 있다.

(4) 한국국제협력단(KOICA)

한국국제협력단(Korea International Cooperation Agency, KOICA)은 세계적인 선진원조기관으로 도약하기 위해 보다 효과적이고 효율적인 무상원조사업 수행에 힘쓰고 있다. 개발도상국의 빈곤감소 및 삶의 질 향상으로 지속 가능한 사회경제발전을 실현하고 국제사회와 상호조화를 통해 범지구적 개발문제해결에 기여할 수 있는 방향으로 사업을 전개하고, 대외무상원조 예산을 개발도상국 중 빈곤감소와 경제사회발전에 보다 효율적으로 활용하기 위해 국가별 · 지역별로 '선택과 집중'의 원칙 아래 봉사단협정체결에 따라 단원을 파견하고 활동을 지원하고 있다.

5) 간호사의 역할

2013년 7월에 개정된 한국간호사윤리강령에서 간호사는 건강을 위협하는 사회적 유해환경 재해로부터 대상자를 보호하고 건강한 환경을 보전 · 유지하는 데 참여한다고 명시되어 있으며, 이를 위해서는 재난상황에 대비하여 필요한 지식과 역량을 획득하고 유지할 의무가 있다.

세계보건기구에서 제시한 재난상황에서 간호사들이 갖춰야 할 핵심역량인 윤리적 · 법적인 쟁점에 대한 의사결정능력, 치료원칙 지키기, 대상자의 요구를 사정하고 계획하여 간호 제공하기, 대상자를 안전하게 보호하기, 의사소통과 대인관계 능력, 지역사회건강 유지, 응급상황에서의 건강관리체계와 정책 이해하기 등 여덟 가지를 제시하고 있다.

재난상황에서 간호사들에게는 기본적인 전문지식과 기술을 바탕으로 보다 전문화된 역량이 요구된다. 재난현장에서 활동하는 간호사들은 환자를 분류하고 응급처치를 제공함은 물론 생명을 위협하는 외상으로부터 피해를 최소화시킬 수 있어야 한다. 재난간호대상자는 재난 피해자, 피해자의 가족, 재난 구호요원 모두가 포함되며 간호제공단위는 개인, 가족, 집단지역사회 등 다양하다. 또한 간호사들은 위기상황 스트레스 관리(critical incident stress management, CISM)에 대한 이해를 기초로 하여 재난간호대상자에게 심리간호를 제공할 수 있어야 한다. 최근에는 대형병원에서 자체적으로 주기적인 재난훈련 및 교육을 실시하면서 좀 더 전문적인 교육을 이수하고자 꾸준히 재난간호교육과정에 간호사들을 참여시키고 있는 추세이다. 재난교육과정은 국군간호사관학교, 재난현장에 대한 교육의 일원으로 간호사를 포함하여 해외긴급구호단을 구성하여 교육하고 있으며 국가재난 응급의료 전문가교육(national disaster life support, NDLS)과정을 통해 재난교육을 시행하고 있다. 또한 대학원과정에서도 응급전문간호사 과정에 재난에 대한 교육내용을 포함하여 운영하고 있다. 재난간호를 제공하는 간호사는 한 영역에서 전문적인 간호능력보다는 일반적이고 다양한 요구를 수용할 수 있는 간호능력이 요구된다.

재난관리 지진 사례

① 사례

2016년 9월 경상북도 경주에서 지진이 발생하고 1년이 지난 2017년 11월 경상북도 포항시에서 규모 5.4의 지진이 발생하였다. 1년 전에 발생한 경주 지진에 비해 규모는 작았지만 피해는 훨씬 컸다. 경주 지진 이후 기상청으로부터 지진 시 긴급재난 문자가 발송되었다. 최초 지진이 발생 한 후 행정안전부는 신속하게 중앙재난 안전대책본부 1단계를 가동했으며, 재난 시 중앙정부와 지방정부의 협업으로 지진 발생 5일 만에 포항지역을 특별재난지역으로 선포하여 지자체의 피해복구를 효율적으로 지원할 수 있게 하였다. 포항 지진이 발생한 날은 2017년 대학수학능력 시험 바로 전날이었으며, 여진이 발생한다면 전국적으로 큰 혼란이 일어날 것이므로 1주일 뒤로 신속하게 연기되었다. 포항지역의 진앙지는 도심지와 가까워 피해정도가 크게 나타났다. 추워지는 날씨 속에서 이재민들은 집으로 돌아가기를 불안해했고 국토부와 한국토지공사는 주택, 조립식 주택과 컨테이너를 제공하는 한편, 장기적인 주거 안전대책을 긴밀히 협력하였다. 지반특성에 따라 4~5층 건물, 필로티 건물에서 집중적으로 발생하였으며, 지진으로 인해 시설물에 피해가 발생할 경우 지자체조례에서는 긴급위험도 평가단을 가동하여 시설물의 위험도를 평가하도록 하였다. 신속하고 체계적인 지진 대비태세와 장기적인 구호대책이 마련되어야 한다.

출처: 행정안전부(2018). 재난씨 우리 헤어져 재난대응사례집.

② 사례와 관련한 간호과정 제시

<table>
<tr><th colspan="2">영역</th><th>문제목록</th><th>중재전략</th><th>자원연계</th></tr>
<tr><td rowspan="7">대상자
·
지역사회</td><td rowspan="7">사회적
건강
문제</td><td>• 대량 사상자
• 발생 및 부상</td><td rowspan="7">• 환자 이송 및 치료
• 인명피해 최소화
• 재해구호 물품지원
• 대피소운영 (임시주거시설, 급식, 세탁지원)
• 여진 위험으로 수능 1주 연기 후 실시
• 심리회복 지원</td><td rowspan="7">• 중앙재난안전대책본부
– 지역재난안전대책본부
• 중간긴급구조통제단
• 지역긴급구조통제단
• 재난심리회복지원센터
• 보건복지부, 경찰청 등의 관계기관
• 중앙행정기관구호지원기관: 대한적십자사, 전국재해구호협회</td></tr>
<tr><td>• 먼지, 석면을 포함한 독성성분의 흡입으로 폐 부종, 폐질환 유발 위험</td></tr>
<tr><td>• 교통, 통신, 지원시설 파괴</td></tr>
<tr><td>• 이재민 발생</td></tr>
<tr><td>• 전기누전, 가스유출 등 2차 화재발생</td></tr>
<tr><td>• 건물붕괴
– 수능 시험장 균열</td></tr>
<tr><td>• 심리적 문제(불안, 불면, 두려움, 외상 후 스트레스장애)</td></tr>
</table>

재난관리 지진 사례(계속)

③ 사례와 관련된 생각나누기

- 위의 사례에서 가장 우선 되어야 할 문제는 무엇일까요?

- 사례관리자로 지역사회 간호사의 역할을 할 때에 위의 사례에서는 어떤 역할이 중점이 되어야 할지 토론해 보세요.

- 재난 간호에서 더욱 발전되어야 할 부분을 생각해 봅시다.

참고문헌

국가과학기술위원회(2013). 제2차 재난 및 안전관리기술개발 종합계획.

국가과학기술위원회(2012). 제4회 재난재해과학기술지원실무위원회.

국민안전처(2014). 재해연보.

국민안전처(2014). 재해연보.

국민안전처(2015). 국가재난관리.

김주원(2011). 재난 시 일개 권역응급의료센터 간호사의 업무지침 개발 간호학석사 학위논문. 울산대학교산업대학원.

보건복지부(2013). 재난안전관리집행계획.

송창영(2014). 국민안전교육과정개발연구 최종보고서. 중앙공무원.

신병문(2011). 소방의 국제협력 발전 방안에 관한 연구. 서울시립대학교 도시과학대학원, 방재공학과(방재공학전공) 석사학위논문.

유영란 외(2012). 의료인을 위한 재난관리의 실제. 서울: 수문사.

이옥철 외(2010). 응급 및 재해간호. 서울: 현문사.

이정일(2010). 재난관리론. 서울: 한국고시회.

정경진(2014). 국민안전처 신설에 따른 재난안전 R&D 추진체계 개선방향. 한국과학기술기획평가원.

최희정 외(2018). 지역사회간호학. 서울: 현문사.

한국지방자치학회 행정안전부(2008). 선진국의 재난 및 안전관리체계 비교연구.

행정안전부(2017). 2016 재해연보, 내부자료.

행정안전부(2017). 재난심리회복지원 실무 매뉴얼(2017).

행정안전부(2018). 재난대응사례집(재난씨 우리 헤어져).

ICN and WHO Western Pacific Region(2009). ICN Framework of disaster nursing competencies.

간호신문 www.nursenews.co.kr

국가법령정보센터 www.law.go.kr

국민재난안전포털 www.safekorea.go.kr

대한적십자사 www.redcross.or.kr

연천군 재난안전대책본부 www.yeoncheon.go.kr/safe

유니세프 한국 www.unicef.or.kr

유엔난민기구 www.unhcr.or.kr

한국국제보건의료재단 www.kofih.org

한국국제협력단 www.koica.go.kr

행정안전부 www.mois.go.kr

e-나라지표 www.index.go.kr

ㄴ

ㄷ

ㅅ

ㅇ

ㅈ

ㅋ

ㅌ

ㅍ

ㅎ

A

B

C

D